동의학총서 42

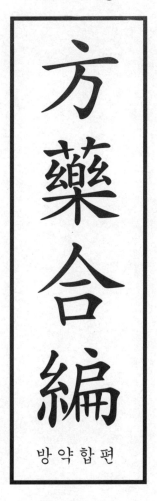

方藥合編

방약합편

黄度淵 著

한약의 효능과 우수 처방전 모음

여강

머 리 글

동의학은 우리 선조들이 수천년 동안 의료활동의 실천 속에서 창조하였고 계승 발전시켜 온 우리 민족의 귀중한 의학유산이다.

이 민족의학유산을 옳게 계승 발전시키는 것은 그것을 과학화하여 보건사업에 더 효과적으로 이용하여 우리 나라 의학과학을 발전시키는 데서 중요한 의의를 가지는 문제의 하나이다.

민족문화유산을 계승 발전시키기 위하여 우리 출판사에서는 『의방유취(醫方類聚)』, 『동의보감(東醫寶鑑)』, 『향약집성방(鄕藥集成方)』 등 선조들이 남겨놓은 우수한 동의학 고전들을 많이 번역하여 세상에 내놓았으며 이번에는 『방약합편』을 출판하게 되었다.

『방약합편(方藥合編)』은 우리 나라의 이름있는 의학자였던 황도연(黃度淵, 1808~1884)이 쓴 것을 그의 아들이 정리하여 1885년에 출판한 일종의 처방편람이라고 할 수 있는 동의학책이다.

1887년에는 책의 내용을 보충, 정리한 『중정방약합편(重訂方藥合編)』이 다시 출판되었고 후세에 와서도 내용을 조금씩 다르게 만든 개정 및 증보판들이 여러 차례 인쇄되어 국내외에 널리 보급되었으며 동의사들이 이것을 임상활동에 많이 이용하였다.

의방활투(醫方活套 ; 처방편)와 손익본초(損益本草 ; 동약편)가 기본내용을 이루고 있는 『방약합편』은 일련의 좋은 점을 가지고 있는 특색 있는 책이다.

그것은 역대의 동의학책들에서 우수한 처방만을 골라 간명하게 그
러면서도 임상에 널리 활용할 수 있게 필요한 내용을 담아 서술하였고
처방을 3통(三統)체계로 분류하여 독창적인 형식으로 책을 편찬한 것
이다.

즉 처방들을 3개의 단에 나누어 써놓았는데 2단[上統]에는 보(補)하
는 처방을, 3단[中統]에는 화해(和解)하는 처방을, 4단[下統]에는 사(瀉)
하는 처방을 배열함으로써 병증에 따라 처방을 찾아 쓸 수 있게 하였
다. 그리고 1단에 놓은 손익본초에서는 개별적인 동약들의 성미와 적
용증을 집약하여 14자의 가사[藥性歌]로 써서 사람들로 하여금 외우기
쉽게 만들었다.

그러나 이 책에는 다른 동의고전들에서와 마찬가지로 당시의 시대적
제한성으로부터 반영된 이러저러한 결함들도 적지 않다.

음양오행설(陰陽五行說)에 기초한 관념론적이고 도식적인 이론과 또
한 과학성이 없고 비문화적인 치료방법들이 부분적으로 소개되어 있
으며 오늘의 시점에서 볼 때는 의의가 없는 내용들도 들어 있다. 그러
므로 이런 측면들에 대해서는 비판적으로 옳게 가려보아야 할 것이다.

출판사는 독자들이 책을 이용하는 데 더 편리하게 하기 위하여 그
리고 지금의 가로쓰기 체제에 맞게 하기 위하여 원저의 체계와 형식을
일부 다르게 편성하였으며 필요한 부록을 첨부하였다. 또한 원저에서
오자라고 인정되는 글자들은 다른 고전들과 대조하여 바로잡아서 번
역하였다.

이 책은 동의학을 전공하는 사람들에게는 물론 현대의학(現代醫學)과
동의학(東醫學)의 치료를 배합하기 위해 힘쓰고 있는 모든 의료인들에
게 임상참고서로서 실용성 있게 이용되리라고 믿는다.

편집자로부터

일 러 두 기

1) 한자말을 번역하는 데서 뜻을 정확히 혹은 간명하게 옮기기 어려운 것들은 부득이 옛날 용어를 그대로 썼다. 이러한 용어들에 대하여서는 따로 모아서 해설을 주었다.

2) 동약 이름은 지금의 다듬은 말을 썼다. 그리고 본초각론(本草各論)에서 원저에 올라 있는 옛날 약이름과 이명(異名) 등을 괄호 안에 넣어 주었다.

3) 약성가(藥性歌)는 시조형식을 살렸으나 번역문을 가지고서는 옛날 시와 같이 글자수를 맞출 수가 없기 때문에 틀에 맞추지 못하고 뜻만을 풀어서 시처럼 읊을 수 있게 번역하였다.

4) 원문 가운데서 번역할 필요가 없다고 생각되는 부분은 간혹 생략하였다. 이런 곳에는 점선으로 표시하였다.

5) 이 책에서 약의 용량단위는 그람(g)이다(푼, 돈, 냥, 치는 현대의 질량 및 길이 단위로 환산하였다). 그러나 처방 안에서는 편의상 g을 표기하지 않았으며 문장 안에서만 g단위를 붙였다.

벽오동씨 크기, 팥알 크기 등 자연물에 비교한 것은 그대로 썼으며 탄알 크기(탄자대)는 '달걀 노른자위만하게'로 번역하였다.

액체의 분량을 표현한 숟가락, 잔, 종발 등도 역시 그대로 번역하였는데 옛날의 숟가락이나 그릇이 지금 우리가 쓰고 있는 것과는 크기가 다를 것이므로 이 점을 참작하여 적당히 적용해야 할 것이다.

6) 지금은 글을 가로쓰는 조건에서 처방배열을 원저에서처럼 상, 중, 하단으로 할 수 없다. 그러므로 이 책에서는 상통의 처방을 먼저 주고 다음에 중통, 하통을 차례로 주는 방법으로 편성하였다.

그리고 맨윗단(1단)에 놓였던 손익본초(損益本草)는 의방활투(醫方活套) 다음으로 자리를 옮겼다.

석은보유방(石隱補遺方)은 후에 보충해 넣은 것이므로 체계의 뒷부분에 놓여 있었으나 같은 처방편이 따로 갈라져 있는 것이 책을 이용하는데 불편하므로 원저의 체계와는 어긋나지만 석은보유방을 활투처방의 하통 다음에 가져다 붙였다.

또한 중간에 끼어 있던 의방활투와 손익본초의 목차를 합쳐서 하나의 〈차례〉로 만들어 앞으로 내왔다.

7) 처방과 동약을 찾아 보기 쉽게 하기 위하여 자모순으로 배열한 〈처방찾아보기〉와 〈동약찾아보기〉를 부록으로 뒤에 주었다.

〈처방찾아보기〉에서 처방이름 뒤에 ‘부’라고 덧붙인 것은 원방(기본처방)에서 갈라진 부방(가감방)이라는 뜻이며 따라서 독립적인 처방으로 올라 있지 않고 원방의 해설문 속에 있는 처방임을 가리킨 것이다.

8) 원저에 인용된 책이름은 〔 〕안에 약칭으로 표기하였다. 약칭한 문헌들의 본래 이름은 다음과 같다.

〔경험방〕＝남북경험방(南北經驗方)   〔손익〕＝의종손익(醫宗損益)
〔경악〕＝경악전서(景岳全書)   〔신농〕＝신농본초경(神農本草經)
〔국방〕＝화제국방(和劑局方)   〔자생〕＝자생경(資生經)
〔금궤〕＝금궤방(金匱方)   〔정전〕＝의학정전(醫學正傳)
〔내경〕＝황제내경(黃帝內經)   〔직지〕＝직지방(直指方)
〔내국〕＝내의원약국방(內醫院藥局方) 〔제중〕＝제중신편(濟衆新編)
〔단심〕＝단계심법(丹溪心法)   〔천금〕＝천금방(千金方)
〔득효〕＝세의득효방(世醫得效方)   〔탕액〕＝탕액본초(湯液本草)
〔퇴공〕＝퇴공포구론   〔회춘〕＝만병회춘(萬病回春)
〔보감〕＝동의보감(東醫寶鑑)   〔입문〕＝의학입문(醫學入門)
〔보원〕＝수세보원(壽世保元)   〔의림〕＝의림촬요(醫林撮要)
〔본초〕＝본초강목(本草綱目)   〔동원〕＝東垣. 사람이름. 李杲
〔비급방〕＝주후비급방(肘後備急方) 〔자화〕＝子和. 사람이름. 張從正
〔비요〕＝본초비요(本草備要)   〔하간〕＝河間. 사람이름. 劉完素
〔백〕＝백병구현   〔화타〕＝華佗. 사람이름.
〔산거〕＝산거사요   〔역로〕＝易老. 사람이름.

방약합편(方藥合編) 서문

아! 세상을 떠나신 아버지. 혜암공(惠庵公)이 쓴 의학책이 매우 많으나 모두 이름을 밝히지 않고 다만 의사들로 하여금 병을 빨리 치료할 수 있도록 책을 편찬하기에 힘썼다. 이것은 사람들의 생명만을 위하고 자기를 낮춘 것이다.

선생이 쓴 의학책들 중의 하나가 『의방활투(醫方活套)』인데 그 내용이 간명하면서도 활용범위는 넓으며 또 체계가 조리있고 명확하여 이 책을 한번 보기만 하면 누구나 병의 증상에 따라 약을 쓸 수 있게 되어 있다. 그러므로 의학공부를 하지 않은 사람들도 이 한 책만은 구해 두려고 하였다. 다만 인쇄한 책 부수가 많지 못해서 안타까와 하였다.

이리하여 여러 마을 사람들이 선생을 찾아와 이 책을 다시 출판해 줄 것을 요청하였다. 선생은 말하기를 "글은 전할 수 있으나 그것을 보고 어떻게 쓰는가 하는 것은 그 사람에게 달려 있다. 때문에 출판하는 것을 빨리 서둘거나 많이는 하지 않으려고 한다. 그리고 본초(本草)를 공부하지 않고 이 책에만 매어달리면 활투(活套)를 쓴 의도와는 어긋나게 될 것이다. 이렇게 된다면 나의 뜻대로 사람들의 생명을 구원하는 것이 아니라 도리어 잘못 치료하지 않을까 염려된다."고 하였다.

사람들의 요청이 너무 간절하고 선생도 그 요구에 응하려는 생각이 있어서 이 책의 편찬에 착수하였다. 이때 선생의 나이는 이미 77살이어서 자기가 직접 쓰지 못하고 내가(아들) 받아 쓰게 되었다.

　이 책의 체제는 왕인암(汪忍庵)의 『본초비요(本草備要)』와 『의방집해
(醫方集解)』를 한데 합하는 형식을 취하면서 전에 쓴 『의종손익(醫宗損
益)』의 본초를 위에 놓고 또 약을 쓰는 원칙(용약강령)과 구급법, 금기법
등 10여 가지를 첨부하였다. 그리고 책이름을 『방약합편』이라고 하였
다.

　편찬사업이 절반도 진행되기 전에 선생은 병이 나서 앓기 시작하였
다. 선생은 앓으면서 나의 병은 낫지 못할 병이다, 약이 나의 생명을
연장시키지는 못한다, 의술이 높은 의사이면 사람이 죽고 사는 것을
안다고 하면서 끝내 약을 먹지 않고 있다가 그해 8월 17일에 세상을
떠났다.

　아, 슬픈 일이다. 아버지가 돌아가신 뒤에 그가 보던 책도 차마 읽기
어려운데 하물며 아버지가 남긴 글을 다시 정리하여 편찬하자니 괴롭
다. 그러나 사람들이 인쇄사업을 하다가 중지하고 있는 것을 고려하여
장례한 지 2달이 지난 뒤에 눈물을 흘리면서 다시 편찬사업을 하여
전부 끝내었다.

　이 책을 편찬하는 데서 잘못 정리한 것도 없지 않을 것이다. 이 책에
편찬자의 이름을 밝히지 않은 것은 돌아가신 아버지의 뜻인데 그가
세상에서 명망을 얻으려고 하지 않은 것을 본받은 것이다.

　이 책의 편찬에 대해 간단히 쓰면서 돌아가신 아버지의 지난날을
추모한다. 아, 이 책을 읽는 사람은 선생의 인자한 마음을 회상하여
주기 바란다.

　　　용집(龍集) 21년 갑신(甲申) 12월 상순에
　　　혜암공의 불초한 아들은 눈물을 흘리면서 삼가 씀

차 례

의방활투(醫方活套)

의방활투 서문 ·······································47

활투침선(活套鍼線) ·····························49

활투처방(活套處方) ……………………………85

상통(上統) 처방

중통(中統) 처방

하통(下統) 처방

석은보유방(石隱補遺方)

기　타(활투부록)

손익본초(損益本草)

산 초(山草 : 43가지)

방 초(芳草 : 33가지)

습 초(濕草 : 49가지)

독 초(毒草 : 20가지)

만 초(蔓草 : 31가지)

수 초(水草 : 10가지)

석 초(石草 : 2가지)

태 초(苔草 : 1가지)

향 목(香木 : 28가지)

교 목(喬木 : 20가지)

관 목(灌木 : 20가지)

우 목(寓木 : 5가지)

포 목(苞木 : 5가지)

훈신채(葷辛菜 : 16가지)

유활채(柔滑菜 : 10가지)

과 채(瓜菜 : 4가지)

지 이(芝栭 : 2가지)

오 과(五果 : 6가지)

산 과(山果 : 17가지)

이 과(夷果 : 5가지)

과 과(瓜果 : 7가지)

수 과(水果 : 3가지)

마맥도(麻麥稻 : 9가지)

직 속(稷粟 : 8가지)

뱀(蛇 : 2가지)

물고기(魚 : 13가지)

무린어(無鱗魚 : 19가지)

구 별(龜鱉 : 5가지)

짐 승(獸 : 11가지)

쥐(鼠 : 2가지)

인(人 : 6가지)

물(水 : 1가지)

흙(土 : 2가지)

금 석(金石 : 35가지)

유행성 곽란〔輪症霍亂〕에 대하여······································693

부　　록

의방활투(醫方活套)

의방활투(醫方活套) 서문

　나는 이미 여러 의학책의 내용들을 추려서 병치료에 알맞게 약을 쓸 수 있도록 치료지침을 만들었다. 이것이 세상에 나간 지 얼마 안 되어 읽는 사람들로부터 칭찬을 받게 되었다. 그러나 본시 의학공부를 깊이 하지 못한 사람들에게는 지침의 내용을 널리 응용할 수 없었을 뿐 아니라 의문되는 점들이 있었다.

　여러 고을의 동료들은 나에게 병치료에 보다 편리하게 이용할 수 있는 좋은 책을 만들어 줄 것을 요청하였다. 나는 세상 모든 일에 그 일반법칙은 전할 수 있으나 응용하는 방법은 전하기 어렵다.

　그리고 어떻게 나 한 사람의 지식으로 사람들의 몸에서 각이하게 생기는 여러가지 변화들을 다 밝힐 수 있겠는가. 가령 책을 편찬한다 하여도 그것을 보고 잘 이해하지 못하면 아무리 잘 써놓았다 하더라도 무슨 도움이 되겠는가 하면서 사양하였다.

　그러다가 많은 사람들이 하도 간절하게 요구하므로 하는 수 없이 여러 처방들 중에서 효과가 좋은 처방들을 모아 『의방활투(醫方活套)』 라고 하는 책을 편찬하였다.

　모아 놓은 처방들에는 병증에 따라 약들을 더 넣기도 하고 빼기도 하였다. 또한 병치료에서 증상에 따라 먼저 쓸 처방과 뒤에 쓸 처방을 지적하였으며 10가지 병에 하나의 처방을 쓰는 것과 여러 가지 처방이

합쳐져 하나의 처방을 이룬 것 등을 밝혔다.

처방들은 전례대로 분류하지 않고 다음의 3통(統)으로 즉 보(補)하는 처방, 화해(和解)하는 처방, 사(瀉)하는 처방의 3가지로 갈라서 써놓았다.

그밖에 침선(鍼線)을 더 써서 의학을 배우는 사람들이 이 책을 펴 보기만 하면 처방을 알 수 있을 뿐 아니라 병치료를 다 할 수 있게 하였다.

이것은 옛사람들이 전한 것은 아니다. 이것은 병증에 따라 약을 쓸 수 있게 하기 위한 하나의 의도에 지나지 않는다.

이 책의 내용을 잘 이해하기 위하여 계속 연구하면 병치료에 보다 넓게 응용할 수 있을 뿐 아니라 치료하는 요령도 알게 될 것이다.

편찬을 끝내면서 이 책을 읽으려는 사람들에게 한가지 부탁할 것은 이름난 의사들에게 물어서 이 책에 잘못된 곳이 있으면 바로잡아서 이용해 주기를 바란다.

　　　　　　　　기사년(己巳年) 7월 하순
　　　　　　　　혜암(惠庵)이 유예실(游藝室)에서 씀

활투침선(活套鍼線)

증에 따라 약을 쓰는 법이 이전
것보다 더 자세하다.

풍(風)

중풍(中風)―소속명탕(중 1)

풍이 6부에 들었을 때〔中腑〕―소풍탕(중 2)

풍이 5장에 들어〔中臟〕 대소변을 누지 못할 때―자윤탕(하 1)

풍이 5장6부에 다 들었을 때〔中腑中臟〕―강활유풍탕(중 3)

중풍으로 위급한 때―우황청심원(중 7), 성향정기산(중 4)

갑자기 말을 못할 때〔暴瘖〕―신력탕(상 1), 지황음자(상 2), 척담탕(하 3),
 십전대보탕(상 33), 양격산(하 21)

입과 눈이 비뚤어졌을 때〔喎斜〕―견정산(하 2), 이기거풍산(중 8)

코와 이마가 아플 때―서각승마탕(중 9)

반신을 쓰지 못할 때―가미대보탕(상 3), 십전대보탕(상 33), 사물탕(상
 68), 육군자탕(상 69), 독활기생탕(상 88)

중풍에 담이 성할 때―도담탕(하 3), 도담군자탕(하 3), 양격산(하 21)

중풍 열증 때―방풍통성산(하 4)

중풍 허증 때―만금탕(상 4), 팔보회춘탕(상 5)

풍증 때 기를 고르게 하는 처방―오약순기산(중 10)

풍증에 두루 쓰이는 처방―목향보명단(하 5), 오약순기산(중 10), 육미
　지황원(상 40), 팔미원(상 40)

풍비(風痺)―행습유기산(하 18), 향소산(중 17), 만금탕(상 4)

역절풍(歷節風)―대강활탕(하 6), 소풍활혈탕(중 5), 영선제통음(중 6)

파상풍(破傷風)―과루지실탕(하 69), 구미강활탕(중 11)

한(寒)

태양병(太陽病)―구미강활탕(중 11)

양명병(陽明病)―갈근해기탕(중 12), 백호탕(하 7)

소양병(少陽病)―소시호탕(중 25)

태음병(太陰病)―이중탕(상 6)

소음병(少陰病)―진무탕(상 7)

삼음병(三陰病)―사역탕(상 8)

음증(陰症)―오적산(중 13), 불환금정기산(중 15), 인삼양위탕(중 16), 이
　음전(상 11), 곽향정기산(중 14), 육미지황원(상 40)

표증(表症)―향소산(중 17), 향갈탕(중 20), 십신탕(중 18), 삼소음(중 26),
　인삼패독산(중 19), 소청룡탕(중 27)

이증(裏症)―대시호탕(하 9), 대승기탕(하 8), 소승기탕(하 8), 조위승기
　탕(하 8)

반표반리증(半表半裏症)―소시호탕(중 25)

음증이 심해져서 양증과 비슷한 증―사역탕(상 8), 이중탕(상 6)

양증이 심해져서 음증과 비슷한 증―대시호탕(하 9), 백호탕(하 7)

번조증(煩燥症)이 있을 때―치시탕(하 11)

번갈증(煩渴症)이 있을 때―오령산(하 10), 사령산(하 10)

번열(煩熱)이 있을 때―진사오령산(하 10)

가슴이 두근거리는 데〔動悸〕―도씨승양산화탕(중 28)

발광증(發狂症)—대승기탕(하 8), 진사오령산(하 10)

헛소리할 때〔譫語〕—황련해독탕(하 12), 진사익원산(하 16), 조위승기탕
　(하 8)

혈이 뭉킨 데〔血結〕—도인승기탕(하 13)

허열이 떠올라 얼굴이 붉을 때〔戴陽〕—이중탕(상 6)

추워하면서 몸을 떨 때〔戰慄〕—이중탕(상 6), 사역탕(상 8)

저절로 나는 설사〔自利〕—시령탕(하 14)

허해서 설사하는 데〔虛利〕—전씨이공산(상 19), 백출산(상 120)

상한괴증(傷寒壞症)—삼호작약탕(하 15)

비기〔痞氣〕—길경지각탕(중 134)

회충을 게울 때〔吐蚘〕—안회이중탕(상 70), 소시호탕(중 25)

명치 밑이 그득하고 아프며 뜬뜬한 데〔結胸〕—오적산(중 13)

장부에 찬기운이 있을 때〔臟腑停寒〕—부자이중탕(상 9), 사주산(상 72)

과로하여 병이 도진 데〔勞復〕—맥문동탕(중 29)

과식하여 병이 도진 데〔食復〕—도씨평위산(하 29)

성교하여 병이 도진 데〔女勞復〕—인삼소요산(중 30)

임신부의 상한〔孕婦傷寒〕—궁소산(중 21), 자소음(중 160), 양격산(하 21),
　이중탕(상 6)

중초가 허하고 찬 데〔中寒〕—부자이중탕(상 9)

감기〔感冒〕—구미강활탕(중 11), 화해음(중 23), 승마갈근탕(중 22), 정시
　호음(중 24), 마계음(중 31)

내상에 외감을 겸했을 때〔內傷外感〕—보중익기탕(상 22), 백출산(상 120),
　육미지황원(상 40), 보음익기전(상 10), 이음전(상 11), 쌍화탕(상 31)

식적(食積)이 상한과 비슷한 증—도씨평위산(하 29)

온역(瘟疫)—형방패독산(중 19), 십신탕(중 32), 신계향소산(중 33), 마계
　음(중 31)

대두온(大頭瘟)—형방패독산(중 19), 방풍통성산(하 4)

서(暑)

더위를 받아 생긴 병〔中暑〕—이향산(중 34), 육화탕(중 36), 여곽탕(중 14)

중갈(中喝)—인삼백호탕(하 7), 창출백호탕(하 7)

서체(暑滯)—향유양위탕(중 16)

기를 보하는 데〔補氣〕—생맥산(상 12), 청서익기탕(상 13)

더위를 먹어 풍병이 생긴 데〔暑風〕—이향산(중 34), 소서패독산(중 19), 곽향정기산(중 14), 육화탕(중 36), 향유산(중 35), 인삼강활산(중 169)

더위를 먹어 번갈증이 날 때〔煩渴〕—익원산(하 16), 춘택탕(하 10), 인삼백호탕(하 7), 제호탕(잡방, 383쪽)

더위를 먹어 게우고 설사할 때〔吐瀉〕—육화탕(중 36), 청서육화탕(중 36), 축비음(중 37), 여곽탕(중 14), 이중탕(상 6)

복서(伏暑)—주증황련환(하 17)

여름타는 데〔注夏〕—삼귀익원탕(상 14), 보중익기탕(상 22), 생맥산(상 12)

서(暑)에 두루 쓰는 처방〔通治〕—향유산(중 35), 사군자탕(상 64), 향평산(하 22)

습(濕)

안개나 이슬을 맞아 병이 난 데〔霧露〕—신출산(중 38)

중습(中濕)—승습탕(상 15), 오령산(하 10)

풍, 한, 습을 겸한 때〔風寒濕〕—삼기음(상 16), 오적산(중 13)

종습(腫濕)—불환금정기산(중 15), 평위산(하 22), 곽향정기산(중 14), 보중익기탕(상 22), 시령탕(하 14)

습온(濕溫)—창출백호탕(하 7), 오령산(하 10), 백호탕(하 7)

습열(濕熱)―방풍통성산(하 4)

습비(濕痺)―행습유기산(하 18)

습증에 두루 쓰이는 처방〔通治〕―승양제습탕(하 88), 오령산(하 10), 평
　위산(하 22)

조(燥)

조증에 두루 쓰는 처방―당귀승기탕(하 19), 생혈윤부음(중 39)

화(火)

상초(上焦)에 열이 있을 때―구미청심원(하 20)

하초(下焦)에 열이 있을 때―팔정산(하 79), 오령산(하 10)

심에 열이 있을 때〔心熱〕―성심산(중 40)

열이 뭉켜 있을 때〔積熱〕―양격산(하 21)

조열(潮熱)이 있을 때―소요산(중 166), 보중익기탕(상 22), 삼소음(중
　26), 인삼양영탕(상 35), 복령보심탕(중 93), 인삼청기산(중 41)

골증(骨蒸)―인삼청기산(중 41), 사물탕(상 68)

허열(虛熱)이 있을 때―당귀보혈탕(상 17), 진음전(상 67), 이음전(상 11),
　십전대보탕(상 33)

기허로 열이 날 때〔氣虛熱〕―보중익기탕(상 22), 사군자탕(상 64)

혈허로 열이 날 때〔血虛熱〕―자음강화탕(중 42)

양허로 오한이 날 때〔陽虛惡寒〕―사군자탕(상 64)

음허로 오한이 날 때〔陰虛惡寒〕―이진탕(중 99)

음이 허한 데〔陰虛〕―자음강화탕(중 42), 청리자감탕(상 18)

음이 허하여 화가 동한데〔陰虛火動〕―육미지황원(상 40), 사물탕(상 68)

내 상(內傷)

음식에 체한 데〔食傷〕—평위산(하 22), 향사평위산(하 24), 인삼양위탕
(중 16), 내소산(하 26), 대화중음(하 25), 지출환(하 23), 소체환(하 27),
입효제중단(하 31), 천금광제환(하 30)

담이 막힌 데〔痰滯〕—정전가미이진탕(하 71), 지출환(하 23)

냉이 몰킨 데〔冷滯〕—후박온중탕(중 143), 오적산(중 13)

체한 것이 오래된 데〔宿滯〕—보화환(하 39)

비허(脾虛)—이공산(상 64), 향사양위탕(중 43)

도포(倒飽)—향사육군자탕(상 20)

보하는 데〔補益〕—전씨이공산(상 19), 삼출건비탕(상 21), 육군자탕(상
69), 보중익기탕(상 22)

술을 마시고 병이 생긴 데〔酒傷〕—대금음자(하 28), 소조중탕(하 68), 대
조중탕(하 68), 팔물탕(상 32)

허로병으로 몸이 약해졌을 때〔勞傷〕—보중익기탕(상 22), 익위승양탕(상
23), 황기건중탕(상 45), 쌍화탕(상 31)

오래된 열증〔久熱〕—응신산(상 24), 보화환(하 39)

신물이 올라오는 데〔吞酸〕—증미이진탕(하 32)

명치 밑이 쌀쌀하면서 괴로운 데〔嘈雜〕—향사평위산(하 24)

트림〔噫氣〕—이진탕(중 99), 육군자탕(상 69)

고르게 보하는 데〔調補〕—삼령백출산(상 25), 태화환(상 26), 구선왕도고
(상 27)

상한과 비슷한 병〔類傷寒〕—도씨평위산(하 29)

허 로(虛勞)

음허(陰虛)—대조환(상 28), 사물탕(상 68), 자음강화탕(중 42), 청리자감
탕(상 18)

양허(陽虛)—용부탕(상 29), 녹용대보탕(상 30), 사군자탕(상 64), 익위승
 양탕(상 23)
음양허(陰陽虛)—쌍화탕(상 31), 팔물탕(상 32), 십전대보탕(상 33), 인삼
 양영탕(상 35), 고진음자(상 34), 고암심신환(상 36), 구원심신환(상 37)
심허(心虛)—고암심신환(상 36), 구원심신환(상 37)
간허(肝虛)—공진단(상 38), 사물탕(상 68), 쌍화탕(상 31)
비허(脾虛)—귤피전원(상 39), 삼령백출산(상 25)
신허(腎虛)—육미지황원(상 40), 팔미원(상 40), 신기환(상 40), 증익귀용
 환(상 41)
두루 치료하는 처방〔通治〕—쌍보환(상 42), 소건중탕(상 45), 이신교제단
 (상 43), 우귀음(상 46), 대영전(상 47), 정원음(상 49), 양의고(상 48),
 경옥고(상 61)

곽 란(霍亂)

게우고 설사하는 데〔吐瀉〕—회생산(중 44)
쥐가 일 때〔轉筋〕—목유산(중 45), 평위산(하 22). 이중탕(상 6), 사물탕
 (상 68)
더위를 먹어 게우고 설사하는 데(暑霍)—육화탕(중 36), 향유산(중 35)
식비로 먹은 것을 게우는 데〔食痺吐食〕—불환금정기산(중 15)

게우기〔嘔吐〕

허구(虛嘔)—비화음(상 50)
헛구역〔乾嘔〕—생강귤피탕(중 46), 이진탕(중 99), 이중탕(상 6), 육군자
 탕(상 69)
메스꺼운 데〔惡心〕—이진탕(중 99)
반위(反胃)—소감원(하 98)

열격(噎膈)—신향산(중 47)

기 침[咳嗽]

허로(虛勞)병으로 기침하는 데[勞嗽]—육미지황원(상 40), 고암심신환
　(상 36), 공진단(상 38), 육군자탕(상 69), 사물탕(상 68), 경옥고(상 61)

풍수(風嗽)—삼소음(중 26)

한수(寒嗽)—이진탕(중 99), 삼요탕(중 48), 이중탕(상 6), 삼소음(중 26)

풍한수(風寒嗽)—삼요탕(중 48), 금수육군전(상 51), 육안전(중 49), 오과
　다(중 52), 행소탕(중 50)

울수(鬱嗽)—청금강화탕(하 34), 자음강화탕(중 42), 사백산(하 33), 신기
　환(상 40)

열수(熱嗽)—진사익원산(하 16), 소조중탕(하 68)

습수(濕嗽)—오령산(하 10), 불환금정기산(중 15)

건수(乾嗽)—사물탕(상 68)

화수(火嗽)—청금강화탕(하 34)

기수(氣嗽)—소자강기탕(중 87), 가미사칠탕(하 70), 삼자양친탕(중 53)

혈수(血嗽)—인삼백합탕(중 54), 사물탕(상 68)

폐창(肺脹)과 폐위(肺痿)—소청룡탕(중 27), 사물탕(상 68)

폐가 실할 때[肺實]—사백산(하 33)

밤에 기침하는 것[夜嗽]—육미지황원(상 40)

식적(食積)과 담수(痰嗽)—이진탕(중 99)

주수(酒嗽)와 오래된 기침[久嗽]—신기환(상 40)

수해(水咳)—소청룡탕(중 27)

담천(痰喘)과 기천(氣喘)—천민도담탕(하 35), 정천화담탕(하 36), 소자
　강기탕(중 87), 소자도담강기탕(하 37), 삼요탕(중 48), 신보원(하 54),
　사칠탕(중 82)

화천(火喘)—백호탕(하 7), 도담탕(하 3), 자음강화탕(중 42)

음허천(陰虛喘)—사물탕(상 68)

위허천(胃虛喘)—생맥산(상 12), 이중탕(상 6)

풍한천(風寒喘)—삼요탕(중 48), 팔미원(상 40), 소청룡탕(중 27), 곽향정기산(중 14)

효후(哮吼)—정천탕(중 55), 청상보하환(상 52), 해표이진탕(중 56), 천민도담탕(하 35)

해역(咳逆)—정향시체산(상 54), 귤피죽여탕(중 57), 인삼복맥탕(상 53)

이질을 앓고 난 뒤 차서 나는 딸국질〔痢後寒噦〕—보중익기탕(상 22)

적 취(積聚)

육울(六欝)—육울탕(하 38)

식적(食積)—평위산(하 22)

주적(酒積)—대금음자(하 28)

어해적(魚蟹積)—향소산(중 17)

과채적(果菜積)—평위산(하 22)

수적(水積)—궁하탕(중 100)

혈적(血積)—도인승기탕(하 13)

충적(虫積)—자금정(해독문, 374쪽)

적취(積聚)—보화환(하 39), 대칠기탕(하 41), 소적정원산(하 40)

냉적(冷積)—이중탕(상 6), 계강양위탕(중 16), 오적산(중 13)

붓 기〔浮腫〕

음수(陰水)—실비산(중 58), 장원탕(상 55), 복원단(상 56), 금궤신기환(상 40), 이중탕(상 6)

부어서 숨이 찬 데〔腫喘〕—분심기음(중 83)

서종(暑腫)—청서육화탕(중 36)

창종(瘡腫)—적소두탕(하 42)

풍종(風腫)—대강활탕(하 6)
부은 것을 두루 치료하는 처방〔通治〕—보중치습탕(중 60), 곽령탕(중
14), 사령오피산(하 43)

창 만(脹滿)

곡창(穀脹)—대이향산(하 44)
기창(氣脹)—삼화탕(하 45)
혈창(血脹)—인삼궁귀탕(중 61)
한창(寒脹)—중만분소탕(중 62)
열창(熱脹)—칠물후박탕(하 46)
고창(蠱脹)—소창음자(하 47)
탁기(濁氣)—목향순기탕(중 63)

소 갈(消渴)

상소(上消)—청심연자음(중 64), 생진양혈탕(중 65), 인삼백호탕(하 7),
전씨백출산(상 120)
중소(中消)—조위승기탕(하 8)
하소(下消)—육미지황원(상 40)
실열(實熱)—인삼백호탕(하 7)
소갈을 두루 치료하는 처방〔通治〕—활혈윤조생진음(중 66), 생혈윤부음
(중 39), 가감팔미원(상 40), 사물탕(상 68)
옹저를 예방하는 약〔預防癰疽〕—익원산(하 16)

황 달(黃疸)

습열(濕熱)로 생긴 황달—인진오령산(하 48), 대분청음(하 81), 가감위령

탕(하 49)

술을 많이 먹어서 생긴 황달〔酒疸〕—주증황련환(하 17)

성생활을 고도하게 하여 생긴 황달〔女勞疸〕—자신환(하 80)

음황(陰黃)—인진사역탕(중 67), 육미지황원 혹은 팔미원(상 40), 군령탕
  (하 10), 이중탕(상 6)

학 질(瘧疾)

태양학(太陽瘧)—오적산(중 13), 과부탕(중 68)

양명학(陽明瘧)—시령탕(하 14)

소양학(少陽瘧)—오약순기산(중 10), 인삼패독산(중 19), 삼소음(중 26)

태음학(太陰瘧)—이공산(상 64), 이중탕(상 6)

소음학(少陰瘧)—소시호탕(중 25)

궐음학(厥陰瘧)—소건중탕(상 45), 사물탕(상 68)

한학(寒瘧)—과부탕(중 68), 보음익기전(상 10), 마계음(중 31), 인삼양위
  탕(중 16)

습학(濕瘧)—오령산(하 10)

열학(熱瘧)—쟁공산(하 50), 소시호탕(중 25), 백호탕(하 7)

담학(痰瘧)—시평탕(중 77), 이진탕(중 99), 시진탕(중 69), 냉부탕(상 58),
  사수음(상 57), 노강음(중 70)

식학(食瘧)—인삼양위탕(중 16), 청비음(중 72), 평진탕(중 71)

서학(暑瘧)—청서육화탕(중 36)

노학(勞瘧)—궁귀별갑산(중 73), 노강음(중 70)

풍학(風瘧)—소시호탕(중 25), 사청환(하 106)

허학(虛瘧)—육군자탕(상 69), 보중익기탕(상 22), 십전대보탕(상 33), 귤
  피전원(상 39)

학질을 오래 앓는 데〔久瘧〕—노강양위탕(중 74), 귤피전원(상 39), 십장
  군환(하 51), 휴학음(상 59), 우슬전(중 78), 추학음(중 79), 하인음(상
  60)

장학(瘴瘧)—쌍해음자(중 75), 불환금정기산(중 15)

학질에 두루 쓰는 처방〔通治〕—육화탕(중 36), 정시호음(중 24), 시평탕
　(중 77), 인출탕(하 52), 가감청비음(중 76)

사 수(邪祟)

두루 쓰는 처방〔通治〕—성향정기산(중 14), 자금정(해독문, 374쪽), 소합
　향원(중 90)

신 형(身形)

오래 살게 하는 처방〔益壽〕—경옥고(상 61), 반룡환(상 62)

늙은이가 오줌을 자주 누는 데〔老人尿數〕—신기환(상 40)

정(精)

화가 동하여 유정이 있을 때〔火動〕—황련청심음(중 80), 고암심신환(상
　36), 청심연자음(중 64)

습담으로 유정이 있을 때〔濕痰〕—가미이진탕(하 53)

습열로 유정이 있을 때〔濕熱〕—사령산(하 10), 대소분청음(하 81)

선천적으로 체질이 약한 데 성질이 찬 약을 많이 먹어서 유정이 생긴
　데〔先天不足過服冷藥〕—우귀음(상 46), 팔미원(상 40)

정액이 저절로 나가지 않게 하는 데〔固精〕—비원전(상 63)

정신적 자극만 받아도 유정이 생기는 데〔每觸遺精〕—귀비탕(상 66)

몽설(夢泄)이 있는 데〔脊熱夢遺〕—우황청심원(중 7)

백음(白淫)—청심연자음(중 64)

기(氣)

칠기(七氣)—칠기탕(중 81), 분심기음(중 83), 사칠탕(중 82), 사마탕(하 104)

구기(九氣)—정기천향탕(중 84)

갑자기 기절하여 넘어진 데〔中氣〕—팔미순기산(중 85), 성향정기산(중 4)

상기(上氣)와 역기(逆氣)—자음강화탕(중 42), 팔물탕(상 32), 소자강기탕(중 87)

숨결이 짧고 가쁜 데〔短氣〕—신기환(상 40), 인삼양영탕(상 35)

숨결이 약한 데〔少氣〕—사군자탕(상 64), 정원음(상 49), 거원전(상 65), 생맥산(상 12), 보중익기탕(상 22), 익위승양탕(상 23)

기체(氣滯)—귤피일물탕(중 86)

기가 통하지 못하여 아픈 데〔氣痛〕—신보원(하 54), 삼화산(중 88), 길경탕(중 153), 반총산(하 136)

기울(氣鬱)—교감단(중 89), 이진탕(중 99)

두루 쓰이는 처방〔通治〕—소합향원(중 90)

신(神)

담허(膽虛)—인숙산(상 44)

잘 놀라는 데〔驚悸〕—가미온담탕(중 91), 가미사칠탕(하 70), 오령산(하 10), 궁하탕(중 100)

가슴이 두근거리는 데〔怔忡〕—사물안신탕(중 92), 십전대보탕(상 33), 이음전(상 11), 소요산(중 166)

건망증〔健忘〕—귀비탕(상 66)

전간(癲癎)—추풍거담환(하 55), 용뇌안신환(하 57)

전광(癲狂)—당귀승기탕(하 58), 도인승기탕(하 13), 방풍통성산(하 4),

우황청심원(중 7)

혈(血)

코피나는 데〔衄血〕—사궁산(하 59), 박하전원(하 126), 서각지황탕(하 60)

열이 몰켜서 피를 게울 때〔積熱吐血〕—소조중탕(하 68), 소자강기탕(중 87)

양허로 피를 게울 때〔陽虛吐血〕—이중탕(상 6)

허로, 손상으로 피를 게울 때〔勞傷吐血〕—복령보심탕(중 93), 귀비탕(상 66)

음허로 피를 게울 때〔陰虛吐血〕—삼령백출산(상 25), 사군자탕(상 64), 진음전(상 67)

혈이 몰켜서 피를 게울 때〔積血吐血〕—칠생탕(하 61), 도인승기탕(하 13)

기침하면서 피가 나오는 데〔咳血〕, 가래에 피가 섞여나오는 데〔唾血〕와 각혈하는 데〔喀血〕—자음강화탕(중 42), 팔물탕(상 32), 육군자탕(상 69), 가미소요산(하 62)

피오줌〔尿血〕—사물탕(상 68), 도적산(하 78), 팔정산(하 79), 청장탕(하 63)

성생활이 지나쳐 피오줌을 눌 때〔色傷〕—신기환(상 40)

늙은이의 피오줌—육미지황원(상 40)

더위를 먹어 피오줌을 눌 때〔暑熱〕—승마전을 달인 물에 익원산(하 16)을 타서 먹는다.

대변에 피가 섞여나올 때〔便血〕—평위지유탕(하 64), 후박전(하 65), 익위승양탕(상 23)

풍사를 받아 대변에 피가 섞여나올 때〔風淸〕—불환금정기산(중 15)

열사를 받아 대변에 빨간 피가 섞여나올 때〔熱紅〕—주증황련환(하 17)

한사를 받아 대변에 꺼먼 피가 섞여나올 때〔寒黯〕—평위산에 이중탕(상 6)을 합해 쓴다.

내상으로 대변에 피가 섞여나올 때〔內傷〕—평위산(하 22)

허로 손상으로 대변에 피가 섞여나올 때〔勞傷〕—보중익기탕(상 22)

잇몸과 혀에서 피가 나올 때〔齒舌衄〕—녹포산(하 66), 우황고(하 162),
조위승기탕(하 8), 팔미원(상 40)

연분홍빛 땀을 흘리는 데〔血汗〕—황기건중탕(상 45)

아홉구멍〔九竅〕으로 피가 나올 때—십전대보탕(상 33)

피흘린 뒤의 어지럼증〔失血眩暈〕—궁귀탕(상 112), 전생활혈탕(중 156)

두루 쓰이는 처방〔通治〕—사물탕(상 68)

꿈〔夢〕

잠을 자지 못하는 데〔不睡〕—온담탕(중 94), 귀비탕(상 66), 육군자탕(상
69)

목소리〔聲音〕

풍한사를 받아 목이 쉰 데〔風寒失音〕—삼소음(중 26), 이진탕(중 99), 소
청룡탕(중 27), 금수육군전(상 51), 삼요탕(중 48), 형소탕(중 95)

지나친 성생활로 목이 쉰 데〔色傷〕—팔미원(상 40)

앓고나서 목이 쉰 데〔病後〕—신기환(상 40)

중풍(中風)으로 목이 쉰 데—소속명탕(중 1)

산후(産後)에 목이 쉰 데—복령보심탕(중 93)

늙은이나 허약자가 목이 쉰 데—십전대보탕(상 33)

진 액(津液)

저절로 맥없이 땀이 나는 데〔自汗〕—옥병풍산(중 96), 보중익기탕(상
22), 소건중탕(상 45), 팔물탕(상 32), 인삼양영탕(상 35)

식은땀〔盜汗〕—당귀육황탕(하 67), 소시호탕(중 25), 육미지황원(상 40),
십전대보탕(상 33)

담 음(痰飮)

풍담(風痰)—도담탕(하 3), 소청룡탕(중 27)
한담(寒痰)—반하온폐탕(중 97), 화위이진전(중 98), 오적산(중 13), 이중
탕(상 6), 이진탕(중 99), 팔미원(상 40)
습담(濕痰)—이진탕(중 99)
열담(熱痰)—소조중탕(하 68), 대조중탕(하 68)
울담(欝痰)—과루지실탕(하 69), 사칠탕(중 82)
기담(氣痰)—가미사칠탕(하 70), 십육미유기음(중 140)
식담(食痰)—정전가미이진탕(하 71)
주담(酒談)—소조중탕(하 68), 대금음자(하 28)
경담(驚痰)—곤담환(하 75)
유주담(流注痰)—공연단(하 72), 통순산(중 154)
담궐(痰厥)—성향정기산(중 14), 소자강기탕(중 87)
담괴(痰塊)—죽력달담환(하 73), 개기소담탕(하 74)
담음(痰飮)에 두루 쓰는 처방—이진탕(중 99), 궁하탕(중 100), 육군자탕
(상 69), 곤담환(하 75), 도담탕(하 3), 소청룡탕(중 27)

충(蟲)

회충이 성한 데〔蛔厥〕—오매환(중 101), 건리탕(상 83), 안회이중탕(상
70), 삼원음(상 84), 이중탕(상 6), 온장환(중 102), 연진탕(하 76)
가슴이 아픈 데〔胸痛〕—수점산(중 130)
냉으로 가슴이 아픈 데〔冷痛〕—후박온중탕(중 143)
음식에 상하여 가슴이 아픈 데〔食痛〕—인삼양위탕(중 16)

오 줌(小便)

오줌이 잘 나가지 않는 데(不利)―만전목통탕(하 77), 도적산(하 78), 청
　심연자음(중 64), 사물탕(상 68)

기가 허하여 오줌이 잘 나가지 않는 데(氣虛尿澁)―보중익기탕(상 22)

오줌이 전혀 나가지 않는 데(不通)―팔정산(하 79), 우공산(하 82), 대분
　청음(하 81), 보중익기탕(상 22), 자신환(하 80), 팔물탕(상 32)

화가 동하여 오줌이 나가지 않는 데(火動)―자음강화탕(중 42)

정이 부족해져서 오줌이 나가지 않는 데(精竭)―팔미원(상 40)

담이 막혀서 오줌이 나가지 않는 데(痰滯)―도담탕(하 3)

기열로 오줌이 나가지 않는 데(氣熱)―도적산(하 78)

혈이 막혀 오줌이 나가지 않는 데(血滯)―신보원(하 54), 이진탕(중 99)

늙은이의 전포증(아랫배가 아프면서 오줌이 나가지 않는 것)(老人轉脬)―육
　미지황원(상 40)

임신부의 전포증(孕婦轉脬)―삼출음(상 115)

오줌을 누지 못하며 게우는 데(關格)―지축이진탕(하 83), 팔정산(하 79)

오줌을 참지 못하고 흘리는 데(小便不禁)―축천환(중 103), 삼기탕(상
　71), 보중익기탕(상 22), 육미지황원(상 40)

비와 폐가 허하여 오줌을 참지 못하고 흘리는 데(脾肺虛)―이중탕(상
　6), 귀비탕(상 66)

간과 신이 허하여 오줌을 참지 못하는 데(肺腎虛)―우귀음(상 46), 팔미
　원(상 40)

어린이의 밤오줌증(小兒遺尿)―계장산(중 104)

열림(熱淋)―대분청음(하 81), 팔정산(하 79), 도적산(하 78), 청심연자음
　(중 64)

혈림(血淋)―증미도적산(하 85), 사물탕(상 68)

기림(氣淋)―익원산(하 16)

허림(虛淋)―팔물탕(상 32)

주림(酒淋)—보중익기탕(상 22)

냉림(冷淋)—팔미원(상 40)

두루 치료하는 처방〔通治〕—오림산(하 84), 사령산(하 10)

오줌이 벌겋거나 부옇게 흐린 것〔赤白濁〕—비해분청음(중 105), 청심연
자음(중 64), 이진탕(중 99), 사물탕(상 68)

오줌길이 가렵고 아픈 데〔莖中痒痛〕—육미지황원(상 40), 팔미원(상 40),
보중익기탕(상 22), 청심연자음(중 64), 도적산(하 78), 용담사간탕(하
137)

교장증(交腸症)—오령산(하 10), 사물탕(상 68), 보중익기탕(상 22)

물을 마시면 인차 오줌이 나가는 데〔飮卽小便〕—보중익기탕(상 22)

대 변(大便)

체설(滯泄)—인삼양위탕(중 16), 위령탕(하 86), 평위산(하 22), 곽향정기
산(중 14)

습설(濕泄)—위풍탕(중 106), 위령탕(하 86), 삼백탕(중 107), 만병오령산
(하 90), 사습탕(중 108), 오령산(하 10)

속이 차서 설사하는 데〔寒泄〕—사주산(상 72), 육주산(상 72), 이중탕(상
6), 치중탕(상 6), 춘택탕(하 10)

더위를 받아 설사하는 데〔暑泄〕—유령탕(하 87), 향유산(중 35), 청서육
화탕(중 36), 익원산(하 16), 청서익기탕(상 13), 승마갈근탕(중 22), 시
령탕(하 14)

화설(火泄)—익원산(하 16)

풍설(風泄)—위풍탕(중 106), 사청환(하 106)

몸이 허약하여 설사하는 데〔虛泄〕—승양제습탕(하 88), 전씨이공산(상
19), 군령탕(하 10), 사군자탕(상 64), 전씨백출산(상 120), 삼령백출산
(상 25)

담설(痰泄)—이진탕(중 99), 육군자탕(상 69)

걷잡을 수 없이 설사하는 데〔滑泄〕—팔주산(상 73), 보중익기탕(상 22)

술에 상해서 새벽에 설사하는 데〔酒傷晨泄〕—이중탕(상 6), 평위산(하 22), 주증황련환(하 17)

손설(飱泄)—창출방풍탕(하 89), 오덕환(상 74)

비신설(脾腎泄)—사신환(상 75), 이신환(상 75), 삼신환(상 75), 위관전(상 76), 신기환(상 40), 오적산(중 13), 황기건중탕(상 45)

적리(赤痢)—도적지유탕(하 91), 수련환(하 92)

적백리(赤白痢)—진인양장탕(중 109), 익원산(하 16), 보화환(하 39), 육미지황원(상 40)

농혈리(膿血痢)—황금작약탕(하 93), 도체탕(하 94), 도인승기탕(하 13)

금구리(噤口痢)—창름탕(하 95), 삼령백출산(상 25)

휴식리(休息痢)—팔물탕(상 32), 보중익기탕(상 22), 삼령백출산(상 25), 진인양장탕(중 109)

풍리(風痢)—창름탕(하 95), 위풍탕(중 106)

한리(寒痢)—이중탕(상 6), 불환금정기산(중 15), 오적산(중 13)

습리(濕痢)—당귀화혈탕(하 142)

열리(熱痢)—창름탕(하 95), 도체탕(하 94), 주증황련환(하 17), 황금작약탕(하 93)

기리(氣痢)—수련환(하 92), 육마탕(하 104)

허리(虛痢)—조중이기탕(하 96), 보중익기탕(상 22), 전씨이공산(상 19), 이중탕(상 6), 진인양장탕(중 109), 사물탕(상 68)

냉리(冷痢)—위관전(상 76)

적리(積痢)—감응원(하 97), 소감원(하 98), 만억환(하 99), 생숙음자(중 110), 보화환(하 39), 신보원(하 54)

오래된 이질〔久痢〕—실장산(상 77), 귤피전원(상 39), 수자목향고(중 111)

오래 동안 이질을 앓다가 몸이 붓는 데〔變水〕—보중익기탕(상 22)

역리(疫痢), 고주리(蠱疰痢), 오색리(五色痢)—강다탕(하 100), 인삼패독산(중 19)

이질로 배가 아플 때〔腹痛痢〕—향련환〔하 101〕

두루 치료하는 처방〔通治〕―육신환(하 102), 창름탕(하 95), 대승기탕(하 8), 조위승기탕(하 8)

대변을 누지 못하는 데〔便閉〕―통유탕(하 103), 삼화산(중 88)

피가 몰켜서 대변을 누지 못하는 데〔血結閉〕―도인승기탕(하 13), 당귀 승기탕(하 19)

기가 몰켜서 대변을 누지 못하는 데〔氣結閉〕―사마탕(하 104), 길경지각 탕(중 134)

열이 있어서 대변을 누지 못하는 데〔熱閉〕―방풍통성산(하 4), 사물탕 (상 68)

대소변을 누지 못하는 데〔二便閉〕―방풍통성산(하 4), 양격산(하 21)

늙은이의 변비〔老人秘〕―제천전(상 78), 윤혈음(상 79), 교밀탕(상 80)

머 리〔頭〕

두풍(頭風)―소풍산(중 112), 양혈거풍탕(중 113)

담(痰)으로 생긴 어지럼증〔痰暈〕―반하백출천마탕(중 115), 청훈화담탕 (중 114)

허약해서 생긴 어지럼증〔虛暈〕―보중익기탕(상 22), 자음건비탕(상 81)

기(氣)로 생긴 어지럼증〔氣暈〕―칠기탕(중 81)

열(熱)로 생긴 어지럼증〔熱暈〕―방풍통성산(하 4)

혈(血)로 생긴 어지럼증〔血暈〕―궁귀탕(상 112)

늙은이의 어지럼증〔老人暈〕―십전대보탕(상 33)

한쪽머리 아픔〔偏頭痛〕―청상견통탕(중 116), 이진탕(중 99), 사물탕(상 68), 대승기탕(하 8)

담궐(痰厥)로 생긴 머리 아픔〔痰厥痛〕―반하백출천마탕(중 115), 궁신도 담탕(하 105), 이진탕(중 99), 육안전(중 49)

음허로 생긴 머리 아픔〔陰虛痛〕―팔미원(상 40), 육미지황원(상 40)

양허로 생긴 머리 아픔〔陽虛痛〕―이중탕(상 6), 이음전(상 11), 보중익기 탕(상 22)

기허(氣虛)로 생긴 머리 아픔〔氣虛痛〕—순기화중탕(중 117)

혈허(血虛)로 생긴 머리 아픔〔血虛痛〕—당귀보혈탕(중 118), 궁오산(중 119)

열궐(熱厥)로 생긴 머리 아픔〔熱厥痛〕—청상사화탕(중 120)

화사(火邪)로 생긴 머리 아픔〔火邪痛〕—백호탕(하 7)

풍한(風寒)으로 생긴 머리 아픔〔風寒痛〕—궁지향소산(중 17)

습열(濕熱)로 생긴 머리 아픔〔濕熱痛〕—방풍통성산(하 4)

대변이 굳고 혈이 몰켜 생긴 머리 아픔〔便燥血壅〕—대승기탕(하 8)

눈썹 부위 머리가 아픈 데〔眉稜骨痛〕—이진탕(중 99)

머리에 흰비듬이 생긴 데〔頭生白屑〕—소풍산(중 112)

얼 굴〔面〕

얼굴이 화끈 다는 데〔面熱〕—승마황련탕(중 121), 조위승기탕(하 8)

얼굴이 시린 데〔面寒〕—승마부자탕(중 122), 부자이중탕(상 9)

음허로 얼굴이 붓는 데〔陰虛面浮〕—위관전(상 76), 팔미원(상 40), 삼령백출산(상 25), 귀비탕(상 66)

실열(實熱)로 얼굴이 붓는 데〔實熱面浮〕—백호탕(하 7), 대분청음(하 81)

위풍(胃風)—승마위풍탕(중 123), 소풍산(중 112), 형방패독산(중 19), 청위산(하 120)

풍열(風熱)—서각승마탕(중 9), 청상방풍탕(중 124)

얼굴이 벌건 데〔戴陽〕—사역탕(상 8)

얼굴에 여드름 같은 것이 돋는 데〔風刺〕—서시옥용산(잡방,382쪽)

눈〔眼〕

내장(內障)—보중익기탕(상 22), 십전대보탕(상 33)

외장(外障)—사청환(하 106), 사물용담탕(하 109), 석결명산(하 107), 소

풍산(중 112), 세간명목탕(하 108)
바람 맞으면 눈물이 나는 데〔風淚〕—백강잠산(하 110)
눈이 아픈 데〔眼疼〕—하고초산(하 111)
눈이 잘 보이지 않는 데〔眼昏〕—가미자주환(하 112)
눈을 씻는 약〔洗眼〕—세안탕(하 113)
눈에 넣는 약〔點眼〕—산호자금고(잡방, 381쪽), 칠침고(잡방, 381쪽)
눈병에 두루 쓰는 처방〔通治〕—사물탕(상 68)

귀〔耳〕

귀가 먹은 데〔耳聾〕—자석양신환(상 82), 소풍산(중 112)
풍열로 귀울이가 있는 데〔風熱耳鳴〕—방풍통성산(하 4)
귀에서 고름이 나올 때〔聤膿〕—만형자산(중 125), 형개연교탕(중 126)

코〔鼻〕

비연(鼻淵)과 비구(鼻鼽)—소풍산(중 112), 시진탕(중 69), 방풍통성산(하
4)
코가 뻘건 데〔鼻齇〕—청혈사물탕(하 115)
코가 메고 아픈데〔鼻塞鼻痛〕—삼소음(중 26), 이진탕(중 99), 여택통기탕
(중 127), 보중익기탕(상 22)
코안에 군살이 돋거나 허는 데〔鼻痔鼻瘡〕—사백산(하 33), 승습탕(상 15),
황금탕(하 114), 방풍통성산(하 4)

입과 혀〔口舌〕

폐열로 입안이 매운 데〔肺熱口辛〕—감길탕(중 128), 사백산(하 33)
심열(心熱)로 입안이 쓴 데〔心熱口苦〕—양격산(하 21)

신열(腎熱)로 입안이 짠 데〔腎熱口醎〕—자신환(하 80)

간열(肝熱)로 입안이 쓴 데〔肝熱口苦〕—소시호탕(중 25)

입안이 허는 데〔口糜〕—이열탕(하 78), 사맥산(하 33), 회춘양격산(하 116), 우황양격원(하 123), 양격산(하 21) (어린이 구창에도 좋다), 이중탕(상 6), 사물탕(상 68), 보중익기탕(상 22)

혀가 부은 데〔舌腫〕—황련탕(하 117), 청심연자음(중 64)

중설(重舌)—청대산(하 118), 용석산(하 119)

이 빨〔牙齒〕

위열(胃熱)로 이빨이 아픈 데〔胃熱痛〕—청위산(하 120), 사위탕(하 121)

어혈(瘀血)로 이빨이 아픈 데〔瘀血痛〕—서각지황탕(하 60), 도인승기탕 (하 13)

담열(痰熱)로 이빨이 아픈 데〔痰熱痛〕—이진탕(중 99)

풍열(風熱)로 이빨이 아픈 데〔風熱痛〕—서각승마탕(중 9)

잇몸이 부은 데〔齦腫〕—서각승마탕(중 9), 양격산(하 21)

양치하는 약〔漱藥〕—옥지산(하 122)

인 후(咽喉)

실증유아〔實乳蛾〕—양격산(하 21), 방풍통성산(하 4)

허증유아〔虛乳蛾〕—사물탕(상 68), 천민탕(하 35)

목안이 부은 데〔咽腫〕—우황양격원(하 123), 청대산(하 118), 용뇌고(하 127), 용석산(하 119), 취후산(하 124)

목안이 헌 데〔咽瘡〕—청화보음탕(중 129)

매핵기(梅核氣)—형소탕(중 95), 가미사칠탕(하 70), 사칠탕(중 82)

목안이 아픈 데〔咽痛〕—필용방감길탕(하 125), 청화보음탕(중 129), 형방패독산(중 19), 이붕고(중 51), 감길탕(중 128)(후비증으로 목이 쉰 데도

쓴다)

음허격양(陰虛格陽)—진음전(상 67)

잘못하여 벌레를 먹었을 때〔誤呑諸蟲〕—사물탕(상 68)

목〔頸項〕

목이 뻣뻣한 데〔項强〕—회수산(하 128)

등〔背〕

등이 아픈 데〔背痛〕—삼합탕(하 129), 사물탕(상 68), 이진탕(중 99)

등이 시린 데〔背寒〕—도담탕(하 3), 소자강기탕(중 87)

가슴〔胸〕

심비통(心脾痛)—수점산(중 130)

심신통(心腎痛)—반총산(하 136), 신보원(하 54)

칠정으로 가슴이 아픈 데〔七情痛〕—가미사칠탕(하 70), 분심기음(중 83)

혈로 가슴이 아픈 데〔血痛〕—오적산(중 13), 실소산(하 160)

기로 가슴이 아픈 데〔氣痛〕—소합향원(중 90)

냉으로 가슴이 아픈 데〔冷痛〕—건리탕(상 83), 부양조위탕(상 85), 삼원음(상 84), 후박온중탕(중 143), 오적산(중 13)

열로 가슴이 아픈 데〔熱痛〕—연부육일탕(중 131), 대승기탕(하 8), 소시호탕(중 25)

음식 탓으로 가슴이 아픈 데〔食痛〕—행기향소산(중 132), 평위산(하 22), 향사양위탕(중 43)

가슴이 두근거리면서 아픈 데〔悸痛〕—가미사칠탕(하 70), 사칠탕(중 82), 칠기탕(중 81)

담으로 가슴이 아픈 데〔痰痛〕―궁하탕(중 100), 오령산(하 10)

충(蟲)으로 가슴이 아픈 데〔蟲痛〕―이진탕(중 99)

풍으로 가슴이 아픈 데〔風痛〕―분심기음(중 83)

신기(腎氣)가 치밀어서 아픈 데〔腎氣上攻〕―오령산(하 10)

허해서 가슴이 아픈 데〔虛痛〕―이진탕(중 99), 소건중탕(상 45)

병의 사기를 억누르는 약〔劫藥〕―창졸산(중 133)

가슴이 더부룩한 데〔胸痞〕―길경지각탕(중 134)

담이 몰켜서 가슴이 더부룩한 데〔痰結痞〕―시경반하탕(중 135), 시진탕
　(중 69)

수결흉(水結胸)―적복령탕(중 136)

젖〔乳〕

젖이 잘 나게 하는 데〔下乳〕―통유탕(중 137)

젖앓이〔乳癰〕―신효과루산(중 138), 가미지패산(중 139), 팔물탕(상 32)

유암(乳巖)―십육미유기음(중 140)

젖멍울이 진 데〔乳核〕―청간해울탕(중 141), 지패산(중 142)

젖이 많이 나는 것을 삭이는 데〔消乳〕―사물탕(상 68)

배〔腹 ; 배꼽 포함〕

배꼽 부위에서 맥이 뛰는 것(臍築)―이중탕(상 6)

차서 배가 아픈 데〔寒痛〕―건리탕(상 83), 당귀사역탕(중 152), 후박온중
　탕(중 143), 오적산(중 13), 이중탕(상 6)

열로 배가 아픈 데〔熱痛〕―황금작약탕(하 93)

담으로 배가 아픈 데〔痰痛〕―궁하탕(중 100)

어혈로 배가 아픈 데〔血痛〕―실소산(하 160)

식체로 배가 아픈 데〔食痛〕―평위산(하 22)

실증으로 배가 아픈 데〔實痛〕—대시호탕(하 9)

허증으로 배가 아픈 데〔虛痛〕—소건중탕(상 45), 이중탕(상 6)

배꼽 부위가 아픈 데〔臍腹〕—사역탕(상 8), 오적산(중 13)

게우고 설사하는 데〔嘔泄〕—황련탕(중 144)

두루 치료하는 처방〔通治〕—작약감초탕(상 86)

허 리〔腰〕

신허(腎虛)로 온 허리 아픔〔腎虛痛〕—청아환(상 87), 육미지황원(상 40),
　팔미원(상 40)

담으로 온 허리 아픔〔痰痛〕—궁하탕(중 100), 이진탕(중 99)

식체(食滯)로 온 허리 아픔〔食痛〕—사물탕(상 68)에 이진탕(중 99)을 합
　해 쓴다.

풍으로 온 허리 아픔〔風痛〕—오약순기산(중 10), 오적산(중 13)

접질려 생긴 허리 아픔〔挫閃〕—여신탕(중 145), 입안산(중 146), 오적산
　(중 13)(한습과 어혈로 온 허리아픔도 치료한다).

옆구리〔脇〕

기가 몰켜서 옆구리가 아픈 데〔氣痛〕—신보원(하 54), 소시호탕(중 25)

왼쪽 옆구리가 아픈 데〔左痛〕—지궁산(중 147), 소시호탕(중 25)

오른쪽 옆구리가 아픈 데〔右痛〕—추기산(중 148), 신보원(하 54)

양쪽 옆구리가 다 아픈 데〔兩脇痛〕—분심기음(중 83)

실증 옆구리 아픔〔實痛〕—소시호탕(중 25)

허증 옆구리 아픔〔虛痛〕—사물탕(상 68), 오적산(중 13)

살 갗〔皮〕

두드러기〔癮疹〕—청기산(중 149), 십신탕(중 18), 방풍통성산(하 4), 승마
　갈근탕(중 22), 형방패독산(중 19), 회춘양격산(하 116), 오약순기산(중
　10)

반진(癍疹)—인삼백호탕(하 7), 승마갈근탕(중 22)

내상발반(內傷發癍)—황기건중탕(상 45)

음증발반〔陰症發癍〕—이중탕(상 6), 팔미원(상 40)

단독(丹毒)—서각소독음(하 130), 황련해독탕(하 12), 서각승마탕(중 9)

허증 때의 가려움증〔虛痒〕—사물탕(상 68)

감각이 둔해지면서 가려운 데〔麻痒〕—소풍산(중 112)

감각마비〔麻木〕—개결서경탕(하 131), 이진탕(중 99), 사물탕(상 68)

기허로 인한 마비〔氣虛麻木〕—보중익기탕(상 22)

팔〔手〕

기가 막혀서 팔이 아픈 데〔氣滯臂痛〕—서경탕(하 133)

담이 막혀서 팔이 아픈 데〔痰滯臂痛〕—반하금출탕(하 132)

팔이 마비된 데〔麻痺〕—목향보명단(하 5)

허증으로 팔이 아픈 데〔虛症〕—건리탕(상 83)

다 리〔足〕

습열각기(濕熱脚氣)—청열사습탕(하 134)

풍습각기(風濕脚氣)—대강활탕(하 6), 소풍활혈탕(중 5), 빈소산(하 135),
　독활기생탕(상 88)

습체각기(濕滯脚氣)—오령산(하 10), 위령탕(하 86)

한습각기〔寒濕脚氣〕―오적산(중 13), 소속명탕(중 1)

혈열각기(血熱脚氣)―사물탕(상 68)

담체각기(痰滯脚氣)―오적산(중 13)

각기충심(脚氣衝心)―목유탕(중 150), 자소음(중 160), 사마탕(하 104)

각기입심(脚氣入心)―삼화산(중 88)

각기입폐(脚氣入肺)―소청룡탕(중 27)

각기입신(脚氣入腎)―팔미원(상 40)

사기유주(四氣流注)―사증목과환(중 151)

두루 치료하는 처방―오약순기산(중 10), 오적산(중 13), 불환금정기산
  (중 15)

학슬풍(鶴膝風)―대방풍탕(상 89), 삼기음(상 16), 오적산(중 13), 팔미원
  (상 40)

마비(麻痺)―목향보명단(하 5)

전 음(前陰)

한산(寒疝)―반총산(하 136), 난간전(상 90), 당귀사역탕(중 152), 소건중
  탕(상 45), 이중탕(상 6), 오적산(중 13)

근산(筋疝)―용담사간탕(하 137), 청심연자음(중 64)

혈산(血疝)―신성대침산(하 138), 도인승기탕(하 13)

기산(氣疝)―반총산(하 136)

호산(狐疝)―이진탕(중 99)

퇴산(㿉疝)―귤핵환(하 139), 신보원(하 54), 오령산(하 10)

분돈산(奔㹠疝)―이중탕(상 6)

병의 사기를 억누르는 약〔劫藥〕―치부탕(중 133), 신성대침산(하 138)

두루 치료하는 처방―이진탕(중 99), 오령산(하 10)

한쪽 음낭이 아래로 처진 데〔偏墜〕―회향안신탕(상 91)

음낭 부위가 찬 데〔陰冷〕―팔미원(상 40)

음낭이 부은 데〔囊腫〕―오령산(하 10)에 삼산탕(하 140)을 합해 쓴다.

음낭 부위가 축축한 데〔囊濕〕—활협구풍탕(하 150)

자궁이 빠져나온 데〔陰戶出〕—보중익기탕(상 22), 귀비탕(상 66), 용담사
　간탕(하 137), 시호사물탕(중 163)

음부가 부은 데〔陰戶腫〕—사물탕(상 68), 가미소요산(하 62)

음부가 축축하면서 가려운 데〔濕痒〕—귀비탕(상 66), 가미소요산(하 62)

항 문〔後陰〕

치루(痔瘻)—진교창출탕(하 141)

허증 치질〔虛痔〕—신기환(상 40), 보중익기탕(상 22), 십전대보탕(상 33)

대변 보기 전에 피가 나오는 것〔腸風〕—당귀화혈탕(하 142), 위풍탕(중
　106), 승양제습화혈탕(하 143), 평위산(하 22), 인삼패독산(중 19), 사
　물탕(상 68)

장열(腸熱)로 온 치질—황련해독탕(하 12)

습독(濕毒)으로 온 치질—황련탕(하 117)

오래된 치질〔日久〕—삼령백출산(상 25), 익위승양탕(상 23)

탈항(脫肛)—삼기탕(상 92), 보중익기탕(상 22), 사물탕(상 68), 육미지황
　원(상 40), 승양제습탕(하 88), 팔미원(상 40)

옹 저〔癰疽〕

옹저의 초기 때〔初發〕—연교패독산(중 19), 삼인고(하 144), 탁리소독음
　(상 93)

옹저 초기부터 마지막까지 쓰는 약〔始終〕—국로고(상 96)

옹저가 터진 뒤〔潰後〕—가미십전탕(상 94), 십전대보탕(상 33), 자신보원
　탕(상 95)

옹저로 번갈이 날 때〔煩渴〕—팔물탕(상 32)

옹저의 독기가 속으로 들어갔을 때〔毒氣上攻〕—육군자탕(상 69)

옹저로 담이 성할 때〔痰盛〕―통순산(중 154)

붙이는 약〔貼藥〕―신이고(잡방, 378 쪽), 만응고(잡방, 380 쪽), 운모고(잡방, 379 쪽), 만병무우고(잡방, 378쪽), 소담고(잡방, 380 쪽)

상처나 누공에 꽂아넣는 약〔插藥〕―신성병(하 145)

폐옹(肺癰)―길경탕(중 153), 삼소음(중 26), 소청룡탕(중 27)

간옹(肝癰)―소시호탕(중 25)

신옹(腎癰)―팔미원(상 40)

현옹(懸癰)―국로고(상 96)

골수염〔附骨疽〕―통순산(중 154)에 이진탕(중 99)을 합해 쓴다.

여러가지 헌 데〔諸瘡〕

문둥병〔大風瘡〕―방풍통성산(하 4)

매독〔楊梅瘡〕―선유량탕(하 146), 단분환(하 147), 방풍통성산(하 4)(옴과 버짐도 치료한다)

나력(瘰癧)―치자청간탕(하 148), 하고초산(중 155)

멍울이 진 것〔結核〕―개기소담탕(하 74), 이진탕(중 99)

영류(癭瘤)―십육미유기음(중 140)

머리에 난 헌 데〔頭瘡〕―주귀음(하 149), 방풍통성산(하 4)

외음부가 헐어 진물이 나는 데〔陰蝕瘡〕―용담사간탕(하 137), 팔정산(하 79)

정갱이에 난 궤양〔臁瘡〕―팔물탕(상 32), 연교패독산(중 19)

신풍창(腎風瘡)―활혈구풍탕(하 150), 신기환(상 40), 사물탕(상 68)

여러가지 헌 데―승마갈근탕(중 22)에 인삼패독산(중 19)을 합해 쓴다.

부 인(婦人)

월경이 고르지 못한 데〔月候不調〕―조경산(상 97), 사제향부환(하 152),

사물탕(상 68), 칠제향부환(하 153)

월경이 없는 데〔血閉〕―통경탕(하 154), 가미귀비탕(상 98)

혈이 부족하여 월경이 없는 데〔血枯經閉〕―보중익기탕(상 22)

해산 후 월경이 없어진 데〔産後閉〕―십전대보탕(상 33)

습담으로 온 경폐〔濕痰經閉〕―도담탕(하 3)

울화(欝火)로 온 경폐―가미귀비탕(상 98)

노여움이 쌓여서〔欝怒〕온 경폐―가미귀비탕(상 98)

월경할 때 몸이 아픈 것〔經來身痛〕―오적산(중 13)

월경 주기가 늦어지는 데〔經遲〕―대영전(상 47)

혈가(血瘕)―귀출파징탕(하 155)

자궁출혈〔崩漏〕―익위승양탕(상 23), 전생활혈탕(중 156), 수비전(상 99),
　　삼령백출산(상 25), 복원양영탕(상 100), 거원전(상 65), 귀비탕(상 66),
　　비원전(상 63)

대하〔帶濁〕―비원전(상 63), 육린주(상 102)

담이 몰켜 생긴 대하〔積痰〕―이진탕(중 99)

허한하여 생긴 대하〔虛寒〕―보중익기탕(상 22)

5장이 허하여 생긴 대하〔五臟虛下〕―위풍탕(중 106), 오적산(중 13)

임신하게 하는 처방〔求嗣〕―조경종옥탕(상 101), 부익지황환(상 103), 육
　　린주(상 102), 사물황구환(상 104)

여윈 부인이 임신하지 못할 때〔瘦怯者〕―사물탕(상 68)

살찐 부인이 임신하지 못할 때〔肥盛者〕―도담탕(하 3)

임신오조〔惡阻〕―보생탕(상 105), 이진탕(중 99)

태루(胎漏)―교애궁귀탕(상 106), 교애사물탕(상 107)

태동(胎動)―안태음(상 108), 보중익기탕(상 22)(허로손상도 치료한다)

유산〔半産〕―금궤당귀산(상 109), 팔물탕(상 32)

임신부에게 두루 쓰는 처방―가미팔진탕(상 110), 궁귀탕(상 112)

임신 금기―하통 뒤에 있다.

쉽게 해산하게 하는 약〔保産〕―달생산(중 157), 궁귀탕(상 112), 자소음
　　(중 160), 불수산(상 111)

아래배가 늘 처지는 데〔小腹常墜〕—보중익기탕(상 22)

해산을 빨리 하게 하는 약〔催産〕—자소음(중 160), 단녹용탕(상 113), 불수산(상 111), 곽향정기산(중 14)

죽은 태아를 낳게 하는 데〔下死胎〕—평위산(하 22)

태반이 나오지 않는 데〔胞衣不下〕—우슬탕(하 156), 궁귀탕(상 112)

임신부의 전간〔子癎〕—영양각탕(하 157), 사물탕(상 68)

임신부의 번조증〔子煩〕—죽력탕(중 158)

임신부의 몸이 붓는데〔子腫〕—이어탕(상 114), 곽령탕(중 14), 택사탕(하 158), 평위산(하 22)

임신부의 임증〔子淋〕—궁귀탕(상 112), 보중익기탕(상 22)

임신부의 아래배가 아프면서 오줌이 나가지 않는 데〔轉脬〕—삼출음(상 115), 육미지황원(상 40), 군령탕(하 10), 팔미원(상 40)

임신부의 기침〔子嗽〕—자원탕(중 159)

임신부의 이질〔子痢〕—당귀작약탕(하 159), 조중이기탕(하 96), 위풍탕(중 106), 향련환(하 101)

임신부의 학질〔子瘧〕—인삼양위탕(중 16), 팔물탕(상 32)

자현(子懸)—자소음(중 160)

자음(子瘖)—사물탕(상 68)

임신부 상한(傷寒)—궁소산(중 21), 소시호탕(중 25)

　　대체로 산전의 여러가지 병증에 대하여서는 내과 질병에 준하여 치료하되 임신 금기약만은 쓰지 말아야 한다.

산후 허로(虛勞)—보허탕(상 116), 당귀양육탕(상 117), 십전대보탕(상 33)

후배앓이〔兒枕痛〕—실소산(하 160), 기침산(하 161)

혈허(血虛)로 온 후배앓이—사물탕(상 68)

위허(胃虛)로 온 후배앓이—육군자탕(상 69)

산후 어지럼증〔血暈〕—형개산(중 161), 궁귀탕(상 112), 전생활혈탕(중 156), 화예석산(제상문, 369쪽)

산후 출혈〔血崩〕—궁귀탕(상 112), 사물탕(상 68)

산후에 코피나는 데〔衄血〕―서각지황탕(하 60), 형개산(중 161)

산후에 숨차고 기침하는 데〔喘嗽〕―소삼소음(중 162), 궁귀탕(상 112)

산후에 말을 못하는 데〔不語〕―복령보심탕(중 93)

산후에 헛소리하는 데〔譫語〕―소합향원(중 90), 팔물탕(상 32)

산후에 열이 나는 데〔發熱〕―시호사물탕(중 163), 우황고(하 162)

열이 혈실(血室)에 들어갔을 때〔熱入血室〕―소시호탕(중 25)

산후의 풍한(風寒) 감기〔感冒風寒〕―오적산(중 13)

산후 혈허로 열이 나는 데〔血虛發熱〕―소요산(중 166)

자궁 탈출〔陰脫〕―당귀황기탕(상 118), 사물탕(상 68), 보중익기탕(상 22), 팔물탕(상 32), 실소산(하 160), 오적산(중 13)

산후에 음식에 체한 데〔食滯〕―이비탕(하 163), 오적산(중 13)

산후에 울모(鬱冒)―전생활혈탕(중 156)

산후의 중풍〔風痓〕―유풍산(중 164), 두림주(중 165), 팔물탕(상 32), 사물탕(상 68)

산후 머리아픔〔頭痛〕―사물탕(상 68), 궁귀탕(상 112)

산후 유뇨증〔遺尿〕―삼출고(상 119)

산후의 설사〔泄痢〕―사물탕(상 68), 당귀작약탕(하 159)

산후의 변비(便秘)―궁귀탕(상 112), 사마탕(하 104), 팔물탕(상 32), 가미소요산(하 62)

산후 부종〔浮腫〕―이중탕(상 6), 사군자탕(상 64)

　산후의 여러가지 병증에 대해서는 우선 기혈을 보(補)한 다음 증세에 따라 약을 가감하여 쓴다.

산후에 주로 쓰는 처방〔主治〕―보허탕(상 116)

어린이〔小兒〕

객오(客忤)와 중악(中惡)―소합향원(중 90)

밤에 우는 증〔夜啼〕―포룡환(중 175), 도적산(하 78)

간기(肝氣)―작약감초탕(상 86)

경풍(驚風)―소합향원(중 90), 사청환(하 106), 용뇌안신환(하 57), 우황
　포룡환(중 176)

만경풍(慢驚風)―전씨백출산(상 120)

치경(痓痙)―이중탕(상 6), 소속명탕(중 1), 오약순기산(중 10)

전간(癲癎)―자상환(중 177)

감질(疳疾)―비아환(중 167), 오복화독단(중 178), 팔물탕(상 32)

여러 가지 원인으로 열이 나는 데〔諸熱〕―소아청심원(중 168), 천을환
　(중 179), 사청환(하 106), 도적산(하 78), 사백산(하 33), 육미지황원(상
　40), 사군자탕(상 64), 전씨백출산(상 120), 보중익기탕(상 22), 수토단
　(중 167)

게우고 설사하는 데〔吐瀉〕―소침환(중 180), 이중탕(상 6), 사군자탕(상
　64), 평위산(하 22), 백호탕(하 7), 이공산(상 64), 보중익기탕(상 22),
　전씨백출산(상 120)

어린이의 감기〔感冒〕―인삼강활산(중 169), 작약감초탕(상 86), 삼소음
　(중 26)

가래가 있으면서 숨이 찬 데(痰喘)―사백산(하 33), 도담탕(하 3), 청금
　강화탕(하 34), 포룡환(중 175)

어린이의 설사와 이질〔泄痢〕―황금작약탕(하 93), 익원산(하 16), 육신환
　(하 102)

배아픔〔腹痛〕―황금작약탕(하 93), 이중탕(상 6), 안회이중탕(상 70), 연
　진탕(하 76)

헛배 부르기〔腹脹〕(실증)―자상환(중 177)
　　　　　　　　(허증)―육군자탕(상 69)

반장통(盤腸痛)―소합향원(중 90)

오연(五軟)―보중익기탕(상 22), 신기환(상 40), 사군자탕(상 64)

오경(五硬)―오약순기산(중 10)

숫구멍이 아물지 않는 데〔解顱〕―팔미원(상 40), 십전대보탕(상 33), 신
　기환(상 40), 팔물탕(상 32)

숫구멍이 부어오르는 데〔顖塡〕―보중익기탕(상 22), 사청환(하 106)

숫구멍이 우묵하게 들어간 데〔顖陷〕—보중익기탕(상 22), 십전대보탕(상 33)

이빨이 늦게 나오는 데〔齒不生〕—십전대보탕(상 33), 신기환(상 40)

가슴뼈가 도드라져 나오는 데〔龜胸〕—사백산(하 33), 이진탕(중 99)

단독(丹毒)—서각지황탕(하 60), 승마갈근탕(중 22), 서각소독음(하 130)

여러 가지 헌 데〔諸瘡〕—우황해독단(중 171), 생료사물탕(중 170), 오복화독단(중 178), 방풍통성산(하 4), 서각지황탕(하 60)

천연두를 예방하는 데〔痘疹豫防〕—희두토홍환(중 173), 소독보영단(중 174)

천연두의 초기에 열이 나는 데〔初熱〕—승마갈근탕(중 22), 시귀음(중 172), 삼소음(중 26), 포룡환(중 175)

천연두의 구슬이 돋을 때〔出痘〕—보원탕(상 121)

천연두의 구슬에 물이 실릴 때와 고름이 잡힐 때〔起脹貫膿〕—보원탕(상 121), 사물탕(상 68)

천연두의 딱지가 앉을 때〔收靨〕—용뇌고(하 127), 이공산(상 64)

천연두에 두루 쓰는 처방—보원탕(상 121), 시귀음(중 172)

천연두 독을 푸는 데〔解毒〕—오복화독단(중 178), 용뇌안신환(하 57), 서각지황탕(하 60)

허증에 독이 있을 때〔虛中有毒〕—구미신공산(상 122)

천연두를 앓으면서 경련이 일 때〔驚搐〕—사청환(하 106), 도적산(하 78)

천연두 때의 게우기〔嘔吐〕—이중탕(상 6)

천연두 때의 설사〔泄瀉〕—이공산(상 64), 삼령백출산(상 25), 보중익기탕(상 22)

천연두를 앓으면서 가래가 끓고 숨이 찰 때〔痰喘〕—포룡환(중 175)

번갈증이 있는 데〔煩渴〕—삼령백출산(상 25), 보원탕(상 121)

추위 떨면서 이빨을 쪼을 때〔寒戰咬牙〕—보원탕(상 121)

천연두를 앓으면서 피나는 데〔失血〕—서각지황탕(하 60)

천연두를 앓으면서 오줌이 잘 나가지 않는 데〔尿澁〕—도적산(하 78)

천연두를 앓고나서 말을 못하는 데〔痘後瘖〕―사물탕(상 68), 십전대보탕
　(상 33), 감길탕(중 128)

천연두를 앓고나서 눈에 예막이 생긴 데〔眼瞖〕―사청환(하 106)

임신부가 천연두를 앓는 데〔孕痘〕―안태음(상 123)

천연두 때 먹어서 좋은 음식물〔宜食物〕―하통 다음에 있다.

홍 역

초기에 열이 나는 데〔麻疹初熱〕―승마갈근탕(중 22), 서각지황탕(하 60)

홍역 때 바람을 맞은 데〔傷風〕―사령산(하 10)

홍역 때 땀이 나면서 갈증이 있는 데〔汗渴〕―인삼백호탕(하 7)

홍역 때 번조증이 나는 데〔煩燥〕―황련해독탕(하 12)

헛소리 하는 데〔譫語〕―진사익원산(하 16)

숨이 차면서 기침을 하는 데〔喘嗽〕―삼소음(중 26), 방풍통성산(하 4)

목구멍이 아픈 데〔咽痛〕―감길탕(중 128), 청금강화탕(하 34)

홍역 때의 설사〔泄瀉〕―시령탕(하 14)

홍역 때의 이질〔痢疾〕―황금작약탕(하 93)

게우면서 배가 아픈 데〔嘔吐腹痛〕―백호탕(하 7), 익원산(하 16)

홍역 때의 피나는 증세〔血症〕―서각지황탕(하 60), 황련해독탕(하 12)

홍역에 두루 쓰는 처방―사물탕(상 68), 사군자탕(상 64)

임신부의 홍역〔孕麻〕―자소음(중 160)

수두(水痘)―맥탕산(중 181)

여러가지 외상 때 독풀이하는 처방―하통 다음에 있다.

구급치료―손익본초(損益本草)의 약성강령(藥性綱領)에 있다. 비급환(하
　151)

잡방 및 약 만드는 법―하통 다음에 있다.

활투처방(活套處方)

상통(上統)처방

1. 신력탕(腎瀝湯) 〔보감〕

양의 콩팥 1쌍   생강 80   자석 68   현삼 50   백작약 50   흰솔뿌리
혹 50   단너삼 50   궁궁이 40   오미자 40   계심 40   당귀 40   인삼 40
방풍 40   감초 40   구기뿌리 껍질 20

* 자석—부스러뜨린 것.
* 양의 콩팥, 생강, 자석을 물 1말에 두고 절반이 되게 달인 다음 나머지 약들을
  다 두고 달여 쓴다.

羊腎 一具   生薑 二兩   磁石 碎 一兩七錢 右水一斗煮半乃入
玄蔘   白芍藥   白茯苓   黃芪 各一兩二錢半   川芎   五味
子 桂心 當歸 人蔘 防風 甘草 各一兩 地骨皮 五
錢

신장풍(腎臟風)으로 말을 잘 하지 못하는 데 쓴다.
〔천금〕 허증(虛症)을 보할 때는 감초, 오미자, 방풍, 현삼, 구기뿌리
껍질, 생강을 빼고 모형, 석창포, 사마귀 알집, 마른 지황, 부자, 모란뿌
리 껍질 등을 넣어 쓴다. ○ 여러 가지 풍증(風症)에는 백작약과 자석을

빼고 단삼 200g, 따두릅, 쇠무릎풀 각각 60g, 살구씨 14개, 맥문동 80g을 넣어 쓴다.

〔활투〕 2되쯤 되게 다시 달여서 3번에 나누어 먹는다. ○ 10첩으로 갈라서 쓰기도 한다.

　　　　治腎臟風 語音蹇吃
　　　　〔千金〕 補諸不足 無甘草 五味子 防風 玄蔘 地骨皮 生薑 有牡荊 菖蒲 桑螵蛸 乾地黃 附子 牧丹皮 ○ 治諸風 無芍 藥 磁石 有丹蔘五兩 獨活 牛膝 各一兩半 杏仁十四枚 麥 門冬二兩
　　　　〔活套〕 再煎 取二升 分三服 ○ 或分作 十貼用

2. 지황음자(地黃飮子) 〔보감〕

찐지황 4　파극천 4　산수유 4　육종용 4　석곡 4　원지 4　오미자 4　흰솔뿌리혹 4　맥문동 4　부자 2　육계 2　석창포 2　생강 3쪽 대추 2개　박하 조금
　　＊ 부자—포(炮)한 것.

　　　　熟地黃　巴戟　山茱萸　肉蓯蓉　石斛　遠志　五味子 白茯苓　麥門冬 各一錢　附子炮　官桂　石菖蒲 各五分 薑 三片　棗 二枚　薄荷 少許

중풍(中風)으로 혀가 굳어져 말을 못하고 다리를 쓰지 못하는 데와 신허(腎虛)로 기가 부족하여 혀에까지 미치지 못하는 것을 치료한다. ○ 이 약은 빈속에 먹는다.

〔활투〕 허약한 사람과 늙은이에게는 찐지황을 곱으로 넣고 인삼을 더 넣어 쓴다. ○ 허화(虛火)가 오를 때는 황련을 조금 넣어 쓴다.

　　　　治中風 舌瘖 足癈 腎虛 氣厥 不至舌下 ○ 空心服
　　　　〔活套〕 虛人及老人 倍熟地 加人蔘

○ 虛火上升 加黃連少許 爲引

3. 가미대보탕(加味大補湯) 〔보감〕

단너삼 2.8 인삼 2.8 흰삽주 2.8 흰솔뿌리혹 2.8 당귀 2.8 궁궁이 2.8 백작약 2.8 찐지황 2.8 오약 2 쇠무릎풀 2 두충 2 모과 2 방풍 2 강호리 2 따두릅 2 율무쌀 2 부자 1.2 침향 1.2 목향 1.2 육계 1.2 감초 1.2 생강 3쪽 대추 2개

* 단너삼—꿀에 축여 구운 것. 당귀, 쇠무릎풀—술에 씻은 것. 두충—술에 축여 볶은 것. 부자—포(炮)한 것

黃芪蜜炙 人蔘 白尤 白茯苓 當歸酒洗 川芎 白芍藥 熟地黃 各七分 烏藥 牛膝酒洗 社冲酒炒 木瓜 防風 羌活 獨活 薏苡仁 各五分 附子炮 沈香 木香 肉桂 甘草 各三分 薑 三片 棗 二枚

왼쪽 또는 오른쪽이 반신불수가 된 데와 기혈(氣血)이 몹시 허한 데 쓴다.

〔활투〕 몹시 허약한 사람에게는 양을 곱으로 늘려서 쓴다.

治左癱右瘓 氣血大虛
〔活套〕 虛甚 倍加重數

4. 만금탕(萬金湯) 〔보감〕

속단 3.2 두충 3.2 방풍 3.2 흰솔뿌리혹 3.2 쇠무릎풀 3.2 인삼 3.2 족두리풀 3.2 계피 3.2 당귀 3.2 감초 3.2 궁궁이 1.6 따두릅 1.6 진교 1.6 찐지황 1.6

續斷 杜冲 防風 白茯苓 牛膝 人蔘 細辛 桂皮

當歸　甘草　各八分　川芎　獨活　秦艽　熟地黃　各四分

풍증을 치료하고 허한 것을 보하는데, 팔다리에 생긴 풍증에 써서 여러 번 효과를 보았다. ○ 손가락에 힘이 없는 정도는 약을 반 제도 먹기 전에 낫는다.

〔활투〕 기허(氣虛)로 마비가 왔을 때는 인삼의 양을 곱으로 넣고 부자를 조금 넣어서 경맥을 잘 통하게 한다. ○ 풍담(風痰)으로 쑤시는 것 같이 아픈 데는 천산갑(흙과 같이 닦은 것) 2g과 전갈 3~5개를 넣어 쓴다.

　　治風 補虛 及手足風 累驗
　　○ 若手指無力 不半劑而愈
　　〔活套〕 氣虛麻痺 倍人蔘 少加附子 行經
　　○ 風痰刺痛 加穿山甲土炒五分 全蝎三五枚

5. 팔보회춘탕(八寶廻春湯) 〔보감〕

백작약 4.8　단녀삼 3.2　흰삽주 2.4　백복신 2　끼무릇 2　부자 1.6 인삼 1.6　마황 1.6　속썩은풀 1.6　방기 1.6　살구씨 1.6　궁궁이 1.6 당귀 1.6　귤껍질 1.6　방풍 1.6　육계 1.6　건강 1.6　향부자 1.6 찐지황 1.6　생건지황 1.6　감초 1.6　침향 1.2　오약 1.2　오두 1.2 생강 3쪽　대추 2개

　　白芍藥 一錢二分　黃芪 八分　白朮 六分　白茯神　半夏
　　各五分　附子　人蔘　麻黃　黃芩　防己　杏仁　川芎
　　當歸　陳皮　防風　肉桂　乾薑　香附子　熟地黃　生乾
　　地黃　甘草 各四分　沈香　烏藥　川烏 各三分　薑 三片
　　棗 二枚

모든 풍중의 여러 가지 허한 증세를 치료하는데 풍사를 없애고 기를

고르게 하며 혈을 잘 돌게 한다.

○ 8가지 약은 풍을 헤치고, 8가지 약은 기를 고르게 하며, 8가지 약은 혈을 잘 돌게 한다.

治一切風虛諸症 去風和氣 活血 大驗
○ 八味去風 八味和氣 八味活血

6. 이중탕(理中湯) 〔보감〕

인삼 8 흰삽주 8 건강 8 감초 4
＊ 건강—포(炮)한 것. 감초—닦은 것.

人蔘 白尤 乾薑炮 各二錢 甘草炙 一錢

태음병(太陰病)으로 배가 아프고 설사를 하나 갈증은 없는 데 쓴다.
○ 귤껍질과 선귤껍질을 더 넣으면 치중탕(治中湯)이다.
〔활투〕 소건중탕(상통 45)과 합하면 건리탕(建理湯)인데 허랭한 탓으로 기가 몰켜서 위로 치미는 것을 치료한다. ○ 오령산(五苓散 : 하통 10)과 합하면 이령탕(理苓湯)인데 이것은 양이 허하여 부종(浮腫)이 생긴 것을 치료한다. ○ 회충증에는 육계, 부자, 조피나무열매, 매화열매를 더 넣어 쓴다. ○ 기가 허하면 인삼의 양을 20~28g으로 하여 쓴다. ○ 음황〔陰疸〕에는 이령탕에 생당쑥을 넣어 쓰고 설사할 때에는 육두구와 길짱구씨를 넣어 쓴다.

治太陰腹痛 自利不渴 ○ 加陳皮 靑皮 名治中湯
〔活套〕 合小建中湯(上四十五) 名建理湯 治虛冷 積氣上攻 ○ 合五苓散(下十) 名理苓湯 治陽虛浮腫
○ 蛔積 加桂附 花椒 烏梅
○ 氣虛 倍蔘五七錢
○ 陰疸 理苓湯 加茵蔯 泄瀉 加肉豆蔲 車前子

7. 진무탕(眞武湯) 〔보감〕

흰솔뿌리혹 12　백작약 12　부자 12　흰삽주 8　생강 5쪽
* 부자ㅡ포(炮)한 것.

　　　白茯苓　白芍藥　附子炮 各三錢　白朮 二錢　薑 五片

소음병(少陰病)으로 배가 그득하면서 아프고 오줌은 제대로 누면서
혹 설사하거나 구역하는 것을 치료한다.
　○ 옛날에는 현무탕(玄武湯)이라고 하였다.
　〔활투〕 맥이 침세(沈細)하면서 힘이 없는 데는 인삼 20〜40g을 더
넣어 쓴다.

　　　治少陰病 腹滿痛 小便利 或下利 或嘔
　　　○ 古名玄武湯
　　　〔活套〕 脈沈細無力 加人蔘五錢 或一兩

8. 사역탕(四逆湯) 〔보감〕

감초 12　건강 10　생부자 반 개
* 감초ㅡ닦은 것. 건강ㅡ포(炮)한 것.

　　　甘草炙 三錢　乾薑炮 二錢半　生附子 半枚

삼음병(三陰病)으로 맥이 지(遲)하고 몸이 아프며 팔다리가 싸늘한
것을 치료한다.

　　　治三陰 脈遲 身痛 及四肢厥冷

9. 부자이중탕(附子理中湯) 〔보감〕

부자 4 인삼 4 흰삽주 4 건강 4 감초 4
* 부자, 건강―포(炮)한 것.

附子 炮 人蔘 白尤 乾薑 炮 甘草 各一錢

중한증(中寒症)으로 이를 악물고 몸이 뻣뻣해진 것을 치료한다.
○ 다른 처방에는 오수유, 육계, 당귀, 귤껍질, 후박을 더 넣은 것도 있다.
〔활투〕 이중탕, 건리탕 등을 참고할 것이다.

治中寒 口噤 身強直
○ 一方 加呉茱萸 肉桂 當歸 陳皮 厚朴
〔活套〕 與理中建理等湯 參看

10. 보음익기전(補陰益氣煎) 〔손익〕

찐지황 12~20 인삼 8 마 8 당귀 4 귤껍질 4 감초 4 승마 1.2~2 시호 4~8 생강 5쪽
* 마―술에 축여 볶은 것.
* 찐지황―40~80g을 쓰기도 한다.

熟地黄 三五錢 至一二兩 人蔘 山藥 酒炒 各二錢 當歸
陳皮 甘草 各一錢 升麻 三五分 柴胡 一二錢 薑 五片

음이 허한 데 외감 사기에 감촉되어 추웠다 더웠다 하는 것과 학질에 걸려 변비가 생긴 데 쓴다. 음이 부족하여 외사(外邪)가 침범한 데 쓰는 것이 좋다.
○ 외사(外邪)가 없을 때에는 시호를 빼고 쓴다. ○ 화가 오를 때는

승마를 빼고 쓴다.

治陰虛 外感寒熱 痃癖 秘結 陰不足 邪外侵 神效
○ 無外邪 去柴胡 ○ 火浮 去升麻

11. 이음전(理陰煎) 〔손익〕

찐지황 20 당귀 12 건강 8 육계 4 감초 4

熟地黃　五錢　當歸 三錢　乾薑 二錢　肉桂　甘草 各一
錢

비신(脾腎)이 허하면 반드시 따뜻하게 녹여주어야 하는데 이 처방은
이중탕(理中湯)을 변경시킨 것이다.
　○ 맥이 삭(數)하되 홍(洪)하지 않으면 시호를 더 넣어 쓴다. ○ 찬
기운이 몰킨 데는 마황을 더 넣어 쓴다. ○ 맥이 세(細)하고 오한이 있
으면 족두리풀을 더 넣어 쓰고 이런 증세가 심하면 부자를 더 넣어
쓴다. 간혹 시호를 같이 더 넣어 쓰기도 한다. ○ 설사를 하면 당귀를
빼고 오수유, 개암풀열매, 육두구, 부자 등을 더 넣어 쓴다. ○ 체기가
있으면 귤껍질, 향부자를 더 넣어 쓴다. ○ 음이 허하여 화가 성한 데는
건강과 육계를 빼고 인삼을 더 넣어 쓴다. ○ 인삼과 부자를 더 넣으면
육미회양음(六味回陽飮)이다.

治脾腎虛 當溫潤 即理中之變方
○ 脈數不洪 加柴胡 ○ 寒凝 加麻黃
○ 脈細惡寒 加細辛 甚加附子 或並加柴胡助之
○ 泄瀉去歸 加吳茱萸 破古紙 肉豆蔲 附子
○ 滯 加陳皮 香附 ○ 陰虛火盛 去薑桂 加人參
○ 加蔘附 名六味回陽飮

12. 생맥산(生脈散) 〔보감〕

맥문동 8 인삼 4 오미자 4

麥門冬 二錢 人蔘 五味子 各一錢

더운 여름철에 끓인 물 대신에 늘 먹는다. ○ 단너삼, 감초 각각 4g을
더 넣거나 황경피(생 것 0.8g)를 더 넣어 쓰면 기운이 샘솟듯한다.
〔활투〕 노야기, 까치콩을 넣어 쓰면 더 좋다. 혹은 제호탕(醍醐湯)과
합해 써도 좋다.

暑月常服 代熱水飲之
○ 加黃芪 甘草 各一錢 或加生黃柏二分 令人氣力湧出
〔活套〕 加香薷 白扁豆 尤好 或合醍醐湯亦可

13. 청서익기탕(淸暑益氣湯) 〔보감〕

삽주 6 단너삼 4 승마 4 흰삽주 2 인삼 2 귤껍질 2 약누룩 2
택사 2 황경피 1.2 칡뿌리 1.2 당귀 1.2 선귤껍질 1.2 맥문동 1.2
감초 1.2 오미자 9알
 * 황경피—술에 축여 볶은 것.

蒼朮 一錢半 黃芪 升麻 各一錢 白朮 人蔘 陳皮
神麴 澤瀉 各五分 黃柏 酒炒 乾葛 當歸 靑皮 麥門
冬 甘草 各三分 五味子 九粒

늦은 여름에 팔다리가 나른하고 몸에 열이 있으며 번갈이 나고 설
사를 하며 저절로 땀이 나는 것을 치료한다.

治長夏四肢困倦 身熱 煩渴 泄利 自汗

14. 삼귀익원탕(蔘歸益元湯)〔보감〕

당귀 4　백작약 4　찐지황 4　흰솔뿌리혹 4　맥문동 4　귤껍질 2.8
지모 2.8　황경피 2.8　인삼 2　감초 1.2　오미자 10알　입쌀 1자방
대추 1개
　* 지모, 황경피—술에 축여 볶은 것.

　　　當歸　白芍藥　熟地黃　白茯苓　麥門冬　各一錢　陳皮
　　　知母　黃柏 並酒炒　各七分　人蔘 五分　甘草 三分　五味
　　　子 十粒　粳米 一撮　棗 一枚

주하병(注夏病 : 여름타는 증세)으로 입맛이 없고 맥이 삭(數)하면서
힘이 없는 것을 치료한다.

　　　治注夏病　食減　脈數無力

15. 승습탕(勝濕湯)〔보감〕

흰삽주 12　인삼 3　건강 3　백작약 3　부자 3　계지 3　흰솔뿌리
혹 3　감초 3　생강 5쪽　대추 2개
　* 부자—포(炮)한 것.

　　　白尤 三錢　人蔘　乾薑　白芍藥　附子炮　桂枝　白茯苓
　　　甘草 各七分半　薑 五片　棗 二枚

습(濕)한 땅에 오래 앉아 있었거나 누워 있은 탓으로 혹은 비와 이
슬을 많이 맞아서 몸이 무겁고 다리가 약해지며 설사하는 것을 치료
한다.

　　　治坐臥濕地　或雨露所襲　身重脚弱　大便泄瀉

16. 삼기음(三氣飮) 〔보감〕

찐지황 12 두충 4 쇠무릎풀 4 당귀 4 구기자 4 흰솔뿌리혹 4
백작약 4 육계 4 족두리풀 4 구릿대 4 부자 4 감초 4 생강 3쪽

* 두충—닦아서 실을 없앤 것. 부자—포(炮)한 것. 감초—닦은 것.
* 족두리풀 대신 따두릅을 쓰기도 한다.

熟地黃   三錢 杜冲 去絲 牛膝 當歸 枸杞子 白茯苓
白芍藥 肉桂 細辛 或代以獨活 白芷 附子 炮 甘草 炙
各一錢 薑 三片

풍(風), 한(寒), 습(濕) 3가지 사기가 몸이 허한 틈을 타서 침범하여
힘줄과 뼈가 저리고 아픈 것과 이질을 앓은 뒤에 학슬풍(鶴膝風)이 생긴
것을 치료한다.
○ 위의 약을 청주나 소주에 10여 일 동안 담갔다가 천천히 마신다.
〔활투〕 기(氣)가 허한 데는 인삼을 더 넣어 쓴다. ○ 냉비(冷痺)로
뼈마디를 잘 폈다 구부렸다하지 못할 때는 천산갑, 전갈, 파밑과 술을
조금 두고 달여서 뜨거운 것을 먹고 땀을 낸다.

治風寒濕三氣乘虛 筋骨痺痛 及痢後鶴膝風
○ 右亦可酒浸 或燒酒浸十餘日 徐徐服
〔活套〕 氣虛加蔘
○ 冷痺不能屈伸 加穿山甲 全蝎 葱白 入酒少許 熱服取汗

17. 당귀보혈탕(當歸補血湯) 〔보감〕

단너삼 20 당귀 8

黃芪 五錢 當歸 二錢

몸에 열이 있고 갈증이 심하며 눈이 붉고 맥이 홍대(洪大)하면서 허하며 맥을 꾹 누르면 힘이 없는 것이 백호탕증(白虎湯症)과 비슷하나 맥이 장실(長實)하지 않을 때 쓴다. 만일 잘못 알고 백호탕을 쓰면 죽는다. ○ 일명 귀기탕(歸芪湯)이라고도 한다.

〔활투〕 혹은 인삼, 찐지황, 육계, 부자 같은 약을 증에 따라 가감하고 황련을 조금 넣어 인경(引經)하는 것이 좋다.

肌熱 大渴 目亦 脈洪大 而虛重按無力症 似白虎湯 惟脈不長實 誤服必死 ○ 一名歸芪湯
〔活套〕 或蔘熟桂附之類 隨宜加減 少加黃連爲引

18. 청리자감탕(淸离滋坎湯) 〔보감〕

찐지황 2.8 생건지황 2.8 천문동 2.8 맥문동 2.8 당귀 2.8 백작약 2.8 산수유 2.8 마 2.8 흰솔뿌리혹 2.8 흰삽주 2.8 모란뿌리껍질 2 택사 2 황경피 2 지모 2 감초 2

* 황경피, 지모―꿀물에 축여 볶은 것.
* 감초―닦은 것.

熟地黃 生乾地黃 天門冬 麥門冬 當歸 白芍藥 山茱萸 山藥 白茯苓 白尤 各七分 牧丹皮 澤瀉 黃柏 知母 並蜜水炒 甘草 炙 各五分

음(陰)이 허하여 화(火)가 동해서 조열(潮熱)과 식은땀이 나며 담(痰)이 성하면서 숨이 찬 것을 치료한다. ○ 빈속에 먹는다.

〔활투〕 담이 성한 데는 귤껍질, 패모를 더 넣어 쓴다. ○ 양(陽)이 허하여 대변이 묽은 데는 쓰지 못한다.

治陰虛火動 潮熱 盜汗 痰喘 ○ 空心服
〔活套〕 痰盛 加橘貝 ○ 陽虛便滑 不可用

19. 전씨이공산(錢氏異功散) 〔보감〕

흰삽주 4　흰솔뿌리혹 4　인삼 4　귤껍질 4　목향 4　감초 4　생강 3쪽　대추 2개

> 白尤　白茯苓　人蔘　橘皮　木香　甘草 各一錢　薑三片　棗 二枚

비위가 허약하여 먹은 것이 잘 소화되지 않고 가슴과 명치가 더부룩하면서 답답한 것을 치료한다.

〔활투〕 체기를 겸했으면 찔광이, 약누룩, 사인 같은 약들을 더 넣어 쓴다.

○ 설사하면 오령산(五苓散)을 합해 쓴다. ○ 허증 이질〔虛痢〕에는 빈랑, 오수유, 황련, 계심 같은 약들을 더 넣어 쓴다. ○ 더위를 먹어 열이 날 때는 노야기, 까치콩을 더 넣어 쓴다. ○ 상한병(傷寒病)에 원기가 허약하고 몸에 열이 나며 갈증이 있고 맥이 허하며 간혹 설사하는 데는 칡뿌리를 더 넣어 쓰며 혹은 인삼을 곱으로 넣어 쓴다. ○ 배가 아프면 시호와 백작약을 더 넣어 쓴다.

> 治脾胃虛弱 飮食不進 心胸痞悶
> 〔活套〕 挾滯 加山查 神曲 砂仁之類 ○ 泄瀉 合五苓散 ○ 虛痢 加檳榔 吳茱萸 黃連 桂心之類 ○ 暑熱 加香薷 白扁豆 ○ 傷寒 元氣虛弱 身熱 口渴 脈虛 或泄瀉 加乾葛 或倍人蔘 ○ 腹痛 加柴胡 芍藥

20. 향사육군자탕(香砂六君子湯) 〔보감〕

향부자 4　흰삽주 4　흰솔뿌리혹 4　끼무릇 4　귤껍질 4　백두구 4　후박 4　사인 2　인삼 2　목향 2　익지인 2　감초 2　생강 3쪽　대

추 2개

香附子　白朮　白茯苓　半夏　陳皮　白豆蔲　厚朴 各一
錢　砂仁　人蔘　木香　益智仁　甘草 各五分　薑 三片
棗 二枚

비(脾)가 허하여 입맛이 없고 먹은 뒤에 배가 불어오르는 것을 치료
한다.

〔활투〕 비가 허하면 인삼 12~20g을 넣는다.

○ 허랭(虛冷)하면 생강과 육계를 더 넣어 쓴다. ○ 술을 먹고 체한
데는 양강을 더 넣어 쓴다. ○ 식울증(食鬱症)에는 선탱자와 황련을 더
넣어 쓴다.

治不思飮食　食後倒飽者　脾虛也

〔活套〕　脾虛 入蔘三五錢 ○ 虛冷 加薑 桂 ○ 酒滯 加良
薑 ○ 食鬱 加枳實 黃連

21. 삼출건비탕(蔘朮健脾湯) 〔보감〕

인삼 4　흰삽주 4　흰솔뿌리혹 4　후박 4　귤껍질 4　선
탱자 3.2　백작약 3.2　사인 2　약누룩 2　보리길금 2　감초 2　생강
3쪽　대추 2개

人蔘　白朮　白茯苓　厚朴　陳皮　山査肉 各一錢　枳實
白芍藥 各八分　砂仁　神麯　麥芽　甘草 各五分　薑 三
片　棗 二枚

비위(脾胃)를 좋게 하여 음식을 잘 소화시킨다.

〔활투〕 기(氣)가 허하면 인삼을 곱으로 넣는다. ○ 배가 차서 회충이
동하면 건강, 육계, 매화열매, 조피열매 등을 더 넣어 쓴다.

健脾 養胃 運化飮食
〔活套〕 氣虛 倍加人蔘 ○ 腹冷動蛔 加薑 桂 烏梅 花椒

22. 보중익기탕(補中益氣湯) 〔보감〕

단너삼 6　인삼 4　흰삽주 4　감초 4　당귀 2　귤껍질 2　승마 1.2
시호 1.2
* 승마, 시호―술에 씻은 것.

黃芪 一錢半　人蔘 白朮 甘草 各一錢　當歸身 陳皮
各五分　升麻 柴胡 並酒洗 各三分

　지나친 과로 또는 음식조절을 잘못하여 몸에 열이 나고 저절로 땀이
나는 것을 치료한다.
　○ 황경피 1.2g, 잇꽃 0.8g을 더 넣으면 심으로 들어가 혈을 보한다.
○ 저절로 땀이 나는 데는 부자, 마황뿌리, 밀쭉정이를 더 넣어 쓴다.
○ 이질을 오래 앓다가 수종이 생긴 데는 부자를 더 넣어 쓴다. ○ 코가
메는 데는 맥문동과 치자를 더 넣어 쓴다. ○ 유뇨증(遺尿症)에는 마와
오미자를 더 넣어 쓴다. ○ 이질을 앓은 뒤에 딸꾹질을 하는 데는 부자,
참대속껍질, 생강을 더 넣어 쓴다. ○ 몹시 설사하는 데는 가자, 육두
구를 더 넣어 쓴다. ○ 임신부의 아랫배가 처져내려가는 기함증(氣陷症)
에는 승마와 방풍을 더 넣어 쓴다. ○ 온몸에 감각이 둔해지고 기가
허한 데는 모과, 오약, 향부자, 선귤껍질, 방풍, 궁궁이를 더 넣고 계지를
조금 넣어 쓴다. ○ 폐한증(肺寒症)과 탈항(脫肛)에는 가자 4g, 가죽나
무뿌리 껍질 적은 양을 더 넣어 쓴다. ○ 도씨보중익기탕(陶氏補中益氣
湯)은 인삼, 흰삽주, 단너삼, 당귀, 시호, 귤껍질 각각 2.8g, 생지황, 궁
궁이, 강호리, 방풍 각각 2.8g, 감초 2g으로 되어 있다. 혹은 승마를 빼고
파밑과 생강, 대추를 넣어서 내상(內傷)이나 외감(外感)으로 머리가 아
프고 몸에 열이 나며 땀이 저절로 나는 데 쓴다.
　〔활투〕 단너삼과 흰삽주를 빼고 찐지황과 마를 넣은 것이 보음익

기전(補陰益氣煎)이다. ○ 땀이 많이 나는 데는 계지 8g, 방풍 4g, 밀쭉
정이, 매화열매를 더 넣어 쓴다. ○ 기가 허하여 오줌이 잘 나가지 않는
데는 빈랑과 목향을 더 넣어 쓰거나 길짱구씨와 택사를 더 넣어 쓴다.
○ 허증 이질〔虛痢〕로 뒤가 묵직한 데는 빈랑, 목향, 황련을 더 넣어
쓰거나 혹은 오수유를 더 넣어 쓴다. 배가 아픈 데는 계심을 더 넣어
쓰고 열이 있는 데는 대황을 더 넣어 써서 약간 설사시킨다. ○ 기허
(氣虛)로 조열(潮熱)이 나는 데는 시호를 곱으로 넣고 자라등딱지를 더
넣어 쓴다.

　　　治勞役太甚 或飮食失節 身熱 自汗
　　　○ 加黃柏三分 紅花二分 入心養血 ○ 自汗 加附子 麻黃根
　　　浮小麥 ○ 久痢變水 加附子 ○ 鼻塞 加麥門冬 山梔 ○ 遺
　　　尿 加山藥 五味子 ○ 痢後噦 加附子 竹茹 生薑 ○ 滑泄
　　　加訶子 肉豆蔲 ○ 孕婦小腹墜氣陷 加升防 ○ 渾身麻氣虛
　　　加木瓜 烏藥 香附子 靑皮 防風 川芎 少加桂枝 ○ 肺寒脫
　　　肛 加訶子一錢 樗根白皮少許 ○ 陶氏補中益氣湯 蔘尤芪
　　　歸柴陳並七分 加生地 川芎 羌活 防風 各七分 甘草五分
　　　或去升麻 入葱 薑 棗 治內外感 頭痛身熱 自汗
　　　〔活套〕 去芪尤 加熟地山藥 名補陰益氣煎 ○ 汗多 加桂
　　　枝二錢 防風一錢 浮小麥 烏梅 ○ 氣虛尿澁 加檳榔 木香
　　　或加車前子 澤瀉 ○ 虛痢下重 加檳榔 木香 黃連 或加吳
　　　茱萸 腹痛 加桂心 有熱 加大黃微 利之 ○ 氣虛潮熱 倍柴
　　　胡 加鱉甲

23. 익위승양탕(益胃升陽湯) 〔보감〕

　흰삽주 6　단너삼 4　인삼 3　약누룩 3　당귀 2　귤껍질 2　감초 2
승마 1.2　시호 1.2　속썩은풀 0.8
　＊ 약누룩, 감초―닦은 것. 속썩은풀―생 것.

白尤 一錢半　黃芪 一錢　人蔘　神麴 炒 各七分半　當歸
身 陳皮 甘草 炙 各五分　升麻 柴胡 各三分　生黃芩
二分

　내상(內傷)의 여러가지 증을 치료한다. 피를 많이 흘렸을 때 기를 보
해준다. 옛날 이름난 의사들의 치료법은 우선 위기(胃氣)를 고르게 하여
기가 생기는 것을 도와주는 것이다.
　〔활투〕 붕루(崩漏)와 대하(帶下)가 오래되었으면 인삼을 12~20g
넣고 찐지황, 건강(거멓게 닦은 것), 형개(거멓게 닦은 것), 오이풀뿌리 등
을 더 넣어 쓴다. ○ 오랫동안 대변에 피가 많이 섞여 나온 탓으로 원
기가 몹시 빠진 것도 치료한다.

治內傷諸症 血脫 益氣 古聖人之法 先理胃氣 以助生發之
氣
〔活套〕 崩帶日久 倍人蔘三五錢 或加熟地黃 乾薑炒黑 荆
芥炒黑 地楡之類 ○ 亦治日久便血過多 元氣下陷

24. 응신산(凝神散) 〔보감〕

　인삼 4　흰삽주 4　흰솔뿌리혹 4　마 4　까치콩 2　입쌀 2　지모 2
생지황 2　감초 2　구기뿌리껍질 1.2　맥문동 1.2　참대잎 1.2　생강 3
쪽　대추 2개

人蔘　白尤　白茯苓　山藥 各一錢　白扁豆　粳米　知母
生地黃 甘草 各五分　地骨皮 麥門冬 竹葉 各三分
薑 三片　棗 二枚

　내상(內傷)으로 속이 열(熱)한 것을 치료하는데 위기(胃氣)를 거두어
들이고〔收斂〕 피부를 시원하게 한다.
　〔활투〕 입맛이 없는 데는 사인, 백두구를 더 넣어 쓴다.

治內傷熱中 收斂胃氣 淸凉肌表
〔活套〕 不思飮食 加砂仁 白豆蔲

25. 삼령백출산(蔘苓白朮散) 〔보감〕

인삼 12　흰삽주 12　흰솔뿌리혹 12　마 12　감초 12　율무쌀 6
연밥 6　도라지 6　사인 6　까치콩 6
＊ 감초―닦은 것.

人蔘　白朮　白茯苓　山藥　甘草炙　各三錢　薏苡仁　蓮
肉　桔梗　砂仁　白扁豆 各一錢半

중병을 앓은 뒤에 비위를 도와주는 약이다.
○ 위의 약을 가루내어 한번에 8g씩 대추 달인 물에 타서 먹는다. ○
잘게 썰어 40g을 생강 3쪽, 대추 2개와 함께 물에 달여 먹어도 된다.
〔활투〕 속이 트직한 데는 율무쌀을 빼고 귤껍질, 백두구를 더 넣어
쓴다. ○ 하혈하는 것이 오래된 데는 오이풀뿌리, 형개(거멓게 닦은 것),
건강(거멓게 닦은 것), 매화열매를 더 넣어 쓴다. ○ 기(氣)가 아래로 처
진 데는 승마와 방풍을 더 넣어 쓴다.

大病後 調助脾胃
○ 右末 每二錢 棗湯調下 ○ 剉取一兩 薑三棗二 煎服亦可
〔活套〕 痞滿 去薏苡 加陳皮 白豆蔲 ○ 下血日久 加地楡
荊芥炒黑 乾薑炒黑 烏梅 ○ 氣陷 加升麻 防風

26. 태화환(太和丸) 〔보감〕

흰삽주 160　흰솔뿌리혹 100　백작약 100　약누룩 100　보리길금
100　향부자 80　당귀 80　선탱자 80　용안육 52　백두구 52　끼무릇
48　귤껍질 40　황련 40　찔광이 40　감초 28　인삼 20　목향 20

* 흰삽주—흙과 함께 닦은 것. 약누룩, 보리길금, 향부자, 감초—닦은 것. 황련— 생강즙에 축여 볶은 것.

* 용안육이 없으면 대신 익지인을 쓴다.

白尤 土炒 四兩   白茯苓   白芍藥   神麴 炒   麥芽 炒   各二
兩半   便香附 炒   當歸   枳實 各二兩   龍眼肉 無則代益智仁
白豆蔲   各一兩三錢   半夏   一兩二錢   陳皮   黃連 炒
山査肉 各一兩   甘草 炙 七錢   人蔘   木香 各五錢

비위(脾胃)가 허손되어 입맛이 없고 몸이 여위면서 얼굴빛이 누런 것을 치료하는데 가슴을 시원하게 하고 울체된 담을 삭인다.

○ 위의 약을 가루내어 연잎 달인 물에 묵은 쌀을 넣고 쑨 풀과 반죽하여 벽오동씨만하게 알약을 만들어 1번에 100알씩 미음으로 먹는다.

〔활투〕 위의 약을 20첩으로 갈라 달여 먹어도 좋다. ○ 병의 허실 (虛實)과 냉열(冷熱)에 따라 가감하여 쓴다.

治脾胃虛損 不思飮食 體瘦面黃 開胸 快膈 淸鬱化痰
○ 右末 荷葉煎湯 打陳米 爲糊丸 梧子大 米飮下 百丸
〔活套〕 分作二十貼用 赤好 ○ 看其虛實 冷熱 隨症加減

27. 구선왕도고(九仙王道糕) 〔보감〕

연밥 160   마 160   흰솔뿌리혹 160   율무쌀 160   보리길금 80   까치콩 80   가시연밥 80   시상 40   사탕 800

* 마, 보리길금, 까치콩—닦은 것.

蓮肉   山藥 炒   白茯苓   薏苡仁 各四兩   麥芽 炒   白扁
豆 炒   芡仁 各二兩   柿霜 一兩   砂糖 二十兩

정신을 좋게 하고 원기를 돋구며 비를 든든하게 하여 음식을 잘 먹게 한다.

○ 위의 약을 가루낸 다음 입쌀가루〔粳米粉〕5되를 섞어 설기떡처럼 쩌서 햇볕에 말려 두고 때때로 먹는데 미음으로 먹는다.

養神扶元 健脾進食
○ 右末 入粳米粉五升 蒸糕晒乾 任意食之 米飲送下

28. 대조환(大造丸) 〔보감〕

자하거 1쌍　생건지황 160　남생이배딱지 60　두충 60　천문동 60
황경피 60　쇠무릎풀 48　맥문동 48　당귀 48　인삼 40　오미자 20
* 황경피—술에 축여 볶은 것.

紫河車 一具 生乾地黃 四兩　龜板　杜冲　天門冬　黃柏
酒炒 各一兩半 牛膝　麥門冬　當歸身 各一兩二錢　人蔘
一兩　五味子 五錢

자하거 1쌍을 물에 적셔 깨끗이 씻어서 나무그릇에 담아 맑은 물에 약 15분쯤 담가 생기가 돌면 작은 와분에 담아 시루에 넣고 쩌서 익은 다음 꺼내서, 먼저 자연즙을 따라서 따로 두었다가 건더기 자하거를 돌절구에 천번 찧은 것에 붓고 고루 섞는다.

紫河車一具 泔浸洗淨 盛木器 長流水浸 一刻 以回生氣 盛小瓦奔 於木甑 或瓦甑內蒸熟 取出先傾自然汁 別貯 將河車 石臼內千搗 同前汁和勻

맥이 허하고 혈기가 부족한 데 쓴다.
○ 위의 약(자하거를 제외한 10가지)을 가루내어 자하거고와 함께 풀에 반죽한 다음 벽오동씨만하게 알약을 만들어 두고 데운 술이나 소금을 두고 끓인 물로 1번에 100알씩 하루 2번 먹는다.

脈虛 血氣衰弱

○ 右末 河車膏和糊爛搗作丸 梧子大 溫酒或塩湯下 百丸
日再服

29. 용부탕(茸附湯) 〔보감〕

녹용 10 부자 10 생강 7쪽
* 부자ー포(炮)한 것.

鹿茸 附子 炮 各二錢半 薑 七片

기(氣), 정(精), 혈(血)이 허해지고 줄어들어서 조열(潮熱)이 나고 식
은땀이 나는 것을 치료한다.

治氣精血虛耗 潮熱 盜汗

30. 녹용대보탕(鹿茸大補湯) 〔보감〕

육종용 4 두충 4 백작약 2.8 흰삽주 2.8 부자 2.8 인삼 2.8 육
계 2.8 끼무릇 2.8 석곡 2.8 오미자 2.8 녹용 2 단너삼 2 당귀 2
흰솔뿌리혹 2 찐지황 2 감초 1 생강 3쪽 대추 2개
* 부자ー포(炮)한 것.

肉蓯蓉 杜冲 各一錢 白芍藥 白尤 附子 炮 人蔘 肉
桂 半夏 石斛 五味子 各七分 鹿茸 黃芪 當歸 白
茯苓 熟地黃 各五分 甘草 二分半 薑 三片 棗 二枚

허로(虛勞)로 기운이 없는 것과 모든 허손증(虛損症)을 치료한다.

治虛勞 少氣 一切虛損

31. 쌍화탕(雙和湯) 〔보감〕

백작약 14 찐지황 4 단너삼 4 당귀 4 궁궁이 4 계피 3 감초 3 생강 3쪽 대추 2개

白芍藥 三錢五分 熟地黃 黃芪 當歸 川芎 各一錢
桂皮 甘草 各七分半 薑 三片 棗 二枚

기(氣)와 혈(血)이 다 상한 것을 치료하는데 성생활을 한 뒤에 과로 하였거나 과로한 뒤에 성생활을 하였거나 중병을 앓았거나 하여 원기 가 몹시 약해지고 저절로 땀을 흘리는 데 쓴다.
○ 이 처방은 건중탕(建中湯)과 사물탕(四物湯)을 합한 것이다.

治氣血俱傷 或房室後勞役 或勞役後犯房 及大病後氣乏自
汗
○ 乃建中四物合方也

32. 팔물탕(八物湯) 〔보감〕

인삼 4.8 흰삼주 4.8 흰솔뿌리혹 4.8 감초 4.8 찐지황 4.8 백작 약 4.8 궁궁이 4.8 당귀 4.8

人蔘 白尤 白茯苓 甘草 熟地黃 白芍藥 川芎 當
歸 各一錢二分

기와 혈이 모두 허해진 것을 치료한다.
○ 일명 팔진탕(八珍湯)이라고도 한다. ○ 허림(虛淋)에는 단너삼, 범 싱아뿌리, 속썩은풀, 쇠무릎풀을 더 넣어 쓴다.
〔활투〕 오래된 임신부의 학질〔子瘧〕에는 인삼, 찐지황을 곱으로 넣

고 시호, 속썩은풀(가는 뿌리), 사인을 더 넣어 쓴다. ○ 땀이 많이 나는
데는 계지, 단너삼, 방풍을 더 넣어 쓴다. ○ 머리가 아픈 데는 천마와
족두리풀을 더 넣어 쓴다.

治氣血兩虛
○ 一名八珍湯 ○ 虛淋 加黃芪 虎杖根 黃芩 牛膝
〔活套〕 子瘧日久 倍蔘熟 加柴胡 條芩 砂仁
○ 汗多 加桂枝 黃芪 防風 ○ 頭痛 加天麻 細辛

33. 십전대보탕(十全大補湯) 〔보감〕

인삼 4　흰삽주 4　흰솔뿌리혹 4　감초 4　찐지황 4　당귀 4　궁궁
이 4　백작약 4　단너삼 4　육계 4　생강 3쪽　대추 2개
* 팔물탕(八物湯)에 단너삼, 육계, 생강, 대추를 더 넣은 처방이다.

人蔘　白朮　白茯苓　甘草　熟地黃　當歸　川芎　白芍
藥　黃芪　肉桂 各一錢　生薑 三片　棗 二枚

기와 혈이 모두 허한 것을 치료한다.
〔활투〕 모든 허손증(虛損症)을 다 치료하는데 증세에 따라 가감하여
쓴다. ○ 옹저(癰疽)가 아직 곪기 전에는 금은화, 주엽나무가시, 천산갑
등을 넣어 쓰고 곪아서 멀건 고름이 흐르거나 터진 것이 오랫동안 아
물지 않을 때는 인삼, 육계, 단너삼을 곱으로 넣고 건강, 부자, 연밥 같
은 약들을 더 넣어 쓴다.

治同上
〔活套〕 一切虛損皆可 隨症加減
○ 凡癰疽 邪尙未淨 加金銀花 皂角刺 穿山甲之類 或膿流
清水 久不收斂 倍蔘桂黃芪 加薑附 蓮肉之類

34. 고진음자(固眞飮子) 〔보감〕

찐지황 6 마 4 인삼 4 당귀 4 단너삼 4 황경피 4 귤껍질 3.2
흰솔뿌리혹 3.2 두충 2.8 감초 2.8 흰삽주 2 택사 2 산수유 2
개암풀열매 2 오미자 10알
  * 두충, 감초, 개암풀열매－닦은 것. 단너삼－꿀물에 축여 볶은 것. 황경피－소금
    을 탄 술에 축여 볶은 것.

熟地黃 一錢五分 山藥 人蔘 當歸 黃芪 蜜炒 黃柏 塩
酒炒 各一錢 陳皮 白茯苓 各八分 杜冲 炒 甘草 炙
各七分 白朮 澤瀉 山茱萸 破古紙 炒 各五分 五味子
十粒

음과 양이 다 허하고 기혈이 부족하여 조열(潮熱)이 나면서 저절로
땀이 나며 간혹 설사를 하고 맥은 약하며 기침이 나고 가래가 많이
나오는 것을 치료한다. 중년기에 늘 먹는 것이 좋다.
〔활투〕 몹시 허하면 인삼과 찐지황을 곱으로 넣어 쓴다. ○ 허랭증
(虛冷症)이 있으면 황경피를 빼고 육계와 부자를 더 넣어 쓴다.

治陰陽兩虛 氣血不足 潮熱自汗 或泄瀉 脈弱 咳嗽痰多 中
年人 可以常服
〔活套〕 大虛 倍蔘熟 ○ 虛冷 去柏 加桂附

35. 인삼양영탕(人蔘養榮湯) 〔보감〕

백작약 8 당귀 4 인삼 4 흰삽주 4 단너삼 4 육계 4 귤껍질 4
감초 4 찐지황 3 오미자 3 방풍 3 원지 2 생강 3쪽 대추 2개
  * 백작약－술에 축여 볶은 것. 단너삼－꿀물에 축여 볶은 것. 감초－닦은 것.

白芍藥 酒炒 二錢 當歸 人蔘 白朮 黃芪 蜜炒 肉桂

陳皮　甘草炙　各一錢　熟地黃　五味子　防風　各七分半
遠志 五分　薑 三片　棗 二枚

허손(虛損)과 기혈 부족으로 숨결이 밭고 음식을 적게 먹으며 추웠다
더웠다 하면서 땀이 저절로 나는 것을 치료한다.

治勞損 氣血不足 氣短 少食 寒熱 自汗

36. 고암심신환(古庵心腎丸) 〔보감〕

찐지황 120　생건지황 120　마 120　백복신 120　당귀 60　택사 60
황경피 60　산수유 40　구기자 40　남생이배딱지 40　쇠무릎풀 40
황련 40　모란뿌리껍질 40　녹용 40　생감초 20　주사 40

　＊ 황경피—소금을 탄 술에 축여 볶은 것. 녹용, 남생이배딱지—졸인 젖을 발라
　볶은 것. 주사—알약 겉에 입힌다.

熟地黃　生乾地黃　山藥　白茯神　各三兩　當歸　澤瀉
黃柏 鹽酒炒　各一兩半　山茱萸　枸杞子　龜板 酥炙　牛膝
黃連　牧丹皮　鹿茸 酥炙 各一兩　生甘草 五錢　朱砂 爲衣
一兩

신(腎)이 허하여 열이 나고 가슴이 두근거리며 식은땀이 나고 유정
(遺精)이 있는 것을 치료한다.

　○ 위의 약을 가루내어 졸인 꿀에 반죽하여 벽오동씨만하게 알약을
만든 다음 겉에 주사를 입힌다. 1번에 100알씩 빈 속에 소금을 두고
끓인 물이나 데운 술로 먹는다.

　〔활투〕 열이 없으면 황련과 황경피를 빼고 쓴다. ○ 기침을 하면
귤껍질과 패모를 더 넣어 쓴다. ○ 몹시 허하면 찐지황과 녹용을 곱으로
넣고 인삼을 더 넣어 쓴다. ○ 이 약을 20첩으로 갈라 달여 먹기도 한다.

治腎虛有熱 怔忡 盜汗 遺精
○ 右末 煉蜜丸 梧子大 朱砂爲衣 空心鹽湯 或溫酒吞下
百丸
〔活套〕 無熱 去連柏 ○ 咳嗽 加橘貝 ○ 虛甚 倍熟茸 加
人蔘 ○ 或作二十貼用

37. 구원심신환(究原心腎丸) 〔보감〕

새삼씨 120 쇠무릎풀 40 찐지황 40 육종용 40 녹용 40 부자
40 인삼 40 원지 40 백복신 40 단너삼 40 마 40 당귀 40 용골
40 오미자 40
* 새삼씨—술에 담갔다 낸 것. 부자—포(炮)한 것.

兎絲子 酒浸 三兩 牛膝 熟地黃 肉蓯蓉 鹿茸 附子 炮
人蔘 遠志 白茯神 黃芪 山藥 當歸 龍骨 五味子
各一兩

허로(虛勞)로 수화가 잘 오르내리지 못하여 가슴이 두근거리고 식은
땀이 나며 오줌빛이 붉고 유정(遺精)이 있는 것을 치료한다.
○ 위의 약을 가루내어 새삼씨 담갔던 술을 두고 쑨 풀에 반죽하여
벽오동씨만하게 알약을 만들어 1번에 70~90알씩 대추 달인 물로 먹
는다.

治虛勞 水火不濟 怔忡 盜汗 遺精 赤濁
○ 右末 以浸兎絲酒煮糊丸梧子大 棗湯下 七九十丸

38. 공진단(拱辰丹) 〔보감〕

녹용 160 당귀 160 산수유 160 사향 20
* 녹용—졸인 젖을 발라 구운 것.

鹿茸 酥炙 當歸 山茱萸 各四兩 麝香 五錢

본래부터 체질이 허약한 사람에게 쓰면 타고난 원기를 든든하게 하며 신수(腎水)와 심화(心火)를 잘 오르내리게 하여 온갖 병이 생기지 않게 한다.

○ 위의 약을 가루내어 술을 두고 쑨 밀가루풀에 반죽하여 벽오동씨만하게 알약을 만든다. 1번에 70~100알씩 데운 술이나 소금을 두고 끓인 물로 먹는다. 달여 먹어도 좋다.

〔활투〕 인삼과 찐지황을 넣어 쓰면 더욱 좋다. ○ 냉이 있으면 육계와 부자를 더 넣어 쓴다. ○ 기침을 하면 귤껍질, 패모, 오미자를 더 넣어 쓴다. ○ 사향 대신 침향이나 목향을 쓰기도 한다.

禀賦虛弱 但固天元一氣 使水升火降 百病不生
○ 右末 酒麵和丸 梧子大 溫酒或鹽湯下 七十丸至百丸 或作湯用
〔活套〕 加蔘熟 尤妙 ○ 冷 加桂附 ○ 咳 加橘貝五味
○ 麝香代入沈香或木香

39. 귤피전원(橘皮煎元) 〔보감〕

귤껍질 200 감초 132 당귀 40 비해 40 육종용 40 오수유 40 후박 40 육계 40 양기석 40 파극천 40 석곡 40 부자 40 새삼씨 40 쇠무릎풀 40 녹용 40 두충 40 건강 40
＊ 부자─포(炮)한 것.

橘皮 五兩 甘草 三兩三錢 當歸 萆薢 肉蓯蓉 吳茱萸 厚朴 官桂 陽起石 巴戟 石斛 附子炮 兎絲子 牛膝 鹿茸 杜冲 乾薑 各一兩

비(脾)와 신(腎)이 다 허한 것과 오래된 학질이나 오래된 이질을 치료한다.

○ 위의 약을 가루낸다. 사기그릇에 술 1되 5홉을 담고 귤껍질가루를 풀어 엿처럼 졸인다. 여기에 약가루를 고루 섞은 다음 짓찧어 벽오동씨만하게 알약을 만든다. 1번에 50~70알씩 빈속에 데운 술이나 소금을 두고 끓인 물로 먹는다.

〔활투〕 양기석은 혈을 마르게 할 염려가 있으므로 빼고 인삼, 찐지황을 곱으로 넣어 쓰면 더욱 좋다. 이것은 남원지방의 임응회(任應會)의 방법이다. ○ 위의 약을 20첩으로 갈라 달여 먹어도 좋다.

治脾腎俱虛 及久瘧久痢
○ 右末 用酒一升五合 先於磁器 入橘皮末 煎熬如餳却 入諸藥末 攪均搗丸 梧子大 空心溫酒鹽湯下 五七十丸
〔活套〕 陽起石 以有燥血之慮 去之 倍加人蔘 熟地 甚妙此南原任應會法也 ○ 分作二十貼用 亦好

40. 육미지황원(六味地黃元) 〔보감〕

찐지황 320　마 160　산수유 160　흰솔뿌리혹 120　모란뿌리껍질 120　택사 120

熟地黃 八兩　山藥　山茱萸 各四兩　白茯苓　牧丹皮
澤瀉 各三兩

신수(腎水) 부족을 치료한다.

○ 오미자 160g을 더 넣은 것을 신기환(腎氣丸)이라고 하는데 폐를 보해서 신수를 생기게 한다. ○ 육계, 부자(포한 것) 각각 40g을 더 넣은 것을 팔미원(八味元)이라고 하는데 명문의 양기가 허한 것을 낫게 한다. ○ 음허부종에는 쇠무릎풀과 갈짱구씨를 더 넣어 쓰는데 이름을 금궤신기환(金匱腎氣丸)이라고 한다. ○ 심한 유뇨증(遺尿症)에는 택사를 빼고 익지인을 넣어 쓴다. ○ 늙은이와 임신부의 전포증(轉脬症)에는 택

사를 곱으로 넣어 쓴다. ○ 냉림(冷淋)으로 먼저 추워 떨다가 오줌을 누지 못하는 데는 팔미원(八味元)을 쓰는 것이 좋다.

○ 위의 약을 가루내어 꿀에 반죽해서 벽오동씨만하게 알약을 만든다. 1번에 50~70알씩 빈속에 데운 술이나 소금을 두고 끓인 물로 먹는다. 신기환(腎氣丸)에 오미자는 보통 40g을 넣는다.

〔활투〕 위의 약을 20첩으로 갈라 달여 먹기도 한다. ○ 음허부종에는 찐지황을 빼고 쇠무릎풀, 길짱구씨, 육계, 부자를 더 넣어 쓴다. ○ 황달(黃疸)을 겸한 데는 생당쑥을 더 넣어 쓴다. ○ 상한병이 오래 끌면서(과경) 허열이 내리지 않고 입과 혀가 마르며 맥이 허한 때에는 인삼을 곱으로 넣고 맥문동, 귤껍질 같은 약을 더 넣어 쓴다. ○ 가감 팔미원(加減八味元 : 즉 신기원)은 소갈병(消渴病)을 치료하는데 오래 먹으면 완전히 낫는다.

治腎水不足
○ 加五味子四兩 名腎氣丸 此乃滋肺之源 以生腎水 ○ 加肉桂 附子炮 各一兩 名八味元 治命門陽虛 ○ 陰虛浮腫 加牛膝 車前子 名金匱腎氣丸 ○ 遺尿無度 去澤 加益智仁 ○ 老人及孕婦轉胞 倍澤瀉 ○ 冷淋 先寒戰 不得洩 宜八味元
○ 右末 蜜丸梧子大 空心溫酒 或鹽湯下 五七十丸 ○ 腎氣丸 五味子俗用一兩
〔活套〕 亦分作二十貼用
○ 陰虛浮腫 減熟地 加牛膝 車前子 桂 附 ○ 兼疸 加茵蔯 ○ 傷寒 過經 虛熱不退 口燥 舌乾 脈虛 等症 倍人蔘 加麥門冬 橘皮之類 ○ 加減八味元 消渴久服 永除消疾 即腎氣元也

41. 증익귀용환(增益歸茸丸) 〔보감〕

찐지황 160 녹용 160 오미자 160 오미자 160 당귀 160 마 80
산수유 80 쇠무릎풀 80 육계 80 흰솔뿌리혹 40 모란뿌리껍질 40
택사 40 부자 80

＊ 부자—포(炮)한 것. 쇠무릎풀, 택사—술에 담갔다 낸 것.

熟地黃 鹿茸 五味子 大當歸 各四兩 山藥 山茱萸
牛膝 酒浸 官桂 各二兩 白茯苓 牧丹皮 澤瀉 酒浸 各一
兩 大附子 炮 二兩

신(腎)이 허한 것을 치료하는데 정(精)을 보하고 양기를 돕는다.
○ 위의 약을 가루내어 사슴뿔갖풀 300g에 술을 조금 두고 녹인 것에
반죽하여 벽오동씨만하게 알약을 만든다. 1번에 50~70알씩 데운 술이
나 소금을 두고 끓인 물로 먹는다. 또한가지 방법으로는 사슴뿔갖풀을
가루내어 술에 개어서 알약을 만들어 먹어도 좋다.

治腎衰 補精 養陽
○ 右末 入鹿角膠半斤 入石器中 入酒少許 熔化丸如梧子
空心溫酒或鹽湯下 五七十丸 一法 鹿角膠作末 酒和作丸
亦可

42. 쌍보환(雙補丸) 〔보감〕

찐지황 320 새삼씨 320

熟地黃 兎絲子 各八兩

기혈(氣血)을 고루 보하는데 마르게도 열이 나게도 하지 않는다.
○ 위의 약을 가루내어 술을 두고 쑨 풀에 반죽하여 벽오동씨만하게

알약을 만들어 1번에 70알씩 술이나 미음으로 먹는다.

平補氣血 不燥 不熱
○ 右末 酒糊丸 梧子大 酒飮下 七十丸

43. 이신교제단(二神交濟丹) 〔보감〕

백복신 120 율무쌀 120 살맹이씨 80 구기자 80 약누룩 80 흰삽주 80 측백씨 40 가시연밥 40 생건지황 40 맥문동 40 당귀 40 인삼 40 귤껍질 40 백작약 40 흰솔뿌리혹 40 사인 40

白茯神 薏苡仁 各三兩 酸棗仁 枸杞子 神麴 白尤
各二兩 柏子仁 芡仁 生乾地黃 麥門冬 當歸 人蔘
陳皮 白芍藥 白茯苓 縮砂 各一兩

심, 비, 신 3경이 허손(虛損)된 것을 치료한다.
○ 위의 약을 가루내어 끓인 물 4잔에 졸인 꿀 100g을 풀고 또한 마가루 160g을 넣어 쑨 풀에 반죽하여 벽오동씨만하게 알약을 만든다. 1번에 50~70알씩 미음으로 먹는다.

治心脾腎三經虛損
○ 右末 熟水四盞 調煉蜜四兩煮 山藥末四兩 作糊和丸 梧子大 米飮下 五七十丸

44. 인숙산(仁熟散) 〔보감〕

측백씨 4 찐지황 4 인삼 3 탱자 3 오미자 3 계심 3 산수유 3 단국화 3 백복신 3 구기자 3

柏子仁 熟地黃 各一錢 人蔘 枳殼 五味子 桂心 山

茱萸　甘菊　白茯神　枸杞子　各七分半

심(心)과 담(膽)이 허하여 무서워하면서 혼자 자지 못하는 것을 치료한다.
○ 위의 약을 가루내어 1번에 8g씩 데운 술에 타서 먹기도 한다.

治心膽虛　恐畏　不能獨臥
○ 或末　溫酒調二錢服

45. 소건중탕(小建中湯) 〔보감〕

백작약 20　계지 12　감초 4　생강 5쪽　대추 4개　강엿 40
＊ 감초―닦은 것. 강엿―달인 물에 넣어 녹여서 먹는다.

白芍藥 五錢　桂枝 三錢　甘草 炙 一錢　薑 五片　棗 四
枚　黑糖 一兩 熔化服

허로(虛勞)로 속이 켕기면서 배가 아프고 몽설(夢泄)을 하며 목안이
마르는 것을 치료한다.
○ 저절로 땀이 나는 데는 단너삼을 더 넣어 쓰는데 이것을 황기건
중탕(黃芪建中湯)이라고 한다. ○ 혈허(血虛)에는 당귀를 더 넣어 쓰는데
이름을 당귀건중탕(當歸建中湯)이라고 한다.
〔활투〕 이중탕(理中湯)과 합한 것을 건리탕(建理湯)이라고 하는데
허랭하여 배가 아픈 것을 치료한다. ○ 기가 뭉쳤거나 산기(疝氣)가 위
로 치미는 데는 회향, 오수유, 조피나무열매, 현호색, 전갈 등을 더 넣어
쓴다. ○ 회충증에는 통안육 20g과 조피나무열매, 매화열매, 사군자 등
을 더 넣어 쓴다. ○ 몹시 허한 데는 인삼 12~20g을 더 넣어 쓴다

治虛勞　裏急　腹痛　夢遺　咽乾
○ 自汗　加黃芪　名黃芪建中湯

○ 血虛　加當歸　名當歸建中湯

〔活套〕　合理中湯　名建理湯　治虛冷腹痛

○ 積氣疝氣上攻　加茴香　吳茱萸　胡椒　玄胡索　全蝎之類

○ 蛔厥　加龍眼肉五錢　花椒　烏梅　使君子之類

○ 虛甚　加人蔘三五錢

46. 우귀음(右歸飮) 〔보감〕

찐지황 12~80　마 8　구기자 8　두충 8　산수유 4　부자 4　육계 4　감초 4

* 부자―포(炮)한 것. 감초―닦은 것.

熟地黃　三錢至一二兩　山藥　枸杞子　杜冲　各二錢　山茱萸　附子 炮　肉桂　甘草 炙 各一錢

이 약은 화를 돕는 약인데 양이 허하고 음이 왕성한 것을 낫게 한다.
○ 기가 허한 데는 인삼, 흰삽주를 더 넣어 쓴다. ○ 가짜 열증(假熱)에는 택사를 더 넣어 쓴다. 혹은 찬물에 약을 담가 식혀서 먹기도 한다.
○ 인삼과 당귀를 더 넣은 것을 보원전(補元煎)이라고 한다.

〔활투〕 기가 허한 데는 인삼과 흰삽주를 더 넣어 쓴다.

此益火之劑　治陽衰　陰勝

○ 氣虛　加蔘朮　○ 假熱　加澤瀉　或冷水浸冷服　○ 加人蔘 當歸　名補元煎

〔活套〕　氣虛　加蔘朮

47. 대영전(大營煎) 〔손익〕

찐지황 12~28　당귀 8~20　구기자 8　두충 8　쇠무릎풀 6　육계 4~8　감초 4~8

＊ 감초—닦은 것.

熟地黃 三五七錢　當歸 二三五錢　枸杞子　杜冲 各二錢
牛膝 一錢半　肉桂 一二錢　甘草 炙 一二錢

진음(眞陰)이 부족한 것과 월경주기가 늦어지면서 월경량이 적으며
힘줄과 뼈, 가슴과 배가 아픈 것을 치료한다.

眞陰虧損 及婦人經遲血少 筋骨心腹疼痛

48. 양의고(兩儀膏) 〔손익〕

인삼 300　찐지황 600

人蔘 半斤　大熟地 一斤

정기(精氣)가 몹시 부족한 것을 치료한다. ○ 담이 있으면 패모를 더
넣어 쓴다.

○ 위의 두 가지 약을 맑은 물 15사발에 하룻밤 담갔다가 뽕나무를
때는 세지도 약하지도 않은 불에 진하게 달이는데 만일 약맛이 더 우
러나지 않았으면 다시 물 몇 사발을 두고 걸죽하게 졸인다. 이것을 사
기그릇에 담아 중탕으로 끓여 고약처럼 되면 좋은 꿀 300g을 섞어두고
쓰는데 끓인 물에 조금씩 타서 먹는다.

治精氣大虧 ○ 痰 加貝母
○ 右二味 用甜水或長流水十五椀 浸一宿 以桑柴文武火煮
取濃汁 若味有未盡 再用水數椀煮 取汁並熬 乃入磁罐 重
湯熬成膏 入白蜜半斤 收之 白湯點服

49. 정원음(貞元飮)〔손익〕

찐지황 28~32 감초 4~12 당귀 8~12
* 찐지황—40~80g을 쓰기도 한다.

熟地黃 七八錢 至一二兩 甘草 一二三錢 當歸 二三錢

숨결이 밭은 것이 천식증(喘息症) 같으면서 호흡이 몹시 촉급하여
위중한 것을 치료한다. 자궁이 약한 부인에게 이런 증이 많다.
○ 기(氣)가 허한 데는 인삼을 더 넣어 쓴다. ○ 손발이 싸늘한 데는
육계와 부자를 더 넣어 쓴다.

治氣短似喘 呼吸促急垂危 婦人血海常虧者 最多此症
○ 氣虛 加人蔘 ○ 水足厥冷 加官桂 附子

50. 비화음(比和飮)〔보감〕

인삼 4 흰삽주 4 흰솔뿌리혹 4 약누룩 4 곽향 2 귤껍질 2 사
인 2 감초 2 생강 3쪽 대추 2개 묵은쌀 1홉

人蔘 白朮 白茯苓 神麯 各一錢 藿香 陳皮 砂仁
甘草 各五分 薑 三片 棗 二枚 陳倉米 一合

위가 허하여 게우고 음식이나 약 냄새를 맡기만 해도 구역질하는
것을 치료한다.
○ 먼저 깨끗한 물 3되에 복룡간을 풀어서 맑은 윗물 1되 반을 받은
데다 약을 두고 3분의 2쯤 되게 달여 식혀서 하루 3번 먹는다.
〔활투〕몹시 허약하면 인삼의 양을 늘여 20~28g으로 하고 백두구
4g을 더 넣어 쓴다.

治胃虛 嘔吐 聞食卽嘔 聞藥卽嘔
○ 先以順流水三升泡 伏龍肝澄淸 取一升半 煎至七分 冷
服日三
〔活套〕 虛甚 倍蔘五七錢 加白豆蔲一錢

51. 금수육군전(金水六君煎) 〔손익〕

찐지황 12~20 당귀 8 끼무릇 8 흰솔뿌리혹 8 귤껍질 6 감초
4 흰겨자 2.8 생강 5쪽
* 흰겨자—기가 약하면 쓰지 않는다.

熟地黃 三五錢 當歸 半夏 白茯苓 各二錢 陳皮 一錢
半 甘草 一錢 白芥子 七分氣弱不用 薑 五片

폐(肺)와 신(腎)이 허하고 찬 탓으로 물기가 넘쳐나서 담(痰)이 성하
고 기침이 나며 숨이 몹시 찬 것을 치료한다.
○ 대변이 묽으면 당귀를 빼고 마를 더 넣어 쓴다. ○ 담이 있으면
흰겨자를 더 넣어 쓴다. ○ 음부가 찬 데는 족두리풀 2g을 더 넣어 쓴다.
○ 추웠다 더웠다하면 시호를 더 넣어 쓴다.
〔활투〕 기가 허한 데는 인삼, 호두를 더 넣어 쓴다. ○ 담이 성한
데는 패모와 살구씨를 더 넣어 쓴다. ○ 냉(冷)이 있으면 건강, 육계를
더 넣어 쓴다. ○ 기가 제자리로 돌아오지 못하는 데는 개암풀열매와
오미자를 더 넣어 쓴다. ○ 조담(燥痰)에는 하늘타리씨를 더 넣어 쓴다.

治肺腎虛寒 水泛爲痰 咳嗽喘急
○ 便滑 去歸 加山藥 ○ 痰 加白芥子 ○ 陰寒 加細辛五分
○ 寒熱 加柴胡
〔活套〕 氣虛 加人蔘 胡桃
○ 痰盛 加貝母 杏仁 ○ 冷 加薑桂 ○ 氣不歸元 加破古紙

五味子 ○ 燥痰 加瓜蔞仁

52. 청상보하환(淸上補下丸) 〔손익〕

찐지황 160 마 80 산수유 80 흰솔뿌리혹 60 택사 60 모란뿌리
껍질 60 오미자 60 선탱자 60 맥문동 60 천문동 60 패모 60 도
라지 60 황련 60 살구씨 60 끼무릇 60 하늘타리씨 60 속썩은풀
60 감초 20

熟地黃 四兩 山藥 山茱萸 各二兩 白茯苓 澤瀉 牧
丹皮 五味子 枳實 麥門冬 天門冬 貝母 桔梗 黃
連 杏仁 半夏 瓜蔞仁 黃芩 各一兩五錢 甘草 五錢

효후증(哮吼症)에 찬 기운을 받아 기침이 나고 가래가 끓고 숨이 더
차면서 오랫동안 낫지 않는 것을 치료한다.
○ 위의 약을 가루내어 꿀에 반죽하여 벽오동씨만하게 알약을 만든
다. 1번에 70~80알씩 미음으로 먹는다.
〔활투〕 첩약으로 하여 달여 먹어도 좋다.

治哮吼 遇寒卽發咳嗽 痰涎上壅 喘急 久不差
○ 右末 蜜丸梧子大 米飮呑下 七八十丸
〔活套〕 作湯用 亦好

53. 인삼복맥탕(人蔘復脈湯) 〔보원〕

끼무릇 6 흰삽주 6 귤껍질 4 흰솔뿌리혹 4 맥문동 4 참대속껍
질 4 오미자 4 인삼 4 감초 2 생강 3쪽 대추 2개
  * 감초-닦은 것.

半夏 白朮 各一錢半 陳皮 白茯苓 麥門冬 竹茹 五

味子　人蔘 各一錢　甘草 灸 五分　薑 三片　棗 二枚

딸꾹질하면서 맥이 잘 나타나지 않는 것을 치료한다.

治咳逆 無脈

54. 정향시체산(丁香柿蔕散)　〔보감〕

정향 4　감꼭지 4　인삼 4　흰솔뿌리혹 4　귤껍질 4　양강 4　끼무
릇 4　감초 2　생강 7쪽

丁香　柿蔕　人蔘　白茯苓　橘皮　良薑　半夏 各一錢
甘草 五分　薑 七片

중병을 앓고난 뒤에 위 속이 허하고 차서 딸꾹질하는 것을 낫게 한
다.
〔활투〕 소합원(蘇合元)을 타서 먹기도 한다.

治大病後 胃中虛寒 咳逆
〔活套〕 或蘇合元調服

55. 장원탕(壯原湯)　〔제중〕

인삼 8　흰삽주 8　벌건솔뿌리혹 4　개암풀열매 4　귤껍질 2.8　육
계 2　건강 2　부자 2　사인 2
＊ 부자ㅡ포(炮)한 것.

人蔘　白朮 各二錢　赤茯苓　破古紙 各一錢　陳皮 七分
肉桂　乾薑　附子 炮　縮砂 各五分

하초(下焦)가 허하고 차서 속이 그득하고 불러오르며 오줌을 잘 누지

못하고 기운이 위로 치밀어 숨이 차며 음낭과 다리가 붓는 것을 치료
한다.

○ 기침이 나면 뽕나무뿌리 껍질을 더 넣어 쓴다. ○ 다리와 얼굴이
부은 데는 율무쌀을 더 넣어 쓴다. ○ 비위(脾胃)의 기능이 장애되어
소화되지 않는 데는 목향과 후박을 더 넣어 쓴다. ○ 기가 울체된 데는
침향과 오약을 더 넣어 쓴다. ○ 허하면 인삼 12g, 부자 4g을 더 넣어
쓴다. ○ 땀이 나면 계지와 백작약을 더 넣어 쓴다. ○ 여름철에 숨이
몹시 차고 땀이 많이 나는 데는 맥문동과 오미자를 더 넣고 몸을 움
직이기 힘들어 하는 데는 삽주, 택사를 더 넣어 쓴다. ○ 습(濕)이 성한
데는 붉은팥과 뽕나무뿌리 껍질을 더 넣어 쓴다.

治下焦虛寒 中滿腫脹 小便不利 上氣喘急 囊腿腫
○ 咳 加桑白皮 ○ 脚面腫 加薏苡仁 ○ 中氣不運 加木香
厚朴 ○ 氣鬱 加沈香 烏藥 ○ 虛 加人蔘三錢 附子一錢 ○
汗 加桂枝 芍藥 ○ 夏月喘乏汗多 加麥門冬 五味子 不能
轉側者 加蒼朮 澤瀉 ○ 濕盛 加赤小豆 桑白皮

56. 복원단(復元丹) 〔보감〕

택사 100 부자 80 목향 40 회향 40 조피나무열매 40 따두릅
40 후박 40 흰삽주 40 귤껍질 40 오수유 40 계심 40 육두구 20
빈랑 20

＊ 부자—포(炮)한 것. 흰삽주—약간 닦은 것. 육두구—잿불에 묻어 구운 것.

澤瀉 二兩半 附子炮 二兩 木香 茴香 川椒 獨活
厚朴 白朮略炒 橘皮 吳茱萸 桂心 各一兩 肉豆蔲煨
檳榔 各五錢

심, 신의 진화(眞火)가 비, 폐의 진토(眞土)를 생기게 하는데 진화가
약해져서 진토를 잘 자양하지 못하는 탓으로 토가 수를 제약하지 못

하여 수종병(水腫病)이 생겨 몸이 붓고 숨이 차며 다리가 차고 혀가
마르며 오줌을 누지 못하는 것을 치료한다.

○ 위의 약을 가루내어 풀에 반죽해서 벽오동씨만하게 알약을 만든
다. 1번에 50알씩 하루 3번 차조기 달인 물로 먹는다.

〔활투〕 10첩으로 갈라 달여 먹기도 한다. ○ 기가 허하면 인삼 12∼
20g을 더 넣어 쓴다.

> 心腎眞火 能生脾肺眞土 今眞火旣虧 不能滋養眞土 土不制
> 水 腫脹 喘急 股冷 舌乾 尿閉
> ○ 右末 糊丸梧子大 蘇葉湯下 五十丸 一日三服
> 〔活套〕 或分作十貼用 ○ 氣虛 加人蔘三五錢

57. 사수음(四獸飮) 〔보감〕

인삼 4 흰삽주 4 흰솔뿌리혹 4 귤껍질 4 끼무릇 4 초과 4 감
초 4 매화열매 4 생강 4 대추 4

> 人蔘 白尤 白茯苓 陳皮 半夏 草果 甘草 烏梅
> 生薑 大棗 各一錢

7정(七情)으로 인하여 담이 모이고 5장의 기가 허해져서 학질이 생겨
오랫동안 낫지 않는 것을 치료한다. ○ 학질이 발작하기 전에 연달아
두어 첩 쓴다.

○ 위의 약에 소금을 조금 섞어서 20∼30분 동안 재워두었다가 창
호지(피지)로 싸고 물에 적셔 잿불에 묻어 고소하게 구워서 달여 먹는
다.

〔활투〕 몹시 허하면 인삼의 양을 늘려 12∼20g을 넣어 쓴다. ○ 추
운 증세가 많으면 생강의 양을 늘려 20∼28g을 넣어 쓴다.

> 治七情聚痰 五臟氣虛 瘧久不已 ○ 未發前 連進數貼

○ 右拌鹽少許 淹食頃 以皮紙包裹 水浸濕煨 香熟取出煎
服
〔活套〕 虛甚 倍蔘三五錢 ○ 寒多 倍薑五七錢

58. 냉부탕(冷附湯) 〔보감〕

부자(큰 것) 반개　생강 10쪽
＊ 부자―포(炮)한 것.

　　大附子炮 半枚　生薑 十片

담(痰)이 실하고 비(脾)가 약한 탓으로 가슴에 담이 몰켜 생긴 학질
을 치료한다.
○ 물에 달여 하룻밤 밖에 내놓았다가 새벽에 찬 것을 먹어서 약기
운이 아래까지 내려가게 한다.

　　瘧疾無過 是痰實 脾弱 停于胸隔
　　○ 水煎 露一宿 五更冷服 使藥下達

59. 휴학음(休瘧飮) 〔보감〕

은조롱 20　인삼 12~16　흰삽주 12~16　당귀 12~16　감초 3.2
＊ 감초―닦은 것.

　　何首烏 五錢　人蔘　白朮　當歸 各三四錢　甘草炙 八分

학질 치료에 아주 좋은 약이다. 땀을 많이 내어 원기가 회복되지 않
는 것을 치료한다.
○ 찬 물과 더운 물 각각 한 종발에 달여 먹되 하룻밤 밖에 두었다가
다음날 이른 아침에 따뜻하게 데워서 먹고 끼니 뒤에 또 한번 먹는다.

治瘧最妙 汗散旣多 元氣不復
○ 或陰陽水各一鍾煎服 露一宿 次早溫服 飯後食遠再服

60. 하인음(何人飮) 〔손익〕

은조롱 12~40　인삼 12~40　당귀 8~12　귤껍질 8~12　생강 3쪽
* 생강―잿불에 묻어 구운 것.

何首烏 三錢至一兩　人蔘 三五錢或一兩　當歸 二三錢
陳皮 二三錢　薑煨 三片

학질을 잘 낫게 한다. 기혈(氣血)이 모두 허하면 학질도 오래 앓는
다.
○ 혹은 술과 물을 절반씩 섞은 데 넣고 달여 먹기도 한다. ○ 추운
증세가 많으면 생강을 12~20g 넣어서 쓴다. ○ 몹시 허하면 귤껍질을
쓰지 않는다.

截瘧如神 凡氣血俱虛 久瘧不止
○ 或酒水相半煎 多寒至三五錢
○ 大虛 不必用

61. 경옥고(瓊玉膏) 〔보감〕

생지황즙 9,600　인삼가루 960　흰솔뿌리혹가루 1,920　꿀 6,000
* 꿀―졸인 것.

生地黃取汁 十六斤　人蔘末 二十四兩　白茯苓末 四十八
兩　白蜜煉 十斤

정(精)과 골수(骨髓)를 보하고 머리칼을 검게 하며 이빨을 나게 한다.

또한 몸과 마음을 편안하게 하고 온갖 병을 낫게 한다.

○ 위의 약을 고루 섞어서 사기항아리에 담고 기름먹인 종이 다섯 겹으로 덮은 다음 두터운 천을 한겹 더 덮어서 항아리 아구리를 잘 봉한다. 이것을 물을 담은 구리 가마에 띄워놓고 뽕나무 불로 5일 동안 달이는데 가마 안의 물이 줄면 더운 물을 다시 채워 넣는다. 달이는 날짜가 다 되면 내놓았다가 다시 그 가마에 넣고 또 하루 동안 달인다. 한번에 1~2숟가락씩 데운 술에 타먹는다. 술을 마시지 못하면 끓인 물로 먹는데 하루에 2~3번 먹는다. 약을 만들 때는 깨끗한 곳에서 만들어야 한다. ○ 또 한가지 방법은 호박과 침향 각각 20g을 더 넣어 만든다. ○ 천문동, 맥문동, 구기자 각각 600g을 넣은 것은 익수영진고 (益壽永眞膏)라고 한다. ○ 천문동, 맥문동, 구기뿌리 껍질 각각 320g을 더 넣어 만들기도 한다.

填精 補髓 髮黑 齒生 萬神俱足 除百病
○ 右和均 入磁缸內 以油紙五重 厚布一重 緊封缸口 置銅 鍋內 水中懸 胎令缸口出水上 以桑火煮三晝夜 如鍋內水減 則用煖水添之 日滿取出 再入舊湯內 煮一晝夜 以出水氣 乃取出 先用少許 祭天地神祇然後 每一二匙 溫酒調服 不 飮酒 白湯下 日二三服 須於不聞鷄犬聲 不令婦人 喪服人 見之 ○ 一方 加琥珀 沈香 各五錢 ○ 加天麥門 枸杞 各一 斤 名益壽永眞膏 ○ 一方 加天門冬 麥門冬 地骨皮 各八兩

62. 반룡환(斑龍丸) 〔보감〕

사슴뿔갖풀 320   녹각상 320   새삼씨 320   측백씨 320   찐지황 320 흰솔뿌리혹 160   개암풀열매 160

鹿角膠　鹿角霜　兎絲子　柏子仁　熟地黃 各八兩　白茯 苓　破古紙 各四兩

장수하게 한다.

○ 위의 약을 가루내어 술을 넣고 쑨 풀에 반죽하여 알약을 만들거나 사슴뿔갖풀에 술을 두고 녹인 데 반죽하여 벽오동씨만하게 알약을 만든다. 1번에 50알씩 생강과 소금을 두고 끓인 물로 먹는다.

延年益壽
○ 右末 酒糊丸 或以鹿角膠 入好酒烊化 和丸梧子大 薑鹽湯下 五十丸

63. 비원전(秘元煎) 〔손익〕

마 8　가시연밥 8　살맹이씨 8　인삼 8　금앵자 8　흰삽주 6　흰솔뿌리혹 6　감초 4　원지 3.2　오미자 14개
* 마, 가시연밥, 살맹이씨, 흰삽주, 감초, 원지―닦은 것.

山藥 炒　芡仁 炒　酸棗仁 炒　人蔘　金櫻子 各二錢　白尤 炒　白茯苓 各一錢半　甘草 炙 一錢　遠志 炒 八分　五味子 十四枚

유정(遺精)과 대하(帶下), 오줌이 흐린 것을 치료한다.

○ 허하면 단너삼을 더 넣어 쓴다. ○ 열이 있으면 너삼을 더 넣어 쓴다. ○ 끼니 사이에 먹는다.

治遺精 帶濁
○ 虛 加黃芪 ○ 熱 加苦蔘 ○ 食遠服

64. 사군자탕(四君子湯) 〔보감〕

인삼 5　흰삽주 5　흰솔뿌리혹 5　감초 5
* 감초―닦은 것.

人蔘 白尤 白茯苓 甘草炙 各 一錢二分半

진기(眞氣)가 허약한 것을 보하며 기력이 몹시 약하고 기운이 없는 것을 치료한다. ○ 허손증(虛損症)에는 당귀와 단너삼을 더 넣어 쓰는데 이를 인삼황기탕(人蔘黃芪湯)이라고 한다. ○ 사물탕(四物湯)을 합하면 팔물탕(八物湯)이며 또 단너삼, 육계 각각 4g을 더 넣은 것은 십전대보탕(十全大補湯)이다. ○ 귤껍질을 더 넣은 것은 이공산(異功散)이며 귤껍질, 끼무릇을 더 넣은 것은 육군자탕(六君子湯)이다. ○ 허증의 설사에는 단너삼, 승마, 시호, 방풍 등을 더 넣어 쓴다.

〔활투〕 냉이 있으면 육계, 부자를 더 넣어 쓴다. ○ 몸이 부었으면 저령, 택사를 더 넣어 쓴다. ○ 더위 먹은 데는 노야기, 까치콩, 백단향을 더 넣어 쓴다. ○ 허설(虛泄)에는 오령산(五苓散)을 합해 쓴다.

補眞氣虛弱 治氣短氣少
○ 虛損 加歸芪 名人蔘黃芪湯 ○ 合四物湯 名八物湯 又加 黃芪 肉桂 各一錢 名十全大補湯 ○ 加陳皮 名異功散 加 陳皮 半夏 名六君子湯 ○ 虛泄 加黃芪 升 柴 防風
〔活套〕 冷 加桂附 ○ 腫 加猪澤 ○ 暑 加香薷白扁豆 白 檀香 ○ 虛泄 合五苓散(下十)

65. 거원전(擧元煎) 〔보감〕

인삼 12~20   단너삼 12~20   감초 12   흰삽주 12   승마 2~2.8
＊ 단너삼, 흰삽주, 승마―닦은 것.

人蔘 黃芪炙 各三五錢 甘草 白尤炒 各三錢 升麻炒 五七分

기가 허하여 아래로 처져 내려간 탓으로 자궁출혈을 몹시 하였거나 피를 많이 잃었는데 당귀와 찐지황을 써도 잘 낫지 않을 때 쓴다.

治氣虛下陷 血崩 血脫 有不利 於歸熟

66. 귀비탕(歸脾湯) 〔보감〕

당귀 4　용안육 4　살맹이씨 4　원지 4　인삼 4　단너삼 4　흰삽주 4　백복신 4　목향 2　감초 1.2　생강 5쪽　대추 2개
  ＊ 살맹이씨―닦은 것.

　　當歸　龍眼肉　酸棗仁炒　遠志　人蔘　黃芪　白朮　白
　　茯神 各一錢　木香 五分　甘草 三分　薑 五片　棗 二枚

근심이나 생각을 지나치게 하여 심과 비를 상한 탓으로 건망증이 생겼거나 가슴이 두근거리는 것을 치료한다.
　○ 또 걸핏하면 유정(遺精)이 있는 것도 치료한다.
　〔활투〕 기가 잘 오르내리지 못하는 데는 변향부자를 넣어 쓴다. ○ 허화로 피를 게울 때는 찐지황 20~28g, 건강(거멓게 닦은 것) 4~8g을 더 넣어 쓴다. ○ 붕루(崩漏)나 대하(帶下)가 오래된 데는 인삼을 곱으로 넣고 오이풀뿌리, 형개, 방풍, 승마 같은 약들을 더 넣어 쓰며 잠을 잘 자지 못하는 데는 찐지황 20~28g을 더 넣어 쓴다.

　　治憂思 勞傷心脾 健忘 怔忡
　　○ 又治 每觸遺精
　　〔活套〕 氣不升降 加便香附 ○ 虛火吐血 加熟地黃五七錢
　　乾薑炒黑一二錢 ○ 崩帶日久 倍蔘 加地楡 荊防 升麻之類
　　不眠 加熟地五七錢

67. 진음전(鎭陰煎) 〔손익〕

찐지황 40~80　부자 4~28　쇠무릎풀 8　택사 6　육계 4~8　감초 4

＊ 부자—포(炮)한 것. 감초—닦은 것.

熟地黃 一二兩　附子炮 五七錢或一二三錢　牛膝 二錢
澤瀉 一錢半　肉桂 一二錢　炙甘 一錢

음이 허하여 양이 떠서 진양(眞陽)이 제자리를 지키지 못하고 위로
떠오를 때 혈이 따라올라가서 피를 게우거나 코피가 나오며 맥이 세
(細)하고 팔다리가 싸늘한 것을 치료한다. 만일 양이 막혀〔格陽〕 목안이
아프고 열이 있으면 약을 식혀서 먹는다.

○ 구역증을 겸했으면 건강(누렇게 닦은 것)을 더 넣어 쓴다. ○ 기(氣)
가 허탈(虛脫)된 데는 속히 인삼을 많이 넣어서 써야 한다.

治陰虛格陽　眞陽失守　血隨而溢　以致大吐大衄　脈細肢冷
如治格陽　喉痺上熱者　冷服
○ 兼嘔 加乾薑炒黃 ○ 氣脫 速速多加蔘

68. 사물탕(四物湯) 〔보감〕

찐지황 5　백작약 5　궁궁이 5　당귀 5

熟地黃　白芍藥　川芎　當歸 各一錢二分半

모든 혈병(血病)에 쓴다.
○ 다리가 아프고 혈분에 열이 있을 때는 지모, 황경피, 쇠무릎풀을
더 넣어 쓴다. ○ 허해서 생긴 가려움증에는 속썩은풀을 더 넣어 달인
다음 머구리밥풀을 가루내어 타서 먹는다. ○ 봄에는 궁궁이, 여름에는
백작약, 가을에는 찐지황, 겨울에는 당귀를 각각 곱으로 넣어 쓴다. ○
봄에는 방풍, 여름에는 속썩은풀, 가을에는 천문동, 겨울에는 계지를 더
넣어 쓴다.
〔활투〕 처방을 합해 쓰는 방법은 사군자탕(四君子湯 : 상통 64) 처방
에 씌어있다. ○ 혈허(血虛)로 월경이 고르지 않은 데는 향부자, 익모초,

오수유, 육계, 인삼 같은 약들을 더 넣어 쓴다.

　　　通治血病
　　　○ 脚痛血熱 加知柏牛膝 ○ 虛痒 加黃芩 調浮萍草末服 ○
　　　春倍川芎 夏倍芍藥 秋倍地黃 冬倍當歸 ○ 春加防風 夏加
　　　黃芩 秋加天門冬 冬加桂枝
　　　〔活套〕 合方法見四君子湯(上六十四) ○ 血虛經水不調
　　　加香附子 益母草 吳茱萸 肉桂 人蔘之類

69. 육군자탕(六君子湯) 〔보감〕

　끼무릇 6　흰삽주 6　귤껍질 4　흰솔뿌리혹 4　인삼 4　감초 2　생
강 3쪽　대추 2개
　＊감초―닦은 것.

　　　半夏　白朮　各一錢半　陳皮　白茯苓　人蔘　各一錢　甘
　　　草炙　五分　薑 三片　棗 二枚

　기(氣)가 허하고 담(痰)이 성한 것을 치료한다.
　〔활투〕 허랭(虛冷)한 데는 건강과 육계를 더 넣어 쓴다. ○ 땀이 많
이 나는 데는 계지, 단너삼을 더 넣어 쓴다. ○ 혈(血)이 조(燥)한데는
찐지황, 당귀, 백작약을 더 넣어 쓴다. ○ 기침이 나면 패모, 오미자를
더 넣어 쓴다. ○ 기체(氣滯)가 있으면 향부자, 목향을 더 넣어 쓴다. ○
감기를 겸하였을 때는 향부자와 칡뿌리를 더 넣어 쓴다. ○ 식체(食滯)
를 겸하였으면 약누룩, 사인, 선탱자를 더 넣어 쓴다. ○ 붓는 데는 사
령산(四苓散)을 합하여 쓴다.

　　　治氣虛痰盛
　　　〔活套〕 虛冷 加薑桂 ○ 汗多 加桂枝 黃芪 ○ 血燥 加熟
　　　地 當歸 白芍藥 ○ 咳嗽 加貝母 五味子 ○ 氣滯 加香附
　　　木香 ○ 挾感 加香附子 乾葛 ○ 挾食 加神麴 砂仁 枳實

○ 浮腫 合四苓散

70. 안회이중탕(安蛔理中湯) 〔제중〕

흰삽주 4　건강 2.8　인삼 2.8　흰솔뿌리혹 2.8　조피나무열매 30알
매화열매 2개

　　白朮 一錢　乾薑　人蔘　白茯苓 各七分　花椒 三十粒
　　梅 二枚

비(脾)가 허한데 회충증이 있어 배가 아픈 것을 치료한다.
〔활투〕 허(虛)하고 냉(冷)하면 인삼과 건강을 곱으로 넣고 계심을
더 넣어쓰거나 용안육 12~20g을 더 넣어 쓴다.

　　治脾虛蟲痛
　　〔活套〕 虛冷 倍蔘薑 加桂心 或加龍眼肉三五錢

71. 삼기탕(蔘芪湯) 〔보감〕

인삼 4　단너삼 4　흰솔뿌리혹 4　당귀 4　찐지황 4　흰삽주 4　귤
껍질 4　익지인 3.2　승마 2　육계 2　감초 1.2　생강 3쪽　대추 2개
　＊ 단너삼―꿀물에 축여 볶은 것.

　　人蔘　黃芪 蜜炒　白茯苓　當歸　熟地黃　白朮　陳皮 各
　　一錢　益智仁 八分　升麻　肉桂 各五分　甘草 三分　薑
　　三片　棗 二枚

기(氣)가 허(虛)하여 유뇨증(遺尿症)이 생긴 것을 치료한다. ○ 늙은
이에게는 부자를 더 넣어 쓴다.

　　治氣虛 遺尿 ○ 老人 加附子

72. 사주산(四柱散) 〔보감〕

목향 5　흰솔뿌리혹 5　인삼 5　부자 5　생강 3쪽　대추 2개　소금 조금

* 부자―포(炮)한 것.

　　木香　白茯苓　人蔘　附子炮 各一錢　薑 三片　棗 二枚
　　鹽 少許

신(腎)이 허(虛)하고 차서 설사하는 것을 치료한다.
○ 가자, 육두구를 넣은 것을 육주산(六柱散)이라고 한다.

　　治元臟虛寒 大便滑泄
　　○ 加訶子肉豆蔲 名六柱散

73. 팔주산(八柱散) 〔보감〕

인삼 4　흰삽주 4　육두구 4　건강 4　가자 4　부자 4　아편꽃열매 깍지 4　감초 4　생강 2쪽　매화열매 1개　골풀속살 2

* 육두구―잿불에 묻어 구운 것. 건강, 감초―닦은 것. 가자, 부자―포한 것. 아 편꽃열매깍지―꿀물에 축여 볶은 것.

　　人蔘　白朮　肉豆蔲煨　乾薑炒　訶子炮　附子炮　罌粟
　　殼蜜炒　甘草炙 各一錢　薑 二片　梅 一枚　燈心 一團

걷잡을 수 없이 나가는 설사가 멎지 않는 것을 치료한다.

　　治滑泄不禁

74. 오덕환(五德丸) 〔손익〕

개암풀열매 160 건강 160 오수유 80 오미자 80 목향 80

* 개암풀열매—술에 축여 볶은 것. 건강—포(炮)한 것.
* 오미자가 없으면 육두구와 오약을 대신 써도 된다.

補骨脂 酒炒 乾薑 炮 各四兩 吳茱萸 五味子 或代以肉豆蔻
烏藥亦可 木香 各二兩

비(脾)와 신(腎)이 허하고 차서 삭지 않은 것을 설(泄)하는 것을 치료한다. ○ 배가 아프면 조피나무열매를 더 넣어 쓴다.
○ 위의 약을 가루내어 증병(蒸餅 : 묽은 쌀가루 반죽에 술을 치고 삭혀서 찐 떡—상아떡)에 반죽해서 벽오동씨만하게 알약을 만든다. 1번에 60알씩 끓인 물이나 인삼 달인 물로 먹는다.

治脾腎虛寒 殑泄
○ 腹痛 加胡椒
○ 右末 蒸餅 丸梧子大 每六十丸 白湯或人蔘湯下

75. 사신환(四神丸) 〔보감〕

개암풀열매 160 육두구 80 오미자 80 오수유 40

*개암풀열매—술에 축여 볶은 것. 오미자—닦은 것. 오수유—포(炮)한 것. 육두구—잿불에 묻어 구운 것.

破古紙 酒炒 四兩 肉豆蔻 煨 五味子 炒 各二兩 吳茱萸
炮 一兩

비와 신이 허하여 설사하는 것과 새벽에 설사하는 것〔晨泄〕을 치료한다.

○ 위의 약을 가루내어 생강 320g, 대추 100개를 같이 삶아서 대추 살만 발라낸 것으로 반죽하여 벽오동씨만하게 알약을 만든다. 1번에 30~50알씩 빈속에 소금을 두고 끓인 물로 먹는다. ○ 개암풀열매 160g, 육두구(생 것 혹은 잿불에 묻어 구운 것) 80g으로 사신환(四神丸) 만드는 방법대로 만든 것을 이신환(二神丸)이라고 한다. 이신환에 목향 40g을 더 넣은 것이 삼신환(三神丸)이다.

　　治脾腎虛 泄痢及晨泄
　　○ 右末 生薑八兩 大棗百枚 同煮 取棗肉 丸如梧子 空心 鹽湯下 三五十丸 ○ 破古紙四兩 肉豆蔻或生或煨二兩 製 法同上 名二神丸 加木香一兩 名 三神丸

76. 위관전(胃關煎) 〔손익〕

찐지황 12~40　마 8　까치콩 8　흰삽주 8　건강 8　감초 4　오수 유 2.8

＊ 까치콩, 감초—닦은 것. 건강—거멓게 닦은 것.

　　熟地黃 三五錢或一兩　山藥　白扁豆 炒　白尤　乾薑 炒黑 各二錢　甘草 炙 一錢　吳茱萸 七分

비와 신이 허하고 차서 설사하며 배가 아픈 냉리(冷痢)를 치료한다. ○ 설사하는 데는 육두구, 개암풀열매를 더 넣어 쓴다. ○ 기가 허한 데는 인삼을 더 넣어 쓴다. ○ 양이 허한 데는 부자를 더 넣어 쓴다. ○ 배가 아픈 데는 목향을 더 넣어 쓴다. ○ 설사가 심한 데는 매화열매나 오미자를 더 넣어 쓴다. ○ 간기(肝氣)가 비기(脾氣)를 억누를 때는 육 계를 더 넣어 쓴다.

　　治脾腎虛寒 泄瀉 腹痛 冷痢
　　○ 瀉 加肉豆蔻 破古紙 ○ 氣虛 加人蔘 ○ 陽虛 加附子 ○

腹痛 加木香 ○ 滑脫 加烏梅 或五味子 ○ 肝侮脾 加肉桂

77. 실장산(實腸散) 〔보감〕

마 40 좁쌀 1홉
* 마, 좁쌀—닦은 것.

山藥 炒 一兩 黃米 炒 一合

적리(赤痢), 백리(白痢)할 것 없이 오래된 이질에 이 약을 쓰면 인차 누런 대변이 나간다.
○ 위의 약을 가루내어 뜨거운 사탕물에 농도가 알맞게 풀어서 조금씩 먹는다.

治久痢 不分赤白 用此換出黃糞
○ 右末 用砂糖 調熱湯和末 適稀稠 漸漸服

78. 제천전(濟川煎) 〔손익〕

당귀 12~20 육종용 8~12 쇠무릎풀 8 택사 6 승마 2~2.8 탱자 2~2.8

當歸 三五錢 肉蓯蓉 二三錢 牛膝 二錢 澤瀉 一錢半
升麻 枳殼 各五七分

앓고 난 뒤 허약해서 뒤가 굳은 것을 치료한다. ○ 기(氣)가 허한 데는 인삼을 더 넣어 쓴다. ○ 화(火)가 있으면 속썩은풀을 더 넣어 쓴다. ○ 신(腎)이 허하면 찐지황을 더 넣어 쓴다.

治病涉虛損而便秘
○ 氣虛 加人蔘 ○ 有火 加黃芩 ○ 腎虛 加熟地黃

79. 윤혈음(潤血飮) 〔제중〕

쇠무릎풀 8   육종용 8   당귀 8   탱자 6   이스라치씨 6   승마 4   생
강 3쪽
* 쇠무릎풀, 승마—술에 씻은 것.

牛膝 酒洗   肉蓰蓉   當歸 各二錢   枳殼   郁李仁 各一錢半
升麻 酒洗 一錢   薑 三片

늙은이나 허약한 사람의 변비를 치료한다.

治老虛人便秘

80. 교밀탕(膠蜜湯) 〔보감〕

꿀 1순가락   파 3대

蜜 一匙   葱 三本

늙은이나 허약한 사람의 변비를 치료한다.
○ 위의 것을 물에 달인 데다 갖풀 8g을 두고 녹여서 먹는다. 빈랑
가루를 타서 먹어도 좋다.

治同上 ○ 右煎水 熔化阿膠二錢服 加檳榔 調服 亦可

81. 자음건비탕(滋陰健脾湯) 〔보감〕

흰삽주 6   귤껍질 4   끼무릇 4   흰솔뿌리혹 4   당귀 2.8   백작약 2.8
생건지황 2.8   인삼 2   백복신 2   맥문동 2   원지 2   궁궁이 1.2   감초
1.2   생강 3쪽   대추 2개

* 귤껍질―소금 푼 물에 씻어서 흰 속을 버린 것.

白朮 一錢半 陳皮 鹽水洗去白 半夏 白茯苓 各一錢 當
歸 白芍藥 生乾地黃 各七分 人蔘 白茯神 麥門冬
遠志 各五分 川芎 甘草 各三分 薑 三片 棗 二枚

심(心)과 비(脾)가 허겁(虛怯)하기 때문에 무슨 일에 부닥치면 불안
해지고 어지럼증이 생기는 것을 치료한다. 이 처방은 기혈(氣血)이 허
손되어 담음(痰飮)이 생겨 어지럼증이 나는 것을 치료하는 데 좋은 약
이다.

〔활투〕 기가 허한 데는 인삼의 양을 늘려 12~20g을 넣어 쓴다. ○
두풍증(頭風症)에는 천마, 방풍, 형개를 더 넣어 쓴다. ○ 땀이 나는 데는
계지와 단너삼을 더 넣어 쓴다.

治臨事不審眩暈 此心脾虛怯也 此治氣血虛損 有痰飮 作眩
之仙劑
〔活套〕 氣虛 倍蔘三五錢 ○ 頭風 加天麻 防風 荆芥 ○
有汗 加桂枝 黃芪

82. 자석양신환(磁石羊腎丸) 〔보감〕

자석 120 찐지황 80 석창포 60 궁궁이 40 흰삽주 40 조피나무
열매 40 대추살 40 방풍 40 흰솔뿌리혹 40 족두리풀 40 마 40
원지 40 오두 40 목향 40 당귀 40 녹용 40 새삼씨 40 단너삼 40
육계 26 양의 콩팥 2쌍

* 자석―불에 달군 다음 파밑, 으름덩굴 각각 120g과 같이 물에 넣고 2시간 동안
달인다. 그리고 자석만 꺼내어서 수비하여 80g만 쓴다. 오두―포(炮)한 것.

磁石 三兩 煆再用葱白木通各三兩同水煮一伏時取石水飛二兩 熟
地黃 二兩 石菖蒲 一兩半 川芎 白朮 川椒 大棗肉
防風 白茯苓 細辛 山藥 遠志 川烏炮 木香 當歸

鹿茸 兎絲子 黃芪 各一兩 官桂 六錢半 羊腎 兩對

여러가지 귀머거리를 치료하는데 허한 것을 보하고 귀를 밝게 하며 뭉킨 것을 풀고 풍사를 헤쳐 습을 없앤다.

○ 위의 약을 가루내어 양의 콩팥 2쌍을 술에 넣고 흐물흐물하게 삶은 것과 술을 두고 쑨 풀을 같이 주무른 데 반죽하여 벽오동씨만하게 알약을 만든다. 1번에 50알씩 데운 술이나 소금을 두고 끓인 물로 빈속에 먹는다.

治諸般耳聾 補虛 開竅 行鬱 散風 去濕
○ 右末 羊腎兩對 酒煮爛和酒 糊丸如梧子 空心溫酒或鹽湯下 五十丸

83. 건리탕(建理湯) 〔보감〕

인삼 12~20 건강 8 계지 8 흰삽주 4 백작약 4 감초 2
＊ 건강─포(炮)한 것. 백작약─술에 축여 누렇게 볶은 것. 감초─닦은 것.

人蔘 三五錢 乾薑 炮 桂枝 各二錢 白朮 白芍藥 酒炒黃 各一錢 甘草 炙 五分

비위(脾胃)가 허랭하거나 적취(積聚)의 기운이 위로 치밀어 명치 밑이 찌르는 것 같이 아픈 것을 치료하는데 비위를 보하는 약이다.
〔활투〕 귤껍질, 선귤껍질을 더 넣은 것을 치중탕(治中湯)이라고 한다.

治脾胃虛冷 或積聚氣上 心腹刺痛 乃養脾培元之劑也
〔活套〕 加陳皮 淸皮 名治中湯

84. 삼원음(蔘圓飮) 〔보감〕

인삼 20~28 용안육 20~28 귤껍질 4 생강 3쪽 매화열매 2개

人蔘 龍眼肉 各五七錢 橘皮 一錢 薑 三片 梅 二枚

회충으로 명치밑이 아픈 것을 치료한다. 이미 따뜻하게 보하여도 아픔이 멎지 않으면 이 약으로 눅여주어야 한다.
○ 계심 4~8g을 더 넣어 쓰기도 한다.

治蛔厥心腹痛 已試溫補 而痛勢不止者 卽以此潤之
○ 或加桂心一二錢

85. 부양조위탕(扶陽助胃湯) 〔보감〕

부자 8 건강 6 초두구 4 익지인 4 백작약 4 인삼 4 감초 4
육계 4 오수유 2 흰삽주 2 귤껍질 2 생강 3쪽 대추 2개
＊ 부자, 건강―포한 것. 백작약―술에 축여 볶은 것. 감초―닦은 것.

附子 炮 二錢 乾薑 炮 一錢五分 草豆蔲 益智仁 白芍
藥 酒炒 人蔘 甘草 炙 官桂 各一錢 吳茱萸 白朮 陳
皮 各五分 薑 三片 棗 二枚

찬 기운이 장위(腸胃)에 침범하여 위완(胃脘 : 명치밑) 부위가 갑자기 아픈 것을 치료한다.

治胃脘當心痛 寒氣客於腸胃 卒然痛

86. 작약감초탕(芍藥甘草湯) 〔보감〕

백작약 16　감초 8
* 건강―닦은 것.

　　白芍藥 四錢　甘草 灸 二錢

단맛은 기(己)에 속하고 신맛은 갑(甲)에 속한다. 갑과 기가 화합하면 토(土)에 작용한다. 이것이 장중경(張仲景)의 묘한 방법이다. 신맛은 수렴하고 단맛은 완화시킨다.

〔활투〕 어린이의 간기(肝氣)에는 선귤껍질, 조구등, 모과를 더 넣어 쓴다. ○ 젖이 울체된 데는 귤껍질, 보리길금을 더 넣어 쓴다. ○ 감기를 겸한 데는 칡뿌리, 차조기잎, 인동덩굴 같은 약들을 더 넣어 쓰는데 흔히 부르기를 갑기탕(甲己湯)이라고 한다.

　　甘者己也 酸者甲也 甲己化土 此仲景妙法也 酸以收之 甘
　　以緩之
　　〔活套〕 小兒肝氣 加靑皮 釣鉤藤 木瓜 ○ 乳滯 加陳皮
　　麥芽 ○ 挾感 加乾葛 蘇葉 忍冬之類 俗名甲己湯

87. 청아환(靑蛾丸) 〔보감〕

두충 160　개암풀열매 160　호두 30개
* 두충―생강즙에 축여 볶은 것. 개암풀열매―닦은 것.

　　杜冲 薑炒　破古紙 炒 各四兩　胡桃 三十枚

신(腎)이 허하여 배가 아픈 것을 치료한다. ○ 생강 100g을 짓찧어 즙을 낸 것과 졸인 꿀을 섞은 데다 반죽하여 벽오동씨만하게 알약을 만든다. 1번에 100알씩 빈속에 데운 술이나 소금을 두고 끓인 물로 먹는다.

治腎虛腹痛
○ 右末 生薑二兩半汁和煉蜜 丸梧子大 空心溫酒或鹽湯呑
下 百丸

88. 독활기생탕(獨活寄生湯) 〔보감〕

따두릅 2.8 당귀 2.8 백작약 2.8 뽕나무겨우살이 2.8 찐지황 2
궁궁이 2 인삼 2 흰솔뿌리혹 2 쇠무릎풀 2 두충 2 진교 2 족두
리풀 2 방풍 2 육계 2 감초 1.2 생강 3쪽

獨活 當歸 白芍藥 桑寄生 各七分 熟地黃 川芎 人
蔘 白茯苓 牛膝 杜冲 秦艽 細辛 防風 肉桂 各五
分 甘草 三分 薑 三片

간(肝)과 신(腎)이 허하여 힘줄이 켕기고 뼈가 아프며 한쪽 다리와
무릎이 마르면서 시리고 저린 것을 치료한다. ○ 빈속에 먹는다.
〔활투〕 허랭(虛冷)하면 인삼, 찐지황을 곱으로 넣고 부자를 더 넣어
쓴다.

治肝腎虛弱 筋攣 骨痛 脚膝偏枯 冷痺 ○ 空心服
〔活套〕 虛冷 倍蔘熟 加附子

89. 대방풍탕(大防風湯) 〔보감〕

찐지황 6 흰삽주 4 방풍 4 당귀 4 백작약 4 두충 4 단너삼 4
부자 2 궁궁이 2 쇠무릎풀 2 강호리 2 인삼 2 감초 2 생강 5쪽
대추 2개
* 부자―포(炮)한 것.

熟地黃 一錢半 白朮 防風 當歸 白芍藥 杜冲 黃芪

各一錢 附子炮 川芎 牛膝 羌活 人蔘 甘草 各五分
薑 五片 棗 二枚

학슬풍(鶴膝風)을 치료하는데 풍사를 몰아내고 기를 고르게 하며 혈
을 잘 돌게 하고 힘줄을 든든하게 한다.

治鶴膝風 去風 順氣 活血 壯筋

90. 난간전(煖肝煎) 〔보감〕

구기자 12 당귀 8~12 흰솔뿌리혹 8 오약 8 소회향 8 육계
4~8 침향 4
＊ 침향 대신에 목향을 쓰기도 한다.

枸杞子 三錢 當歸 二三錢 白茯苓 烏藥 小茴香 各二
錢 肉桂 一二錢 沈香 或木香 一錢

간(肝)과 신(腎)의 음(陰)이 차서 아랫배가 아프고 산기(疝氣)가 생긴
것을 치료한다. ○ 찬기운이 심하면 오수유, 건강, 부자를 더 넣어 쓴다.
○ 끼니 사이에 먹는다.
〔활투〕 허하면 인삼을 더 넣어 쓴다. ○ 찌르는 것같이 아프면 전
갈가루 1.2g을 타서 먹는다.

治肝腎陰寒 小腹疼痛 疝氣
○ 寒甚 加吳茱萸 乾薑 附子 ○ 食遠服
〔活套〕 虛 加人蔘 ○ 痛刺 加全蝎末三分 調服

91. 회향안신탕(茴香安腎湯) 〔보감〕

인삼 3.2 흰삽주 3.2 흰솔뿌리혹 3.2 회향 3.2 개암풀열매 3.2

빈랑 3.2 오약 3.2 향부자 3.2 사인 3.2 여지핵 3.2 황경피 2.4
택사 2.4 현호색 1.6 목향 1.6 승마 0.8 감초 0.8

人蔘 白朮 白茯苓 茴香 破古紙 檳榔 烏藥 便香
附 縮砂 荔枝核 各八分 黃柏 澤瀉 各六分 玄胡索
木香 各四分 升麻 甘草 各二分

왼쪽고환이 달걀이나 오리알만하게 커진 것을 치료한다.
〔활투〕 냉(冷)이 있으면 오수유 2~2.4g을 더 넣어 쓴다.

治左邊偏墜 丸如鷄鴨子大
〔活套〕 冷 加吳茱萸五六分

92. 삼기탕(蔘芪湯) 〔보감〕

인삼 4 단너삼 4 당귀 4 생지황 4 백작약 4 흰솔뿌리혹 4 흰
삽주 4 승마 2 도라지 2 귤껍질 2 건강 2 감초 1.2
* 단너삼―꿀물에 축여 볶은 것. 백작약―술에 축여 볶은 것. 감초―닦은 것.

人蔘 黃芪蜜炙 當歸 生地黃 白芍藥酒炒 白茯苓
白朮 各一錢 升麻 桔梗 陳皮 乾薑 各五分 甘草炙
三分

허하고 찬 탓으로 항문이 빠져나온 것을 치료한다. 이런 증은 폐(肺)
와 신(腎)이 허한 사람에게 흔히 생기는데 이 약을 써서 끌어올려야
한다.

治肛門虛寒脫出 肺腎虛者 多有此症 宜升之

93. 탁리소독음(托裡消毒飮) 〔보감〕

금은화 12   귤껍질 12   단너삼 8   하늘타리뿌리 8   방풍 4   당귀 4
궁궁이 4   구릿대 4   도라지 4   후박 4   천산갑 4   주염나무가시 4
* 단너삼─소금물에 축여 볶은 것. 천산갑─거멓게 닦은 것.

　　金銀花　陳皮 各三錢　黃芪鹽水炒　天花粉 各二錢　防風
　　當歸　川芎　白芷　桔梗　厚朴　穿山甲 炒焦　皂角刺 各
　　一錢

옹저(癰疽)를 치료하는데 곪지 않은 것은 삭아지게 하고 곪은 것은
터져서 낫게 한다. ○ 술과 물을 절반씩 섞은 데다 넣고 달여 먹는데
옹저가 몸 아랫도리에 생겼으면 물에 달여 먹는다.
　〔활투〕 곪기 시작했을 때 기가 허하면 인삼 12~20g을 더 넣어 쓴
다. ○ 허하고 찬 증세가 있으면 육계를 더 넣어서 쓴다.

　　治癰疽 未成卽消 已成卽潰
　　○ 酒水相半煎服 病在下 只水煎
　　〔活套〕 膿稍成而氣虛 加人蔘三五錢
　　○ 虛冷 又加肉桂

94. 가미십전탕(加味十全湯) 〔보감〕

인삼 4   흰삽주 4   흰솔뿌리혹 4   감초 4   찐지황 4   백작약 4   궁
궁이 4   당귀 4   단너삼 4   육계 4   오약 3.2   귤껍질 3.2   오미자 3.2
생강 3쪽   대추 2개
* 십전대보탕(상 33)에 귤껍질, 오약, 오미자를 더 넣은 처방이다.

　　人蔘　白朮　白茯苓　甘草　熟地黃　白芍藥　川芎　當
　　歸　黃芪　肉桂 各一錢　烏藥　陳皮　五味子　各八分

生薑 三片　棗 二枚

옹저(癰疽)가 터진 것을 치료하는데 기혈(氣血)을 보하고 고름을 빠지게 하며 새 살이 살아나게 한다.

治癰疽 潰後 補氣血 排膿 生肌

95. 자신보원탕(滋腎保元湯) 〔보감〕

인삼 4.8　흰삽주 4.8　흰솔뿌리혹 4.8　감초 4.8　찐지황 4.8　당귀 4.8　모란뿌리껍질 4　단너삼 4　산수유 4　두충 4　육계 2　부자 2　연밥 7개　생강 3쪽　대추 2개
* 부자—포(炮)한 것.

人蔘　白朮　白茯苓　甘草　熟地黃　當歸　各一錢二分　牧丹皮　黃芪　山茱萸　杜冲 各一錢　肉桂　附子炮 各五分　蓮肉 七枚　生薑 三片　棗 二枚

옹저(癰疽)가 터진 다음 잘 아물지 않는 것을 치료한다.

治癰疽 潰後 斂遲

96. 국로고(國老膏) 〔보감〕

감초 160
* 마디 채로 10여cm 정도씩 크게 자른 것.

大甘草 帶節四寸切 一兩

전후음(前後陰) 사이에 생긴 옹종을 치료한다.
○ 맑은 물 1사발에 감초를 담갔다가 세지도 약하지도 않은 불에 굽

기를 아침부터 한낮까지 한다. 마르면 물에 적셔 또 굽는데 한사발 물
이 다 없어질 때까지 반복한다. 이렇게 한 것을 잘게 썰어서 좋은 술
2되에 두고 1되 되게 달여서 빈 속에 자기 양에 맞게 2~3번에 먹는다.
20일만 먹으면 반드시 현옹(懸癰)이 다 삭아진다.

治懸癰
○ 右以山澗長流水一椀 文武火慢慢蘸水炙 自朝至午 乾則
浸 前水 再炙 待水盡爲度 細剉 好酒二升 取一升 空心隨量
飮二三服 可保 無虞過二十日後 必盡消

97. 조경산(調經散)　〔보감〕

　맥문동 8　당귀 6　인삼 4　끼무릇 4　백작약 4　궁궁이 4　모란뿌
리껍질 4　아교주 3　감초 3　오수유 2　육계 2　생강 3쪽
＊ 감초-닦은 것.

麥門冬 二錢　當歸 一錢半　人蔘　半夏　白芍藥　川芎
牧丹皮 各一錢　阿膠珠　甘草炙 各七分半　吳茱萸　肉
桂 各五分　薑 三片

　일명 온경탕(溫經湯) 또는 천금조경탕(千金調經湯)이라고도 한다. ○
월경이 고르지 못한 것을 치료한다.
　〔활투〕 기가 허한 데는 인삼을 곱으로 넣어서 쓴다. ○ 향부자와
익모초를 넣으면 더욱 좋다.

一名 溫經湯 一名 千金調經湯 ○ 治月侯不調
〔活套〕 氣虛 倍蔘 ○ 加附益 尤妙

98. 가미귀비탕(加味歸脾湯) 〔보감〕

당귀 4　용안육 4　살맹이씨 4　원지 4　인삼 4　단너삼 4　흰삽주
4　백복신 4　목향 2　감초 1.2　산치자 4　시호 4　생강 5쪽　대추
2개

* 살맹이씨―닦은 것.

> 當歸　龍眼肉　酸棗仁炒　遠志　人蔘　黃芪　白尤　白
> 茯神 各一錢　木香 五分　甘草 三分　山梔子　柴胡 各一
> 錢　薑 五片　棗 二枚

간(肝)과 비(脾)에 노(怒)한 기운이 몰켜 월경이 중단된 것을 치료한
다.
〔활투〕 향부자를 넣어 쓰면 더욱 좋다.

> 治肝脾怒鬱 月經不通
> 〔活套〕 加便香附 尤妙

99. 수비전(壽脾煎) 〔손익〕

인삼 8　흰삽주 8　당귀 8　마 8　건강 8　살맹이씨 6　감초 4　원
지 2　연밥 20개

* 건강―포(炮)한 것. 살맹이씨, 감초―닦은 것.

> 人蔘 二錢 急者一兩　白尤　當歸　山藥　乾薑 炮 各二錢
> 酸棗仁炒 一錢半　甘草 炙 一錢　遠志 五分　蓮肉 二十
> 枚

일명 섭영전(攝營煎)이라고도 한다. 비(脾)가 허하여 혈을 잘 통섭하
지 못하거나 공하약(攻下藥)을 잘못 써서 비음(脾陰)을 상했거나 부인의

열이 없는 붕루증(崩漏症)을 치료한다. ○ 피가 멎지 않는 데는 매화열
매나 오이풀뿌리를 더 넣어 쓴다. ○ 활탈(滑脫)이 있는 데는 문합이나
녹각상을 더 넣어 쓴다. ○ 허하면 단너삼을 더 넣어 쓴다. ○ 기가 아
래로 처진 데는 승마나 구릿대를 더 넣어 쓴다. ○ 양기가 허한 데는
부자를 더 넣어 쓴다.

> 一名 攝營煎 治脾虛 不能攝血 或誤用攻伐 犯損脾陰 或婦
> 人無火崩淋等症
> ○ 血下止 加烏梅 或地楡 ○ 滑脫 加文蛤 或加鹿角霜 ○
> 虛加 黃芪 ○ 氣陷 加升麻 或白芷 ○ 陽虛 加附子

100. 복원양영탕(復元養榮湯) 〔보원〕

인삼 6　당귀 4　백작약 4　단너삼 4　살맹이씨 4　오이풀뿌리 4
흰삽주 4　형개 3.2　원지 2　감초 1.2
　＊ 살맹이씨—닦은 것.

> 人蔘 一錢半　當歸　白芍藥　黃芪　酸棗仁 炒　地楡　白
> 朮 各一錢　荊芥 八分　遠志 五分　甘草 三分

붕루증(崩漏症)이 심해져서 정신이 흐려지고 몹시 어지러운 것을 치
료한다.
〔활투〕 음양이 모두 허한 데는 인삼을 곱으로 넣고 찐지황 12~20g
혹은 육계, 부자, 오수유 등을 더 넣어 쓴다.

> 治崩漏過多 心神恍惚虛暈
> 〔活套〕 陰陽俱虛 倍蔘 加熟地三五錢 或加附 桂 吳茱萸

101. 조경종옥탕(調經種玉湯) 〔보감〕

찐지황 6 향부자 6 당귀 4 오수유 4 궁궁이 4 백작약 3.2 흰
솔뿌리혹 3.2 귤껍질 3.2 현호색 3.2 모란뿌리 껍질 3.2 건강 3.2
육계 2 약쑥 2 생강 3쪽

* 향부자, 건강―닦은 것. 당귀―술에 씻은 것.

> 熟地黃 香附子炒 各一錢半 當歸身 酒洗 吳茱萸 川芎
> 各一錢 白芍藥 白茯苓 陳皮 玄胡索 牧丹皮 乾薑
> 炒 各八分 官桂 熟艾 各五分 薑 三片

부인이 임신하지 못하는 것과 월경이 고르지 못한 것을 치료한다.
○ 빈속에 먹는다. ○ 월경이 시작할 때를 기다렸다가 먹는데 하루
건너 1첩씩 먹는다.

> 治婦人無子 經不調
> ○ 空心服 ○ 待經至之日 服之間日一貼 藥盡交媾

102. 육린주(毓麟珠) 〔손익〕

찐지황 160 새삼씨 160 인삼 80 흰삽주 80 흰솔뿌리혹 80 백
작약 80 두충 80 녹각상 80 조피나무열매 80 당귀 160 궁궁이
40 감초 40

* 흰삽주―흙과 함께 닦은 것. 백작약, 두충―술에 축여 볶은 것.

> 熟地黃 兎絲子 各四兩 人蔘 白朮 土炒 白茯苓 白芍
> 藥 酒炒 杜冲 酒炒 鹿角霜 川椒 各二兩 當歸 四兩 川
> 芎 甘草 各一兩

부인의 기혈(氣血)이 다 허한 것과 대하증(帶下症), 오줌이 뿌옇게

흐리는 것을 치료한다. 불임증에 쓰는 여러가지 처방들 가운데서 이 약만한 것이 없다.

○ 위의 약을 가루내어 졸인 꿀에 반죽하여 달걀 노른자위만하게 알약을 만든다. 1번에 1~2알씩 빈속에 잘 씹어서 데운 술이나 끓인 물로 먹는다. 알약을 작게 만들어 먹어도 좋다.

治婦人氣血俱虛 或帶濁 凡種子諸方無以加此
○ 右末 煉蜜丸彈子大 空心嚼服 一二丸 酒或白湯送下 或 小丸吞下

103. 부익지황환(附益地黃丸) 〔손익〕

찐지황 320 향부자 200 마 160 산수유 160 익모초 160 당귀 160 흰솔뿌리혹 120 모란뿌리 껍질 120 단삼 120 택사 80 오수유 80 육계 80

* 찐지황, 산수유, 택사—술에 축여 찐 것. 익모초—술에 축여 약한 불기운에 말린 것. 당귀—술에 씻은 것. 단삼—술에 축여 볶은 것. 오수유—물에 우린 것. 향부자—4몫으로 갈라 술, 식초, 동변(童便), 강물에 각각 담갔다가 법제한 것.

熟地黃 酒蒸 八兩　香附子 酒醋童便長流水分四浸製 五兩　山藥 山茱萸 酒蒸　益母草 酒焙　當歸 酒洗 各四兩　白茯苓　牧丹皮　丹蔘 酒洗 各三兩　澤瀉 酒蒸　吳茱萸 炮　肉桂 各二兩

혈(血)이 허하여 월경이 고르지 못하고 임신하지 못하는 것을 치료한다.

○ 위의 약을 가루내어 졸인 꿀에 반죽해서 벽오동씨만하게 알약을 만든다. 1번에 100알씩 빈속에 미음이나 데운 술로 먹는다. ○ 달여 먹어도 좋다.

治血虛 月水不調 不能受孕

○ 右末 煉蜜丸 梧子大 空心米飮 或溫酒吞下 百丸
○ 作湯用 亦可

104. 사물황구환(四物黃狗丸) 〔손익〕

전지황 200   당귀 200   궁궁이 200   백작약 200   향부자 200

熟地黃   當歸   川芎   白芍藥   便香附 各五兩

월경이 고르지 못한 것을 치료하는데 혈을 잘 보한다.
○ 위의 약을 가루내어 누런 개 한마리를 털과 내장을 버리고 시루에
푹 쪄서 살만 추려낸 데다 두고 반죽하여 벽오동씨만하게 알약을 만
든다. 1번에 100알씩 미음이나 데운 술로 먹는다.

治經血不調 大有養血功
○ 黃狗一隻 去腸膜蒸 搗和丸 梧子大 米飮或溫酒吞下 百
丸

105. 보생탕(保生湯) 〔보감〕

흰삽주 8   향부자 8   오약 8   귤홍 8   인삼 4   감초 4   생강 3쪽

白朮   香附子   烏藥   橘紅 各二錢   人蔘   甘草 各一錢
薑 三片

임신오조(姙娠惡阻)로 음식 냄새를 싫어하거나 멀건 물을 게우는 데
쓴다.
〔활투〕 허하면 인삼을 더 넣어 쓴다. ○ 구역질하면 백두구와 참대
속껍질을 더 넣어 쓴다.

治惡阻 或惡聞食氣 或吐淸水
〔活套〕 虛 加人蔘 ○ 嘔 加白豆蔲 竹茹

106. 교애궁귀탕(膠艾芎歸湯) 〔보감〕

갖풀 8　약쑥 8　궁궁이 8　당귀 8　감초 4
* 감초—닦은 것.

阿膠　艾葉　川芎　當歸 各二錢　甘草灸 一錢

임신중에 태동이 있으면서 하혈(下血)하거나 유산으로 하혈하는 것을
치료한다.
〔활투〕 두충, 속단, 흰삽주, 인삼 등을 더 넣어 쓰면 더욱 좋다.

治胎動下血 及半産下血
〔活套〕 加 杜 續 白朮 人蔘 尤好

107. 교애사물탕(膠艾四物湯) 〔보감〕

찐지황 4　당귀 4　궁궁이 4　백작약 4　아교주 4　속썩은풀 4　흰
삽주 4　사인 4　약쑥 4　향부자 4　찹쌀 1자밤
* 향부자—닦은 것.

熟地黃　當歸　川芎　白芍藥　阿膠珠　條芩　白朮　砂
仁　艾葉　香附子炒 各一錢　糯米 一撮

임신중에 하혈(下血)하면서 배가 아픈 것을 치료한다. ○ 빈속에 먹
는다.
〔활투〕 교애궁귀탕(膠艾芎歸湯)을 참고하여 쓰는 것이 좋다.

治胎漏腹痛 ○ 空心服

〔活套〕　與膠艾芎歸湯　參看用

108. 안태음(安胎飮)　〔보감〕

흰삽주 8　속썩은풀 6　당귀 4　백작약 4　찐지황 4　사인 4　귤껍질 4　궁궁이 3.2　차조기잎 3.2　감초 1.6

　　白朮 二錢　條芩 一錢半　當歸　白芍藥　熟地黃　縮砂
　　陳皮 各一錢　川芎　蘇葉 各八分　甘草 四分

임신중에 태동이 있는 것을 치료하는데 임신 5~6달에 늘 2~3첩씩 먹는 것이 좋다. 갖풀을 더 넣어 쓰기도 한다.
〔활투〕 냉이 있으면 속썩은풀은 뺀다. ○ 허하면 인삼을 더 넣어 쓴다.

　　治胎動五六箇月　常服數貼　或加阿膠
　　〔活套〕　冷者 去芩 ○ 虛 加人蔘

109. 금궤당귀산(金櫃當歸散)　〔보감〕

속썩은풀 40　흰삽주 40　당귀 40　궁궁이 40　백작약 40

　　黃芩　白朮　當歸　川芎　白芍藥 各一兩

임신중에 늘 먹으면 혈(血)을 보하고 열(熱)을 없앤다. 평소에 자주 유산하는 데 쓰는 것이 좋다.
○ 가루내어 한번에 12g씩 데운 술에 타서 먹는다.
〔활투〕 또는 첩약으로 지어 달여 먹는다. ○ 평소에 늘 허랭(虛冷)하면 속썩은풀을 지나치게 쓰지 말아야 한다

孕婦常服 養血 淸熱 素慣半産者 宜服
○ 爲末 每三錢 溫酒調下
〔活套〕 或作湯用 ○ 素慣虛冷者 不可過服黃芩

110. 가미팔진탕(加味八珍湯) 〔손익〕

인삼 대신 해삼 12~20　흰솔뿌리혹 4.8　흰삽주 4.8　감초 4.8　찐지
황 4.8　백작약 4.8　당귀 4.8　궁궁이 4.8　귤껍질 4　사인 4

人蔘代海蔘 三五錢　白茯苓　白尤　甘草　熟地黃　白芍
藥　當歸 各一錢二分　川芎　陳皮　砂仁 各一錢

부인의 타고난 체질이 허약하여 임신된 태아가 튼튼하게 자라지 못
하는 것을 치료한다. 보하는 약이므로 임신 초기부터 마지막까지 이
약을 많이 쓰는 것이 좋다.
〔활투〕 몹시 허하면 인삼을 넣고 또 두충과 속단, 뽕나무겨우살이
등을 더 넣어 쓰는 것이 좋다. ○ 임신 7~8달에 이르면 빈랑열매 껍
질을 더 넣어 쓰고 9달이 되면 차조기잎을 넣어 쓴다.

治素稟虛弱 胎元不固 乃壯養氣血 終始以此多用
〔活套〕 虛甚 仍入人蔘 又加杜 續 桑寄生 亦好 ○ 胎至
七八月加大腹皮 至九月 又加蘇葉

111. 불수산(佛手散) 〔보감〕

당귀 24　궁궁이 16

當歸 六錢　川芎 四錢

몸 풀 달에 먹으면 쉽게 해산한다.

○ 약이 거의 달여질 때 술을 조금 넣는다. 또한 익모초 12g을 더 넣어 쓰면 더욱 좋다.

〔활투〕 몸 풀 시기가 되면 빈랑열매 껍질, 사인, 차조기잎을 더 넣어 쓴다. ○ 기가 허하면 인삼 12~20g을 더 넣어 쓴다. ○ 혈이 허하면 녹용 12~20g을 더 넣어 쓴다. ○ 자소음(紫蘇飮)을 참고하여 쓰는 것이 좋다.

臨月服之 縮胎易產
○ 臨熟入酒少許 加益母草三錢 尤妙
〔活套〕 臨產 加大腹皮 砂仁 蘇葉 ○ 氣虛 加人蔘三五錢
○ 血虛 加鹿茸三五錢 ○ 與紫蘇飮 參看用

112. 궁귀탕(芎歸湯) 〔보감〕

궁궁이 20   당귀 20

川芎   當歸 各五錢

산전 산후의 여러가지 병과 혈훈(血暈)으로 정신을 차리지 못할 때, 태아가 모로 또는 거꾸로 나오거나 태아가 배 안에서 죽어 나오지 못할 때, 자궁출혈이 멎지 않을 때 쓴다. 몸 풀 달에 먹으면 해산을 쉽게 하고 몸 푼 뒤에 먹으면 궂은 피가 저절로 나온다.

治產前後諸疾 及血暈不省 橫 逆 死胎不下 血崩不止 臨月服之縮胎易產 產後服之 惡血自下

113. 단녹용탕(單鹿茸湯) 〔제중〕

녹용 40

＊ 술에 축여 구운 것.

　　　鹿茸 酒炙 一兩

자궁은 신(腎)과 연계되어 있으므로 이 약으로 신의 진액을 보한다.
난산에 특별히 좋다. ○ 연달아 먹는 것이 좋다.

　　　胞系於腎 以此補腎液 難産最奇 ○ 連服

114. 이어탕(鯉魚湯) 〔보감〕

흰삽주 8　벌건솔뿌리혹 8　백작약 6　당귀 6　귤홍 2　잉어 1마리
생강 7쪽

　　　白尤　赤茯苓 各二錢　白芍藥　當歸 各一錢半　橘紅 五
　　　分　鯉魚 一箇　薑 七片

임신부종〔子腫〕을 치료한다.
　○ 잉어 한마리를 물을 두고 고아서 국물이 1잔 반이 되면 위의 약과
생강 7쪽을 두고 1잔이 되게 또 달여서 빈속에 먹는데 부은 것이 다
내릴 때까지 먹는다.

　　　治子腫
　　　○ 鯉魚一箇 水煮取一盞半 入藥及生薑七片 煎至一盞 空
　　　心服 以腫消爲度

115. 삼출음(蔘尤飮) 〔보감〕

찐지황 4　백작약 4　궁궁이 4　당귀 4　인삼 4　흰삽주 4　끼무릇
4　귤껍질 4　감초 2　생강 3쪽

熟地黃　白芍藥　川芎　當歸　人蔘　白朮　半夏　陳皮
各一錢　甘草　五分　薑　三片

임신부가 전포증(轉脬症)으로 오줌을 전혀 누지 못하는 데 쓴다.

○ 약을 달여 먹고 손가락을 입에 넣어 자극하여 게우게 한 다음 또 약을 먹고 게우게 한다.

治孕婦轉脬尿閉
○ 右煎飮 探吐 又與 又吐

116. 보허탕(補虛湯) 〔보감〕

인삼 6　흰삽주 6　당귀 4　궁궁이 4　단너삼 4　귤껍질 4　감초 2.8　생강 3쪽

人蔘　白朮　各一錢半　當歸　川芎　黃芪　陳皮　各一錢
甘草　七分　薑　三片

몸 푼 뒤에는 반드시 기혈(氣血)을 크게 보(補)해야 한다. 비록 이러저러한 증세가 있더라도 먼저 보하고 치료하는 것이 좋다.

○ 열이 약간 있으면 솔뿌리혹을 곱으로 넣어 쓴다. ○ 열이 심하면 술에 법제한 속썩은풀을 넣어 쓴다. ○ 열이 몹시 심하면 건강을 거멓게 닦아 인경약으로 넣어서 약이 간으로 들어가게 하며 피를 생겨나게 한다.

〔활투〕 기(氣)가 허하여 숨이 차면 인삼의 양을 늘려 40~80g으로 하고 육계, 부자, 건강(거멓게 닦은 것)을 더 넣어 첩 수에 관계없이 빨리 써서 구원해야 한다. ○ 어지럼증이 겸했으면 형개를 더 넣어 쓴다. ○ 번열증(煩熱症)이 있으면 시호를 더 넣어 쓴다. ○ 몸 푼 뒤에 생긴 온갖 병에는 그 증세에 따라 이 약을 가감하여 쓰는 것이 좋다.

産後當 大補氣血 雖有雜症 末治之
○ 熱輕 倍加茯苓 ○ 熱重 加酒芩
○ 熱甚 加乾薑炒黑 引藥 入肝 生血
〔活套〕 氣虛上喘 倍加人蔘一二兩 加桂 附 乾薑炒黑 不計貼數 速用救之 ○ 兼眩 加荆芥 ○ 煩熱 加柴胡 ○ 凡産後百病 隨症加減 專在此藥

117. 당귀양육탕(當歸羊肉湯) 〔보감〕

양고기 160　당귀 50　궁궁이 50　단녀삼 50　생강 60

羊肉 四兩　當歸　川芎　黃芪 各一兩二錢半　生薑 一兩半

산후 허로〔蓐勞〕를 치료한다.
○ 깨끗한 물 9잔에 위의 약을 두고 3잔이 되게 달여서 3번에 갈라 먹는다.

治蓐勞
○ 水入九盞 煎至三盞 分三服

118. 당귀황기탕(當歸黃芪湯) 〔보감〕

단녀삼 12　인삼 8　당귀 8　승마 8　감초 4
＊ 단녀삼—술에 축여 닦은 것.

黃芪 酒炒 三錢　人蔘　當歸　升麻 各二錢　甘草 一錢

몸 푼 뒤에 탈음증(脫陰症)이 생긴 것을 치료한다. ○ 하루에 3번씩 먹는다.

〔활투〕 승마는 양을 줄여 써도 좋다. 그리고 몹시 허하면 인삼을 곱으로 넣어 쓴다.

治産後脫陰 ○ 日三服
〔活套〕 升麻減用亦可 虛甚倍人蔘

119. 삼출고(蔘朮膏) 〔보감〕

인삼 10 흰삽주 8 단너삼 6 귤껍질 4 복숭아씨 4 흰솔뿌리혹 4 감초 2

人蔘 二錢半 白朮 二錢 黃芪 一錢半 陳皮 桃仁 白茯苓 各一錢 甘草 五分

몸 푼 뒤에 방광이 상하여 임병(淋病)이 생긴 것을 치료한다.
○ 돼지나 양의 오줌깨를 달인 물에 약을 넣고 달여서 빈속에 먹는다.

治産後脬損 成淋
○ 水煎猪羊脬後 入藥再煎 空心服

120. 백출산(白朮散) 〔보감〕

칡뿌리 8 인삼 4 흰삽주 4 흰솔뿌리혹 4 목향 4 곽향 4 감초 4

乾葛 二錢 人蔘 白朮 白茯苓 木香 藿香 甘草 各 一錢

일명 전씨백출산(錢氏白朮散) 또는 청영산(淸寧散)이라고도 한다. 게

우고 설사하는 것이 오래되어 진액이 줄어들어서 몹시 답답하고 그득
하며 물을 많이 마시고 만경풍(慢驚風)이 생기려는 것을 치료한다.

 ○ 설사하는 데는 마, 까치콩, 육두구를 더 넣어 쓴다. ○ 만경풍이면
천마, 족두리풀 흰바꽃을 더 넣어 쓴다. ○ 한번에 8g씩 물에 달여 때
때로 먹는다. ○ 혹은 목향과 감초를 각각 2g씩 덜어내고 달여 먹어도
좋다.

 〔활투〕 어른이나 어린이가 설사를 하면서 기운이 몹시 빠진 데는
인삼 12~28g, 육두구, 개암풀열매, 금앵자, 오수유 등을 더 넣어 쓴다.
○ 오줌을 잘 누지 못할 때는 택사와 길짱구씨를 더 넣어 쓴다. ○ 상
한병(傷寒病) 때 열이 남아 있으면서 설사하는 데도 쓴다.

   一名 錢氏白尤散 一名 淸寧散 治吐瀉日久 津枯 煩滿 引飮
  欲成慢驚
  ○ 泄 加山藥 白扁豆 肉豆蔲 ○ 慢驚 加天麻 細辛 白附子
  ○ 每二錢 水煎 任意服 ○ 或減 木香 甘草 各五分 煎服
  亦可
  〔活套〕 大人小兒泄瀉 氣脫 倍蔘三五七錢 加肉豆蔲 破古
  紙 金櫻子 吳茱萸之類 ○ 尿不利 加澤瀉 車前子 ○ 傷寒
  餘熱未淨 而泄瀉 亦宜

121. 보원탕(保元湯) 〔보감〕

 인삼 8 단너삼 4 감초 4 생강 1쪽

  人蔘 二錢 黃芪 甘草 各一錢 薑 一片

천연두〔痘疹〕를 치료한다.

 ○ 구슬이 돋아 2~3일 지나서 밑이 비록 둥글지만 꼭대기가 꺼져들
어간 것은 기(氣)가 허약하여 피가 잘 모여들지 못하기 때문이다. 궁
궁이와 육계를 더 넣어 쓴다. ○ 4~5일이 되어 구슬 밑이 비록 도드

라졌지만 빛이 윤택하지 못한 것은 기가 허하고 혈(血)이 성한 탓이므로 백작약과 육계, 참쌀을 더 넣어 쓴다. ○ 5~6일에 기가 성하고 혈이 부족하여 빛이 어둡고 검붉으면 목향, 당귀, 궁궁이를 더 넣어 쓴다. ○ 6~7일에 구슬에 물이 실리지 않은 것은 기와 혈이 부족하여 찬 기운을 막지 못한 탓이므로 육계, 참쌀을 더 넣어 쓴다. ○ 7~8일이 되어서 병독으로 비록 구슬에 생긴 물이 고름으로 되었지만 가득차지 못한 데는 육계와 참쌀을 더 넣어 쓴다. ○ 11~12일이 되어서도 구슬이 습윤하고 딱지가 앉지 않은 것은 속이 허한 때문이므로 흰삽주, 흰솔뿌리혹을 더 넣어 쓴다. ○ 13~15일이 되어 병독이 다 풀린 뒤에 간혹 잡증이 있으면 이 약을 주로 쓰는데 증세에 따라 가감하여야 하며 성질이 너무 차거나 너무 더운 약을 써서는 안 된다.

治痘疹
○ 二三日 根窠雖圓 而頂陷 氣虛弱 血難聚 加川芎 官桂
○ 四五日 根窠雖起 色不光澤 氣弱 血盛 加白芍藥 官桂 糯米 ○ 五六日 氣盈 血弱 色昏紅紫 加木香 當歸 川芎 ○ 六七日 不能成漿 氣血少 寒不能制 加官桂 糯米 ○ 七八日 毒雖化漿 而不滿 加官桂 糯米 ○ 八九日 漿不充滿 加糯米 ○ 十一十二日 濕潤 不斂 内虛 加白朮 白茯苓 ○ 十三十四十五日 毒雖盡解 或有雜症 只以此藥 隨症加減 不可用 大寒大熱之劑

122. 구미신공산(九味神功散) 〔제중〕

단너삼 4　인삼 4　백작약 4　생지황 4　자초용 4　잇꽃 4　우엉씨 4　생치나물 뿌리 2　감초 2

＊단너삼—꿀물에 축여 볶은 것. 백작약—술에 축여 볶은 것. 생지황—술에 씻은 것.

黄芪 蜜炒　人蔘　白芍藥 酒炒　生地黄 酒洗　紫草茸　紅花

鼠粘子 各一錢 前胡 甘草 五分

천연두의 독기가 너무 심하여 구슬 돋은 것이 벌겋게 되어서 경계를 구분하기 힘든 것과 피를 잃은 것, 게우고 설사하는 것 등 7일 이전의 여러가지 병증 때 이 약을 써서 독을 푼다.

痘出毒氣太盛 血紅一片 不分地界 或失血 或吐瀉 七日以 前諸症 可服解毒

123. 안태음(安胎飮) 〔보감〕

인삼 1.2 귤껍질 1.2 빈랑열매 껍질 1.2 흰삽주 1.2 당귀 1.2 궁궁이 1.2 백작약 1.2 향부자 1.2 사인 1.2 차조기잎 1.2 벌건솔뿌리혹 1.2 감초 1.2 골풀속살 7줄기 찹쌀 100알

人蔘 陳皮 大腹皮 白朮 當歸 川芎 白芍藥 便香 附 砂仁 蘇葉 赤茯苓 甘草 各三分 燈心 七莖 糯 米 百粒

임신부의 천연두를 치료한다.

治孕婦痘疹

중통(中統)처방

1. 소속명탕(小續命湯) 〔보감〕

방풍 6 방기 4 육계 4 살구씨 4 속썩은풀 4 백작약 4 인삼 4
궁궁이 4 마황 4 감초 4 부자 2 생강 3쪽 대추 2개
  * 부자—포(炮)한 것.

防風 一錢半 防己 官桂 杏仁 黃芩 白芍藥 人蔘
川芎 麻黃 甘草 各一錢 附子炮五分 薑三片 棗二
枚

모든 중풍의 초기 땀이 나지 않는 표실증(表實症)에 쓴다.
○ 다른 한 처방에는 방기와 부자가 없고 당귀, 석고가 들어 있다.
열이 있으면 흰바꽃을 더 넣어 쓰고 육경병(六經病)이 뒤섞여서 팔다리
뼈마디를 잘 쓰지 못할 때는 강호리, 개나리열매를 더 넣어 쓴다.
〔본초〕 손발이 가드라들 때에는 율무쌀 40g을 더 넣어 쓴다.
〔활투〕 중풍 초기에는 흔히 감기나 식체를 겸하는데 먼저 성향정
기산(星香正氣散)을 1~2첩 써서 허실을 살펴본 다음 이 약을 쓴다.

治一切風初中 無汗表實
○ 一方 無防己 附子 有當歸 石膏 有熱 用白附子 六經混
淆 肢節麻木 加羌活 連翹
〔本草〕 手足抱攣 加薏苡仁一兩
〔活套〕 中風初症 多挾感滯而發 先用星香正氣散一二貼

後審其虛實 用此

2. 소풍탕(疎風湯) 〔보감〕

강호리 3.2 방풍 3.2 당귀 3.2 궁궁이 3.2 벌건솔뿌리혹 3.2 귤
껍질 3.2 끼무릇 3.2 오약 3.2 구릿대 3.2 향부자 3.2 계지 1.2
족두리풀 1.2 감초 1.2 생강 3쪽

> 羌活 防風 當歸 川芎 赤茯苓 陳皮 半夏 烏藥
> 白芷 香附子 各八分 桂枝 細辛 甘草 各三分 薑 三
> 片

중풍이 육부(六腑)에 들어 팔다리를 잘 쓰지 못할 때 먼저 이 약으로
표증을 치료한 다음에 유풍탕(愈風湯)을 써서 조리한다.
〔활투〕 허하면 인삼을 더 넣고 한증이면 부자를 더 넣으며 열증이
면 속썩은풀을 더 넣어 쓴다.

> 治風中腑 手足不仁 先宜解表 後用愈風湯調理
> 〔活套〕 虛 加人蔘 寒 加附子 熱 加黃芩

3. 강활유풍탕(羌活愈風湯) 〔보감〕

삽주 2.4 석고 2.4 생지황 2.4 강호리 1.6 방풍 1.6 당귀 1.6
순비기나무 1.6 궁궁이 1.6 족두리풀 1.6 단너삼 1.6 탱자 1.6 인
삼 1.6 마황 1.6 구릿대 1.6 단국화 1.6 박하 1.6 구기자 1.6 시
호 1.6 지모 1.6 구기뿌리껍질 1.6 따두릅 1.6 두충 1.6 진교 1.6
속썩은풀 1.6 백작약 1.6 감초 1.6 육계 0.8 생강 3쪽

> 蒼朮 石膏 生地黃 各六分 羌活 防風 當歸 蔓荊子
> 川芎 細莘 黃芪 枳殼 人蔘 麻黃 白芷 甘菊 薄荷

枸杞子　柴胡　知母　地骨皮　獨活　杜冲　秦芃　黃芩
白芍藥　甘草　各四分　肉桂　二分　薑　三片

중풍이 육부나 오장에 들었을 때 먼저 해당한 약을 쓴 다음 이 약
으로 조리한다.

○ 또한 표, 리의 증세가 다 없어진 다음에 반드시 이 약을 써야
한다. 모든 경맥을 잘 돌게 하고 간과 신이 허한 것을 낫게 하며
음양을 고르게 한다. 오래 먹으면 풍증이 다 없어지고 청탁이 잘
갈라지며 영위(榮衛)가 고르게 된다. ○ 물에 달여 아침, 저녁 먹는다.

中腑中臟　先用本藥　後用此調理
○ 又內外邪除盡　當服此藥　行導諸經　療肝腎虛　調養陰陽
久則大風悉去　淸濁分　榮衛和　○ 水煎朝夕服

4. 성향정기산(星香正氣散)〔제중〕

곽향 6　차조기잎 4　구릿대 2　빈랑열매껍질 2　흰솔뿌리혹 2　후
박 2　흰삽주 2　귤껍질 2　끼무릇 2　도라지 2　감초 2　천남성 2
목향 2　생강 3쪽　대추 2개

＊ 끼무릇─법제한 것. 감초─닦은 것.
＊ 곽향정기산(중통 14)에 천남성, 목향을 더 넣은 처방이다.

藿香　一錢半　蘇葉　一錢　白芷　大腹皮　白茯苓　厚朴
白尤　陳皮　半夏製　桔梗　甘草灸　南星　木香　各五
分　薑　三片　棗　二枚

갑자기 중풍이 되어 정신을 잃었다가 좀 깨어나서 몸을 놀리게 되면
이 약을 써서 기를 고르게 한다.
〔보원〕 당귀와 방풍을 더 넣어 쓴다.

〔활투〕 음식을 잘못 먹어 생긴 궐증〔食厥〕에는 찔광이, 약누룩, 빈랑, 선탱자 등을 더 넣어 쓴다. ○ 더위를 받아서 생긴 궐증〔暑厥〕에는 노야기, 까치콩, 황련 등을 더 넣어 쓴다. ○ 풍궐(風厥)에는 청심원(淸心元)을 더 넣어 쓴다. ○ 기궐(氣厥)에는 소합원(蘇合元)을 타서 먹는다.

卒中風 人事稍醒 關節活動後 用此理氣
〔保元〕 加當歸防風
〔活套〕 食厥 加山査 神麯 檳榔 枳實 ○ 暑厥 加香薷 白扁豆 黃連 ○ 風厥 淸心元 調服 ○ 氣厥 蘇合元 調服

5. 소풍활혈탕(疎風活血湯) 〔보감〕

당귀 4 궁궁이 4 으아리 4 구릿대 4 방기 4 황경피 4 천남성 4 삽주 4 강호리 4 계지 4 잇꽃 1.2 생강 5쪽

當歸 川芎 威靈仙 白芷 防己 黃柏 南星 蒼朮
羌活 桂枝 各一錢 紅花 三分 薑 五片

팔다리의 모든 뼈마디가 여기저기 찌르는 것 같이 아픈 것을 치료한다. 이것은 풍, 습, 담, 어혈로 오는 것인데 그 아픈 데가 간혹 붓기도 하고 벌겋기도 하다.
〔활투〕 손이나 팔이 붓고 아픈 데는 계지를 곱으로 넣고 율무쌀을 더 넣어 쓴다. ○ 다리가 아픈 데는 쇠무릎풀과 모과, 전갈을 더 넣어 쓴다.

治四肢百節 流注刺痛 是風濕痰死血所致 其痛處或腫或紅
〔活套〕 手臂腫痛 倍桂枝 加薏苡仁 ○ 脚痛 加牛膝 木瓜 全蝎

6. 영선제통음(靈仙除痛飮) 〔보감〕

마황 4　메함박꽃뿌리 4　방풍 2　형개 2　강호리 2　따두릅 2　으아리 2　구릿대 2　삽주 2　속썩은풀 2　선탱자 2　도라지 2　칡뿌리 2　궁궁이 2　당귀미 1.2　승마 1.2　감초 1.2

* 속썩은풀—술에 축여 닦은 것.

麻黃　赤芍藥　各一錢　防風　荊芥　羌活　獨活　威靈仙
白芷　蒼朮　片芩 酒炒　枳實　桔梗　乾葛　川芎　各五分
當歸尾　升麻　甘草 各三分

습사에 풍한이 겹친 탓으로 습열(濕熱)이 생겨 팔다리의 뼈마디가 여기저기 왔다갔다하면서 아프고 붓는 것을 치료한다.

治肢節痛腫　屬濕兼風寒　而發濕熱　流注肢節之間

7. 우황청심원(牛黃淸心元) 〔보감〕

마 28　감초 20　인삼 10　부들꽃가루 10　약누룩 10　무소뿔 8
대두황권 7　육계 7　갖풀 7　백작약 6　맥문동 6　속썩은풀 6　당
귀 6　방풍 6　주사 6　흰삽주 6　시호 5　도라지 5　살구씨 5　흰솔
뿌리혹 5　궁궁이 5　우황 4.8　영양각 4　사향 4　용뇌 4　석웅황 3.2
가위톱 3　건강 3　금박 120장　대추 20개

* 감초, 부들꽃가루, 약누룩, 대두황권, 갖풀—닦은 것. 주사—수비한 것. 건강—
　포한 것. 대추—쪄서 살만 발라 고약처럼 갈아서 쓴다.
* 금박—120장 중에서 40장은 알약 겉에 입힌다.

山藥 七錢　甘草 炒 五錢　人蔘　蒲黃 炒　神麴 炒 各二錢
半　犀角 二錢　大豆黃卷 炒　官桂　阿膠 炒 各一錢七分
半　白芍藥　麥門冬　黃芩　當歸　防風　朱砂 水飛　白

尤 各一錢半 柴胡 桔梗 杏仁 白茯苓 川芎 各一錢
二分半 牛黃 一錢二分 羚羊角 麝香 龍腦 各一錢
石雄黃 八分 白薟 乾薑炮 各七分半 金箔 一百二十片
內四十片爲衣 大棗 二十枚 蒸取肉硏膏

갑자기 중풍이 되어 정신을 잃었거나 담연(痰涎)이 막혀서 정신이
혼미해지고 말을 제대로 하지 못하는 것, 입과 눈이 비뚤어지고 팔다
리를 잘 쓰지 못하는 병증 등을 치료한다. ○ 등골이 뜨겁고 몽설하는
데도 쓴다.

○ 위의 약을 가루내어 대추살로 고약처럼 만든 데다 졸인 꿀을 섞은
것으로 반죽한 다음 40g으로 10알을 만들어 겉에 금박을 입힌다. 한번
에 한 알씩 따뜻한 물에 풀어 먹는다.

〔활투〕 노학(老瘧)에는 노강음(露薑飮)에 타서 먹는다. ○ 허증인 학
질에는 인삼과 생강 달인 물에 타서 먹는다. ○ 두드러기가 돋은 데는
봇나무껍질과 금은화 달인 물에 타서 먹는다.

治卒中風 不省人事 痰涎壅塞 精神昏憒 語言蹇澁 口眼喎
斜 手足不遂 等症 ○ 又治脊心熱 夢遺
○ 右末 棗膏入 煉蜜和勻 每兩作十丸 金箔爲衣 每一丸
溫水和下
〔活套〕 老瘧 露薑飮 調服 ○ 虛瘧 蔘薑煎湯 調服 ○ 癮
疹 樺皮金銀花湯 調服

8. 이기거풍산(理氣祛風散) 〔보감〕

강호리 2.4 따두릅 2.4 탱자 2.4 선귤껍질 2.4 귤껍질 2.4 오약
2.4 도라지 2.4 천남성 2.4 끼무릇 2.4 천마 2.4 궁궁이 2.4 구릿
대 2.4 형개 2.4 방풍 2.4 백작약 2.4 감초 2.4 생강 5쪽

羌活 獨活 枳殼 靑皮 陳皮 烏藥 桔梗 南星 半

夏 天麻 川芎 白芷 荊芥 防風 白芍藥 甘草 各六
分 薑 五片

중풍으로 입과 눈이 비뚤어진 것을 치료한다.

治中風 口眼喎斜

9. 서각승마탕(犀角升麻湯) 〔보감〕

무소뿔 6 승마 5 강호리 4 방풍 4 궁궁이 3 흰바꽃 3 구릿대
3 속썩은풀 3 감초 2
* 흰바꽃―포한 것.

犀角 一錢半 升麻 一錢二分半 羌活 防風 各一錢 川
芎 白附子 炮 白芷 黃芩 各七分半 甘草 五分

중풍으로 코와 이마 사이가 아프고 입을 벌리지 못하며 왼쪽 이마와
뺨이 풀을 발랐을 때처럼 조여드는 것을 치료한다. 이것은 족양명경
(足陽明經)이 풍독을 받아 혈이 잘 돌아가지 못하기 때문이다. ○ 또한
풍열(風熱)로 잇몸이 붓고 아픈 것을 치료한다.
〔활투〕 혈이 허하여 화가 위로 떠오르는 데는 찐지황 16~20g, 당귀
4g을 더 넣어 쓴다. ○ 실열(實熱)이 있으면 석고를 더 넣어 쓴다. ○
얼굴이 붓는 것과 단독(丹毒)도 다 치료할 수 있다.

治中風 鼻額間痛 口不可開 左額頰上如糊急 此足陽明經受
風毒 血凝滯而然 ○ 又治內外風熱 齦腫痛
〔活套〕 血處火炎 加熟地黃四五錢 當歸一錢 ○ 熱實 加
右膏 ○ 面腫及丹毒 並加治之

10. 오약순기산(烏藥順氣散) 〔보감〕

마황 6 귤껍질 6 오약 6 궁궁이 4 구릿대 4 흰가루병누에 4
탱자 4 도라지 4 건강 2 감초 1.2 생강 3쪽 대추 2개

麻黃 陳皮 烏藥 各一錢半 川芎 白芷 白殭蠶 枳殼
桔梗 各一錢 乾薑 五分 甘草 三分 薑 三片 棗 二枚

모든 풍병을 치료하는 데 먼저 이 약을 써서 기를 잘 소통시킨 다
음에 풍병에 쓰는 약을 더 쓴다. 또한 반신불수와 역절풍(歷節風)도 치
료한다.

〔활투〕 기가 허하고 담이 성한 데는 마황을 빼고 육군자탕(六君子
湯)이나 도담탕(導痰湯)을 합해서 쓴다.

治一切風疾 先服此 疏通氣道 進以風藥 治癱瘓 歷節風
〔活套〕 氣虛痰盛 去麻黃 合六君子湯 或合導痰湯

11. 구미강활탕(九味羌活湯) 〔보감〕

강호리 6 방풍 6 궁궁이 4.8 구릿대 4.8 삽주 4.8 속썩은풀 4.8
생지황 4.8 족두리풀 2 감초 2

羌活 防風 各一錢半 川芎 白芷 蒼尤 黃芩 生地黃
各一錢二分 細辛 甘草 各五分

일명 강활충화탕(羌活冲和湯)이라고도 한다. ○ 계절에 관계없이 머리
와 뼈마디가 아프며 열이 있고 오한이 나며 땀이 나지 않고 맥이 부
(浮), 긴(緊)하면 마황탕(麻黃湯) 대신에 이 약을 쓰는 것이 좋다. ○
땀이 나면 마황탕을 쓰지 못하고 땀이 나지 않으면 계지탕(桂枝湯)을

쓰지 못한다. 만일 잘못 쓰면 다른 증이 생기므로 이 약을 써서 3양병
(三陽病)의 금기법에 어긋남이 없게 하여야 한다. 이 약은 표증을 치료
하는 좋은 처방이다.

一名 羌活冲和湯 ○ 不問四時 但有頭痛 骨節痛 發熱惡寒
無汗 脈浮緊 宜用此 以代麻黃 ○ 有汗 不得服麻黃 無汗
不得服桂枝 若誤服 其變不可勝言 故立此法 使不犯三陽禁
忌 乃解表神方

12. 갈근해기탕(葛根解肌湯) 〔보감〕

칡뿌리 4 시호 4 속썩은풀 4 메함박꽃뿌리 4 강호리 4 석고 4
승마 4 구릿대 4 도라지 4 감초 2 생강 3쪽 대추 2개

葛根 柴胡 黃芩 赤芍藥 羌活 石膏 升麻 白芷
桔梗 各一錢 甘草 五分 薑 三片 棗 二枚

양명경병(陽明經病)을 치료하는데 눈이 아프고 코가 마르며 가만히
누워 있지 못하는 것을 기표(肌表)를 풀어주어 낫게 한다.

治陽明經病 目疼鼻乾 不得臥 宜解肌

13. 오적산(五積散) 〔보감〕

삽주 8 마황 4 귤껍질 4 후박 3.2 도라지 3.2 탱자 3.2 당귀 3.
2 건강 3.2 백작약 3.2 흰솔뿌리혹 3.2 궁궁이 2.8 구릿대 2.8 끼
무릇 2.8 계피 2.8 감초 2.4 생강 3쪽 파 3대

蒼朮 二錢 麻黃 陳皮 各一錢 厚朴 桔梗 枳殼 當
歸 乾薑 白芍藥 白茯苓 各八分 川芎 白芷 半夏

桂皮 各七分　甘草 六分　薑 三片　葱 三本

풍한에 감촉되어 머리와 몸이 아프고 팔다리가 싸늘하며 가슴과 배가 아프고 구역이 나면서 설사를 하는 것과 날 것 혹은 찬 것을 먹고 상한 것을 치료한다.

○ 다쳐서 삐었거나 어혈로 붓고 아픈 데는 마황을 빼고 회향, 목향, 빈랑, 복숭아씨, 잇꽃 등을 더 넣어 쓴다. ○ 풍사(風邪)에 신(腎)이 상하여 허리의 왼쪽이나 오른쪽이 가끔 켕기고 양쪽 다리가 뻣뻣해지는 데는 방풍, 전갈을 더 넣어 쓴다. ○ 구릿대와 계피를 빼고 모두 닦은 것을 숙료오적산(熟料五積散)이라고 한다.

〔활투〕 외감(外感)에 식체를 겸했으면 찔광이, 약누룩, 빈랑을 더 넣어 쓴다. ○ 회충이 동하면 매화열매, 조피나무열매를 더 넣어 쓴다. ○ 몸 푼 뒤에 체하였거나 어혈로 배가 아프면 마황을 빼고 찔광이 8g, 현호색 4g을 더 넣어 쓴다.

治感傷風寒 頭身痛 四肢逆冷 胸腹作痛 嘔瀉 或傷生冷
○ 挫閃及瘀血腫痛 去麻 加茴香 木香 檳榔 桃仁 紅花 ○
風傷腎 腰左右無常引 兩足强急 加防風 全蝎 ○ 除白芷
桂皮 並炒 則名熟料五積散
〔活套〕 外感挾滯 加山査 神麯 檳榔 ○ 動蚘 加烏梅 花椒
○ 産後挾滯 瘀血腹痛 去麻黃 加山査二錢 玄胡索一錢

14. 곽향정기산(藿香正氣散) 〔보감〕

곽향 6　차조기잎 4　구릿대 2　빈랑열매껍질 2　흰솔뿌리혹 2　후박 2　흰삽주 2　귤껍질 2　끼무릇 2　도라지 2　감초 2　생강 3쪽　대추 2개

* 끼무릇—법제한 것. 감초—닦은 것.

藿香 一錢半　蘇葉 一錢　白芷　大腹皮　白茯苓　厚朴

白尤 陳皮 半夏製 桔梗 甘草炙 各五分 薑 三片
棗 二枚

상한음증(傷寒陰症)과 몸이 아픈데 표증인지 이증인지 구분하기 어려울 때 쓰는데 이 약으로 인경(引經)하여 다른 증이 생기지 않게 한다. 〔활투〕 천남성과 목향을 더 넣은 것이 성향정기산(星香正氣散)이다. 중기(中氣), 중풍(中風), 담궐(痰厥), 식궐(食厥) 등에는 모두 이 약 1~2첩을 먼저 써서 기가 바로 돌아가게 한 다음 증세에 따라 치료한다. ○ 솔뿌리혹, 후박, 귤껍질, 끼무릇을 모두 4g으로 하면 더 좋다. ○ 더위 먹은 데는 노야기 8g, 까치콩 4g을 더 넣어 쓰는데 이것을 여곽탕(茹藿湯)이라고 한다. ○ 음식에 체한 데는 찔광이, 약누룩, 빈랑, 선탱자, 사인을 더 넣어 쓴다. ○ 감기에는 칡뿌리, 향부자, 강호리를 더 넣어 쓰고 머리가 아픈 데는 궁궁이를 더 넣으며 팔다리 뼈마디가 아프면 모과를 더 넣고 오한이 있으면 계지를 더 넣어 쓴다. ○ 자현증(子懸症)과 몸 풀 날이 가까울 때는 사인을 더 넣어 쓰는 것도 좋다. ○ 몸이 붓는 데는 사령산(四苓散)을 합해서 쓰는데 처방 이름을 곽령탕(藿苓湯)이라고 한다. 기천(氣喘)에는 차조기와 도라지를 더 넣어 써도 좋다.

治傷寒陰症與身痛 不分表裏 以此導引經絡 不致變動 〔活套〕 加南星 木香 名星香正氣散 凡中氣中風痰厥食厥 並先用此一二貼 以正其氣後 隨症治之 ○ 茯苓 厚朴 陳皮 半夏 並作一錢 甚妙 ○ 暑 加香薷二錢 白扁豆一錢 名茹藿湯 ○ 食傷挾滯 加山査肉 神麯 檳榔 枳實 砂仁 ○ 外感 加乾葛 便香附 羌活 頭痛 加川芎 肢節痛 加木瓜 惡寒 加桂枝 ○ 子懸及臨產 加砂仁 亦好 ○ 浮腫 合四苓散 名藿苓湯 氣喘 加蘇梗 亦可

15. 불환금정기산(不換金正氣散) 〔보감〕

삽주 8 후박 4 귤껍질 4 곽향 4 끼무릇 4 감초 4 생강 3쪽

대추 2개

蒼朮 二錢 厚朴 陳皮 藿香 半夏 甘草 各一錢 薑
三片 棗 二枚

상한음증(傷寒陰症)으로 머리와 몸이 아프고 추웠다더웠다 하는 것을
치료한다.
〔활투〕 감기 또는 식체에는 곽향정기산(藿香正氣散)의 가감법에 따
라 약을 쓴다.

治傷寒陰症 頭身痛 寒熱
〔活套〕 外感及挾滯 俱可依上治

16. 인삼양위탕(人蔘養胃湯) 〔보감〕

삽주 6 귤껍질 5 후박 5 끼무릇 5 벌건솔뿌리혹 4 곽향 4 인
삼 2 초과 2 감초 2 생강 3쪽 대추 2개 매화열매 1개
* 끼무릇ㅡ법제한 것. 감초ㅡ닦은 것.

蒼朮 一錢半 陳皮 厚朴 半夏製 各一錢二分半 赤茯
苓 藿香 各一錢 人蔘 草果 甘草炙 各五分 薑 三片
棗 二枚 梅 一箇

상한음증과 풍한에 감촉되었거나 날 것과 찬 음식에 상하여 오한이
나고 열이 몹시 나며 머리와 몸이 아픈 것을 치료한다.
〔활투〕 속방에서는 귤껍질, 후박, 끼무릇을 모두 4g으로 썼다. ○
식체를 겸했으면 찔광이 8g, 약누룩, 빈랑 각각 4g, 선탱자 2.8g을 더
넣어 쓴다. ○ 감기에는 칡뿌리, 향부자 각각 4g, 차조기잎 2.8g을 더
넣고 속에 열이 있어 답답한 데는 약전국 30~50개를 더 넣으며 열이
심한 데는 또한 치자 2~2.8g을 더 넣어 쓴다. ○ 더위 먹은 데는 노야
기, 곽향, 까치콩을 더 넣어 쓰는데 이를 향유양위탕(香薷養胃湯)이라고

한다. ○ 설사하는 데는 택사, 길짱구씨, 저령 등을 더 넣어 쓴다. ○ 이질에는 약누룩, 탱자, 황련 각각 4g, 목향 2g을 더 넣고 달인 다음 빈랑가루 4g을 타서 먹는다. 혈리(血痢)에는 복숭아씨를 더 넣고 오줌을 잘 누지 못하면 저령과 택사를 더 넣어 쓴다. ○ 학질에는 시호 8g, 속 썩은풀, 빈랑 각각 4g을 넣고 초과를 곱으로 넣어 쓴다. 오래된 학질 에는 이 약 80g을 달인 물에 생강즙을 타서 먹는다. ○ 임신부의 잡증도 역시 해당한 증세에 따라 치료하되 삽주를 흰삽주로 바꾸고 끼무릇은 뺀다. ○ 회충으로 적(積)이 생긴 데는 찔광이, 빈랑, 사군자, 조피나무 열매와 같은 약들을 더 넣어 쓴다. ○ 냉적(冷積)이 있으면 계지, 건강 (포한 것) 각각 8g을 더 넣어 쓰는데 이름을 계강양위탕(桂薑養胃湯)이 라고 한다.

治傷寒陰症 及外感風寒 內傷生冷 憎寒壯熱 頭疼身痛
〔活套〕 陳皮 厚朴 半夏 俗方俱以一錢用 ○ 挾滯 加山査
二錢 神麯 檳榔 各一錢 枳實七分 ○ 外感 加乾葛 便香附
各一錢 蘇葉七分 鬱熱 加豆豉三五十粒 熱甚 又加山梔五
七分 ○ 暑 加香薷 白扁豆 名香薷養胃湯 ○ 泄瀉 加澤瀉
車前 猪苓之類 ○ 痢疾 加神麯 枳殼 川黃連 各一錢 唐木
香五分 檳榔末一錢 調服 血痢 加桃仁 尿不利 加猪苓 澤瀉
○ 瘧疾 加柴胡二錢 黃芩 檳榔 各一錢 倍草果 老瘧 二兩
重 露薑汁 調服 ○ 孕婦雜症 亦依各條隨治 而換白朮 去
半夏 ○ 蛔積 加山査肉 檳榔 使君子 花椒之類 ○ 冷積
加桂枝 乾薑炮 各二錢 名桂薑養胃湯

17. 향소산(香蘇散) 〔보감〕

향부자 8 차조기잎 8 삽주 6 귤껍질 4 감초 2 생강 3쪽 파 2 대

* 감초─닦은 것.

香附子　蘇葉　各二錢　蒼尤　一錢半　陳皮　一錢　甘草 炙
五分　薑 三片　葱 二本

어느 계절이든 감기로 머리와 몸이 아프고 추웠다더웠다 하는 것과
풍습사에 상한 것, 유행성 열병 등을 치료한다.
　○ 습으로 인하여 손발이 저리고 마비된 데에는 마황, 계지, 강호리,
구릿대, 모과를 더 넣어 쓴다. ○ 궁궁이와 구릿대를 더 넣으면 궁지향
소산(芎芷香蘇散)이다.

治四時傷寒 頭身痛 寒熱 傷風傷濕 時氣瘟疫
○ 手足麻痺因濕者 加麻黃 桂枝 羌芷 木瓜 ○ 加川芎 白芷
名芎芷香蘇散

18. 십신탕(十神湯) 〔보감〕

향부자 4　차조기잎 4　승마 4 메함박꽃뿌리 4　마황 4　귤껍질 4
궁궁이 4　칡뿌리 4　구릿대 4　감초 4　생강 3쪽　파 2대

香附子　蘇葉　升麻　赤芍藥　麻黃　陳皮　川芎　乾葛
白芷　甘草 各一錢　薑 三片　葱 二本

풍한에 상하여 머리가 아프고 추웠다더웠다 하며 땀이 나지 않는
것을 치료한다.

治兩感風寒 頭痛 寒熱 無汗

19. 인삼패독산(人蔘敗毒散) 〔보감〕

인삼 4　시호 4　생치나물뿌리 4　강호리 4　따두릅 4　탱자 4　도
라지 4　궁궁이 4　벌건솔뿌리혹 4　감초 4　생강 3쪽　박하 조금

人蔘 柴胡 前胡 羌活 獨活 枳殼 桔梗 川芎 赤
茯苓 甘草 各一錢 薑 三片 薄荷 少許

　상한병(傷寒病)과 돌림병으로 열이 나고 머리가 아프며 팔다리와 몸
이 아픈 것과 바람을 맞아 기침을 하고 코가 메며 목소리가 탁해지는
것을 치료한다.
　○ 천마, 구기뿌리껍질을 각각 조금씩 더 넣은 것이 인삼강활산(人蔘
羌活散)인데 이는 어린이가 풍한에 상하여 열이 나는 것을 치료한다. ○
형개, 방풍을 더 넣은 것이 형방패독산(荊防敗毒散)인데 서습사 또는 그
밖의 병독으로 오는 유행성열병을 치료한다. ○ 형방패독산에 개나리
열매와 금은화를 더 넣은 것이 연교패독산(連翹敗毒散)인데 옹저 초기에
오한이 나다가 열이 몹시 나는 것 등 그 증세가 상한 비슷한 것을 치
료한다. ○ 노야기 8g, 황련 4g을 더 넣은 것이 소서패독산(消暑敗毒散)
이다.
　〔활투〕　반진(斑疹)과 옹저독에는 형개, 방풍, 현삼, 속썩은풀, 황련,
우엉씨, 찔광이, 금은화와 같은 약들을 증세에 따라 더 넣어 쓰는 것이
좋다.

　　　治傷寒時氣 發熱頭痛 肢體痛 及傷風咳嗽 鼻塞聲重
　　　○ 加天麻 地骨皮 各少許 名人蔘羌活散 治小兒傷風寒發
　　　熱 ○ 加荊芥 防風 名荊防敗毒散 治瘟疫及大頭瘟 ○ 荊防
　　　敗毒散 加連翹 金銀花 名連翹敗毒散 治癰疽初 發寒熱甚
　　　似傷寒 ○ 加香薷二錢 黃連一錢 名消暑敗毒散
　　　〔活套〕　斑疹腫毒 荊防 玄蔘 芩連 惡實 山査 金銀花 隨
　　　宜可加

20. 향갈탕(香葛湯) 〔보감〕

삽주 4　차조기잎 4　백작약 4　향부자 4　승마 4　칡뿌리 4　귤껍

질 4 궁궁이 2 구릿대 2 감초 2 생강 3쪽 파 2대 약전국 7개

蒼尤 蘇葉 白芍藥 香附子 升麻 乾葛 陳皮 各一錢
川芎 白芷 甘草 各五分 薑 三片 葱 二本 豉 七粒

음증, 양증에 관계없이 풍한에 감촉된 감기로 머리가 아프고 춥고
열이 나는 것을 치료한다.
〔활투〕 식체를 겸했으면 약누룩, 빈랑, 선탱자, 모과 등을 더 넣어
쓴다.

不問陰陽兩感 頭痛 寒熱
〔活套〕 兼滯 加神麴 檳榔 枳實 木瓜之類

21. 궁소산(芎蘇散) 〔보감〕

속썩은풀 4 생치나물뿌리 4 맥문동 4 궁궁이 3.2 귤껍질 3.2
백작약 3.2 흰삽주 3.2 차조기잎 2.4 칡뿌리 2 감초 1.2

黃芩 前胡 麥門冬 各一錢 川芎 陳皮 白芍藥 白尤
各八分 蘇葉 六分 乾葛 五分 甘草 三分

임신부가 감기로 머리가 아프고 춥고 열이 나며 기침을 하는 것을
치료한다. ○ 제생방(濟生方)의 처방에는 속썩은풀과 생치나물뿌리가
들어 있지 않다.
 ○ 위의 약을 썰어 1첩으로 하여 생강과 파를 함께 두고 달여서 먹
는다.

治孕婦傷寒 頭痛 寒熱 咳嗽 ○ 濟生方 無黃芩 前胡
○ 右㪺 作一貼 入薑葱 煎服

22. 승마갈근탕(升麻葛根湯)　〔보감〕

칡뿌리 8　백작약 4　승마 4　감초 4　생강 3쪽　파 2대

葛根 二錢　白芍藥　升麻　甘草 各一錢　薑 三片　葱 二
本

온병(溫病)과 돌림감기를 치료한다.

〔활투〕 위풍(胃風)으로 얼굴이 붓는 데는 소풍산(消風散)을 합쳐서
쓴다. ○ 두드러기와 풍독에는 찔광이, 봇나무껍질, 금은화, 현삼, 우엉
씨, 무소뿔, 형개, 방풍 등을 더 넣어 쓰거나 사물탕(四物湯)을 합해 쓴
다. ○ 상한인가 천연두인가 하는 것이 의심될 때는 먼저 이 약을 가
감하여 쓰며, 식체를 겸했으면 찔광이, 귤껍질, 약누룩을 더 넣어 쓴다.
감기를 겸했으면 차조기잎, 인동덩굴같은 약을 더 넣어 쓴다. ○ 추웠다
더웠다 하는 데는 시호를 더 넣어 쓰고 열이 심하면 속썩은풀을 더
넣어 쓴다. ○ 홍역 초기에는 파밑, 차조기잎을 더 넣어 쓴다.

治溫病 及時令感冒
〔活套〕 胃風面腫 合消風散 ○ 癮疹風毒 加山査 樺皮 金
銀花 玄蔘 牛蒡子 犀角 荊防之類 或合四物湯 ○ 傷寒痘疹
疑似間 先以此加減 而挾滯 加山査 陳皮 神麯之類 挾感
加蘇葉 忍冬之類 ○ 寒熱 加柴胡 熱甚 加黃芩 ○ 麻疹初起
加葱白 蘇葉之類

23. 화해음(和解飮)　〔제중〕

가을보리 20　인동덩굴 12　생밤 10개　생강 1덩이
* 가을보리, 생밤―껍질 채로 쓴다. 인동덩굴―닦아서 마디를 버린 것.

秋麥 留皮　五錢　忍冬 炒去節 三錢　生栗 留皮 十枚　生薑

一塊

감기나 독감을 다 치료한다.

○ 메밀을 껍질 채로 8g, 파밑 4대를 더 넣어 쓰기도 한다. ○ 음식에 체하였을 때는 찔광이와 약누룩을 더 넣어 쓴다.

無論傷寒及毒感 並治之
○ 惑加蕎麥留皮二錢 葱白四本 ○ 傷食 加山査 神麯

24. 정시호음(正柴胡飲) 〔손익〕

시호 12 백작약 8 귤껍질 6 방풍 4 감초 4 생강 3쪽

柴胡 三錢 白芍藥 二錢 陳皮 一錢半 防風 甘草 各一
錢 薑 三片

풍한에 감촉되어 열이 나고 오한이 나며 머리가 아픈 것과 학질을 치료한다. ○ 갈증이 있으면 칡뿌리를 더 넣어 쓴다.

治感風寒 發熱 惡寒 頭痛 痎瘧 ○ 口渴 加乾葛

25. 소시호탕(小柴胡湯) 〔보감〕

시호 12 속썩은풀 8 인삼 4 끼무릇 4 감초 2 생강 3쪽 대추 2개

柴胡 三錢 黃芩 二錢 人蔘 半夏 各一錢 甘草 五分
薑 三片 棗 二枚

소양병(少陽病)의 반표반리증(半表半裏症)으로 추웠다 더웠다 하는 것

을 치료한다. ○ 일명 삼금탕(三禁湯)이라고도 한다.

〔활투〕 식학(食瘧)에는 평위산(平胃散)을 합해 쓰거나 양위탕(養胃湯)을 합해 쓰기도 한다. 더위 먹은 데는 노야기와 까치콩을 더 넣어 쓰고 이질을 겸했으면 빈랑과 속썩은풀을 더 넣어 쓰며 설사를 겸했으면 택사와 저령을 더 넣어 쓴다.

治少陽半表半裏 往來寒熱 ○ 一名 三禁湯
〔活套〕 食瘧 合平胃散 或合養胃湯 暑 加香薷 白扁豆 兼
痢 又加檳榔 黃芩 兼泄 又加澤瀉 猪苓

26. 삼소음(蔘蘇飮) 〔보감〕

인삼 4　차조기잎 4　생치나물뿌리 4　끼무릇 4　칡뿌리 4　벌건솔
뿌리혹 4　귤껍질 3　도라지 3　탱자 3　감초 3　생강 3쪽　대추 2개

人蔘　蘇葉　前胡　半夏　乾葛　赤茯苓 各一錢　陳皮
桔梗　枳殼　甘草 各七分半　薑 三片　棗 二枚

풍한에 감촉되어 머리가 아프고 열이 나며 기침을 하는 것과 칠정
(七情)으로 담이 성하여 조열(潮熱)이 나는 것을 치료한다.

〔활투〕 담이 성한 데는 3자(차조기씨, 무씨, 흰겨자)를 더 넣어 쓴다.
○ 폐에 열이 있으면 인삼을 더덕으로 바꾸어 넣고 뽕나무뿌리껍질과
맥문동을 더 넣어 쓴다. ○ 허랭(虛冷)한 증세가 있으면 인삼을 곱으로
넣고 계지를 더 넣어 쓴다.

治感傷風寒 頭痛 發熱 咳嗽 及內因七情 痰盛潮熱
〔活套〕 痰盛 加三子 ○ 肺熱 換沙蔘 加桑白皮 麥門冬 ○
虛冷 倍蔘 加桂枝

27. 소청룡탕(小靑龍湯) 〔보감〕

마황 6   백작약 6   오미자 6   끼무릇 6   족두리풀 4   건강 4   계지 4   감초 4

* 끼무릇—법제한 것. 감초—닦은 것.

麻黃   白芍藥   五味子   半夏製 各一錢半   細辛   乾薑
桂枝   甘草 炙 各一錢

상한표증(傷寒表症)이 풀리지 않고 명치 밑에 수기(水氣)가 있어서
헛구역을 하고 기운이 치밀어 오르며 열이 나고 기침을 하며 숨이 찬
것을 치료한다.
○ 이 약을 먹고 갈증이 나는 것은 속에 있는 기가 따뜻해져서 수기
가 풀리려는 것이다.

治傷寒表不解 心下有水氣 乾嘔 氣逆 發熱 咳喘
○ 服此渴者 裡氣溫 水欲散

28. 도씨승양산화탕(陶氏升陽散火湯) 〔보감〕

인삼 4   당귀 4   백작약 4   시호 4   속썩은풀 4   흰삽주 4   맥문동 4   귤껍질 4   백복신 4   감초 4   생강 3쪽   대추 2개   숙금

* 숙금—약을 달일 때 같이 넣고 달인다.

人蔘   當歸   白芍藥   柴胡   黃芩   白朮   麥門冬   陳皮
白茯神   甘草 各一錢   薑 三片   棗 二枚   熟金 同煎

간열(肝熱)이 폐에 오르고 원기가 허약해져서 헛손질과 헛소리를 하
며 정신이 혼미한 것을 치료한다.
〔활투〕 허열이 있으면서 맥이 미(微)하면 인삼을 12~20g 넣고 또

한 찐지황 20~28g을 더 넣어서 쓴다.

治撮空 肝熱乘肺 元氣虛弱 譫語 神昏
〔活套〕 虛熱脈微 倍蔘三五錢 加熟地五七錢

29. 맥문동탕(麥門冬湯) 〔보감〕

감초 12 맥문동 8 입쌀 1홉
* 감초―닦은 것.

甘草 炙 三錢 麥門冬 二錢 粳米 一合

앓고 난 뒤 조섭을 잘 하지 못하고 무리한 탓으로 병이 도져서 기운이 없고 숨이 지려고 하는 것을 치료하는 데 먹으면 살아난다.

○ 물 2잔에 먼저 입쌀을 두고 끓여서 익으면 쌀은 건져 버리고 2가지 약과 대추 2개, 참대잎 15잎을 같이 넣고 달여서 먹는다. 인삼을 넣으면 더욱 좋다.

〔활투〕 몹시 허하면 인삼 20~28g을 또는 40~80g을 넣어 써서 양기를 회복시키고 진액이 생겨나게 한다.

治勞復 氣欲絶 能起死回生
○ 水入二盞先煎 粳米令熟 去米 入二藥 及棗二枚 竹葉十五片 加人蔘 尤妙
〔活套〕 虛甚 加人蔘五七錢 或一二兩 以此回陽生津

30. 인삼소요산(人蔘逍遙散) 〔보감〕

인삼 8 당귀 8 시호 6 흰삽주 4 흰솔뿌리혹 4 백작약 4

人蔘 當歸 各二錢 柴胡 一錢五分 白朮 白茯苓 白芍藥 各一錢

여로복(女勞復)으로 허약해진 것을 치료한다.

治女勞復虛弱者

31. 마계음(麻桂飮) 〔손익〕

당귀 12~16　마황 8~12　육계 4~8　감초 4　귤껍질 적당한 양
생강 7쪽
　＊ 감초—닦은 것.

　　當歸 三四錢　麻黃 二三錢　官桂 一二錢　甘草 炙 一錢
　　陳皮 隨宜　薑 七片

　상한(傷寒), 온역(瘟疫), 음서(陰暑), 학질(瘧疾)을 치료한다. 대체로
한사(寒邪)가 잘 헤쳐지지 않는 데는 이 약이라야 된다. 여름철에는 쓰
지 못한다. 이 약은 마황탕(麻黃湯)과 계지탕(桂枝湯)의 변방(變方)인데
효과가 특이하다.

　　治傷寒 瘟疫 陰暑 瘧疾 凡陰寒邪不能散者 非此不可 勿謂
　　夏月不可也 此即麻黃桂枝二湯之變方 而其神效大有超出

32. 십신탕(十神湯) 〔보감〕

　칡뿌리 8　메함박꽃뿌리 4　승마 4　구릿대 4　궁궁이 4　귤껍질 4
마황 4　차조기잎 4　향부자 4　감초 4　생강 5쪽　파 3대

　　葛根 二錢　赤芍藥　升麻　白芷　川芎　陳皮　麻黃　蘇
　　葉 香附子 甘草 各一錢　薑 五片　葱 三本

　이상기후로 온역(瘟疫)이 돌 때 쓴다. 이 처방은 승마갈근탕(升麻葛

根湯)과 궁지향소산(芎芷香蘇散)을 합한 데다 마황을 더 넣은 것이다.

治時令不正 瘟疫妄行　此即升麻葛根湯合芎芷香蘇散 加麻黃者也

33. 신계향소산(神契香蘇散) 〔손익〕

향부자 12　차조기잎 8　삽주 6　감초 2　파 5대

香附子 三錢　蘇葉 二錢　蒼尤 一錢半　甘草 五分　葱 五分

임신년(壬申年) 봄에 돌림감기가 심하게 돌 때 이 약을 미리 먹은 사람은 앓지 않았으며 앓는 사람은 이 약으로 치료하였다. (…)

壬申春 運氣盛行 未痛服此預防 痛甚服此解表 (…)

34. 이향산(二香散) 〔보감〕

향부자 8　노야기 8　차조기잎 4　귤껍질 4　삽주 4　후박 2　까치콩 2　감초 2　생강 3쪽　모과 2쪽　파 2대

香附子 香薷 各二錢　蘇葉 陳皮 蒼尤 各一錢　厚朴 白扁豆 甘草 各五分　薑 三片　木瓜 二片　葱 二本

감기와 서풍(暑風 : 더위를 먹어 손발에 경련이 이는 것)으로 몸에 열이 나고 머리가 아프며 설사하고 게우는 것을 치료한다.
〔활투〕 식체를 겸했으면 찔광이, 약누룩, 빈랑, 선탱자, 초과 등을 더 넣어 쓴다.

治感冒暑風 身熱頭痛 或泄瀉嘔吐

〔活套〕 挾滯 加山査肉神麯檳榔枳實草果之類

35. 향유산(香薷散) 〔보감〕

노야기 12 후박 6 까치콩 6

香薷 三錢　厚朴　白扁豆 各一錢半

모든 더위병과 곽란으로 게우고 설사하는 것을 치료한다.
○ 여름철에 설사하면서 맥이 허하면 이공산(異功散)을 합한 데다 백작약, 길짱구씨, 묵은쌀(닦은 것 100알)과 매화열매, 골풀속살을 더 넣고 함께 달인 다음 술을 조금 두고 식혀서 먹는다.
〔활투〕 여름철 더위로 난 곽란에는 회생산(回生散)을 합한 데다 약누룩, 빈랑, 선탱자, 차조기잎, 오수유, 모과 등을 더 넣어 쓴다. 기가 허한 데는 인삼을 더 넣고 열이 심하면 황련을 더 넣으며 게우면 백두구, 정향을 더 넣고 설사를 하면 저령, 택사를 더 넣는다. 갈증이 나면 칡뿌리를 더 넣어 쓴다.

治一切暑病 霍亂吐瀉
○ 暑泄脈虛 合異功散 加白芍藥車前子 入陳米炒百粒烏梅
燈心 入酒少許 冷服
〔活套〕 暑霍 合回生散 加神麯 檳榔 枳實 蘇葉 吳茱萸
木瓜之類 氣虛 加人蔘 暑熱甚 加黃連 嘔 加白豆蔲 丁香
瀉 加猪澤 口渴 加乾葛

36. 육화탕(六和湯) 〔보감〕

노야기 6 후박 6 벌건솔뿌리혹 4 곽향 4 까치콩 4 모과 4 사인 2 끼무릇 2 살구씨 2 인삼 2 감초 2 생강 3쪽 대추 2개

香薷 厚朴 各一錢半 赤茯苓 藿香 白扁豆 木瓜 各
一錢 縮砂 半夏 杏仁 人蔘 甘草 各五分 薑 三片
棗 二枚

더위로 심과 비가 상하며 게우고 설사하는 것, 곽란으로 팔다리에
경련이 이는 것, 몸이 붓는 것, 학질 등을 치료한다. ○ 이 약에 황련
4g을 넣으면 청서육화탕(淸暑六和湯)이다.

〔활투〕 게우고 설사할 때에는 축비음(縮脾飮 : 중통 37)을 합해 쓴다.
○ 더위로 난 학질에는 시호 4~12g, 속썩은풀, 빈랑, 초과 각각 4g을
더 넣어 쓴다. ○ 더위로 생긴 이질에는 인삼과 사인을 빼고 빈랑, 탱자,
목향을 더 넣어 쓴다. ○ 설사를 하는 데는 저령, 택사, 골풀속살 등을
더 넣어 쓴다. ○ 여름철 곽란에는 약누룩, 빈랑, 선탱자를 더 넣어 쓴다.
○ 몸이 붓는 데는 사령산(四苓散)을 합해 쓴다. ○ 황달에는 생당쑥,
저령, 택사를 더 넣어 쓴다.

治傷暑心脾 嘔瀉 或霍亂 轉筋 或腫瘧 ○ 加黃連一錢 名
淸暑六和湯
〔活套〕 吐瀉 合縮脾飮(中三十七) ○ 暑瘧 加柴胡一二三
錢 黃芩 檳榔 草果 各一錢 暑痢 去蔘縮 加檳榔 枳殼 木
香之類 ○ 泄瀉 加猪澤燈心之類 ○ 暑霍 加神麴 檳榔 枳實
○ 浮腫 合四苓散(下十) ○ 黃疸 加茵蔯 猪澤

37. 축비음(縮脾飮) 〔보감〕

사인 6 초과 4 매화열매살 4 노야기 4 감초 4 까치콩 2.8 칡
뿌리 2.8 생강 5쪽

縮砂 一錢半 草果 烏梅肉 香薷 甘草 各一錢 白扁
豆 乾葛 各七分 薑 五片

여름철에 생 것과 찬 것을 먹고 상하여 배가 아프고 게우면서 설사하는 것을 치료한다.

〔활투〕 기가 허한 데는 인삼 12~20g, 백단향 2.8g을 더 넣어 쓴다. ○ 식체를 겸했으면 귤껍질, 빈랑, 약누룩을 더 넣어 쓴다. ○ 오줌이 잘 나오지 않는 데는 저령, 택사를 더 넣어 쓴다.

治暑月內傷生冷 腹痛吐瀉
〔活套〕 氣虛 加人蔘三五錢 白檀香七分 ○ 挾滯 加陳皮 檳榔 神麴 ○ 尿不利 加猪澤

38. 신출산(神尤散) 〔보감〕

삽주 12　궁궁이 4　구릿대 4　족두리풀 4　강호리 4　고본 4　감초 4　생강 3쪽　파 3대

蒼尤 三錢　川芎　白芷　細辛　羌活　藁本　甘草 各一錢　薑 三片　葱 三本

안개, 이슬, 산림장기〔山嵐〕 등에 감촉되어 머리가 아프고 목덜미가 뻣뻣한 것을 치료한다.

治霧露山嵐 頭疼項强

39. 생혈윤부음(生血潤膚飮) 〔보감〕

천문동 6　생지황 4　찐지황 4　맥문동 4　당귀 4　단너삼 4　속썩은풀 2　하늘타리씨 2　복숭아씨 2　승마 0.8　잇꽃 0.4　오미자 9알
* 속썩은풀—술을 축여 볶은 것. 잇꽃—술에 법제한 것.

天門冬 一錢半　生地黃　熟地黃　麥門冬　當歸　黃芪

各一錢　片芩 酒炒　瓜蔞仁　桃仁　各五分　升麻　二分
酒紅花　一分　五味子　九粒

조증(燥症)으로 살갗에 비듬이 일고 피가 나는 것을 치료한다.
〔활투〕 소갈증(消渴症)에는 하늘타리뿌리를 더 넣어 쓴다.

治燥症 皮膚屑起 出血
〔活套〕 消渴 加天花粉

40. 성심산(醒心散) 〔보감〕

인삼　맥문동　오미자　원지　백복신　생지황　석창포　각각 같은
양

人蔘　麥門冬　五味子　遠志　白茯神　生地黃　石菖蒲
各等分

심히 허하여 열이 나는 것을 치료한다.
〔활투〕 정충증(怔忡症)이 있으면서 자지 못하는 데는 용안육, 살맹
이씨, 당귀를 더 넣어 쓴다.

治心虛熱
〔活套〕 怔忡不眠 加龍眼肉 酸棗仁 當歸

41. 인삼청기산(人蔘淸肌散) 〔보감〕

인삼 4　흰삽주 4　흰솔뿌리혹 4　메함박꽃뿌리 4　당귀 4　시호 4
칡뿌리 4　반하곡 4　감초 2　생강 3쪽　대추 2개

人蔘　白朮　白茯苓　赤芍藥　當歸　柴胡　乾葛　半夏

麴 各一錢　甘草 五分　薑 三片　棗 二枚

　허로(虛勞)로 골증(骨烝)과 조열(潮熱)이 있으면서 땀이 나지 않는
것을 치료한다. ○ 다른 처방에는 속썩은풀이 들어 있다.
　〔활투〕 밤에 열이 나는 데는 구기뿌리껍질과 자라등딱지를 더 넣어
쓴다.

治虛勞 骨蒸 潮熱 無汗 ○ 一方 有黃芩
〔活套〕 夜熱 加地骨皮 鱉甲

42. 자음강화탕(滋陰降火湯) 〔보감〕

　백작약 5.2　당귀 4.8　찐지황 4　맥문동 4　흰삽주 4　생지황 3.2
굴껍질 2.8　지모 2　황경피 2　감초 2　생강 3쪽　대추 2개
　* 생지황—술에 축여 닦은 것. 황경피—소금물에 축여 닦은 것. 감초—닦은 것.

白芍藥 一錢三分　當歸 一錢二分　熟地黃　麥門冬　白
朮 各一錢　生地黃 酒炒 八分　陳皮 七分　知母 黃柏 並
塩水炒 甘草 炙 各五分　薑 三片　棗 二枚

　음이 허하여 화가 동한 탓으로 식은땀이 나고 한낮에 열이 나며 기
침을 하고 가래가 성하며 각혈을 하고 몸이 여위는 데 쓴다.
　〔활투〕 기침이 심하면 패모, 뽕나무뿌리껍질을 더 넣어 쓴다.

治陰虛火動 盜汗午熱 咳嗽痰盛 咯血肉瘦
〔活套〕 咳甚 加貝母 桑白皮

43. 향사양위탕(香砂養胃湯) 〔보감〕

　흰삽주 4　사인 3.2　삽주 3.2　후박 3.2　굴껍질 3.2　흰솔뿌리혹 3.

2 백두구 2.8 인삼 1.2 목향 1.2 감초 1.2 생강 3쪽 대추 2개

　　白朮　一錢　砂仁　蒼朮　厚朴　陳皮　白茯苓　各八分
　　白頭蔻 七分　人蔘　木香　甘草 各三分　薑 三片　棗 二
　　枚

위(胃)가 찬 탓으로 음식 생각이 없고 속이 트직하면서 답답한 것을
치료한다.
　〔활투〕 삼출건비탕(蔘朮健脾湯 : 상통 21)과 서로 참고하면서 쓰는 것
이 좋다.

　　治不思飲食 痞悶 此胃寒
　　〔活套〕　與蔘朮健脾湯(上二十一) 參看用

44. 회생산(回生散) 〔보감〕

곽향 20 귤껍질 20

　　藿香　陳皮 各五錢

곽란으로 게우고 설사를 하여 험하게 되었으나 위기(胃氣)가 조금이
라도 남아 있을 때 이 약을 쓰면 회복된다. ○ 목유산(木萸散 : 중통 45)과
합한 것을 목유회생산(木萸回生散)이라고 한다.
　〔활투〕 음식에 체한 데는 찔광이, 약누룩, 빈랑, 선탱자를 더 넣어
쓴다. ○ 기가 막힌 데는 차조기잎을 더 넣어 쓰거나 소합원(蘇合元)을
타서 먹는다. ○ 더위를 먹었을 때는 노야기와 까치콩을 더 넣어 쓴다.
○ 갈증이 있으면 칡뿌리를 넣어 쓴다. ○ 본래 허약한 사람에게는 인
삼을 더 넣어 쓴다. ○ 게우면 정향, 백두구를 더 넣어 쓴다. ○ 회충이
있으면 조피나무열매, 매화열매, 모과 등을 더 넣어 쓴다.

　　治 霍亂吐瀉 但一點胃氣存者 服之回生 ○ 合木萸散(中四

十五）名木萸回生散

〔活套〕食滯 加山査 神麴 檳榔 枳實 ○ 氣滯 加蘇葉 或蘇合元 調服 ○ 暑 加香薷 白扁豆 ○ 口渴 加乾葛 ○ 素虛 加人蔘 ○ 嘔 加丁香 白豆蔲 ○ 動蛔 加花椒 烏梅 木瓜

45. 목유산(木萸散) 〔보감〕

모과 20　오수유 20　소금 20

木瓜　吳茱萸　食塩 各五錢

곽란으로 게우고 설사를 하면서 경련이 일어나고 팔다리가 싸늘해지는 것을 치료한다. ○ 위의 약을 함께 거멓게 닦아서 끓인 물 3되에 넣고 2되가 되게 달여 식혀서 먹거나 따뜻하게 해서 먹는다.

治霍亂吐瀉 轉筋逆冷 ○ 右同炒令焦 甁盛百沸水三升 入 藥同煎至二升 冷煖任意服

46. 생강귤피탕(生薑橘皮湯) 〔보감〕

귤껍질 150　생강 300

橘皮 四兩　生薑 八兩

헛구역을 하고 손발이 차면서 감각이 둔해진 것을 치료한다.
○ 물 7잔에 넣고 3잔이 되게 달여 약간 따뜻하게 해서 조금씩 먹는다.
〔활투〕 기가 허한 데는 인삼 40~80g을 더 넣어 쓴다.

治乾嘔 手足麻冷
○ 水七盞煎至三盞 微溫呷服
〔活套〕 氣虛 加人參一二兩

47. 신향산(神香散) 〔손익〕

정향 4 백두구 4

丁香　白豆蔻 各一錢

구역, 딸꾹질, 헛배부르기, 담음, 열격(噎膈)을 치료한다.
○ 위의 약을 가루내어 끓인 물에 타서 먹는다. ○ 찬 증세가 있으면
생강 달인 물로 먹는다.

治嘔噦 脹滿 痰飮 膈噎
○ 右末 白湯調下 ○ 有寒 薑湯下

48. 삼요탕(三拗湯) 〔보감〕

마황 6 살구씨 6 감초 6 생강 5쪽
＊ 마황―뿌리와 마디 채로 쓴다. 살구씨―껍질과 끝을 버리지 않고 쓴다. 감초―
　 닦지 않고 쓴다.

麻黃 不去根節　杏仁 不去皮尖　甘草 不炙 各一錢半　薑 五片

풍한에 감촉되어 기침을 하고 코가 메며 목이 쉰 것을 치료한다. ○
형개, 도라지 각각 4g을 더 넣은 것이 오요탕(五拗湯)이다.
〔활투〕 열이 있으면 속썩은풀을 더 넣어 쓴다. ○ 표(表)에 기가
울체되어 있으면 차조기잎을 더 넣어 쓴다.

治感風寒 咳嗽 鼻塞 失音 ○ 加荊芥 桔梗 各一錢 名五拗

湯
〔活套〕　有熱 加黃芩 ○ 表鬱 加蘇葉

49. 육안전(六安煎) 〔손익〕

끼무릇 8　흰솔뿌리혹 8　귤껍질 4　살구씨 4　감초 4　흰겨자 2.8
생강 5쪽

半夏　白茯苓　各二錢　陳皮　杏仁　甘草　各一錢　白芥
子 七分　薑 五片

풍한에 감촉되어 기침이 나고 가래가 성하며 기가 위로 치미는 것을
치료한다.
〔활투〕 겨울철에는 마황과 계지를 더 넣어 쓴다. ○ 머리가 아픈
데는 궁궁이, 구릿대, 순비기나무열매를 더 넣어 쓴다. ○ 추웠다 더웠다
하는 데는 시호와 차조기잎을 더 넣어 쓴다.

治風寒 咳嗽 痰滯 氣逆
〔活套〕　冬月 加麻桂 ○ 頭痛 加芎芷 蔓荊 ○ 寒熱 加柴
蘇

50. 행소탕(杏蘇湯) 〔보감〕

살구씨 4　차조기잎 4　뽕나무뿌리껍질 4　귤껍질 4　끼무릇 4　패
모 4　흰삽주 4　오미자 4　감초 2　생강 5쪽

杏仁　蘇葉　桑白皮　陳皮　半夏　貝母　白朮　五味子
各一錢　甘草 五分　薑 五片

풍한에 상하여 기침을 하고 가래가 성한 것을 치료한다.

治傷風寒　咳嗽　痰盛

51. 이붕고(梨硼膏) 〔제중〕

배 1개

生梨 1箇

돌림기침을 하고 목이 쉬며 목안이 아픈 것을 낫게 한다. 또한 어린
이의 기침과 숨찬 것을 치료한다.
○ 배의 꼭지 달린 부위를 따고 구멍을 내어 속을 파낸 다음 붕사 2
g과 꿀을 가득 채워 넣고 구멍을 막는다. 물에 적신 종이로 배를 싸고
또 진흙으로 발라 잿불에 묻어 구워 먹는다.

治天行咳嗽　失音咽痛　小兒咳喘
○ 蒂邊作小孔　去穰　入硼砂五分　淸蜜滿入封孔　以濕紙包
裹　次黃土裹　煨熟食

52. 오과다(五果茶) 〔제중〕

호두 10개　은행씨 15개　대추 7개　생밤 7개　생강 1덩이
* 생밤—겉껍질 채로 쓴다.

胡桃 十枚　銀杏 十五枚　大棗 七枚　生栗留外皮 七枚
生薑 一塊

늙은이와 기가 허한 사람이 감기로 기침하는 것을 치료한다.
○ 꿀이나 사탕에 개어 먹으면 좋다. ○ 외기(外氣)가 없으면 생밤을
빼고 마른밤을 넣어 쓴다.

治老人氣虛　外感咳嗽

○ 和蜜或砂糖 尤好 ○ 無外氣 去生栗 加黃栗

53. 삼자양친탕(三子養親湯) 〔보감〕

차조기씨 4 무우씨 4 흰겨자 4
* 흰겨자—종이를 깔고 약간 닦은 것.

蘇子　蘿薑子　白芥子 紙上微炒 各一錢

기침이 나고 숨찬 것을 치료하는데 비를 보하여 음식을 잘 먹게 한
다.
〔활투〕 폐가 허한 데는 생맥산(生脈散 : 상통 12)을 합해 쓴다. ○ 표
증이 있으면 삼소음(蔘蘇陰 : 중통 26)을 합해 쓴다.

治咳嗽氣急 養脾進食
〔活套〕 肺虛 合生脈散(上十二) ○ 有表氣 合蔘蘇飮(中
二十六)

54. 인삼백합탕(人蔘百合湯) 〔보감〕

흰삽주 4 흰솔뿌리혹 4 나리 4 아교주 4 천문동 4 백작약 2.8
인삼 2.8 오미자 2.8 단너삼 2.8 끼무릇 2.8 살구씨 2.8 족두리풀
1.2 잇꽃 1.2 계지 1.2 감초 1.2

白尤　白茯苓　百合　阿膠珠　天門冬 各一錢　白芍藥
人蔘　五味子　黃芪　半夏　杏仁 各七分　細辛　紅花
桂枝　甘草 各三分

허로증으로 기침을 하고 각혈하는 것을 치료한다.

治勞嗽吐紅

55. 정천탕(定喘湯) 〔보감〕

마황 12 살구씨 6 속썩은풀 4 끼무릇 4 뽕나무뿌리껍질 4 차
조기씨 4 관동화 4 감초 4 은행씨 21개
* 은행씨—누렇게 닦은 것.

麻黃 三錢 杏仁 一錢半 片芩 半夏 桑白皮 蘇子
款冬花 甘草 各一錢 銀杏 炒黃 二十一枚

천식을 치료하는데 잘 낫는다.
〔활투〕 표(表)가 실(實)한 데만 써야 한다.

治哮喘 神方
〔活套〕 審其表實 然後可用

56. 해표이진탕(解表二陳湯) 〔보감〕

끼무릇 12 귤껍질 4 벌건솔뿌리혹 4 감초 2 차조기잎 2 마황
2 살구씨 2 뽕나무뿌리껍질 2 개미취 2 패모 2 도라지 2 생강
3쪽
* 감초—닦은 것.

半夏 三錢 橘皮 赤茯苓 各一錢 甘草 炙 蘇葉 麻黃
杏仁 桑白皮 紫菀 貝母 桔梗 各五分 薑 三片

숨이 차면서 목에서 가르랑거리는 소리가 나는 것을 치료한다.

治吼喘

57. 귤피죽여탕(橘皮竹茹湯) 〔보감〕

참대속껍질 16　귤껍질 12　인삼 8　감초 4　생강 5쪽　대추 2개

　　竹茹 四錢　橘皮 三錢　人蔘 二錢　甘草 一錢　薑 五片
　　棗 二枚

위가 허하고 가슴에 열이 있어서 딸꾹질하는 것을 치료한다.

　　治胃虛膈熱 而咳逆

58. 실비산(實脾散) 〔보감〕

후박 4　흰삽주 4　모과 4　초과 4　빈랑열매껍질 4　부자 4　흰솔
뿌리혹 4　목향 2　건강 2　감초 2　생강 3쪽　대추 2개
　*　부자—포한 것. 감초—닦은 것.

　　厚朴　白尤　木瓜　草果　大腹皮·附子炮　白茯苓 各一
　　錢　木香　乾薑　甘草灸 各五分　薑 三片　棗 二枚

음증 부종(浮腫)에는 먼저 비를 든든하게 해주어야 하므로 이 약을
쓴다.
〔활투〕 인삼을 넣어 쓰면 더욱 좋다.

　　陰水浮腫 先實脾土
　　〔活套〕 加人蔘 尤好

59. 분기음(分氣飮) 〔보감〕

도라지 4　벌건솔뿌리혹 4　귤껍질 4　뽕나무뿌리껍질 4　빈랑열매

껍질 4 탱자 4 반하곡 4 차조기씨 4 차조기잎 4 초과 2 감초 2
생강 3쪽 대추 2개

桔梗 赤茯苓 陳皮 桑白皮 大腹皮 枳殼 半夏麯
蘇子 蘇葉 各一錢 草果 甘草 各五分 薑 三片 棗 二
枚

몸이 부었거나 창만으로 숨이 찬 것을 치료한다.

治腫脹喘急

60. 보중치습탕(補中治濕湯) 〔보감〕

인삼 4 흰삽주 4 삽주 2.8 귤껍질 2.8 벌건솔뿌리혹 2.8 맥문동
2.8 으름덩굴 2.8 당귀 2.8 속썩은풀 2 후박 1.2 승마 1.2

人蔘 白朮 各一錢 蒼朮 陳皮 赤茯苓 麥門冬 木通
當歸 各七分 黃芩 五分 厚朴 升麻 各三分

여러가지 붓는 병을 치료하는데 비위를 보하고 오줌을 잘 통하게
하여 수습(水濕)이 빠져나가게 한다.
〔활투〕 기가 허한 데는 인삼을 곱으로 넣고 열이 없으면 속썩은풀
을 빼고 쓴다.

通治水病 補中 行濕 利水
〔活套〕 氣虛 倍蔘 無熱 去芩

61. 인삼궁귀탕(人蔘芎歸湯) 〔보감〕

궁궁이 8 당귀 6 끼무릇 6 봉출 4 목향 4 사인 4 오약 4 감

초 4　인삼 2　계피 2　오령지 2　생강 5쪽　대추 2개　차조기잎 4잎

川芎　二錢　當歸　半夏　各一錢半　蓬朮　木香　砂仁
烏藥　甘草 各一錢　人蔘　桂皮　五靈脂 各五分　薑 五
片　棗 二枚　蘇 四片

어혈이 뭉쳐서 생긴 창증(脹症)을 치료한다. ○ 다른 한 처방에는 오
약이 없고 백작약이 들어 있다.

治血脹 ○ 一方 去烏藥 加芍藥

62. 중만분소탕(中滿分消湯) 〔보감〕

익지인 3　끼무릇 3　목향 3　벌건솔뿌리혹 3　승마 3　궁궁이 2
인삼 2　선귤껍질 2　당귀 2　시호 2　생강 2　건강 2　필징가 2　황
련 2　단너삼 2　오수유 2　초두구 2　후박 2

益智仁　半夏　木香　赤茯苓　升麻 各七分半　川芎　人
蔘　靑皮　當歸　柴胡　生薑　乾薑　畢澄茄　黃連　黃
芪　吳茱萸　草豆蔲　厚朴 各五分

속이 차서 생긴 창증으로 배 안이 그득하고 대소변을 누지 못하는
것을 치료한다.

治中滿寒脹 大小便不通

63. 목향순기탕(木香順氣湯) 〔보감〕

후박 4　흰솔뿌리혹 4　택사 4　끼무릇 4　삽주 3.2　선귤껍질 2.4
귤껍질 2.4　초두구 2　인삼 2　당귀 2　목향 1.6　건강 1.6　승마 1.6

시호 1.6　감초 1.6　익지인 1.2　오수유 1.2　생강 3쪽

> 厚朴　白茯苓　澤瀉　半夏　各一錢　蒼朮　八分　青皮
> 陳皮　各六分　草豆蔲　人蔘　當歸　各五分　木香　乾薑
> 升麻　柴胡　甘草　各四分　益智仁　吳茱萸　各三分　薑
> 三片

탁한 기운이 몸 윗도리에 있어서 배가 창만한 것을 치료하는데 먼저 중완(中脘)에 뜸을 뜬 다음에 쓴다.

> 治濁氣在上　生䐜脹　宜先灸中脘　後服此

64. 청심연자음(淸心蓮子飮)〔보감〕

연밥(연자) 8　인삼 4　단너삼 4　벌건솔뿌리혹 4　속썩은풀 2.8
길짱구씨 2.8　맥문동 2.8　구기뿌리껍질 2.8　감초 2.8

> 蓮子　二錢　人蔘　黃芪　赤茯苓　各一錢　黃芩　車前子
> 麥門冬　地骨皮　甘草　各七分

심화(心火)가 위로 치밀어 입이 마르고 번갈증이 나며 오줌이 벌겋고 잘 나가지 않는 것을 치료한다. ○ 또 오줌이 정액처럼 뿌옇게 나가는 것도 치료하는데 이런 것은 심화를 내려야 낫는다. ○ 이 처방은 오줌이 벌겋거나 뿌옇게 흐리는 것을 낫게 한다. ○ 음식을 먹지 못하면서 갈증이 나는 데도 쓴다.
〔활투〕 음식을 잘 먹으면서 갈증이 나는 데는 인삼백호탕(人蔘白虎湯 : 하통 7)을 쓴다.

> 治心火上炎　口乾煩渴　小便赤澁 ○ 又治隨溲白物如精　宜
> 降心火 ○ 亦治赤白濁 ○ 此治不能食而渴
> 〔活套〕　能食而渴　人蔘白虎湯(下七)

65. 생진양혈탕(生津養血湯) 〔보감〕

당귀 4　백작약 4　생지황 4　맥문동 4　궁궁이 3.2　황련 3.2　하늘타리뿌리 2.8　지모 2　황경피 2　연밥 2　매화열매 2　박하 2　감초 2

＊ 지모, 황경피—꿀에 축여 볶은 것.

當歸　白芍藥　生地黃　麥門冬 各一錢　天芎　黃連 各八分　天花粉 七分　知母　黃柏 並蜜炒　蓮肉　烏梅　薄荷　甘草 各五分

소갈병〔上消〕을 치료한다.

治上消

66. 활혈윤조생진음(活血潤燥生津陰) 〔보감〕

천문동 4　맥문동 4　오미자 4　하늘타리씨 4　역삼씨 4　당귀 4　찐지황 4　생지황 4　하늘타리뿌리 4　감초 4

天門冬　麥門冬　五味子　瓜蔞仁　麻子仁　當歸　熟地黃　生地黃　天花粉　甘草 各一錢

모든 소갈병을 치료한다

通治消渴

67. 인진사역탕(茵蔯四逆湯) 〔보감〕

생당쑥 4　부자 4　건강 4　감초 4

* 부자, 건강—포한 것. 감초—닦은 것.

　　　茵蔯　附子炮　乾薑炮　甘草炙　各一錢

음증 황달로 몸과 팔다리가 싸늘하면서 땀이 나는 것을 치료한다.

　　　治陰黃　肢體逆冷　自汗

68. 과부탕(果附湯) 〔보감〕

초과 10　부자 10　생강 3쪽　대추 2개
* 부자—포한 것.

　　　草果　附子炮 各二錢半　薑 三片　棗 二枚

비(脾)가 찬 탓으로 학질이 생겨 얼굴이 퍼렇게 되면서 추워 떠는 것을 치료한다.

　　　治脾寒瘧疾　面青振寒

69. 시진탕(柴陳湯) 〔보감〕

시호 8　끼무릇 8　인삼 4　속썩은풀 4　귤껍질 4　벌건솔뿌리혹 4　감초 2　생강 3쪽　대추 2개

　　　柴胡　半夏 各二錢　人蔘　黃芩　陳皮　赤茯苓 各一錢
　　　甘草 五分　薑 三片　棗 二枚

담으로 생긴 학질을 치료한다. ○ 담열(痰熱)로 가슴이 더부룩한 것도 낫게 한다.
〔활투〕 식체를 겸했을 때에는 빈랑, 초과, 약누룩 등을 더 넣어 쓴다. ○ 더위를 먹은 데는 노야기, 까치콩을 더 넣어 쓴다.

治痰瘧 ○ 亦治痰熱 胸痞
〔活套〕 挾食 加檳榔 草果 神麴之類 ○ 暑 加香薷 白扁豆

70. 노강음(露薑飲) 〔보감〕

생강 160

* 즙을 짜서 비단천으로 덮어 하룻밤 밖에 내놓았다가 이른 새벽에 먹는다.

生薑 四兩 取自然汁 以紗片蓋 露一宿 五更初飲之

담으로 생긴 학질을 치료한다.
〔활투〕 열이 몹시 나면서 번조증이 나면 청심원(淸心元) 1알을 풀어서 먹는다.

治痰瘧
〔活套〕 熱甚煩燥 淸心元一丸 調服

71. 평진탕(平陳湯) 〔보감〕

삽주 8 끼무릇 8 후박 5 귤껍질 5 벌건솔뿌리혹 5 감초 2.8 생강 3쪽 대추 2개

蒼朮 半夏 各二錢 厚朴 陳皮 赤茯苓 各一錢二分半
甘草 七分 薑 三片 棗 二枚

음식과 관련된 학질〔食瘧〕을 치료한다.
〔활투〕 식체를 겸한 데는 찔광이, 약누룩, 빈랑, 초과, 매화열매 등을 더 넣어 쓴다. ○ 열이 있으면 시호 8~12g, 속썩은풀 4~8g을 더 넣어 쓴다.

治食瘧

〔活套〕 挾滯 加山査 神麯 檳榔 草果 烏梅 ○ 有熱 加柴
胡二三錢 黃芩一二錢

72. 청비음(淸脾飮) 〔보감〕

시호 4   끼무릇 4   속썩은풀 4   흰삽주 4   초과 4   벌건솔뿌리혹 4
후박 4   선귤껍질 4   감초 2   생강 3쪽   대추 2개

柴胡 半夏 黃芩 白尤 草果 赤茯苓 厚朴 靑皮 各
一錢 甘草 五分 薑 三片 棗 二枚

식학을 치료한다.
○ 이 처방은 소시호탕(小柴胡湯)과 평위산(平胃散), 이진탕(二陳湯)을
합한 것이다. 상산 8g을 더 넣어 하룻밤 밖에 두었다가 먹으면 학질에
더욱 좋다. ○ 일명 청비탕(淸脾湯)이라고도 한다.

治食瘧
○ 此乃小柴胡平胃二陳合方也 加常山二錢 露服截之 尤妙
○ 一名淸脾湯

73. 궁귀별갑산(芎歸鱉甲散) 〔보감〕

자라등딱지 8   궁궁이 4   당귀 4   벌건솔뿌리혹 4   메함박꽃뿌리 4
끼무릇 4   귤껍질 4   선귤껍질 4   생강 5쪽   대추 2개   매화열매 1개

鱉甲 二錢 川芎 當歸 赤茯苓 赤芍藥 半夏 陳皮
靑皮 各一錢 薑 五片 棗 二枚 梅 一枚

정기가 쇠약해져 생긴 학질〔勞瘧〕을 치료한다.

治勞瘧

74. 노강양위탕(露薑養胃湯) 〔보감〕

생강 160

生薑 四兩

오래된 학질이 3~5일에 1번씩 발작하는 데 쓴다.
○ 즙을 짜서 하룻밤 밖에 내놓아 두었다가 이른 아침에 인삼양위탕
(중통 16)에 타서 빈속에 따뜻하게 해서 먹는다.

治久瘧三五日一發
○ 取汁露一宿 次早和人蔘養胃湯(中十六) 空心溫服

75. 쌍해음자(雙解飮子) 〔보감〕

육두구 1개　초두구 1개　후박 약 3cm　감초 40　생강 1덩이　대추
2개　매화열매 2개
* 초두구, 육두구, 생강—절반은 생 것으로 쓰고 절반은 잿불에 묻어 구워서 쓴다.
후박—절반은 생 것으로, 절반은 생강즙에 축여 닦아서 쓴다. 감초—절반은 생
것으로, 절반은 닦아서 쓴다.

肉豆蔻 半生半煨　草豆蔻 半生半煨　各一枚　厚朴 半生半薑汁炙
一寸　大甘草 半生半炙　一兩　生薑 半生半煨　一塊　棗 二枚
梅 二枚

장학(瘴瘧)과 한학(寒瘧)을 치료하는데 잘 낫는다.
○ 일명 교해음(交解飮) 또는 생숙음(生熟飮)이라고도 한다.

治瘴瘧及寒瘧 神効
○ 一名交解飮 一名生熟飮

76. 가감청비음(加減淸脾飮) 〔보감〕

시호 12 끼무릇 9 속썩은풀 8 인삼 6 감초 2 삽주 6 귤껍질 5
후박 5 벌건솔뿌리혹 4 곽향 4 초과 2 복숭아나무가지 약 9cm
버드나무가지 약 9cm 생강 5쪽 대추 2개 매화열매 1개

* 소시호탕(중통 25)에 인삼양위탕(중통 16)을 합한 데다 복숭아나무가지, 버드나
무가지, 생강, 대추를 더 넣은 처방이다.

柴胡 三錢 半夏 二錢二分半 黃芩 二錢 人蔘 一錢五
分 甘草 五分 蒼朮 一錢半 陳皮 厚朴 各一錢二分半
赤茯苓 藿香 各一錢 草果 五分 桃枝 柳枝 各三寸
薑 五片 棗 二枚 梅 一枚

여러가지 학질을 치료한다.

治諸瘧

77. 시평탕(柴平湯) 〔보감〕

시호 8 삽주 8 후박 4 귤껍질 4 끼무릇 4 속썩은풀 4 인삼 2
감초 2 생강 3쪽 대추 2개 매화열매 1개

柴胡 蒼朮 各二錢 厚朴 陳皮 半夏 黃芩 各一錢 人
蔘 甘草 各五分 薑 三片 棗 二枚 梅 一枚

여러가지 학질을 치료한다.

治諸瘧

78. 우슬전(牛膝煎) 〔보감〕

당귀 12　귤껍질 12　쇠무릎풀 8

當歸　陳皮 各三錢　牛膝 二錢

학질을 치료하는 데 효과가 매우 좋다. 병이 나아가면서 기혈이 약간
허할 때 쓴다.
○ 술 1종발에 하룻밤 담갔다가 물 1종발을 더 넣어 달여 먹는다.

截瘧大效 邪散 而氣血微虛
○ 酒一鍾 浸一宿 加水一鍾 煎服

79. 추학음(追瘧飲) 〔손익〕

은조롱 40　선귤껍질 12　귤껍질 12　당귀 12　시호 12　끼무릇 12
감초 12

何首烏 一兩　靑皮　陳皮　當歸　柴胡　半夏　甘草 各三
錢

학질을 치료하는 데 효과가 좋다. 기혈이 아직 쇠약해지지 않았고 여
러번 발산시키는 약을 썼는데도 발작이 멎지 않을 때 쓴다.
○ 우물물 1종발, 강물 1종발을 두고 절반이 되게 달여 하룻밤 밖에
놓아 두었다가 이른 아침에 따뜻하게 해서 먹고 끼니 뒤 2시간 지나서
또 1번 먹는다.

截瘧甚效 氣血未衰 屢散之後 而不止
○ 井水河水 各一鍾 煎半 露一宿 次早溫服 食遠再服

80. 황련청심음(黃連淸心飮) 〔보감〕

황련 4 생지황 4 당귀 4 감초 4 백복신 4 살맹이씨 4 원지 4
인삼 4 연밥 4
* 살맹이씨―닦은 것.

　　黃連　生地黃　當歸　甘草　白茯神　酸棗仁 炒　遠志　人
　　蔘　蓮肉 各一錢

심화(心火)가 동하고 이에 상화(相火)가 따라 동하여 정액이 저절로
흐르는 것을 치료한다.

　　治君火動　相火隨之　而精泄

81. 칠기탕(七氣湯) 〔보감〕

끼무릇 12 인삼 2.8 육계 2.8 감초 2.8 생강 3쪽
* 감초―닦은 것.

　　半夏　三錢　人蔘　官桂　甘草 灸　各七分　薑 三片

칠정(七情)이 울결되어 명치 밑이 비트는 것 같이 아픈 것을 치료한다.

　　治七情鬱結　心腹絞痛

82. 사칠탕(四七湯) 〔보감〕

끼무릇 8 벌건솔뿌리혹 6.4 후박 4.8 차조기잎 3.2 생강 7쪽 대
추 2개

半夏 二錢　赤茯苓 一錢六分　厚朴 一錢二分　蘇葉 八分
薑 七片　棗 二枚

7기(七氣)가 뭉쳐서 마치 솜뭉치 같거나 매화나무씨 같은 것이 목에
걸려 뱉어도 나오지 않고 삼켜도 넘어가지 않으며 가슴이 트직한 것을
치료한다.

治七氣凝結 狀如破絮 或如梅核 喀不出 嚥不下 胸痞

83. 분심기음(分心氣飮) 〔보감〕

차조기잎 4.8　감초 2.8　끼무릇 2.4　탱자 2.4　선귤껍질 2　귤껍질
2　으름덩굴 2　빈랑열매껍질 2　뽕나무뿌리껍질 2　목향 2　벌건솔
뿌리혹 2　빈랑 2　봉출 2　맥문동 2　도라지 2　계피 2　향부자 2
곽향 2　생강 3쪽　대추 2개　골풀속살 10줄기
　＊ 감초─닦은 것.

蘇葉 一錢二分　甘草炙 七分　半夏　枳殼 各六分　靑皮
陳皮　木通　大腹皮　桑白皮　木香　赤茯苓　檳榔　蓬
尤　麥門冬　桔梗　桂皮　香附子　藿香 各五分　薑 三
片　棗 二枚　燈心 十莖

칠정으로 가슴이 더부룩하고 음식이 내리지 않는 것을 치료하는데
대변을 잘 누게 하며 오줌을 맑게 하고 시원히 나가게 하여 병을 낫게
한다.

治七情痞滯 通利大小便 清而疎快

84. 정기천향탕(正氣天香湯) 〔보감〕

향부자 12　오약 4　귤껍질 4　차조기잎 4　건강 2　감초 2

　　香附子 三錢　烏藥 陳皮 蘇葉 各一錢　乾薑 甘草 各
　　五分

9가지 기병(氣病)으로 아픈 것과 부인의 기병(氣病)을 치료한다.

　　治九氣作痛 亦治婦人氣通

85. 팔미순기산(八味順氣散) 〔보감〕

인삼 2.8　흰삽주 2.8　흰솔뿌리혹 2.8　선귤껍질 2.8　구릿대 2.8　귤
껍질 2.8　오약 2.8　감초 1.2

　　人蔘 白尤 白茯苓 靑皮 白芷 陳皮 烏藥 各七分
　　甘草 三分

중기(中氣)가 허한 것을 치료한다.

　　治中氣而虛

86. 귤피일물탕(橘皮一物湯) 〔보감〕

귤껍질 40

　　橘皮 一兩

기가 몰킨 것을 치료한다. ○ 깨끗한 물에 달여 먹는다.

治氣結 ○ 新水煎服

87. 소자강기탕(蘇子降氣湯) 〔보감〕

반하곡 4 차조기씨 4 육계 3 귤껍질 3 당귀 2 생치나물뿌리 2
후박 2 감초 2 차조기잎 5잎 생강 3쪽 대추 2개
 * 귤껍질—흰 속을 버린 것. 감초—닦은 것.

　　　半夏麴　蘇子　各一錢　官桂　陳皮 去白　各七分半　當歸
　　　前胡　厚朴　甘草 炙 各五分　蘇 五片　薑 三片　棗 二枚

기가 치밀어 숨이 찬 것을 치료한다.
〔활투〕 기가 허한 데는 인삼 12~20g, 맥문동 8g, 오미자 4g을 더
넣어 쓴다. ○ 음이 허한 데는 찐지황 20~28g을 더 넣어 쓴다.

　　　治上氣喘促
　　　〔活套〕 氣虛 加人蔘三五錢 麥門冬二錢 五味子一錢 ○ 陰
　　　虛 加熟地黃五七錢

88. 삼화산(三和散) 〔보감〕

궁궁이 4 침향 2 차조기잎 2 빈랑열매껍질 2 강호리 2 모과
2 목향 1.2 흰삽주 1.2 빈랑 1.2 귤껍질 1.2 감초 1.2
 * 감초—닦은 것.

　　　川芎 一錢　沈香　蘇葉　大腹皮　羌活　木瓜 各五分　木
　　　香　白尤　檳榔　陳皮　甘草 炙 各三分

여러 가지 기(氣)가 몰키고 막혀서 배가 창만하거나 아픈 것을 치료
한다.

治諸氣鬱滯 或脹 或痛

89. 교감단(交感丹) 〔보감〕

향부자 600 복신 160

香附子 一斤 茯神 四兩

여러 가지 기가 몰키고 막힌 것을 치료하는데 수화(水火)가 잘 오르
내리게 한다.
○ 향부자, 복신, 감초 각각 4g으로 된것을 강기탕(降氣湯)이라고 한다.
○ 위의 약을 가루내어 꿀을 두고 반죽하여 달걀 노른자위만하게 알약을
만든다. 1번에 1알씩 씹어서 강기탕과 함께 먹는다.

治諸氣鬱滯 能水火升降
○ 香附子 茯神 甘草 各一錢 名降氣湯
○ 右末 蜜丸彈子大 每一丸 以降氣湯嚼下

90. 소합향원(蘇合香元) 〔내국, 보감〕

흰삽주 80 목향 80 침향 80 사향 80 정향 80 안식향 80 백단향
80 주사 80 무소뿔 80 가자피 80 향부자 80 필발 80 소합유 40
유향 40 용뇌 40
* 주사―절반은 알약의 겉에 입힌다. 소합유―안식향고에 넣는다.

白朮 木香 沈香 麝香 丁香 安息香 白檀香 朱砂
半爲衣 犀角 訶子皮 香附子 畢撥 各二兩 蘇合油 入
安息香膏内 乳香 龍腦 各一兩

모든 기(氣)병을 치료한다.

○ 위의 약을 가루내어 안식향고(安息香膏)와 졸인 꿀에 반죽하여 40 g으로 40알을 만든다. 1번에 2~3알씩 우물물이나 따뜻한 물, 데운 술, 생강 달인 물 등에 풀어서 먹는다. ○ 용뇌가 들어 있으면 용뇌소합원 (龍腦蘇合元)이라 하고 용뇌가 들어 있지 않으면 사향소합원(麝香蘇合元) 이라고 한다. ○ 안식향이 마른 것이면 반드시 고(膏)를 만들 필요는 없다.

治一切氣疾
○ 右末 用安息香膏 並煉蜜和丸 每一兩作四十丸 每二三丸 井水或溫水溫酒薑湯化服 ○ 有龍腦 名龍腦蘇合元 無龍腦 名麝香蘇合元 ○ 安息香乾則 不必作膏

91. 가미온담탕(加味溫膽湯) 〔보감〕

향부자 9.6　귤홍 4.8　끼무릇 3.2　선탱자 3.2　참대속껍질 3.2　인삼 2.4　흰솔뿌리혹 2.4　시호 2.4　맥문동 2.4　도라지 2.4　감초 1.6 생강 3쪽　대추 2개

香附子 二錢四分　橘紅 一錢二分　半夏　枳實　竹茹 各 八分　人蔘　白茯苓　柴胡　麥門冬　桔梗　各六分　甘草 四分　薑 三片　棗 二枚

심(心)과 담(膽)이 허겁해서 무슨 일에나 잘 놀라는 것을 치료한다. 〔활투〕 기가 울체된 데는 차조기잎을 더 넣어 쓴다. ○ 잠을 자지 못하는 데는 당귀와 살맹이씨를 더 넣어 쓴다.

治心膽虛怯 觸事易驚
〔活套〕 氣鬱 加蘇葉 ○ 不眠 加當歸 酸棗仁

92. 사물안신탕(四物安神湯) 〔보감〕

당귀 2.8 백작약 2.8 생지황 2.8 찐지황 2.8 인삼 2.8 흰삽주 2.8
백복신 2.8 살맹이씨 2.8 황련 2.8 치자 2.8 맥문동 2.8 참대속껍질
2.8 대추 2개 쌀 1자밤 매화열매 1개 진사 2

* 살맹이씨, 황련, 치자, 쌀—닦은 것. 진사—달인 약에 타서 먹는다.

當歸 白芍藥 生地黃 熟地黃 人蔘 白尤 白茯神
酸棗仁炒 黃連炒 梔子炒 麥門冬 竹茹 各七分 棗
二枚 米炒 一撮 梅 一枚 辰砂 五分 調服

심에 혈이 적어서 마치 물고기가 물이 없어서 뛰듯 가슴이 두근거리는
것을 치료한다.

治心中無血 如魚無水 怔忡跳動

93. 복령보심탕(茯苓補心湯) 〔보감〕

백작약 8 찐지황 6 당귀 5.2 궁궁이 2.8 흰솔뿌리혹 2.8 인삼 2.8
끼무릇 2.8 생치나물뿌리 2.8 귤껍질 2 탱자 2 도라지 2 칡뿌리
2 차조기잎 2 감초 2 생강 5쪽 대추 2개

白芍藥 二錢 熟地黃 一錢半 當歸 一錢三分 川芎 白
茯苓 人蔘 半夏 前胡 各七分 陳皮 枳殼 桔梗 乾
葛 蘇葉 甘草 各五分 薑 五片 棗 二枚

지나치게 마음을 쓴 탓으로 피를 게우는 데 쓴다.
〔활투〕 사궁산(沙芎散 : 하통 59)과 합해 쓰면 더욱 좋다. ○ 열이 있
으면 인삼을 더덕으로 바꾸어 넣고 생지황, 속썩은풀, 황련 등을 더 넣어
쓴다.

治勞心吐血
〔活套〕 合沙芎散(下五十九) 亦好 ○ 有熱 換沙蔘 加生地
芎連之類

94. 온담탕(溫膽湯) 〔보감〕

끼무릇 8 귤껍질 8 흰솔뿌리혹 8 선탱자 8 참대속껍질 4 감초
2 생강 5쪽 대추 2개

半夏 陳皮 白茯苓 枳實 各二錢 竹茹 一錢 甘草 五
分 薑 五片 棗 二枚

심과 담이 허겁하여 꿈자리가 사납고 공연히 답답하면서 잠을 자지
못하는 것을 치료한다.
〔활투〕 혈이 허하면 귀비탕(歸脾湯)을 합해 쓴다.

治心膽虛怯 夢寐不祥 虛煩不眠
〔活套〕 血虛 合歸脾湯

95. 형소탕(荊蘇湯) 〔보감〕

형개 4 차조기잎 4 으름덩굴 4 귤홍 4 당귀 4 계피 4 석창포
4

荊芥 蘇葉 木通 橘紅 當歸 辣桂 石菖蒲 各一錢

풍한에 감촉되어 갑자기 말을 못하거나 목이 쉰 데 두루 쓴다.
〔활투〕 목 안이 아프면 계피를 빼고 도라지와 감초를 더 넣어서 쓴
다.

治感風寒 卒瘂及失音 通用
〔活套〕 咽痛 去桂 加桔梗 甘草

96. 옥병풍산(玉屛風散) 〔보감〕

흰삽주 10 방풍 4.8 단너삼 4.8

白尤 二錢半 防風 黃芪 各一錢二分

표(表)가 허하여 저절로 땀이 나는 것〔自汗〕을 치료한다.
〔활투〕 음이 허하여 저절로 땀이 나는 데는 지황탕(地黃湯 : 상통 40)
을 합해 쓴다. ○ 기가 허하여 저절로 땀이 나는 데는 보중익기탕(補中
益氣湯 : 상통 22)을 합하고 거기에 밀쭉정이를 넣어서 쓰면 더 좋다.

治表虛自汗
〔活套〕 陰虛自汗 合地黃湯(上四十) ○ 氣虛自汗 合補中
益氣湯(上二十二) 加浮小麥 尤妙

97. 반하온폐탕(半夏溫肺湯) 〔보감〕

끼무릇 4 귤껍질 4 금불초꽃 4 인삼 4 족두리풀 4 계심 4 도
라지 4 백작약 4 벌건솔뿌리혹 4 감초 4 생강 5쪽

半夏 陳皮 旋覆花 人蔘 細辛 桂心 桔梗 白芍藥
赤茯苓 甘草 各一錢 薑 五片

중완(中脘)에 담수(痰水)가 생겨 멀건 물을 게우며 맥이 침(沈), 세
(細), 현(弦), 지(遲)한 것을 치료한다. 이것은 위(胃)가 허하고 차기 때
문에 생기는 것이다.

治中脘有痰水 吐淸水 脈沈細弦遲 此胃虛冷也

98. 화위이진전(和胃二陳煎) 〔보감〕

건강 8   귤껍질 6   끼무릇 6   흰솔뿌리혹 6   감초 2.8   사인 2
* 건강, 감초—닦은 것.

乾薑 炒 二錢   陳皮   半夏   白茯苓 各一錢半   甘草 炙 七
分   砂仁 五分

위가 차서 담이 생겨 메스껍고 게우며 트림이 나는 것을 치료한다.

治胃寒生痰 惡心 嘔吐 噯氣

99. 이진탕(二陳湯) 〔보감〕

끼무릇 8   귤껍질 4   벌건솔뿌리혹 4   감초 2   생강 3쪽
* 감초—닦은 것.

半夏 二錢   橘皮   赤茯苓 各一錢   甘草 炙 五分   薑 三片

모든 담음병(痰飮病)을 치료한다.
○ 왼쪽 머리가 아픈 것은 혈이 허한 탓이므로 아침에는 경하고 저녁에는 더 중해진다. 사물탕(四物湯 : 상통 68)을 합한 데다 형개, 박하, 족두리풀, 순비기나무열매, 시호, 속썩은풀 등을 더 넣어 쓴다. ○ 기울(氣鬱)증에는 이 약 달인 물로 교감단(交感丹 : 중통 89)을 먹는다.

通治痰飮
○ 左頭痛 屬血虛 朝輕夕重 合四物湯(上六十八) 加荊芥 薄荷 細辛 蔓荊子 柴芩 ○ 氣鬱 煎水 吞交感丹(中八十九)

100. 궁하탕(芎夏湯) 〔보감〕

궁궁이 4 끼무릇 4 벌건솔뿌리혹 4 귤껍질 2 선귤껍질 2 탱자
2 흰삽주 1 감초 1 생강 5쪽
* 감초―닦은 것.

川芎 半夏 赤茯苓 各一錢 陳皮 靑皮 枳殼 各五分
白朮 甘草炙 各二分半 薑 五片

수습을 몰아내고 담음을 헤치는 데 두루 쓴다.
〔활투〕 담으로 결리는 데는 흰겨자, 향부자를 더 넣어 쓴다. ○ 냉담
(冷痰)에는 건강, 계피, 회향을 더 넣어 쓴다. ○ 기침을 하는 데는 패
모와 살구씨를 더 넣어 쓴다.

逐水 利飮 通用
〔活套〕 痰牽 加白芥子 香附 ○ 冷痰 加薑桂 茴香 ○ 咳
嗽 加貝母 杏仁

101. 오매환(烏梅丸) 〔보감〕

매화열매 15개 황련 30 당귀 12 조피나무열매 12 족두리풀 12
부자 12 계심 12 인삼 12 황경피 12
* 매화열매―가루낸 것.

烏梅末 十五枚 黃連 七錢半 當歸 川椒 細辛 附子
桂心 人蔘 黃柏 各三錢

회충이 성하여 명치 밑이 아픈 것을 치료한다.
○ 위의 약을 가루내어 식초에 버무리고 매화열매 가루를 섞어 반죽
하여 벽오동씨만하게 알약을 만든다. 1번에 10~20알씩 미음으로 먹는

다.

　治蛔厥 心腹痛
　○ 右末 醋浸烏梅末 和藥末搗極令匀 丸如梧子 米飮下一
二十丸

102. 온장환(溫臟丸) 〔보감〕

인삼 160　흰삽주 160　백작약 160　흰솔뿌리혹 160　당귀 160　조
피나무열매 160　비자살 80　사군자살 80　빈랑 80　건강 40　오수유
40

* 백작약―술에 축여 거멓게 볶은 것. 사군자살―잿불에 묻어 구운 것. 건강, 오
수유―포한 것.

　人蔘　白尤　白芍藥 酒炒焦　白茯令　當歸　川椒 各四兩
細榧肉　使君子肉 煨　乾薑 炮　吳茱萸 炮 各一兩

충적(蟲積)을 몰아내었는데 다시 생기는 것은 흔히 장의 기운이 허
하고 차기 때문이다. 이 약으로 비위(脾胃)를 덥게 하고 든든하게 해야
낫는다. ○ 장이 차면 부자를 더 넣어 쓴다. ○ 장에 열이 있으면 황련을
더 넣어 쓴다.
　○ 위의 약을 가루내어 약누룩풀에 반죽하여 벽오동씨만하게 알약을
만든다. 1번에 50~70알씩 빈속에 끓인 물로 먹는다.
〔활투〕 계심과 매화열매를 더 넣어 써도 좋다.

　蟲積旣逐 而復生者 多由臟氣虛寒 宜溫健脾胃 ○ 臟寒 加
附子 ○ 臟熱 加黃連
　○ 右末 神麴糊丸 梧子大 每五七十丸 飢時 白湯下
〔活套〕 加桂心 烏梅 亦可

103. 축천환(縮泉丸) 〔보감〕

오약　익지인 각각 같은 양

　　烏藥　益智仁 各等分

방광의 기가 허하여 오줌을 하루에도 100여 번씩 자주 누는 것을 치료한다.

○ 위의 약을 가루내어 술과 마〔山藥〕를 두고 쑨 풀로 반죽하여 벽 오동씨만하게 알약을 만든다. 1번에 70알씩 잠잘 무렵에 소금 끓인 물 로 먹는다.

　　治脬氣不足 小便頻數 一日百餘次
　　○ 右末 酒煮山藥糊丸 梧子大 臨臥塩湯下 七十丸

104. 계장산(鷄腸散) 〔보감〕

닭의 밸 20　굴조개껍질 20　흰솔뿌리혹 20　사마귀알집 20　계피 10　용골 10　생강 3쪽　대추 2개
 ＊ 닭의 밸—태운 것. 사마귀알집—찐 것.

　　鷄腸 燒　牡蠣　白茯苓　桑螵蛸 蒸　各五錢　辣桂　龍骨
　　各二錢半　薑 三片　棗 二枚

방광이 차고 양기가 허하여 생긴 어린이의 유뇨증(遺尿症)을 치료한 다.

○ 1번에 8g씩 물에 달여 먹는다. 혹은 가루내어 1번에 4g씩 미음에 타서 먹이기도 한다.

治小兒遺尿 脬寒 腸虛
○ 每二錢煎服 或末 每一錢 米飮調下

105. 비해분청음(萆薢分淸飮) 〔보감〕

석창포 4　오약 4　익지인 4　비해 4　흰솔뿌리혹 4　감초 2　소금
조금

石菖蒲　烏藥　益智仁　萆薢　白茯苓　各一錢　甘草　五
分　塩　少許

오줌이 풀이 엉킨 것 같이 뿌연 것을 치료한다. ○ 빈속에 먹는다.

治小便白濁 凝結如糊 ○ 空心服

106. 위풍탕(胃風湯) 〔보감〕

인삼 4　흰삽주 4　벌건솔뿌리혹 4　당귀 4　궁궁이 4　백작약 4
계피 4　감초 4　좁쌀 1자밤

人蔘　白朮　赤茯苓　當歸　川芎　白芍藥　桂皮　甘草
各一錢　粟米 一撮

장풍(腸風)과 습독(濕毒)으로 검정콩물 같은 것을 누는 것을 치료한
다. ○ 봄철에 풍사에 상한 탓으로 여름에 가서 심하게 설사하는 것도
치료한다.
〔활투〕 상한의 병독으로 하혈하는 데는 오이풀뿌리, 매화열매, 형개
등을 넣어 쓴다.

治腸風濕毒 泄瀉下如黑豆汁 ○ 又治春傷風 至夏暴瀉

〔活套〕 陰毒下血 加地楡 烏梅 荆芥

107. 삼백탕(三白湯) 〔보감〕

흰삽주 6 흰솔뿌리혹 6 백작약 6 감초 2
* 감초—닦은 것.

　　白朮　白茯苓　白芍藥 各一錢半　甘草炙 五分

모든 설사를 치료한다. ○ 귤껍질을 더 넣으면 조습탕(燥濕湯)이라고
한다.
〔활투〕 열이 있으면 황련을 더 넣어 쓴다. ○ 냉이 있으면 건강을
더 넣어 쓴다. ○ 습이 머물러 있으면 저령, 택사를 더 넣어 쓴다. ○
더위를 먹은 데는 노야기, 까치콩을 더 넣어 쓴다. ○ 음식에 체했으면
귤껍질, 약누룩, 빈랑, 목향 등을 더 넣어 쓴다.

　　治一切泄瀉 ○ 加陳皮 名燥濕湯
　　〔活套〕 熱 加黃連 ○ 冷 加乾薑 ○ 濕滯 加猪澤 ○ 暑
　　加香薷 白扁豆 ○ 食滯 加陳皮 神麴 檳榔 木香

108. 사습탕(瀉濕湯) 〔보감〕

흰삽주 12 백작약 8 귤껍질 6 방풍 4 승마 2
* 흰삽주, 백작약, 귤껍질—닦은 것.

　　白朮炒 三錢　白芍藥炒 二錢　陳皮炒 一錢半　防風 一
　　錢　升麻 五分

물을 쏟듯이 설사하는 것을 치료한다.
〔활투〕 더위를 먹었으면 노야기, 까치콩을 더 넣어 쓴다. ○ 오줌이

잘 나오지 않으면 저령, 택사, 골풀속살, 길짱구씨를 더 넣어 쓴다. ○
기가 허한 데는 인삼 12~20g을 더 넣어 쓴다.

　　　治洞泄
　　　〔活套〕 暑 加香薷 白扁豆 ○ 尿不利 加猪澤 燈心 車前子
　　　○ 氣虛 加蔘三五錢

109. 진인양장탕(眞人養臟湯) 〔보감〕

아편꽃열매깍지 4　감초 3.6　백작약 3.2　목향 2.8　가자 2.4　육계
1.2　인삼 1.2　당귀 1.2　흰삽주 1.2　육두구 1.2

　　　罌粟殼 一錢　甘草 九分　白芍藥 八分　木香 七分 訶子
　　　六分　官桂　人蔘　當歸　白尤　肉豆蔻 各三分

적백리(赤白痢)와 여러 가지 이질을 치료한다.
○ 빈속에 따뜻하게 하여 먹는다.

　　　治赤白痢 及諸痢 ○ 空心溫服

110. 생숙음자(生熟陰子) 〔보감〕

아편꽃열매깍지 4개　귤껍질 2쪽　감초 약 6cm　매화열매 2개　대
추 2개　생강 2덩이　목향 4　가자 2개　검정콩 60알　단너삼 약 6
cm　흰삽주 2덩이　당귀 약 6cm
　* 아편꽃열매깍지, 감초, 귤껍질—절반은 생 것 대로, 절반은 닦아서 쓴다. 그 나
　　머지 약들은 다 절반은 생 것 대로 쓰고 절반은 잿불에 묻어 구워서 쓴다.

　　　罌粟殼 半生半炙 四枚　陳皮 半生半炒 二片　甘草 半生半炙 二
　　　寸　烏梅 半生半煨 二枚　大棗 半生半煨 二枚　生薑 半生半煨
　　　二塊　木香 半生半煨 一錢　訶子 半生半煨 二枚　黑豆 半生半

煨 六十粒　黃芪 半生半煨 二寸　白朮 半生半煨 二塊　當歸
半生半煨 二寸

어른의 여러 가지 이질을 치료한다. 또한 어린이가 허증 이질 또는
적리(赤痢)로 밤낮 한정없이 설사하는 것을 치료한다.
○ 1번에 20g씩 물 1잔반에 넣고 절반이 되게 달여서 따뜻한 것을
먹는다. ○ 어린이에게는 1~2홉씩 먹인다.

治大人諸痢 及小兒虛積痢 日夜無度
○ 每五錢重 水一盞半 煎半 溫服 ○ 小兒服 一二合

111. 수자목향고(水煮木香膏)〔내국, 보감〕

아편꽃열매깍지 120　사인 30　육두구 30　유향 30　목향 20　정향
20　가자 20　곽향 20　당귀 20　황련 20　후박 20　귤껍질 20　선귤
껍질 20　백작약 20　감초 20　건강 10　선탱자 10
＊ 육두구―잿불에 묻어 구운 것. 아편꽃열매깍지―꿀물에 축여 볶은 것. 감초―
　 닦은 것. 건강―포한 것.

罌粟殼 蜜炒 三兩　砂仁　肉豆蔲 煨　乳香 各七錢半　木
香　丁香　訶子　藿香　當歸　黃連　厚朴　陳皮　靑皮
白芍藥　甘草 炙 各五錢　乾薑 炮　枳實 各二錢半

모든 이질을 치료한다. ○ 만약 더위독이 있을 때 쓰면 반드시 독이
몰켜서 배가 창만해진다.
○ 위의 약을 가루낸 다음 졸인 꿀에 반죽하여 40g으로 6알을 만든다.
한번에 1알씩 물 1잔에 대추 1개와 같이 넣고 3분의 2쯤 되게 달여서
대추는 버리고 찌끼 채로 빈속에 먹는다.

治一切諸痢 ○ 若用於暑毒 則必毒留腹脹
○ 右末 煉蜜丸 兩作六丸 每一丸 水一盞 棗一枚 同煎 至

七分 去棗和滓 空心服

112. 소풍산(消風散) 〔보감〕

형개 4 감초 4 인삼 2 흰솔뿌리혹 2 흰가루병누에 2 궁궁이 2
방풍 2 곽향 2 매미허물 2 강호리 2 귤껍질 1.2 후박 1.2 차 1
자밤

荊芥 甘草 各一錢 人蔘 白茯苓 白殭蠶 川芎 防風
藿香 蟬退 羌活 各五分 陳皮 厚朴 各三分 細茶
一撮

여러가지 풍 기운이 위로 치밀어 머리가 어지럽고 눈앞이 아찔하며
코가 메고 귀에서 소리나는 것을 치료한다. 또한 살갗의 감각이 둔해
지고 가려운 것과 부인이 혈풍증(血風症)으로 머리가 가려운 것을 치
료한다.

○ 위의 약을 가루내어 1번에 8g씩 찻물과 함께 먹기도 한다.

〔활투〕 눈이 벌개지고 붓고 아프며 예막이 생긴 데는 사물탕(상통
68)을 합하고 인삼 대신에 더덕을 바꾸어 넣으며 또한 구기자, 단국화,
들맨드라미씨, 속새 같은 약들을 넣어서 쓴다. ○ 두풍증(頭風症)에는
천마와 고본을 더 넣어 쓴다. ○ 귀가 아픈 데는 순비기나무열매, 석창
포, 족두리풀을 더 넣어 쓴다.

治諸風上攻 頭目昏眩 鼻塞耳鳴 麻痒 及婦人血風頭痒
○ 或末 每二錢 茶清下
〔活套〕 眼赤 腫痛 生瞖 合四物湯(上六十八) 代入沙蔘
加杞菊 青箱子 木賊之類 ○ 頭風 加天麻 藁本 ○ 耳痛
加蔓荊子 菖蒲 細辛

113. 양혈거풍탕(養血祛風湯) 〔보감〕

당귀 2 궁궁이 2 생건지황 2 방풍 2 형개 2 강호리 2 족두리 풀 2 고본 2 순비기나무열매 2 석고 2 끼무릇 2 금불초꽃 2 감초 2 생강 3쪽 대추 2개

當歸 川芎 生乾地黃 防風 荊芥 羌活 細辛 藁本 蔓荊子 石膏 半夏 旋覆花 甘草 各五分 薑 三片 棗 二枚

부인 10명 중 5명은 대체로 두풍증(頭風症)을 가지고 있으며 이것이 발작하면 어지럼증이 나는데 이런 증을 치료한다. 이것은 간이 허하여 풍사가 침범한 것이다.

治婦人頭風 十居其半 每發必眩 此肝虛風襲

114. 청훈화담탕(清暈化痰湯) 〔보감〕

귤껍질 4 끼무릇 4 흰솔뿌리혹 4 선탱자 2.8 흰삽주 2.8 궁궁이 2 속썩은풀 2 구릿대 2 강호리 2 인삼 2 천남성 2 방풍 2 족두리풀 1.2 황련 1.2 감초 1.2 생강 3쪽
* 천남성—포한 것.

陳皮 半夏 白茯苓 各一錢 枳實 白尤 各七分 川芎 黃芩 白芷 羌活 人蔘 南星 炮 防風 各五分 細辛 黃連 甘草 各三分 薑 三片

풍(風), 화(火), 담(痰)으로 어지럼증이 생긴 것을 치료한다.
○ 위의 약을 가루낸 다음 생강즙을 두고 쑨 풀에 반죽하여 알약을 만들어 써도 좋다.

治風火痰 眩暈
○ 或末 薑糊丸 亦可

115. 반하백출천마탕(半夏白朮天麻湯) 〔보감〕

끼무릇 6 귤껍질 6 보리길금 6 흰삽주 4 약누룩 4 삽주 2 인
삼 2 단너삼 2 천마 2 흰솔뿌리혹 2 택사 2 건강 1.2 황경피 0.8
생강 5쪽
　* 약누룩―닦은 것. 황경피―술에 씻은 것.

半夏　陳皮　麥芽　各一錢半　白朮　　神麯 炒　各一錢
蒼朮　人蔘　黃芪　天麻　白茯苓　澤瀉　各五分　乾薑
三分　黃柏 酒洗 二分　薑 五片

비위(脾胃)가 허약한 탓으로 담이 성하여 머리가 터지는 것 같이 아
프고 몸이 몹시 무거우며 팔다리가 싸늘하고 게우고 어지러운 것을
치료한다.
　〔활투〕 기가 허한 사람이나 늙은이에게는 인삼을 주약으로 해서
쓰는 것이 좋다.

治脾胃虛弱 痰厥 頭痛如裂 身重如山 四肢厥冷 嘔吐眩暈
〔活套〕 氣虛及老人 人蔘爲君 亦可

116. 청상견통탕(淸上蠲痛湯) 〔제중〕

속썩은풀 6 삽주 4 강호리 4 따두릅 4 방풍 4 궁궁이 4 구릿
대 4 당귀 4 맥문동 4 순비기나무열매 2 단국화 2 족두리풀 1.2
감초 1.2 생강 3쪽

黃芩 一錢半　蒼朮　羌活　獨活　防風　川芎　白芷　當

歸 麥門冬 各一錢 蔓荊子 甘菊 各五分 細辛 甘草
各三分 薑 三片

여러 가지 머리아픔을 치료하는데 갓 생겼거나 오래되었거나 왼쪽이
아프거나 오른쪽이 아프거나에 관계없이 다 효과가 있다.
〔활투〕 늙은이와 허약한 사람, 실열(實熱)이 없는 사람에게는 쓰지
못한다.

治一切頭痛 新久左右 皆效
〔活套〕 老虛人 無實熱 不可用

117. 순기화중탕(順氣和中湯) 〔보감〕

단너삼 6 인삼 4 흰삽주 2 당귀 2 백작약 2 귤껍질 2 승마 1.
2 시호 1.2 순비기나무열매 0.8 족두리풀 0.8 궁궁이 0.8
＊ 단너삼—꿀물에 축여 닦은 것.

黃芪 蜜炒 一錢半 人蔘 一錢 白尤 當歸 白芍藥 陳
皮 各五分 升麻 柴胡 各三分 蔓荊子 細辛 川芎 各
三分

기가 허하여 머리가 아픈 것을 치료한다.
〔활투〕 머리가 몹시 아프면 유향가루 1.2g을 타서 먹는다.

治氣虛頭痛
〔活套〕 痛甚 乳香末三分 調服

118. 당귀보혈탕(當歸補血湯) 〔보감〕

생건지황 4 백작약 4 궁궁이 4 당귀 4 속썩은풀 4 방풍 2 시

호 2　순비기나무열매 2　형개 1.6　고본 1.6

＊ 생건지황, 속썩은풀—술에 축여 볶은 것.

生乾地黃 酒炒　白芍藥　川芎　當歸　片芩 酒炒 各一錢
防風　柴胡　蔓荊子 各五分　荊芥　藁本 各四分

혈허(血虛)하여 머리가 아픈 것을 치료한다.

治血虛頭痛

119. 궁오산(芎烏散) 〔보감〕

궁궁이　오약 각각 같은 양

川芎　烏藥 各等分

몸 푼 뒤에 생긴 머리아픔을 치료한다.

○ 위의 약을 가루내어 1번에 8g씩 술(저울추를 불에 달구어 넣었다 꺼낸 술)에 타서 먹는다.

亦治産後頭痛
○ 右爲末 每二錢 以燒秤錘淬酒 調服

120. 청상사화탕(淸上瀉火湯) 〔보감〕

시호 4　강호리 3.2　속썩은풀 2.8　지모 2.8　황경피 2　구감초 2
단너삼 2　생지황 1.6　황련 1.6　고본 1.6　승마 1.4　방풍 1.4　순비
기나무열매 1.2　당귀 1.2　삽주 1.2　족두리풀 1.2　형개이삭 0.8　궁
궁이 0.8　생감초 0.8　잇꽃 0.4

＊ 속썩은풀, 지모, 황경피, 황련—술에 법제한 것.

柴胡 一錢　羌活 八分　酒黃芩　酒知母 各七分　酒黃柏
灸甘草　黃芪　各五分　生地黃　酒黃連　藁本　各四分
升麻　防風　各三分半　蔓荊子　當歸身　蒼朮　細辛 各
三分　荊芥穗　川芎　生甘草 各二分　紅花 一分

열궐(熱厥)로 머리가 아픈 것을 치료한다.

治熱厥頭痛

121. 승마황련탕(升麻黃連湯) 〔보감〕

승마 4　칡뿌리 4　구릿대 2.8　백작약 2　감초 2　황련 1.6　무소뿔
1.2　궁궁이 1.2　형개이삭 1.2　박하 1.2
* 황련—술에 축여 볶은 것. 무소뿔—가루낸 것.

升麻　乾葛 各一錢　白芷 七分　白芍藥　甘草 各五分
黃連 酒炒 四分　犀角屑　天芎　荊芥穗　薄荷 各三分

얼굴이 화끈 다는 증세를 치료한다.
○ 약을 먹을 때 술, 국수, 5가지 매운 것을 금해야 한다. ○ 먼저 물
반잔에 궁궁이, 형개이삭, 박하를 담가 놓고 나머지 약을 물 2잔에 넣어
1잔이 되게 달인 다음 담가 두었던 3가지 약을 넣고 3분의 2쯤 되게
다시 달여서 따뜻한 것을 먹는다.

治面熱
○ 忌酒麵五辛 ○ 右先用水半盞 浸川芎 荊芥 薄荷 外都作
一貼水二盞 煎至一盞 入浸三味 再煎至七分 溫服

122. 승마부자탕(升麻附子湯) 〔보감〕

승마 2.8　부자 2.8　칡뿌리 2.8　구릿대 2.8　단너삼 2.8　인삼 2
초두구 2　감초 2　익지인 1.2　파(뿌리 달린 채로) 3대
＊ 부자―포한 것. 단너삼―꿀물에 축여 볶은 것. 감초―닦은 것.

　　　升麻　附子炮　乾薑　白芷　黃芪蜜炒　各七分　人蔘　草
　　　豆蔻　甘草灸　各五分　益智仁 三分　蓮鬚葱 三莖

얼굴이 시린 증세를 치료한다. 얼굴이 시린 것은 위가 허하기 때문
이다. ○ 부자이중탕(附子理中湯)을 쓰는 것도 좋다.

　　　治面寒 面寒胃虛也 ○ 附子理中湯 亦可

123. 승마위풍탕(升麻胃風湯) 〔보감〕

승마 8　감초 6　구릿대 4.8　당귀 4　칡뿌리 4　삽주 4　마황 2
시호 1.2　고본 1.2　강호리 1.2　황경피 1.2　초두구 1.2　순비기나무
열매 0.8　생강 3쪽　대추 2개
＊ 마황―마디 채로 쓴다.

　　　升麻　二錢　甘草　一錢半　白芷　一錢二分　當歸　乾葛
　　　蒼朮 各一錢　麻黃 不去節 五分　柴胡　藁本　羌活　黃柏
　　　草豆蔻 各三分　蔓荊子 二分　薑 三片　棗 二枚

위풍(胃風)으로 얼굴이 붓는 것을 치료한다. ○ 끼니 뒤에 먹는다.

　　　治胃風面腫 ○ 食後服

124. 청상방풍탕(淸上防風湯) 〔보감〕

방풍 4 구릿대 3.2 개나리열매 3.2 도라지 3.2 속썩은풀 2.8 궁궁이 2.8 형개 2 치자 2 황련 2 탱자 2 박하 2 감초 1.2 참대기름 5순가락

＊ 속썩은풀, 황련―술에 축여 볶은 것, 참대기름―약 달인 다음에 타서 먹는다.

防風 一錢 白芷 連翹 桔梗 各八分 片芩 酒炒 川芎 各七分 荊芥 梔子 黃連 酒炒 枳殼 薄荷 各五分 甘草 三分 竹瀝 五匙 調服

상초(上焦)의 화를 내리므로 머리와 얼굴에 생긴 헌 데와 풍열독(風熱毒)을 낫게 한다.

清上焦火 治頭面生瘡癤 風熱毒

125. 만형자산(蔓荊子散) 〔보감〕

순비기나무열매 2.8 벌건솔뿌리혹 2.8 단국화 2.8 맥문동 2.8 생치나물뿌리 2.8 생지황 2.8 뽕나무뿌리껍질 2.8 메함박꽃뿌리 2.8 으름덩굴 2.8 승마 2.8 감초 2.8 생강 3쪽 대추 2개

蔓荊子 赤茯苓 甘菊 麥門冬 前胡 生地黃 桑白皮 赤芍藥 木通 升麻 甘草 各七分 薑 三片 棗 二枚

족소음신경(足少陰腎經)에 풍열이 있어서 귓 속이 화끈 달면서 아프고 고름이 나오며 간혹 귀에서 소리가 나거나 들리지 않는 것을 치료한다.

治腎經有風熱 耳中熱痛 出膿汁 或鳴或聾

126. 형개연교탕(荊芥連翹湯) 〔보감〕

형개 2.8 개나리열매 2.8 방풍 2.8 당귀 2.8 궁궁이 2.8 백작약 2.8 시호 2.8 탱자 2.8 속썩은풀 2.8 치자 2.8 구릿대 2.8 도라지 2.8 감초 2

荊芥 連翹 防風 當歸 川芎 白芍藥 柴胡 枳殼
黃芩 梔子 白芷 桔梗 各七分 甘草 五分

신경(腎經)에 풍열(風熱)이 있어 양쪽 귀가 붓고 아픈 것을 치료한다. ○ 끼니 뒤에 먹는다.

治兩耳腫痛 由腎經有風熱 ○ 食後服

127. 여택통기탕(麗澤通氣湯) 〔보감〕

단너삼 4 삽주 2.8 강호리 2.8 따두릅 2.8 방풍 2.8 승마 2.8 칡뿌리 2.8 감초 2 마황 1.2 조피나무열매 1.2 구릿대 1.2 생강 3 쪽 대추 2개 파밑 약 9cm

* 감초—닦은 것.

黃芪 一錢 蒼朮 羌活 獨活 防風 升麻 乾葛 各七
分 甘草炙 五分 麻黃 川椒 白芷 各三分 薑 三片
棗 二枚 葱白 三寸

폐에 풍열이 있어서 코로 냄새를 맡지 못하는 것을 치료한다.

治鼻不聞香臭 此肺有風熱

128. 감길탕(甘桔湯) 〔보감〕

도라지 14   감초 6

桔梗 三錢五分   甘草 一錢五分

소음경(小陰經)에 한사가 침범하여 목 안이 아픈 것을 치료한다. ○ 우엉씨, 참대속껍질 각각 4g을 더 넣어 쓰면 더욱 좋다.

治少陰客寒 咽痛 ○ 加鼠粘子 竹茹 各一錢 尤妙

129. 청화보음탕(淸火補陰湯) 〔보감〕

현삼 8   백작약 4   찐지황 4   당귀 2.8   궁궁이 2.8   황경피 2.8   지모 2.8   하늘타리뿌리 2.8   감초 2.8   참대기름 3숟가락
* 황경피—닦은 것. 지모—생 것. 참대기름—약 달인 다음에 타서 먹는다.

玄蔘 二錢   白芍藥   熟地黃 各一錢   當歸   川芎   黃柏
童便炒   知母 生   天花粉   甘草 各七分   竹瀝 三匙 調服

허화(虛火)가 위로 떠올라서 목 안이 아프고 붓거나 혹은 허는 것을 치료한다.
〔활투〕 폐에 열이 있으면 백도라지(생 것) 40g을 더 넣어 쓴다.

治虛火上升 喉痛 喉閉 或生瘡
〔活套〕 肺熱 加生白桔梗一兩

130. 수점산(手拈散) 〔보감〕

초과   현호색   오령지   몰약 각각 같은 양

草果　玄胡索　五靈脂　沒藥 各等分

9가지 심통(心痛)과 심비통(心脾痛)을 치료한다.

○ 위의 약을 가루내어 1번에 4~8g씩 술에 타서 먹는다.

〔활투〕 탕약으로 지어서 달여 먹기도 한다. ○ 속이 허랭하면 건리탕(建理湯 : 상통 83)을 합해 쓴다. ○ 식체를 겸했으면 찔광이, 약누룩, 빈랑을 더 넣어 쓴다. ○ 회충증에는 찔광이, 계심, 매화열매, 조피나무열매를 더 넣어 쓴다.

治九種心痛 及心脾痛

○ 爲末 酒調服 一二錢

〔活套〕 或作湯 ○ 虛冷 合建理湯(上八十三) ○ 挾滯 加査麴 檳榔 ○ 蛔厥 加山査 桂心 烏梅 花椒

131. 연부육일탕(連附六一湯) 〔보감〕

황련 24　부자 4　생강 3쪽　대추 2개

＊ 부자―포한 것.

黃連 六錢　附子炮 一錢　薑 三片　棗 二枚

열이 울체되어 명치 밑이 아픈 것을 치료한다. ○ 달여서 뜨거운 것을 먹는다.

治熱鬱胃脘痛 ○ 熱服

132. 행기향소산(行氣香蘇散) 〔보감〕

차조기잎 4　귤껍질 4　삽주 4　향부자 4　오약 4　궁궁이 4　강호리 4　탱자 4　마황 4　감초 4　생강 3쪽

蘇葉　陳皮　蒼朮　香附子　烏藥　川芎　羌活　枳殼
麻黃　甘草 各一錢　薑 三片

　날 것과 찬 음식에 상하였거나 풍한사(風寒邪)에 감촉되어 또는 내상
7정으로 인하여 음식이 소화되지 않고 배가 불어나면서 아픈 것을 치
료한다.

　〔활투〕 음식에 체하여 가슴이 아픈 데는 마황을 빼고 약누룩과 빈
랑을 넣어서 쓴다.

　　　治內傷生冷　外感風寒　又觸七情　飮食塡滯　胸腹脹痛
　　　〔活套〕　食滯胸痛　去麻　加神麴　檳榔

133. 창졸산(倉卒散) 〔보감〕

치자 49개　부자(큰 것) 1개
＊ 부자―포한 것. 치자―껍질 채로 절반쯤 터지게 태운 것.

　　　山梔 連皮燒半過 四十九枚　大附子 炮 一枚

　허리와 배에서 기운이 치밀어 가드라들면서 구부리지도 펴지도 못
하고 참을 수 없이 아프며 물이 흐르듯 땀을 흘리며 손발은 얼음같이
차면서 죽게 된 것을 치료한다.

　○ 1번에 12g씩 물 1잔에 술 반잔을 섞은 데 두고 3분의 2쯤 되게
달인 다음 소금을 조금 넣어서 먹는다. ○ 궁궁이를 더 넣어 쓰면 더욱
좋다. ○ 일명 치부탕(梔附湯)이라고 한다.

　　　治氣自腰腹間　攣急疼痛　不可屈伸　痛不可忍　自汗如洗　手
　　　足氷冷　垂死
　　　○ 每三錢　水一盞　酒半盞　煎至七分　入塩少許　○ 加川芎
　　　尤妙 ○ 一名梔附湯

134. 길경지각탕(桔梗枳殼湯) 〔보감〕

도라지 8 탱자 8 감초 4 생강 5쪽

桔梗 枳殼 各二錢 甘草 一錢 薑 五片

비기(痞氣)로 가슴 속이 그득하고 답답하여 죽을 것 같은 것을 치료하는데 한증이나 열증을 가림없이 다 쓴다. ○ 상한(傷寒) 결흉증(結胸症)에도 쓴다.

治痞氣胸滿不利 煩悶欲死 不論寒熱通用 ○ 又治傷寒結胸

135. 시경반하탕(柴梗半夏湯) 〔보감〕

시호 8 하늘타리씨 4 끼무릇 4 속썩은풀 4 탱자 4 도라지 4
선귤껍질 3.2 살구씨 3.2 감초 1.6 생강 3쪽

柴胡 二錢 瓜蔞仁 半夏 黃芩 枳殼 桔梗 各一錢
青皮 杏仁 各八分 甘草 四分 薑 三片

담열(痰熱)이 성하여 가슴 속이 더부룩하고 옆구리가 아픈 것을 치료한다.

治痰熱盛 胸痞脇痛

136. 적복령탕(赤茯苓湯) 〔보감〕

끼무릇 8 벌건솔뿌리혹 8 귤껍질 4 인삼 4 궁궁이 4 흰삽주 4
생강 5쪽

半夏 赤茯苓 各二錢 陳皮 人蔘 川芎 白朮 各一錢
薑 五片

일명 반하복령탕(半夏茯苓湯)이라고도 한다. ○ 수결흉(水結胸)으로 가슴이 더부룩하고 그득하며 머리에 땀이 나는 것을 치료한다.

一名 半夏茯苓湯 ○ 治水結胸 痞滿 頭汗

137. 통유탕(通乳湯) 〔보감〕

돼지발굽 4개 통초 40 궁궁이 40 천산갑 14쪽 감초 4
＊ 천산갑―싸서 누렇게 구운 것.

猪蹄 四隻 通草 川芎 各一兩 穿山甲炮黃 十四片 甘
草 一錢

기혈이 부족하여 젖이 잘 나지 않는 것을 치료한다.
○ 위의 약을 물 5되에 넣고 절반이 되게 달여 즙을 짜서 3번에 나누어 먹는다. 그리고 파 달인 물을 따뜻하게 해서 젖몸을 자주 씻는다.
〔활투〕 장구채 12~16g을 더 넣어 쓰면 더욱 좋다.

治氣血不足 乳汁澁少
○ 右入水五升 煎至半 取汁 分三服 更以溫葱湯 頻洗乳
房
〔活套〕 加王不留行三四錢 尤好

138. 신효과루산(神效瓜蔞散) 〔보감〕

하늘타리 1개 감초 20 당귀 20 유향 10 몰약 10
＊ 당귀―술에 축여 약한 불기운에 말린 것. 하늘타리―크고 누런 것을 껍질을

벗겨 버리고 약한 불기운에 말려 가루내는데 씨가 많은 것이 더 약효과가 있다.

黃瓜蔞 大者一箇 去皮焙爲末子多者尤有力　**甘草**　**當歸** 酒焙
各五錢 **乳香** **没藥** 各二錢五分

유옹(乳癰 : 유선염)과 유암(유선암)에 쓴다.
○ 위의 약을 가루내어 술 3되에 넣고 절반이 되게 달여 3번에 갈라
끼니 뒤에 먹는다. 혹은 술과 물을 절반씩 섞은 데 넣고 달여 먹기도
한다.

治乳癰及嬭巖
○ 右爲末 酒三升煎半 食後分三服 或酒水相半 煎服

139. 가미지패산(加味芷貝散) 〔보감〕

구릿대 4　패모 4　하늘타리뿌리 4　금은화 4　주염나무가시 4　천
산갑 4　당귀미 4　하늘타리씨 4　감초마디 4
＊ 천산갑ー진흙과 함께 닦은 것.

白芷 **貝母** **天花粉** **金銀花** **皂角刺** **穿山甲** 土炒 **當**
歸尾 **瓜蔞仁** **甘草節** 各一錢

유옹으로 젖몸이 부어 뜬뜬하고 아픈 것을 치료한다.
○ 술과 물을 절반씩 섞은 데 넣고 달여 먹는다.

治乳癰 腫硬 作痛
○ 酒水各半 煎服

140. 십육미유기음(十六味流氣飮) 〔보감〕

차조기잎 6　인삼 4　단너삼 4　당귀 4　궁궁이 2　육계 2　후박 2

구릿대 2 방풍 2 오약 2 빈랑 2 백작약 2 탱자 2 목향 2 감초
2 도라지 1.2

　　　蘇葉 一錢半 人蔘 黃芪 當歸 各一錢 川芎 官桂
　　　厚朴 白芷 防風 烏藥 檳榔 白芍藥 枳殼 木香
　　　甘草 各五分 桔梗 三分

유선암을 치료한다.
○ 선귤껍질 4g을 더 넣어 달여 먹는다.

　　　治嬭巖
　　　○ 加靑皮一錢 煎服

141. 청간해울탕(淸肝解鬱湯) 〔보감〕

당귀 4 흰삽주 4 패모 2.8 벌건솔뿌리혹 2.8 백작약 2.8 찐지황
2.8 치자 2.8 인삼 2 시호 2 모란뿌리껍질 2 귤껍질 2 궁궁이 2
감초 2

　　　當歸 白尤 各一錢 貝母 赤茯苓 白芍藥 熟地黃 山
　　　梔 各七分 人蔘 柴胡 牧丹皮 陳皮 川芎 甘草 各
　　　五分

간에 화가 몰켜 혈을 상하여 젖몸에 멍울이 생긴 것을 치료한다.

　　　治肝臟鬱火 傷血 乳房結核

142. 지패산(芷貝散) 〔보감〕

구릿대 패모 각각 같은 양

白芷　貝母　各等分

젖몸에 멍울이 생긴 것을 치료한다. ○ 멍울이 선 데는 이 약을 주로 쓰는데 궁궁이, 당귀, 승마를 더 넣어 쓴다.

○ 위의 약을 가루내어 1번에 4g씩 타서 자주 먹는다. ○ 달여 먹기도 한다.

治乳房結核 ○ 結核 以此爲主 加芎歸 升麻
○ 右末 每一錢 酒調頻服 或煎服

143. 후박온중탕(厚朴溫中湯) 〔보감〕

건강 8　후박 6　귤껍질 6　벌건솔뿌리혹 2.8　초두구 2.8　목향 2 감초 2　생강 3쪽　대추 2개

* 건강―포한 것. 초두구―잿불에 묻어 구운 것. 감초―닦은 것.

乾薑 炮　二錢　厚朴　陳皮　各一錢半　赤茯苓　草豆蔻 煨
各七分　木香　甘草 炙 各五分　薑 三片　棗 二枚

한사가 위(胃)에 침범하여 명치 밑이 차고 불어오르며 아픈 것을 치료한다.

〔활투〕 기가 허한 데는 인삼, 계지를 더 넣어 쓴다. ○ 식체를 겸했으면 찔광이, 약누룩, 빈랑, 선탱자를 더 넣어 쓴다. ○ 회충이 있으면 찔광이, 빈랑, 사군자, 매화열매, 조피나무열매를 더 넣어 쓴다.

治客寒犯胃 心腹虛冷脹痛
〔活套〕 氣虛 加人蔘 桂枝 ○ 挾滯 加山查 神麴 檳榔 枳
實 ○ 動蚘 加山查 檳榔 使君子 烏梅 花椒

144. 황련탕(黃連湯) 〔보감〕

황련 8 인삼 6 끼무릇 4.8 건강 4 계지 4 감초 2 생강 3쪽
대추 2개

> 黃連 二錢 人蔘 一錢半 半夏 一錢二分 乾薑 桂枝 各
> 一錢 甘草 五分 薑 三片 棗 二枚

배가 아프면서 게우려고 하는 것을 치료한다. 이 증세는 상초는 열
(熱)하고 하초는 차기 때문에 생기는 것인데 양기가 아래로 내려가지
못하여 가슴에 열이 생겨 게우려 하며 음기가 잘 오르지 못하여 하초가
차서 배가 아픈 것이다. 이것은 음양이 고르지 못한 것이다.
〔활투〕 기가 허하면 인삼 12~20g을 더 넣어 쓴다.

> 腹痛欲嘔吐者 上熱下寒也 以陽不得降 而胸熱欲嘔 陰不得
> 升 而下寒腹痛 是陰陽失常
> 〔活套〕 氣虛 倍蔘三五錢

145. 여신탕(如神湯) 〔보감〕

현호색 당귀 계심 두충 각각 같은 양
* 두충—생강즙에 축여 볶은 것.

> 玄胡索 當歸 桂心 杜冲薑炒 各等分

허리가 접질려 아픈 것을 치료한다.
○ 위의 약을 가루내어 1번에 8g씩 데운 술에 타서 먹는다.
〔활투〕 달여 먹어도 된다.

> 治挫閃腰痛

○ 右末 每二錢 溫酒調下
〔活套〕 亦可作湯用

146. 입안산(立安散) 〔보감〕

나팔꽃흰씨 8   당귀 4   육계 4   현호색 4   두충 4   회향 4   목향 2

＊ 나팔꽃흰씨─절반은 날 것, 절반은 닦은 것으로 맏물가루를 낸다. 현호색, 회
향─닦은 것. 두충─생강즙에 축여 볶은 것.

　　　白丑 頭末半生半炒 二錢   當歸   肉桂   玄胡索 炒 杜冲 薑炒
　　　茴香 炒 各一錢   木香 五分

접질린 탓으로 기가 몰켜 허리가 아픈 것을 치료한다.

○ 위의 약을 가루내어 빈속에 2숟가락씩 데운 술에 타서 먹는다.

　　　治挫閃 氣滯 腰痛
　　　○ 右末 空心溫酒下 二匙

147. 지궁산(枳芎散) 〔보감〕

선탱자 20   궁궁이 20   감초 10

　　　枳實   川芎 各五錢   甘草 二錢半

왼쪽 옆구리가 찌르는 것 같이 아픈 것을 치료한다. ○ 위의 약을
가루내어 1번에 8g씩 생강과 대추 달인 물로 먹는다.

　　　治左脇刺痛
　　　○ 右末 每二錢 薑棗湯下

148. 추기산(推氣散) 〔보감〕

탱자 20 계심 20 강황 20 감초 10

枳殼 桂心 薑黃 各五錢 甘草 二錢半

오른쪽 옆구리가 아픈 것을 치료한다.
○ 위의 약을 가루내어 1번에 8g씩 생강, 대추 달인 물이나 술에 타서
먹는다.
〔활투〕 기가 막혀 돌지 못하는 데는 전갈 8g을 더 넣어 쓴다.

治右脇痛
○ 右末 每二錢 薑棗湯 或酒下
〔활투〕 氣滯不行 加全蝎二錢

149. 청기산(淸肌散) 〔보감〕

인삼 4 시호 4 생치나물뿌리 4 강호리 4 따두릅 4 탱자 4 도
라지 4 궁궁이 4 벌건솔뿌리혹 4 감초 4 형개 4 방풍 4 천마 4
박하 4 매미허물 4 생강 3쪽

人蔘 柴胡 前胡 羌活 獨活 枳殼 桔梗 川芎 赤
茯苓 甘草 荊芥 防風 天麻 薄荷 蟬退 各一錢 薑
三片

(형방패독산(荊防敗毒散)에 천마, 박하, 매미허물, 생강 3쪽을 더 넣은
것이다.)
벌겋거나 흰 두드러기가 돋으면서 가려운 것을 치료한다.

治癮疹 或赤 或白 瘙痒

150. 목유탕(木萸湯) 〔보감〕

모과 10 빈랑 10 오수유 6

木瓜 檳榔 各二錢半 吳茱萸 一錢半

각기(脚氣)가 속으로 들어간 탓으로 숨이 차고 가슴이 답답한 것을
치료한다.

治脚氣入腹喘悶

151. 사증목과환(四蒸木瓜丸) 〔보감〕

단녀삼 20 속단 20 삽주 20 귤껍질 20 으아리 20 꽃다지씨 20
누런소나무마디 20 오약 20

* 단녀삼과 속단, 삽주와 귤껍질, 으아리와 꽃다지씨, 누런소나무마디와 오약 이
  렇게 두가지씩 따로 가루내어 모과 속에 넣는다.

黃芪 續斷 同入 蒼朮 橘皮 同入 威靈仙 葶藶子 同入
黃松節 烏藥 同入 各五錢

간, 신, 비 3경맥의 기가 허한데 풍, 한, 습이 침범하여 서로 부딪쳐서
붓기도 하고 저리기도 하며 추웠다 더웠다 하면서 게우는 것을 치료
한다.
○ 생모과 4개의 속을 긁어내고 그 1개에 2가지씩의 약가루를 채워
넣는다. 그리고 도려냈던 모과의 꼭지부분을 도로 맞추고 참대꼬쟁이를
꽂아 움직이지 않게 한다. 이것을 술에 3번 쪄서 잘 짓찧어 느릅나무
뿌리 가루를 두고 쑨 풀에 반죽하여 벽오동씨만하게 알약을 만든다.
이것을 1번에 100알씩 소금을 두고 끓인 물로 빈속에 먹는다.

治肝腎脾三經氣虛　風寒濕相搏　或腫　或痺　寒熱　嘔吐
○ 生木瓜四箇　剜去心　每箇入兩藥末　完簪蓋　酒蒸三次　搗
爛　楡皮糊和丸　梧子大　空心塩湯下　百丸

152. 당귀사역탕(當歸四逆湯) 〔보감〕

당귀 4.8　부자 4　육계 4　회향 4　백작약 3.6　시호 3.6　멀구슬나
무열매 2.8　현호색 2.8　흰솔뿌리혹 2.8　택사 2
* 부자―포한 것.

　　　　當歸　一錢二分　附子炮　官桂　茴香　各一錢　白芍藥
　　　　柴胡　各九分　川練子　玄胡索　白茯苓　各七分　澤瀉　五
　　　　分

한산(寒疝)으로 배꼽 아래가 차면서 아픈 것을 치료한다. ○ 빈속에
먹는다.
〔활투〕 기가 허한 탓으로 배꼽 부위에 찬기운이 치밀어서 찌르는
것 같이 아픈 데는 인삼 12~20g을 더 넣고 달인 다음 전갈가루 1.2~2
g을 타서 먹으면 잘 낫는다.

　　　　治寒疝　臍下冷痛　○ 空心服
　　　　〔活套〕 氣虛臍腹　冷氣攻刺痛　加人蔘三五錢　全蝎末三五
　　　　分　調服　神效

153. 길경탕(桔梗湯) 〔보감〕

도라지 4.8　패모 4.8　하늘타리씨 4　율무쌀 4　당귀 4　뽕나무뿌
리껍질 2.8　탱자 2.8　단너삼 2.8　방풍 2.8　살구씨 2　나리 2　감초
2　생강 5쪽

桔梗　貝母　各一錢二分　瓜蔞仁　薏苡仁　當歸　各一錢
桑白皮　枳殼　黃芪　防風　各七分　杏仁　百合　甘草
各五分　薑 五片

폐옹(肺癰 ; 폐농양)을 치료한다.

治肺癰

154. 통순산(通順散)〔보감〕

메함박꽃뿌리 4　으름덩굴 4　구릿대 4　은조롱 4　탱자 4　회향 4
오약 4　당귀 4　감초 4

赤芍藥　木通　白芷　何首烏　枳殼　茴香　烏藥　當歸
甘草 各一錢

일명 영위반혼탕(榮衛返魂湯), 추풍통기산(追風通氣散), 하수오산(何首
烏散)이라고도 한다. ○ 모든 담음병(痰飮病)을 치료하는데 주로 담종
(痰腫)에 쓴다.
　○ 금은화를 넣으면 더욱 좋다. ○ 허중에는 부자를 더 넣어 쓴다. ○
실증에는 대황을 더 넣어 쓴다. ○ 담이 있으면 천남성, 끼무릇을 더
넣어 쓴다. ○ 종창된 것이 뜬뜬하면 궁궁이, 마황, 파밑, 전갈, 천산갑
등을 더 넣어 쓴다. ○ 담음이 왔다갔다 하는 데는 따두릅을 더 넣어
쓴다. ○ 술과 물을 절반씩 섞은 데 넣어 달여 먹는다.
　〔활투〕기가 허한 데는 인삼을 더 넣어 쓴다. ○ 담이 몰킨 데는
흰겨자를 더 넣어 쓴다. ○ 냉이 있으면 건강과 부자를 더 넣어 쓴다.

　　一名榮衛返魂湯 一名追風通氣散 一名何首烏散 ○ 治一切
　　痰飮爲患 專治痰腫
　　○ 加忍冬 甚妙 ○ 虛 加附子 ○ 實 加大黃 ○ 痰 加南星

半夏 ○ 腫硬 加川芎 麻黃 葱白 全蝎 穿山甲 ○ 流注 加
獨活 ○ 酒水 各半 煎服
〔活套〕 氣虛 加人蔘 ○ 痰結 加白芥子 ○ 冷 加薑附

155. 하고초산(夏枯草散) 〔보감〕

꿀풀 24 감초 4

夏枯草 六錢 甘草 一錢

나력(瘰癧)에 잘 듣는 약이다. 궐음(厥飮)을 보양하는 작용이 있다.
○ 또는 40g을 물에 달여 먹기도 한다. 허하면 많이 먹을수록 좋다.
십전대보탕(十全大補湯 : 상통 33)에 향부자, 원지, 패모를 더 넣어 함께
쓰면 목과 겨드랑이에 생긴 나력으로 추웠다 더웠다 하는 것을 치료
하는 데 매우 좋다.

大治瘰癧 有補養厥飮之攻
○ 又取一兩 水煎服 虛者多服益善 兼十全大補湯(上三十
三) 加香附 遠志 貝母 瘰癧馬刀寒熱之聖藥

156. 전생활혈탕(全生活血湯) 〔보감〕

백작약 4 승마 4 방풍 2.8 강호리 2.8 따두릅 2.8 시호 2.8 당
귀 2.8 칡뿌리 2.8 감초 2.8 고본 2 궁궁이 2 생지황 1.6 찐지황
1.6 순비기나무열매 1.2 족두리풀 1.2 잇꽃 0.4

白芍藥 升麻 各一錢 防風 羌活 獨活 柴胡 當歸身
乾葛 甘草 各七分 藁本 川芎 各五分 生地黃 熟地
黃 各四分 蔓荊子 細辛 各三分 紅花 一分

붕루(崩漏 ; 자궁출혈)가 너무 심하여 정신을 잃었을 때 쓴다. 이 약은 보혈(補血), 양혈(養血), 생혈(生血)하며 양기를 돕고 수궐음(手厥飮)과 족궐음(足厥飮)을 보한다.

治崩漏過多 昏冒不省 此補血 養血 生血 益陽 以補手足厥飮

157. 달생산(達生散) 〔보감〕

빈랑열매껍질 8　감초 6　당귀 4　흰삽주 4　백작약 4　인삼 2　귤껍질 2　차조기잎 2　탱자 2　사인 2　파잎 5잎
* 빈랑열매껍질—술로 씻은 것. 감초—닦은 것.

大腹皮 酒洗 二錢　甘草 炙 一錢半　當歸　白朮　白芍藥 各一錢　人蔘　陳皮　蘇葉　枳殼　砂仁 各五分　青葱五葉

임신부가 몸 풀 달에 20여 첩 먹으면 쉽게 해산하고 병이 생기지 않는다. ○ 일명 축태음(縮胎飮)이라고도 한다.

孕婦臨月 服二十餘貼 易產 無病 ○ 一名縮胎飮

158. 죽력탕(竹瀝湯) 〔보감〕

벌건솔뿌리혹 40

赤茯苓 一兩

위의 약을 물에 달인 데다 참대기름 1홉을 타서 먹는다. 임신부의 자번증(子煩症)을 치료한다.

煎水 和竹瀝 一合服 治子煩

159. 자원탕(紫菀湯) 〔보감〕

개미취 8 천문동 8 도라지 6 살구씨 4 뽕나무뿌리껍질 4 감초
4 참대속껍질 달걀만한 것 꿀 반숟가락

* 꿀—약을 달인 다음에 두고 2번 정도 끓어 오르게 달여 따뜻한 것을 먹는다.

> 紫菀 天門冬 各二錢 桔梗 一錢半 杏仁 桑白皮 甘
> 草 各一錢 竹茹 鷄子大 蜜 半匙 再沸溫服

임신부가 기침하는 데와 유산할 징조(태동불안)가 있을 때 쓴다.

> 治子嗽 胎不安

160. 자소음(紫蘇飮) 〔보감〕

차조기잎 10 인삼 4 빈랑열매껍질 4 궁궁이 4 귤껍질 4 백작
약 4 당귀 4 감초 2 생강 4쪽 파 3대

> 紫蘇葉 二錢半 人蔘 大腹皮 川芎 陳皮 白芍藥 當
> 歸 各一錢 甘草 五分 薑 四片 葱 三莖

임신부의 자현(子懸)과 기가 몰켜서 몸풀기 힘들어하는 것을 치료한
다.
〔활투〕 궁궁이와 당귀 8~12g을 더 넣어 써도 좋다. ○ 사인 4g을
넣어 쓰면 더욱 좋다.

> 治子懸 及氣結難產
> 〔활투〕 倍芎歸二三錢 亦好 ○ 或加砂仁一錢 尤妙

161. 형개산(荊芥散) 〔보감〕

형개 적당량

荊芥

가루내어 8g씩 연한 소금물 1잔에 타서 먹는다. 몸 푼 뒤의 혈훈증
(血暈症)을 잘 낫게 한다.

末二錢 童便一盞 調服 治血暈如神

162. 소삼소음(小蔘蘇飮) 〔보감〕

소목 80

蘇木 二兩

물 2사발에 넣고 절반되게 달인 다음 인삼가루 8g을 타서 먹는다. 몸
푼 뒤에 궂은 피가 폐로 들어가서 얼굴이 거멓게 되면서 숨이 찬 것을
치료한다.

水二椀煎半 人蔘末二錢 調服 治産後敗血 入肺 面黑發喘

163. 시호사물탕(柴胡四物湯) 〔보감〕

시호 8 생지황 8 궁궁이 4 메함박꽃뿌리 4 당귀 4 속썩은풀 4
인삼 2 끼무릇 2 감초 2 생강 3쪽

柴胡 生地黃 各二錢 川芎 赤芍藥 當歸 黃芩 各一

錢　人蔘　半夏　甘草 各五分　薑 三片

몸 푼 뒤에 열이 나는 것과 열이 혈실(血室)에 들어간 것을 치료한다.
○ 일명 삼원탕(三元湯)이라고도 한다.
〔활투〕 혈열(血熱)이 심한 데는 우황고(牛黃膏)를 타서 먹는다.

治産後發熱 及熱入血室 ○ 一名三元湯
〔活套〕 血熱甚 牛黃膏 調服

164. 유풍산(愈風散) 〔보감〕

형개 적당량

荊芥

약간 닦아서 가루내어 1번에 12g씩 두림주(豆淋酒 : 중통 165)에 타
서 먹는다. 몸 푼 뒤에 생긴 중풍을 치료한다. ○ 일명 거경고배산(擧
卿古拜散)이라고도 한다.

略炒末三錢 豆淋酒(中百六十五) 化下 治産後中風 ○ 一
名擧卿古拜散

165. 두림주(豆淋酒) 〔보감〕

검정콩 1되

黑豆 一升

닦아서 뜨거울 때 청주 3되에 넣고 단단히 봉해 두었다가 주량에
맞게 마신다. 몸 푼 뒤의 풍증을 치료한다.

炒熟 乘熱 浸三升清酒中 密封 隨量飮之 治産後風

166. 소요산(逍遙散) 〔보감〕

흰삽주 4 백작약 4 흰솔뿌리혹 4 시호 4 당귀 4 맥문동 4 감초 2 박하 2 생강 3쪽

白尤 白芍藥 白茯苓 柴胡 當歸 麥門冬 各一錢 甘草 薄荷 各五分 薑 三片

월경이 고르지 못한 것과 혈허(血虛)로 가슴과 손발바닥에 번열이 나고 학질처럼 추웠다 더웠다 하는 것을 치료한다.
〔활투〕 혈분(血分)에 열이 있는 데는 자라등딱지를 더 넣어 쓰는 것이 좋다.

治月經不調 及血虛 五心煩熱 寒熱如瘧
〔活套〕 血熱 加鱉甲 尤妙

167. 비아환(肥兒丸) 〔보감〕

호황련 20 사군자살 18 인삼 14 황련 14 약누룩 14 보리길금 14 찔광이 14 흰삽주 12 흰솔뿌리혹 12 감초 12 노회 10
＊ 감초—닦은 것. 노회—단(煆)한 것.

胡黃連 五錢 使君子肉 四錢半 人蔘 黃連 神麴 麥芽 山查肉 各三錢半 白尤 白茯苓 甘草炙 各三錢 蘆薈 煆 二錢半

여러 가지 감질(疳疾)을 다 치료한다.
○ 위의 약을 가루내어 차좁쌀풀에 반죽하여 녹두알만하게 알약을

만든다. 1번에 20~30알씩 미음과 함께 먹는다.

〔활투〕 혹은 10첩으로 하여 달여 먹기도 한다. ○ 이 약에 육미원
(六味元 : 상통 40) 반제를 합한 것이 수토단(水土丹)이다.

　　通治諸疳
　　○ 右末 黃米糊丸 菉豆大 米飮下 二三十丸
　　〔活套〕 或作十貼用 ○ 合六味元(上四十)半劑 名水土丹

168. 소아청심원(小兒淸心元) 〔내국, 보감〕

인삼 8　백복신 8　방풍 8　주사 8　시호 8　금박 30장

　　人蔘　白茯神　防風　朱砂　柴胡 各二錢　金箔 三十片

어린이들의 모든 열나기와 경풍으로 열이 나면서 번조(煩燥)해 하는
것을 치료한다.

〔내국〕 무소뿔과 우황을 더 넣어쓴다. ○ 위의 약을 가루내어 꿀에
반죽해서 벽오동씨만하게 알약을 만들어 1번에 1알씩 참대기름에 타서
먹는다.

　　治諸熱 及驚熱煩燥
　　〔內局〕 加犀角 牛黃 ○ 右末 蜜丸梧子大 每一丸 竹瀝調
　　下

169. 인삼강활산(人蔘羌活散) 〔보감〕

인삼 0.8　시호 0.8　생치나물뿌리 0.8　강호리 0.8　따두릅 0.8　탱
자 0.8　도라지 0.8　궁궁이 0.8　벌건솔뿌리혹 0.8　감초 0.8　천마 0.4
구기뿌리껍질 0.4　박하 3잎　생강 3쪽

人蔘　柴胡　前胡　羌活　獨活　枳殼　桔梗　川芎　赤
茯苓　甘草　各二分　天麻　地骨皮　各一分　薄荷　三葉
薑　三片

(인삼패독산 각각 0.8g에 천마, 구기뿌리껍질 0.4g, 박하 3잎을 더
넣은 것이다.)
풍한에 상하여 열이 나는 것을 치료한다.

治傷風寒發熱

170. 생료사물탕(生料四物湯) 〔보감〕

생지황 1.2　메함박꽃뿌리 1.2　궁궁이 1.2　당귀 1.2　방풍 1.2　속
썩은풀 0.8　박하 0.8

生地黃　赤芍藥　川芎　當歸　防風　各三分　黃芩　薄荷
各二分

여러가지 헌 데를 치료한다.
〔활투〕 열독이 있는 데는 우엉씨와 금은화를 더 넣어 쓴다.

治諸瘡
〔活套〕 熱毒 加惡實 金銀花

171. 우황해독단(牛黃解毒丹) 〔제중〕

감초 40　금은화 40　자초용 20　우황 12
* 자초용─술에 씻은 것.

甘草　金銀花 各一兩　紫草茸 酒洗　五錢　牛黃 三錢

어린이가 태독(胎毒)으로 헌 데가 난 것과 여러가지 원인으로 열이
나는 것을 치료한다.

○ 위의 약을 가루내어 꿀에 반죽해서 벽오동씨만하게 알약을 만든
다. 이것을 아이의 나이에 따라서 쓰는데 박하 달인 물이나 매미허물
달인 물에 풀어서 먹인다. ○ 다른 처방에는 매미허물이 더 들어있다.

治小兒胎瘡諸熱
○ 右末 蜜丸梧子大 量兒大小 薄荷湯 或蟬退湯 化下 ○
一方 加蟬退

172. 시귀음(柴歸飮) 〔손익〕

당귀 8　백작약 6　시호 4　형개 4　감초 2.8　생강 3쪽

當歸 二錢　白芍藥 一錢半　柴胡　荊芥 各一錢　甘草 七
分　薑 三片

천연두의 초기에 쓰는 약이다. 이 약은 영혈을 고루 보한다.

治痘初起用 此平和養榮之劑

173. 희두토홍환(稀痘兎紅丸) 〔보감〕

토끼 1마리

生兎 一隻

토끼를 잡아 피를 내어 그것을 메밀가루에 섞어 반죽한다. 거기에
석웅황 1.6~2g을 더 섞어서 약간 말려 떡처럼 되면 녹두알만하게 알
약을 만든다.

○ 나서 2~3일 된 아이에게는 2~3알을 젖에 풀어 먹인다. 1살 아래 아이에게는 5~7알, 3살부터는 15알씩 먹인다. 오래 먹이면 온몸에 벌건 반진이 돋는데 이것은 약의 효과가 나타나는 증거이다.

* 이 약을 쓰면 천연두나 홍역을 앓지 않는다. 앓는다 하더라도 경하게 앓는다.

臘月初八日 取血以蕎麥麪和之 加雄黃四五分 侯乾成餠 作丸菉豆大

○ 初生兒三日後 二三丸乳汁化下 一歲兒 五七丸 三歲後 十五丸 服久則遍身出紅癍 是其驗

174. 소독보영단(消毒保嬰丹) 〔내국, 보원〕

전두등 60 붉은팥 70알 검정콩 30알 찔광이 40 우엉씨 40 생지황 40 주사 40 승마 30 개나리열매 30 형개 20 방풍 20 따두릅 20 감초 20 당귀 20 메함박꽃뿌리 20 황련 20 도라지 20 수세미오이 1개

* 수세미오이―15cm정도 되는 것을 약성이 남게 태워서 쓴다.
* 전두등―콩대를 감고 올라가는 가늘고 벌건 덩굴인데 8월(음력)에 걷어 그늘에서 말려 쓴다.

纏豆藤 即毛豆梗上纏細紅藤八月採陰乾 一兩五錢 赤豆 七十粒 黑豆 三十粒 山査肉 牛蒡子 生地黃 辰砂 各一兩 升麻 連翹 各七錢半 荊芥 防風 獨活 甘草 當歸 赤芍藥 黃連 桔梗 各五錢 絲瓜 長五寸者燒存性 一箇

봄과 가을에 1알씩 먹으면 천연두독이 점차 삭아진다.

○ 위의 약을 가루내어 봄 또는 가을에 사탕물에 반죽하여 추리씨만 하게 알약을 만든다. 1번에 1알씩 감초 달인 물에 풀어서 먹는다.

每春秋時 服一丸 痘毒漸消化

○ 右藥末預辦 過春秋分 或上元七月望日 忌婦人描太 砂

糖拌丸如李核 每服一丸 甘草湯化下

175. 포룡환(抱龍丸) 〔내국, 보감〕

우담남성 40 참대속진 20 석웅황 10 주사 10 사향 4

牛膽南星 一兩 天竺黃 五錢 石雄黃 朱砂 各二錢半
麝香 一錢

경풍(驚風)으로 일정한 시간마다 경련이 일어나고 열이 나면서 혼수
상태에 이른 것을 치료한다. 이 약은 담열(痰熱)을 내리는데 심, 폐, 간
의 병에 쓴다.
○ 내국 처방에서는 참대속진을 빼고 대신 조구등을 썼다. ○ 위의
약을 가루내어 감초를 달여 만든 고(膏)에 반죽하여 주염나무씨만하게
알약을 만들어두고 따뜻한 물에 풀어서 먹인다. 난 지 100일 안에는 1
알을 3번에 갈라 먹이고 5살까지는 1~2알을 먹인다. ○ 눈 녹인 물로
감초를 달인 물에 반죽하여 알약을 만들면 더욱 좋다.

治驚風 潮搐 身熱 昏睡 能下痰熱 乃心肺肝藥也
○ 內局 去天竺黃 以釣鉤藤 代用 ○ 右末 煮甘草膏 丸如
皂子 溫水化下 百日內一丸作三次服 五歲兒一二丸服 ○
臘雪水煮甘草 尤佳

176. 우황포룡환(牛黃抱龍丸) 〔내국, 보감〕

우담남성 40 참대속진 20 석웅황 10 주사 10 사향 4 진주 4
호박 4 우황 2 금박 10장

牛膽南星 一兩 天竺黃 五錢 石雄黃 朱砂 各二錢半
麝香 眞珠 琥珀 各一錢 牛黃 五分 金箔 十片

(포룡환(抱龍丸)에 진주, 호박 각각 4g, 우황 2g, 금박 10장을 더 넣은 것이다.)

급경풍(急驚風)과 만경풍(慢驚風)으로 가래가 성하면서 기침을 하고 때때로 경련이 이는 것을 치료한다.

○ 알약을 만드는 방법은 포룡환과 같은데 겉에 금박을 입힌다. 그리고 참대속진을 빼고 조구등(釣鉤藤)을 넣어서 위와 같이 쓴다. ○ 박하 달인 물에 풀어 먹인다.

治急慢驚風　痰嗽　潮搐
○ 丸法同上　金箔爲衣　去天竺黃　代以釣鉤藤　與上同　○ 薄荷湯化下

177. 자상환(紫霜丸) 〔보감〕

대자석 40　적석지 40　파두 30알　살구씨 50개
* 대자석─식초에 담갔다가 불에 굽기를 7번 반복한다. 파두─껍질을 벗겨 버리고 기름을 뺀 다음 상(霜)을 만든다. 살구씨─꺼풀과 끝을 버린다.

代赭石 煅醋淬七次　赤石脂 各一兩　巴豆 三十粒 去皮油爲霜
杏仁 去皮尖 五十枚

식간(食癎)과 담벽(痰癖)으로 구역은 하지 않으면서 게우는 것을 치료한다.

○ 위의 약을 천여 번 짓찧어서 알약을 빚는데 만일 굳으면 꿀을 조금 두고 반죽하여 삼씨만하게 알약을 만든다. 1번에 1알씩 젖에 풀어 먹인다.

治食癎　及痰癖　不嘔而吐
○ 右藥千杵　若硬　少入蜜和丸麻子大　一粒　乳汁化下

178. 오복화독단(五福化毒丹) 〔보감〕

현삼 40 도라지 32 인삼 20 벌건솔뿌리혹 20 마아초 20 청대 10 감초 4 사향 2 금박 8장 은박 8장

玄蔘 一兩 桔梗 八錢 人蔘 赤茯苓 馬牙硝 各五錢
青黛 二錢半 甘草 一錢 麝香 五分 金箔 銀箔 各八片

열사(熱邪)로 인한 감질(疳疾)로 헌 데가 많이 생겨 아픈 것과 천연두의 여독으로 입에 군침이 돌고 잇몸에서 피가 나오면서 냄새가 나는 것 그리고 밤눈증을 치료한다.

○ 위의 약을 가루내어 꿀에 반죽해서 40g으로 12알을 만들어 겉에 금박과 은박을 입힌다. 1살난 아이에게는 1알을 4번에 나누어 박하 달인 물에 풀어서 먹인다. 밤눈증에는 묵은 좁쌀을 씻은 물에 풀어서 먹인다.

治熱疳 多生瘡癤 及痘瘡餘毒 口齒出涎血臭氣 雀目
○ 右末 蜜丸 兩雀十二丸 金銀箔爲衣 一歲兒一丸分四服 薄荷湯化下 雀目 陳粟米泔水化下

179. 천을환(天乙丸) 〔보감〕

골풀속살 64 택사 12 곱돌 10 저령 10 벌건솔뿌리혹 6.8 흰솔뿌리혹 6.8 복신 6.8

＊ 골풀속살─쌀가루를 푼 물에 씻어서 햇볕에 말린 다음 가루내어 물에 풀면 위에 뜨는 것이 골풀속살인데 이것을 걷어 말려 10g을 약에 넣는다.

燈心 一兩六錢 以米粉漿水洗晒乾爲末水澄之浮者爲燈心取二錢五分
澤瀉 三錢 滑石 猪苓 各二錢半 赤茯苓 白茯苓 茯神 各一錢七分

병을 치료할 때 오줌을 잘 나가게 하는 것이 **빠른** 방법의 하나이다. 이 약은 온열(蘊熱), 단독(丹毒), 경풍(驚風), 담열(痰熱), 변증(變蒸), 열이 나는 것, 게우는 것, 설사하는 것 등을 낫게 한다.

○ 위의 약을 가루내어 인삼 40g을 달여 고(膏)를 만든 데다 두고 반죽하여 앵두알만하게 알약을 만든 다음 겉에 주사를 입히고 또 금박으로 싼다. 1번에 1알씩 골풀속살과 맥문동을 달인 물 또는 박하 달인 물에 풀어서 먹인다.

> 治病以水道通利 爲捷徑 蘊熱 丹毒 驚風 痰熱 變蒸 發熱
> 嘔吐 泄瀉之病 無不治也
> ○ 右末 用人蔘一兩 煎膏 和丸櫻挑大 朱砂爲衣 金箔裏之
> 每一丸 以燈心麥門冬湯 或薄荷湯化下

180. 소침환(燒鍼丸) 〔보감〕

황단　주사　구운 백반 각각 같은 양

> 黃丹　朱砂　枯白礬 各等分

젖이나 밥에 체하여 계속 게우고 설사하는 것을 치료한다.

○ 위의 약을 가루낸 다음 대추살에 반죽하여 가시연밥만하게 알약을 만든다. 1번에 1알씩 바늘에 꿰어 등잔불에 약성이 남게 태워 젖이나 미음에 풀어서 먹인다.

> 治內傷 乳食 吐瀉不止
> ○ 右末 棗肉和丸 芡實大 每一丸 用針挑於燈焰上燒存性
> 乳汁或米飮化下

181. 맥탕산(麥湯散) 〔손익〕

구기뿌리껍질 4　감초 4　곱돌 4　마황 1.2　인삼 1.2　찐지황 1.2
지모 1.2　꽃다지씨 1.2　강호리 1.2　밀 7알

* 구기뿌리껍질, 감초―닦은 것.

地骨皮 炒　甘草 炙　滑石 各一錢　麻黃　人蔘　熟地黃
知母　葶藶　羌活 各三分　小麥 七粒

수두(水痘)를 치료한다.

治水痘

하통(下統)처방

1. 자윤탕(滋潤湯) 〔보감〕

당귀 4 생지황 4 탱자 4 후박 4 빈랑 4 대황 4 역삼씨 4 살
구씨 4 강호리 2.8 잇꽃 1.2
* 잇꽃—술에 축여 약간 불기운에 말린 것.

當歸 生地黃 枳殼 厚朴 檳榔 大黃 麻仁 杏仁 各
一錢 羌活 七分 紅花 酒焙 三分

중풍으로 대소변을 보지 못할 때는 먼저 이 약을 쓴 다음에 유풍탕
(愈風湯)으로 조리한다.
〔활투〕 변비가 심하면 이스라치씨 4g, 혹은 나팔꽃검은씨 2g을 타서
먹는다. 허약한 사람에게는 쓰지 못한다.

治風中臟二便閉 先服此 後以愈風湯調理
〔活套〕 便秘 郁李仁一錢 或黑丑五分 調服 虛人不可用

2. 견정산(牽正散) 〔보감〕

흰바꽃 전갈 흰가루병누에 각각 같은 양
* 흰가루병누에, 전갈—생으로 쓴다.

白附子 白殭蠶 全蝎 並生用 各等分

중풍으로 입과 눈이 비뚤어진 것을 치료한다. ○ 가루내어 1번에 8g
씩 뜨거운 술에 타서 먹는다.

　　　　治中風喎斜 ○ 爲末 每二錢 熱酒調下

3. 도담탕(導痰湯)　〔보감〕

끼무릇 8　천남성 4　귤껍질 4　탱자 4　벌건솔뿌리혹 4　감초 4
생강 5쪽
　* 천남성―포한 것.

　　　　半夏 二錢　南星炮　橘皮　枳殼　赤茯苓　甘草 各一錢
　　　　薑 五片

중풍으로 담이 성하고 말을 제대로 하지 못하며 어지럼증이 있는
것을 치료한다.
　○ 속썩은풀과 황련을 더 넣으면 청열도담탕(淸熱導痰湯)이다. ○ 강
호리, 흰삽주를 더 넣은 것은 거풍도담탕(祛風導痰湯)이라고 한다. ○
원지, 석창포, 황련, 속썩은풀, 주사를 더 넣은 것은 영신도담탕(寧神導
痰湯)이다. ○ 인삼, 석창포, 참대속껍질 각각 2g을 더 넣으면 척담탕
(滌痰湯)이다.
　〔활투〕 기가 허한 데는 흰삽주, 전갈, 흰바꽃 등을 더 넣고 인삼을
곱으로 넣어 쓰는데 이것을 도담군자탕(導痰君子湯)이라고 한다.

　　　　治中風　痰盛　語澁　眩暈
　　　　○ 加黃芩 黃連 名淸熱導痰湯 ○ 加羌活 白朮 名祛風導痰
　　　　湯 ○ 加遠志 菖蒲 黃連 黃芩 朱砂 名寧神導痰湯 ○ 加
　　　　人蔘 菖蒲 竹茹 各五分 名滌痰湯
　　　　〔活套〕 氣虛 加白朮 全蝎 白附子 倍入人蔘 名導痰君子
　　　　湯

4. 방풍통성산(防風通聖散) 〔보감〕

곱돌 6.8   감초 4.8   석고 2.8   속썩은풀 2.8   도라지 2.8   방풍 1.8
궁궁이 1.8   당귀 1.8   메함박꽃뿌리 1.8   대황 1.8   마황 1.8   박하 1.8
개나리열매 1.8   망초 1.8   형개 1.4   흰삽주 1.4   치자 1.4   생강 5쪽

> 滑石 一錢七分　甘草 一錢二分　石膏　黃芩　桔梗 各七
> 分　防風　川芎　當歸　赤芍藥　大黃　麻黃　薄荷　連
> 翹　芒硝 各四分半　荊芥　白朮　梔子 各三分半　薑 五
> 片

여러가지 풍열(風熱)과 천연두의 구슬이 거멓게 되면서 꺼져들어가는
것, 풍열로 헌 데나 옴이 생긴 것, 머리에 흰 비듬이 생기고 얼굴과
코가 벌겋게 되는 것, 폐풍(肺風)으로 코가 붉어진 것, 문둥병, 열이 몰
켜서 대소변을 보지 못하는 것 등을 치료한다. 또한 술독을 푼다.
〔활투〕 곱돌과 망초를 빼고 나머지 약을 모두 술에 축여 볶아서
쓰는데 이것을 주제통성산(酒製通聖散)이라고 한다. ○ 두드러기가 생겨
가려운 데는 금은화, 현삼, 매미허물을 더 넣어 쓴다.

> 治諸風熱 或瘡疹黑陷 或風熱瘡疥 頭生白屑 面鼻紫赤 肺
> 風瘡 大風癩疾 或熱結二便不通 並解酒毒
> 〔活套〕 去滑石 芒硝 並酒炒 名酒製通聖散 ○ 癮疹瘙痒
> 加金銀花 玄蔘 蟬退

5. 목향보명단(木香保命丹) 〔보감〕

목향 20   흰바꽃 20   계피 20   두충 20   후박 20   고본 20   따두릅
20   강호리 20   엄나무껍질 20   구릿대 20   단국화 20   쇠무릎풀 20
백화사 20   전갈 20   으아리 20   천마 20   당귀 20   순비기나무열매

20 범뼈 20 천남성 20 방풍 20 마 20 감초 20 천마싹 20 주사 30 사향 6

* 흰바꽃—생 것. 쇠무릎풀—술에 담갔다 낸 것. 백화사—술에 축여 닦은 것. 전 갈—닦은 것. 으아리—술에 씻은 것. 범뼈—술에 담갔다가 졸인 젖을 발라 구운 것. 천남성—신좁쌀죽 웃물에 넣고 삶은 것. 감초—졸인 젖을 발라 구운 것. 주 사—절반은 겉에 입힌다.

木香 白附子 生 桂皮 杜冲 厚朴 藁本 獨活 羌活 海東皮 白芷 甘菊 牛膝 酒浸 百花蛇 酒炒 全蝎 炒 威 靈仙 酒洗 天麻 當歸 蔓荊子 虎骨 酒浸酥炙 天南星 漿水 煮 防風 山藥 甘草 酥炙 赤箭 各五錢 朱砂 半爲衣 七錢 半 麝香 一錢半

모든 중풍의 여러가지 증을 치료한다.

○ 위의 약을 가루내어 꿀에 반죽하여 달걀 노른자위만하게 알약을 만든 다음 겉에 주사를 입힌다. 1번에 1알씩 씹어서 데운 술로 먹는다.

治一切中風諸症
○ 右末 蜜丸爲彈子大 朱砂爲衣 每一丸 細嚼溫酒下

6. 대강활탕(大羌活湯) 〔보감〕

강호리 6 승마 6 따두릅 4 삽주 2.8 방기 2.8 으아리 2.8 흰삽 주 2.8 당귀 2.8 벌건솔뿌리혹 2.8 택사 2.8 감초 2.8

羌活 升麻 各一錢半 獨活 一錢 蒼朮 防己 威靈仙 白朮 當歸 赤茯苓 澤瀉 甘草 各七分

풍(風), 습(濕)사가 서로 엉켜 뼈마디가 붓고 아프면서 구부렸다 폈다 하지 못하는 것을 치료한다.

治風濕相搏 肢節腫痛 不可屈伸

7. 백호탕(白虎湯) 〔보감〕

석고 20　지모 8　감초 2.8　입쌀 반홉

石膏 五錢　知母 二錢　甘草 七分　粳米 半合

양명경병(陽明經病)으로 땀이 많이 나고 번갈이 나며 맥이 홍대(洪大)한 것을 치료한다.

○ 인삼 4g을 더 넣은 것은 인삼백호탕(人蔘白虎湯)이며 삽주 4g을 더 넣은 것은 창출백호탕(蒼朮白虎湯)이다.

治陽明經病 汗多煩渴 脈洪大
○ 加人蔘一錢 名人蔘白虎湯 加蒼朮一錢 名蒼朮白虎湯

8. 소승기탕(小承氣湯) 〔보감〕

대황 16　후박 6　선탱자 6

大黃 四錢　厚朴 枳實 各一錢五分

상한(傷寒) 이증(裏症)에 열이 약간 나고 대변이 좀 굳으며 배도 약간 그득하여 약하게 설사시켜야 좋은 때 쓴다.

○ 열이 몹시 나고 대변이 매우 굳으며 배도 몹시 그득한 데는 세게 설사시키는 것이 좋다. 이때는 대황 16g, 후박, 선탱자, 망초 각각 8g을 1첩으로 쓰는데 먼저 선탱자와 후박을 달여 절반쯤 졸면 대황을 넣고 3분의 2쯤될 때까지 또 달인다. 찌끼를 짜버린 다음 망초를 두고 다시 한소끔 끓여서 먹는다. 이것이 대승기탕(大承氣湯)이다.

○ 상한 이증에 대변이 굳고 오줌이 붉으며 헛소리를 하고 조열(潮熱)이 나는 데는 대황 16g, 망초 8g, 감초 4g을 앞의 방법과 같이 달여쓰

는데 이름을 조위승기탕(調胃承氣湯)이라고 한다.

> 治傷寒裏症 小熱小實小滿 宜緩下者
> ○ 大熱大實大滿 宜急下者 大黃四錢 厚朴 枳實 芒硝 各
> 二錢 先煎枳朴 煎半 乃下大黃 煎至七分 去渣入硝 再一沸
> 名大承氣湯 ○ 傷寒裏症 便硬尿赤譫潮 大黃四錢 芒硝二
> 錢 甘草一錢 煎法同上 名調胃承氣湯

9. 대시호탕(大柴胡湯) 〔보감〕

시호 16 속썩은풀 10 백작약 10 대황 8 선탱자 6 끼무릇 4

> 柴胡 四錢 黃芩 白芍藥 各二錢半 大黃 二錢 枳實 一
> 錢半 半夏 一錢

소양경병(少陽經病)이 양명경병(陽明經病)으로 전경되어 몸에 열이 나고 대변이 굳으며 오줌이 벌겋고 헛소리를 하며 조열(潮熱)이 나는 것을 치료한다.

> 治少陽轉屬陽明 身熱便堅 尿赤譫潮

10. 오령산(五苓散) 〔보감〕

택사 10 벌건솔뿌리혹 6 흰삽주 6 저령 6 육계 2

> 澤瀉 二錢半 赤茯苓 白朮 猪苓 各一錢半 肉桂 五分

태양경병(太陽經病)이 속으로 들어가 번갈이 나고 오줌을 잘 누지 못하는 것을 치료한다.
○ 육계를 빼고 인삼을 더 넣은 것을 춘택탕(春澤湯)이라고 하는데

더위를 먹어 열이 나면서 번갈이 나는 데 쓴다. ○ 각기(脚氣)에는 삽주와 귤껍질을 더 넣어 쓴다. ○ 습으로 설사하는 데는 강호리와 삽주를 더 넣어 쓴다. ○ 주사 2g을 더 넣으면 진사오령산(辰砂五苓散)인데 상한으로 열이 나면서 헛소리하는 것과 몸푼 뒤에 공연히 답답한 것을 치료한다. ○ 육계를 빼면 사령산(四苓散)인데 화설(火泄)을 치료한다. ○ 위의 약을 가루내어 1번에 8g씩 끓인 물로 먹거나 1첩으로 하여 물에 달여 먹는다.

〔활투〕 사군자탕(四君子湯)과 합한 것을 군령탕(君苓湯)이라고 하는 데 음허부종(陰虛浮腫)을 치료한다. ○ 더위를 먹어 설사하는 데는 노야기, 까치콩, 귤껍질, 백단향, 매화열매 같은 약들을 더 넣어 쓴다. ○ 습으로 인하여 설사하는 데는 평위산(平胃散)을 합하여 쓰는데 이름을 위령탕(胃苓湯) 또는 평령산(平苓散)이라고 한다.

治太陽入裏 煩渴 小便不利 ○ 去桂 加人蔘 名春澤湯 治暑熱煩渴 ○ 脚氣 加蒼朮 陳皮 ○ 濕瀉 加羌活 蒼朮 ○ 加辰砂五分 名辰砂五苓散 治傷寒發熱 譫語及産後虛煩 ○ 去桂 名四苓散 治火泄 ○ 右末 每二錢 白湯下 或作一貼煎服
〔活套〕 合四君子湯 名君苓湯 治陰虛浮腫 ○ 暑泄 加香薷 白扁豆 陳皮 白檀香 烏梅之類 ○ 濕瀉 合平胃散 名胃苓湯 或稱平苓散

11. 치시탕(梔豉湯) 〔보감〕

치자 7개　약전국 반홉

梔子 七枚　豆豉 半合

땀을 냈거나 설사시킨 뒤에 허번증(虛煩症)이 나면서 잠을 자지 못하는 것을 치료한다. 가슴 속이 괴롭고 명치 밑을 눌러보아 유연한 것이 허번증이다.

○ 먼저 치자를 물에 넣고 절반이 되게 달이다가 약전국을 두고 또 3분의 2쯤되게 달여서 쓴다.

> 治汗下後 虛煩不眠 心中懊憹 按之心下軟者 虛煩也
> ○先煎梔至半 納豉再煎至七分

12. 황련해독탕(黃連解毒湯) 〔보감〕

황련 5 속썩은풀 5 황경피 5 치자 5

> 黃連 黃芩 黃柏 梔子 各一錢二分半

상한병에 열이 몹시 나고 번조(煩燥)하면서 잠을 자지 못하는 것과 병이 나은 뒤에 술을 마셨거나 열독(熱毒)이 있는 것을 치료한다. ○ 장풍(腸風)으로 맥이 홍대(洪大)하면 사물탕(四物湯)을 합해 쓴다.

〔활투〕 두드러기, 단독(丹毒), 속과 겉에 실열(實熱)이 있으면 승마갈근탕(升麻葛根湯)을 합한 데다 현삼, 형개, 방풍, 매미허물 같은 약들을 더 넣어 쓴다.

> 治傷寒 大熱煩燥 不得眠 差後飮酒 及一切熱毒 ○ 腸風
> 脈洪大 合四物湯
> 〔活套〕 癮疹 丹毒 內外實熱 合升麻葛根湯 加玄蔘 荊防
> 蟬退之類

13. 도인승기탕(桃仁承氣湯) 〔보감〕

대황 12 계심 8 망초 8 감초 4 복숭아씨 10개
* 복숭아씨―끝을 버리지 않고 쓴다.

> 大黃 三錢 桂心 芒硝 各二錢 甘草 一錢 桃仁 留尖 十

枚

　방광에 피가 몰켜서 아랫배가 뜬뜬하고 조이며 대변이 검으면서 헛소리하는 것을 치료한다.
　○ 물에 달인 다음 망초를 넣어 따뜻한 것을 먹는다.
　〔활투〕 장위(腸胃)에 열이 몰켜서 변비가 생긴 데는 빈랑이나 이스라치씨를 가루내어 타서 먹는다. ○ 전광(癲狂)으로 열이 심한 데는 청몽석가루를 타서 먹는다.

　　治血結膀胱 小腹結急 便黑譫語
　　○ 水煎後 入芒硝 溫服
　　〔活套〕 熱結腸胃 便秘 檳榔或郁李仁末 調服 ○ 癲狂實
　　熱 靑礞石 調服

14. 시령탕(柴苓湯) 〔보감〕

　시호 6.4　택사 5.2　흰삽주 3　저령 3　벌건솔뿌리혹 3　끼무릇 2.8
속썩은풀 2.4　인삼 2.4　감초 2.4　계심 1.2　생강 3쪽

　　柴胡 一錢六分　澤瀉 一錢三分　白朮　猪苓　赤茯苓 各
　　七分半　半夏 七分　黃芩　人蔘　甘草 各六分　桂心 三
　　分　薑 三片

　상한양증(傷寒陽症)에 몸에 열이 나고 맥이 삭(數)하며 번갈(煩渴)이 나고 설사하는 것을 치료한다.
　〔활투〕 허열(虛熱)로 인한 번갈에는 인삼을 곱으로 넣고 맥문동을 더 넣어 쓴다. ○ 이 처방은 소시호탕(小柴胡湯)과 오령산(五苓散)을 합하고 약의 용량을 가감한 것이다.

　　治傷寒陽症 身熱脈數 煩渴自利

〔活套〕 虛熱煩渴 倍蔘 加麥門冬 ○ 此卽小柴胡湯合五苓
散 重數加減參酌用

15. 삼호작약탕(蔘胡芍藥湯) 〔보감〕

생지황 6　인삼 4　시호 4　백작약 4　속썩은풀 4　지모 4　맥문동
4　탱자 3.2　감초 1.2　생강 3쪽

　　生地黃 一錢半　人蔘　柴胡　白芍藥　黃芩　知母　麥門
　　冬 各一錢　枳殼 八分　甘草 三分　薑 三片

　상한병(傷寒病) 때 14일이 지났는데 열이 채 내리지 않고 번갈이 나
며 대변이 시원히 나가지 않고 오줌이 누런 것을 치료한다.

　　治傷寒十四日外 餘熱未除 或渴煩 大便不快 小便黃

16. 익원산(益元散) 〔보감〕

곱돌 240　　감초 40
＊ 곱돌, 감초―가루낸 것.

　　滑石末 六兩　甘草末 一兩

　일명 육일산(六一散) 또는 천수산(天水散)이라고도 한다.
　○ 더위를 먹어서 게우고 설사하는 것을 치료하는데 갈증을 멎게 하
고 답답한 것을 없앤다. 온갖 약독과 술독, 음식중독 및 사독(邪毒)도
풀어준다.
　○ 건강 20g을 더 넣은 것이 온육환(溫六丸)인데 한사에 상하여 게
우고 설사하는 것을 치료한다. ○ 진사 40g을 더 넣은 것이 진사익원산
(辰砂益元散)인데 이것은 상한병 때 열이 내리지 않고 미쳐 날뛰면서

헛소리하는 것을 낫게 한다. 1번에 12g씩 따뜻한 꿀물에 타서 먹거나 깨끗한 물에 타서 먹는다.

一名六一散　一名天水散
○ 治中暑 吐瀉下利 止渴除煩 解百藥酒食邪毒 ○ 加乾薑
五錢 名溫六丸 治因寒吐瀉 ○ 加辰砂一兩 名辰砂益元散
治傷寒 熱不退 狂譫 每三錢 溫蜜水調服 或井水服

17. 주증황련환(酒蒸黃連丸) 〔보감〕

황련 160

黃連 四兩

황련을 술 7홉에 담갔다가 쪄서 말리기를 술이 다 없어질 때까지 하여 가루낸다. 그리고 밀가루풀에 반죽하여 벽오동씨만하게 알약을 만든다. 1번에 30알씩 끓인 물로 갈증이 멎을 때까지 먹는다. 복서(伏暑)가 여러 해 된 것을 치료한다.

淸酒七合浸之蒸乾 以酒盡爲度 爲末 麵糊和丸梧子大 每三
十丸 熟水呑下 以不渴爲度 治伏暑年深

18. 행습유기산(行濕流氣散) 〔보감〕

율무쌀 80　흰솔뿌리혹 60　삽주 40　강호리 40　방풍 40　바꽃 40
＊ 바꽃—포한 것.

薏苡仁 二兩　白茯苓 一兩半　蒼尤　羌活　防風　川烏
炮 各一兩

풍, 한, 습으로 비증(痺症)이 생겨 살갗의 감각이 둔해지면서 팔다리를 잘 쓰지 못하고 손발이 달면서 나른한 것을 치료한다.

○ 위의 약을 가루내어 1번에 8g씩 데운 술이나 파밑 달인 물에 타서 먹는다.

〔활투〕 위의 약을 10첩으로 갈라 달여 먹어도 좋다.

治風寒濕痺 麻木不仁 手足煩軟
○ 右末 每二錢 溫酒或葱白湯 調下
〔活套〕 亦可作十貼用

19. 당귀승기탕(當歸承氣湯) 〔보감〕

당귀 8 대황 8 망초 2.8 감초 2

當歸 大黃 各二錢 芒硝 七分 甘草 五分

조증(燥症)에 좋은 약이다. 물에 달인 다음 망초를 두고 풀어서 먹는다.

〔활투〕 혈결(血結)로 대소변이 막힌 데도 쓴다.

治燥之上藥 煎後入硝 攪化服
〔活套〕 亦治血結便閉

20. 구미청심원(九味淸心元) 〔보감〕

부들꽃가루 100 무소뿔 80 속썩은풀 60 우황 48 영양각 40 사향 40 용뇌 40 석웅황 32 금박 1200장

＊ 금박—400장은 알약의 겉에 입힌다.

蒲黃 二兩半 犀角 二兩 黃芩 一兩半 牛黃 一兩二錢
羚羊角 麝香 龍腦 各一兩 石雄黃 八錢 金箔 一千二
百箔 內四百箔爲衣

가슴속에 열독이 있는 것을 치료한다.

○ 위의 약을 가루낸 다음 졸인 꿀에 반죽하여 40g으로 30알을 만든 다음 겉에 금박을 입힌다. 1번에 1알씩 끓인 물에 풀어서 먹는다.

　　治心胸毒熱
　　○ 右末 煉蜜丸 兩作三十丸 金箔爲衣 每一丸 熟水化下

21. 양격산(凉膈散) 〔보감〕

개나리열매 8　대황 4　망초 4　감초 4　박하 2　속썩은풀 2　치자 2　참대잎 7잎　꿀 조금

　　連翹 二錢　大黃 芒硝 甘草 各一錢　薄荷 黃芩 梔
　　子 各五分　竹葉 七片　蜜 少許

열이 몰켜 번조(煩燥)증이 나고 입과 혀가 헐며 장위(腸胃)에 진액이 적어져서 대변이 굳어지고 오줌이 잘 나가지 않는 것을 치료한다.

○ 열이 몰켜서 잇몸이 부은 데는 지모, 석고, 승마, 대황을 넣어 쓴다.
○ 물에 넣고 절반이 되게 달인 다음 망초를 넣고 다시 달여 먹는다.

　　積熱煩燥 口舌生瘡 腸胃燥澁 便尿秘結
　　○ 積熱齦腫 加知母 石膏 升麻 大黃 ○ 煎半入硝 再煎服

22. 평위산(平胃散) 〔보감〕

삽주 8　귤껍질 5.6　후박 4　감초 2.4　생강 3쪽　대추 2개

　　蒼朮 二錢　陳皮 一錢四分　厚朴 一錢　甘草 六分　薑
　　三片　棗 二枚

비를 고르게 하고 위를 든든하게 하는데 위기(胃氣)가 고르게 되면 더 쓰지 않는다. 늘 먹지 말아야 한다. ○ 흰솔뿌리혹, 정향, 흰삽주를 더 넣은 것이 조위산(調胃散)이다. ○ 건강을 더 넣으면 후박탕(厚朴湯)이다. ○ 오령산을 합한 것은 위령탕(胃苓湯)이다. ○ 곽향, 끼무릇을 더 넣은 것이 불환금정기산(不換金正氣散)이다. ○ 약누룩, 보리길금을 더 넣은 것이 가미평위산(加味平胃散)이다.

〔활투〕 식체에는 찔광이, 약누룩, 보리길금, 빈랑, 선탱자, 무씨, 사인, 초과 등을 더 넣어 쓴다. ○ 더위 먹고 체했으면 향유산(香薷散)을 합해 쓰는데 약이름을 향평산(香平散)이라 한다. ○ 대변에 피가 섞여 나오면 찔광이 8g, 당귀, 탱자, 오이풀뿌리 각각 4g, 형개 2.8g을 더 넣어 쓴다. ○ 추웠다 더웠다 하는 데는 소시호탕(小柴胡湯)을 합해쓰는데 이름을 시평탕(柴平湯)이라고 한다. 학질에도 쓴다. ○ 체하여 이질이 생긴 데는 탱자, 빈랑, 황련 각각 4g, 목향 2g을 더 넣어 쓴다. ○ 설사를 하면 사령산(四苓散)을 합한 데다 골풀속살, 길짱구씨 같은 약들을 증세에 맞게 가감하여 쓴다. ○ 임신부의 여러가지 증세에는 삽주를 흰삽주로 바꾸어 쓴다. 그리고 끼무릇, 약누룩 같은 약은 금한다. ○ 냉적(冷積)이 있으면 건강, 계지를 더 넣어 쓴다. ○ 술을 마시고 체했을 때는 칡뿌리나 칡꽃, 양강, 초두구 같은 약들을 더 넣어 쓴다.

和脾健胃 胃和氣平則止 不可常服
○ 加白茯苓 丁香 白朮 名調胃散 ○ 加乾薑 名厚朴湯 ○ 合五苓散 名胃苓湯 ○ 加藿香 半夏 名不換金正氣散 ○ 加神麴 麥芽 名加味平胃散
〔活套〕 食滯 加山査 神麴 麥芽 檳榔 枳實 蘿蔔子 砂仁 草果之類 ○ 暑滯 合香薷散 名香平散 ○ 便血 加山査二錢 當歸 枳殼 地楡 各一錢 荊芥七分 ○ 寒熱 合小柴胡湯 名柴平湯 亦治瘧疾 ○ 滯痢 加枳殼 檳榔 黃連 各一錢 木香五分 ○ 若泄瀉 合四苓散 加燈心 車前子之類 隨宜加減 ○ 孕婦諸症 換白朮 只忌半夏 神麴 等藥 ○ 冷積 加乾薑 桂

枝 ○ 酒滯 加乾葛 或葛花 良薑 草豆蔲之類

23. 지출환(枳朮丸) 〔보감〕

흰삽주 80 선탱자 40
* 선탱자—밀기울과 함께 닦은 것.

　　白朮 二兩　枳實 麩炒 一兩

속이 트직한 것을 낫게 하고 음식을 삭인다. ○ 이 처방은 중경(仲景)이 달임약으로 지어 쓴 것인데 역로(易老)가 이것을 알약으로 만들었다. ○ 귤껍질과 끼무릇을 더 넣은 것이 귤반지출환(橘半枳朮丸)이다. ○ 약누룩과 보리길금을 더 넣으면 국얼지출환(麴蘗枳朮丸)이다.

○ 연잎에 싸서 지은 밥에 위의 약(가루낸 것)을 반죽하여 벽오동씨만하게 알약을 만든다. 1번에 70알씩 끓인 물로 먹는다. ○ 연잎에 싸서 지은 밥으로 만든 것이 약효를 나타내지 못할 염려가 있으면 연잎을 두고 쑨 죽으로 약을 먹는다.

〔활투〕 약의 가감은 평위산(平胃散)의 가감법에 준한다.

　　治痞 消食 ○ 本仲景作湯用 至易老改爲丸 ○ 加橘皮 半夏
　　名橘半枳朮丸 ○ 加神麴 麥芽 名麴蘗枳朮丸 ○ 右末 荷葉
　　裏 燒飯和丸 梧子大 熟水下七十丸 ○ 荷葉包飯 恐不能盡
　　味 不若以荷葉煮粥用
　　〔活套〕 加減 依平胃散

24. 향사평위산(香砂平胃散) 〔보감〕

삽주 8 귤껍질 4 향부자 4 선탱자 3.2 곽향 3.2 후박 2.8 사인 2.8 목향 2 감초 2 생강 3쪽

蒼朮 二錢　陳皮　香附子 各一錢　枳實　藿香 各八分
厚朴　砂仁 各七分　木香　甘草 各五分　薑 三片

음식에 체한 것을 치료한다.

治傷食

25. 대화중음(大和中飮) 〔손익〕

찔광이살 8　보리길금 8　귤껍질 6　후박 6　택사 6　선탱자 4　사
인 2

山査肉　麥芽 各二錢　陳皮　厚朴　澤瀉 各一錢半　枳
實 一錢　砂仁 五分

식체와 적취(積聚)를 치료한다.
○ 위가 차서 메스꺼운 데는 건강을 더 넣어 쓴다. ○ 배가 아픈 데는
목향, 오약, 향부자를 더 넣어 쓴다. ○ 담이 많으면 끼무릇을 더 넣어
쓴다.

治食滯積聚
○ 胃寒惡心 加乾薑 ○ 疼痛 加木香 烏藥 香附 ○ 痰多
加半夏

26. 내소산(內消散) 〔보감〕

귤껍질 4　끼무릇 4　흰솔뿌리혹 4　선탱자 4　찔광이 4　약누룩 4
사인 4　향부자 4　삼릉 4　봉출 4　건강 4

陳皮　半夏　白茯苓　枳實　山査肉　神麴　砂仁　香附

子　三稜　蓬朮　乾薑 各一錢

생 것과 찬 것, 굳은 음식 등을 먹고 체하여 속이 트직하고 그득하며
배가 불러오르면서 아픈 것을 치료하는 데 효과가 좋다.

治傷食生冷硬物 痞滿脹痛 大驗

27. 소체환(消滯丸) 〔보감〕

나팔꽃검은씨 80　향부자 40　오령지 40
＊ 나팔꽃검은씨—맏물가루를 낸 것. 향부자—닦은 것.

黑丑 頭末 二兩　香附子 炒　五靈脂 各一兩

술과 음식, 수기(水氣)에 상하여 배가 트직하고 창만한 것과 적(積)
으로 아픈 것을 치료한다.
　○ 위의 약을 가루내어 식초를 두고 쑨 풀에 반죽하여 녹두알만하게
알약을 만든다. 1번에 30알씩 생강 달인 물로 먹는다.
　〔활투〕 위의 약을 가루내어 1번에 8g씩 생강 달인 물로 먹어도 좋
다.

消酒食水氣 痞滿脹腫積痛
○ 右末 醋糊丸菉豆大 薑湯下 三十丸
〔活套〕 右末二錢 薑湯下 亦可

28. 대금음자(對金飮子) 〔보감〕

귤껍질 12　후박 2.8　삽주 2.8　감초 2.8　생강 3쪽

陳皮 三錢　厚朴　蒼朮　甘草 各七分　薑 三片

술 또는 음식에 체한 것을 치료한다.

○ 칡뿌리 8g, 벌건솔뿌리혹, 사인, 약누룩 각각 4g을 넣어 쓰면 더욱 좋다.

〔활투〕 냉이 있으면 양강 8g, 초두구 4g을 더 넣어 쓴다.

治酒食傷
○ 加乾葛二錢 赤茯苓 砂仁 神麯 各一錢 尤好
〔活套〕 冷 加良薑二錢 草豆蔲一錢 亦妙

29. 도씨평위산(陶氏平胃散) 〔보감〕

삽주 6 후박 4 귤껍질 4 흰삽주 4 황련 2.8 선탱자 2.8 초과 2.4 약누룩 2 찔광이 2 건강 2 목향 2 감초 2 생강 3쪽

蒼朮 一錢半 厚朴 陳皮 白朮 各一錢 黃連 枳實 各 七分 草果 六分 神麯 山査肉 乾薑 木香 甘草 各 五分 薑 三片

음식에 체하여 적이 된 것과 유상한(類傷寒)을 치료한다.
〔활투〕 열이 울체되어 있으면 치자와 약전국을 더 넣어 쓴다.

治食積 類傷寒
〔活套〕 鬱熱 加梔豉

30. 천금광제환(千金廣濟丸) 〔내국, 제중〕

자단향 400 빈랑 320 향부자 240 삽주 240 백단향 240 건강 200 후박 200 귤껍질 120 약누룩 120 필발 120 정향 120 선탱 자 120 사향 40

＊ 약누룩―닦은 것. 정향―꼭지를 버린 것. 선탱자―밀기울과 함께 닦은 것.

紫檀香 十兩　檳榔 八兩　便香附　蒼朮　白檀香 各六兩
乾薑　厚朴 各五兩　陳皮　神麴 炒　畢撥　丁香 去蔕　枳
實 麩炒 各三兩　麝香 一兩

찬 음식에 상한 것과 곽란(霍亂) 및 관격(關格)을 치료한다.

○ 위의 약을 가루낸 다음 풀에 반죽하여 40g으로 30알을 만든 다음
겉에 주사를 입힌다. 경술년에 궁중에서 만들어 백성에게 내린 처방이
다.

〔활투〕 생강차에 타서 먹거나 물에 달여서 찌끼 채로 먹는다.

　治寒食傷 霍亂及關格
　○ 右末糊和 兩作三十丸 朱砂爲衣 庚戌自上製下
　〔活套〕 薑茶調服 或水煎和滓服

31. 입효제중단(立效濟衆丹) 〔내국, 제중〕

자단향 760　빈랑 760　건강 760　삽주 560　후박 560　향부자 560
약누룩 380　귤껍질 380　끼무릇 380　조피나무열매 380　선귤껍질
200　목향 200
　* 약누룩ー닦은 것.

紫檀香　檳榔　乾薑 各二十兩　蒼朮　厚朴　便香附 各
十五兩　神麴 炒　陳皮　半夏　胡椒 各十兩　靑皮　木香
各五兩

찬 음식에 상한 것과 곽란 및 관격을 치료한다.

○ 위의 약을 가루내어 밀가루풀에 반죽해서 40g으로 20알을 만든
다음 주사를 겉에 입힌다. 경술년에 궁중에서 만들어 백성에게 내린
처방이다.

　治同上

○ 右末糊丸 兩作二十丸 朱砂爲衣 庚戌自上製下

32. 증미이진탕(增味二陳湯) 〔보감〕

끼무릇 4 귤껍질 4 벌건솔뿌리혹 4 치자 4 황련 4 향부자 4
선탱자 3.2 궁궁이 3.2 삽주 3.2 백작약 2.8 약누룩 2 감초 1.2
생강 3쪽

* 치자, 황련, 약누룩—닦은 것.

半夏 陳皮 赤茯苓 梔子 炒 黃連 炒 香附子 各一錢
枳實 川芎 蒼朮 各八分 白芍藥 七分 神麴 炒 五分 甘
草 三分 薑 三片

신물이 오르는 것을 치료한다.

治呑酸

33. 사백산(瀉白散) 〔보감〕

뽕나무뿌리껍질 8 구기뿌리껍질 8 감초 4

桑白皮 地骨皮 各二錢 甘草 一錢

폐실증(肺實症)을 치료한다. ○ 또한 신수가 부족하여 심화가 떠올라
마른 기침을 하는 것도 낫게 한다. ○ 코가 허는 데는 속썩은풀, 치자,
박하를 더 넣어 쓴다. ○ 혹은 도라지, 치자, 지모, 패모, 맥문동, 생지황
등을 더 넣어 쓰기도 한다.

治肺實
○ 亦治乾咳 水枯火炎 ○ 鼻瘡 加芩梔 薄荷 ○ 或加桔梗
梔子 知母 貝母 麥門冬 生地黃

34. 청금강화탕(淸金降火湯) 〔보감〕

귤껍질 6　살구씨 6　벌건솔뿌리혹 4　끼무릇 4　도라지 4　패모 4
생치나물뿌리 4　하늘타리씨 4　속썩은풀 4　석고 4　탱자 3.2　감초
1.2　생강 3쪽

　　　陳皮　杏仁　各一錢半　赤茯苓　半夏　桔梗　貝母　前胡
　　　瓜蔞仁　黃芩　石膏　各一錢　枳殼　八分　甘草　三分　薑
　　　三片

열로 인한 기침을 치료하는데 폐와 위의 화를 내린다. 화가 내려가면
담이 삭고 기침이 멎는다.

　　　治熱嗽　能瀉肺胃之火　火降則痰消嗽止

35. 천민탕(千緡湯) 〔보감〕

끼무릇 7개　천남성 4　주염나무열매 3cm　감초 3cm　생강 5쪽
＊ 끼무릇, 천남성―포한 것. 주염나무열매, 감초―닦은 것.

　　　半夏 炮 七枚　南星 炮 一錢　皂角 炒　甘草 炒 各一寸　薑
　　　五片

담으로 숨이 차고 기침하는 것을 치료하는데 몇 번 먹으면 멎는다.
　○ 귤껍질, 벌건솔뿌리혹, 탱자 각각 4g을 더 넣은 것이 천민도담탕
(千緡導痰湯)인데 담으로 인한 천식을 치료한다.

　　　治痰喘　數服即安
　　　○ 加陳皮　赤茯苓　枳殼 各一錢　名千緡導痰湯　治痰喘

36. 정천화담탕(定喘化痰湯)　〔보감〕

귤껍질 8　끼무릇 6　천남성 6　살구씨 4　오미자 3.2　감초 3.2
관동화 2.8　인삼 2.8　생강 5쪽
＊ 천남성─포한 것.

　　　陳皮 二錢　半夏　南星 炮 各一錢半　杏仁 一錢　五味子
　　　甘草 各八分　款冬花　人蔘 各七分　薑 五片

기침을 하면서 가래가 나오고 숨이 찬 것을 치료한다.

　　　治咳嗽痰喘

37. 소자도담강기탕(蘇子導痰降氣湯)　〔보감〕

차조기씨 8　끼무릇 6　당귀 6　천남성 4　귤껍질 4　생치나물뿌리
2.8　후박 2.8　벌건솔뿌리혹 2.8　선탱자 2.8　감초 2　생강 3쪽　대
추 2개

　　　蘇子 二錢　半夏　當歸 各一錢半　南星　陳皮 各一錢
　　　前胡　厚朴　赤茯苓　枳實 各七分　甘草 五分　薑 三片
　　　棗 二枚

담으로 인한 천식으로 기가 치밀어 오르는 것을 치료한다.
〔활투〕 음이 허하면 찐지황 20～28g을 더 넣어 쓴다. ○ 폐열(肺熱)
이 있으면 속썩은풀과 뽕나무뿌리껍질을 더 넣어 쓴다.

　　　治痰喘上氣
　　　〔活套〕 陰虛 加熟地五七錢 ○ 肺火 加黃芩 桑白皮

38. 육울탕(六鬱湯) 〔보감〕

향부자 4　삽주 4　약누룩 4　치자 4　개나리열매 4　귤껍질 4　궁궁이 4　벌건솔뿌리혹 4　패모 4　탱자 4　차조기잎 4　감초 2　생강 3쪽

香附子　蒼朮　神麴　梔子　連翹　陳皮　川芎　赤茯苓
貝母　枳殼　蘇葉 各一錢　甘草 五分　薑 三片

여러가지 울화를 풀어준다.
○ 기울(氣鬱)에는 목향, 빈랑, 차조기잎을 더 넣어 쓴다. ○ 습울(濕鬱)에는 흰삽주, 강호리, 방기를 더 넣어 쓴다. ○ 열울(熱鬱)에는 황련, 개나리열매를 더 넣어 쓴다. ○ 담울(痰鬱)에는 천남성, 하늘타리뿌리, 조가비가루를 더 넣어 쓴다. ○ 혈울(血鬱)에는 모란뿌리껍질, 복숭아씨, 부추즙을 더 넣어 쓴다. ○ 식울(食鬱)에는 찔광이, 약누룩, 보리길금을 더 넣어 쓴다. ○ 다른 한 처방에는 약누룩, 개나리 열매, 패모, 탱자, 차조기잎이 없고 사인과 끼무릇이 들어 있다.

開諸鬱火
○ 氣鬱 加木香 檳榔 蘇葉 ○ 濕鬱 加白朮 羌活 防己 ○ 熱鬱 加黃連 連翹 ○ 痰鬱 加南星 瓜蔞 海粉 ○ 血鬱 加牧丹 桃仁 韭汁 ○ 食鬱 加山查 神麴 麥芽 ○ 一方 無神麴 連翹 貝母 枳殼 蘇葉 加砂仁 半夏

39. 보화환(保和丸) 〔보감〕

흰삽주 200　귤껍질 120　끼무릇 120　벌건솔뿌리혹 120　약누룩 120　찔광이 120　개나리열매 80　향부자 80　후박 80　무우씨 80　선탱자 40　보리길금 40　황련 40　속썩은풀 40

* 향부자, 황련, 속썩은풀—술에 축여 볶은 것. 무씨—닦은 것.

白尤 五兩 陳皮 半夏 赤茯苓 神麯 山查肉 各三兩
連翹 香附子 酒炒 厚朴 蘿藅子 炒 各二兩 枳實 麥
芽 黃連 酒炒 黃芩 酒炒 各一兩

음식에 체한 것과 적취, 비괴(痞塊)를 치료한다. ○ 다른 한 처방은
찔광이 200g, 약누룩, 끼무릇 각각 120g, 벌건솔뿌리혹, 귤껍질, 무씨,
개나리열매, 보리길금 각각 40g으로 되어 있다.

○ 위의 약을 가루내어 생강즙을 두고 쑨 풀에 반죽하여 벽오동씨만
하게 알약을 만든다. 1번에 50~70알씩 찻물과 함께 먹는다.

〔활투〕 위의 약을 20첩으로 갈라서 달여 먹어도 좋다. ○ 식울에는
빈랑 4g, 목향 2g, 연잎 손바닥만한 것을 더 넣어 쓴다. ○ 열이 없으면
속썩은풀과 황련을 빼고 쓴다.

一切食傷 及積聚痞塊 ○ 一方 山查肉五兩 神麯 半夏 各
三兩 赤茯苓 陳皮 蘿藅子 連翹 麥芽 各一兩
○ 右末 薑汁糊丸 梧子大 茶下 五七十丸
〔活套〕 分作二十貼 亦好 ○ 食欝 加檳榔一錢 木香五分
荷葉如掌大 ○ 無熱 去芩連

40. 소적정원산(消積正元散) 〔보감〕

흰삽주 6 약누룩 4 향부자 4 선탱자 4 현호색 4 조가비가루 4
벌건솔뿌리혹 2.8 귤껍질 2.8 선귤껍질 2.8 사인 2.8 보리길금 2.8
찔광이 2.8 감초 2.8 생강 3쪽

白尤 一錢半 神麯 香附子 枳實 玄胡索 海粉 各一
錢 赤茯苓 陳皮 靑皮 砂仁 麥芽 山查肉 甘草 各
七分 薑 三片

담음(痰飮)과 기혈이 울결된 것, 식적(食積)이 생겨 기가 오르내리지
못하는 것을 치료한다.

○ 일명 개울정원산(開鬱正元散)이라고도 하는데 여기에는 선탱자가
없고 도라지가 들어 있다.

　　　　治痰飮 氣血鬱結 食積 氣不升降
　　　　○ 一名開鬱正元散 無枳實 有桔梗

41. 대칠기탕(大七氣湯) 〔보감〕

삼릉 4　봉출 4　선귤껍질 4　귤껍질 4　도라지 4　곽향 4　익지인
4　향부자 4　육계 4　감초 4　생강 3쪽　대추 2개

　　　　三稜　蓬朮　靑皮　陳皮　桔梗　藿香　益智仁　香附子
　　　　官桂　甘草 各一錢　薑 三片　棗 二枚

5적, 6취와 명치 밑이 아프고 불러오르며 대소변을 잘 보지 못하는
것을 치료한다.

　　　　治五積六聚 心腹痛脹 二便不利

42. 적소두탕(赤小豆湯) 〔보감〕

붉은팥 4　저령 4　뽕나무뿌리껍질 4　방기 4　개나리열매 4　택사
4　당귀 4　자리공 4　메함박꽃뿌리 4　생강 5쪽

　　　　赤小豆　猪苓　桑白皮　防己　連翹　澤瀉　當歸　商陸
　　　　赤芍藥 各一錢　薑 五片

젊은 사람의 기와 혈이 열(熱)한 탓으로 헌 데가 생겨 몹시 붓는 것을

치료한다.

治年少氣血熱 生瘡 變爲腫滿

43. 사령오피산(四苓五皮散) 〔보감〕

뽕나무뿌리껍질 4 귤껍질 4 구기뿌리껍질 4 벌건솔뿌리혹껍질 4
생강껍질 4 빈랑열매껍질 4 삽주 4 흰삽주 4 택사 4 저령 4 선
귤껍질 4 길짱구씨 4
 * 길짱구씨―닦은 것.

桑白皮 陳皮 地骨皮 茯苓皮 生薑皮 大腹皮 蒼尤
白尤 澤瀉 猪苓 靑皮 車前子 炒 各一兩

몸이 붓는 것을 치료한다. 허리 위가 부은 데는 차조기, 진교, 형개,
방풍을 더 넣고 저령, 택사를 빼고 쓴다.
 ○ 허리 아래가 부은 데는 이 처방에다 비해, 방풍을 더 넣어 쓰고
대변이 나오지 않으면 대황, 꽃다지씨를 더 넣어 쓰며 배가 창만한 데
는 무우씨, 후박, 보리길금, 찔광이를 더 넣어 쓴다. 비기가 허한 데는
인삼, 흰삽주, 흰솔뿌리혹을 더 넣어 쓴다. ○ 찬 증세가 많으면 부자,
건강, 육계를 넣어 쓰고 습열이 많으면 개나리열매, 속썩은풀, 황경피를
더 넣어 쓴다. ○ 담이 많으면 끼무릇, 생강을 더 넣어 쓴다.

治浮腫 腰以上腫 加紫蘇 秦艽 荊芥 防風 去猪苓 澤瀉
○ 腰以下腫 用本方 加萆薢 防風 大便不通 加大黃 葶藶子
腹中脹滿 加蘿葍子 厚朴 麥芽 山査 脾氣虛 加人蔘 白尤
茯苓 ○ 寒多 加附子 乾薑 肉桂 濕熱多 加連翹 黃芩 黃柏
○ 痰多 加半夏 生薑

44. 대이향산(大異香散) 〔보감〕

삼릉 4 봉출 4 선귤껍질 4 귤껍질 4 곽향 4 반하곡 4 도라지
4 익지인 4 향부자 4 탱자 4 감초 1 생강 3쪽 대추 2개

三稜 蓬朮 靑皮 陳皮 藿香 半夏麴 桔梗 益智仁
香附子 枳殼 各一錢 甘草 二分半 薑 三片 棗 二枚

곡창(穀脹)과 기창(氣脹)을 치료한다.

治穀脹 亦治氣脹

45. 삼화탕(三和湯) 〔보감〕

흰삽주 4 귤껍질 4 후박 4 차조기잎 3 빈랑 3 으름덩굴 2 빈
랑열매껍질 2 흰솔뿌리혹 2 탱자 2 실고사리알씨 2 감초 2

白朮 陳皮 厚朴 各一錢 蘇葉 檳榔 各七分半 木通
大腹皮 白茯苓 枳殼 海金砂 甘草 各五分

기창으로 대소변을 잘 보지 못하는 것을 치료한다.

治氣脹 大小便不利

46. 칠물후박탕(七物厚朴湯) 〔보감〕

후박 12 선탱자 6 대황 4 감초 4 계심 2 생강 5쪽 대추 2개

厚朴 三錢 枳實 一錢半 大黃 甘草 各一錢 桂心 五分
薑 五片 棗 二枚

열창을 치료한다.

治熱脹

47. 소창음자(消脹飮子) 〔보감〕

저령 2 택사 2 인삼 2 흰삽주 2 벌건솔뿌리혹 2 무씨 2 끼
무릇 2 귤껍질 2 선귤껍질 2 후박 2 차조기잎 2 향부자 2 사인
2 목향 2 빈랑 2 빈랑열매껍질 2 으름덩굴 2 감초 2 생강 3쪽
대추 2개

猪苓 澤瀉 人蔘 白朮 赤茯苓 蘿葍子 半夏 陳皮
靑皮 厚朴 蘇葉 香附子 砂仁 木香 檳榔 大腹皮
木通 甘草 各五分 薑 三片 棗 二枚

배만 팽팽하게 부른 것〔單腹蟲脹〕을 치료한다.
〔활투〕 기가 허한 데는 인삼을 곱으로 넣고 오줌이 잘 나가지 않
으면 택사를 곱으로 넣어 쓴다. ○ 냉이 있으면 육계, 부자를 더 넣어
쓴다.

治單腹蟲脹
〔活套〕 氣虛 倍人蔘 尿不利 倍澤瀉 ○ 冷 加桂附

48. 인진오령산(茵蔯五苓散) 〔보감〕

오령산(하통 10)에 생당쑥을 곱으로 넣은 것이다.

五苓散(下十) 倍入茵蔯

습열로 황달이 생긴 것을 치료한다.

〔활투〕 허하면 인삼을 12~20g을 넣어 쓴다. ○ 냉이 있으면 건강, 부자를 더 넣어 쓴다. ○ 열이 울체된 데는 치자를 더 넣어 쓴다.

治濕熱黃疸
〔活套〕 虛 加人蔘三五錢 ○ 冷 加薑附 ○ 鬱熱 加山梔

49. 가감위령탕(加減胃苓湯) 〔보감〕

위령탕(胃苓湯 : 하통 86)에서 육계를 빼고 아래의 약을 넣는다.

곽향 2 끼무릇 2 빈랑열매껍질 2 찔광이 2 무씨 2 삼릉 2 봉출 2 선귤껍질 2 생강 3쪽 대추 2개

胃苓湯(下八十六) 去官桂加
藿香 半夏 大腹皮 山査子 蘿葍子 三稜 蓬朮
靑皮 各五分 薑 三片 棗 二枚

황달로 입맛이 없고 맥이 색(濇)하면서 유(濡)한 것을 치료한다.

治黃疸 飮食無味 脈濇而濡

50. 쟁공산(爭功散) 〔보감〕

지모 4 패모 4 시호 4 상산 4 치자 4 빈랑 4 구기뿌리껍질 4 감초 4 매미허물 14개 복숭아나무가지 약 15cm 버드나무가지 약 15cm

知母 貝母 柴胡 常山 梔子 檳榔 地骨皮 甘草 各
一錢 蟬退 二七枚 桃枝 柳枝 各五寸

열학(熱瘧)을 치료하는 데 효과가 좋다.
○ 만일 낫지 않으면 칡덩굴 약 15cm를 더 넣어 쓴다.

治熱瘧 多效
○ 未效 加過路葛藤五寸

51. 십장군환(十將軍丸) 〔보감〕

사인 80　빈랑 80　상산 80　초과 80　삼릉 40　봉출 40　선귤껍질 40　귤껍질 40　매화열매 40　끼무릇 40

縮砂　檳榔　常山　草果 各二兩　三稜　蓬尤　青皮　陳皮　烏梅　半夏 各一兩

오랜 학질과 학질로 비장이 종대된 것을 치료한다.
○ 먼저 술과 식초를 한사발씩 섞은 데다 상산과 초과를 하룻밤 담가 둔다. 여기에 나머지 8가지 약을 함께 담가서 저녁까지 두었다가 숯불에 달이고 말려 가루낸다. 이것을 술과 식초를 절반씩 두고 쑨 풀에 반죽하여 벽오동씨만하게 알약을 만든다. 1번에 30~40알씩 하루 2번 끓인 물로 먹는다. 300g정도 먹으면 완전히 낫는다.

治久瘧及瘧母
○ 右先將常山草果 酒醋各一椀浸 一宿後 入八味同浸 至晚 炭火煮 乾爲末 酒醋各半打糊丸如梧子 白湯下 三四十丸 日二服 服至八兩 除根

52. 인출탕(茵尤湯) 〔속방〕

생당쑥 8　삽주 6　선귤껍질 4　벌건솔뿌리혹 4　후박 4　약누룩 2.8　사인 2.8　목향 2.8

茵蔯 二錢　蒼朮 一錢半　靑皮　赤茯苓　厚朴 各一錢
神麴　砂仁　木香 各七分

여러 가지 학질을 치료한다.

○ 주사와 밀타승을 부드럽게 가루내어 각각 2g씩 위의 약을 달인 데
타서 먹는다.

〔활투〕 위가 약한 사람에게는 함부로 쓰지 못한다.

治諸瘧
○ 朱砂 蜜陀僧 細末 各五分 調服
〔活套〕 胃弱者 不可輕服

53. 가미이진탕(加味二陳湯) 〔보감〕

끼무릇 6　벌건솔뿌리혹 6　치자 6　귤껍질 4　흰삽주 4　도라지 4
승마 4　시호 4　감초 4　석창포 2.8　지모 1.2　황경피 1.2　생강 3쪽
＊ 끼무릇―생강즙으로 법제한 것. 벌건솔뿌리혹―소금물에 축여 볶은 것. 치자―
거멓게 닦은 것. 승마, 시호―술에 축여 볶은 것.

半夏 薑製　赤茯苓 塩水炒　梔子 炒黑　各一錢半　陳皮　白
朮　桔梗　升麻 酒炒　柴胡 酒炒　甘草 各一錢　石菖蒲 七
分　知母　黃柏 各三分　薑 三片

습담(濕痰)으로 인하여 유정(遺精)이 생긴 것을 치료한다.

治濕痰滲爲遺精

54. 신보원(神保元) 〔보감〕

전갈 7개　파두 10　목향 10　조피나무열매 10　주사 4

＊ 파두—상(霜)을 만든다. 주사—절반은 겉에 입힌다.

　　　全蝎 七枚　巴豆爲霜 十枚　木香　胡椒 各二錢半　朱砂
半入半衣 一錢

여러 가지 기로 여기저기가 아픈 것을 치료한다. 또한 명치가 아픈
것, 배와 옆구리가 아픈 것, 신기통(腎氣痛)을 치료한다.

　○ 위의 약을 가루내어 증병(蒸餅 : 상아떡)에 반죽해서 삼씨만하게
알약을 만든 다음 겉에 주사를 입힌다. 1번에 5~7알씩 생강 달인 물
이나 데운 술로 먹는다.

　　　治諸氣注痛 又治心膈痛 腹脇痛 腎氣痛
　　　○ 右末 蒸餅丸如麻子 朱砂爲衣 每五七丸 薑湯溫酒 任下

55. 추풍거담환(追風祛痰丸) 〔보감〕

끼무릇가루 240　천남성 120　방풍 40　천마 40　흰가루병누에 40
흰바꽃 40　주염나무열매 40　전갈 20　구운백반 20　목향 20

＊ 끼무릇—절반은 주염나무열매 달인 물에 담갔다가 누룩을 만들고 절반은 생강
즙에 담갔다가 누룩을 만든다. 천남성—절반은 백반을 탄 물에 하룻밤 담그고
절반은 주염나무열매 달인 물에 하룻밤 담갔다가 쓴다. 흰가루병누에, 주염나무
열매, 전갈—닦은 것. 흰바꽃—잿불에 묻어 구운 것.

　　　半夏 末 六兩 一分皂角湯作麴 一分薑汁作麴　南星 三兩 一半白礬
水浸一宿 一半皂角水浸一宿　防風　天麻　白殭蠶 炒 白附子
煨
　　　皂角 炒 各一兩　全蝎 炒　枯白礬　木香 各五錢

풍담(風痰)으로 간질이 발작하는 것을 치료한다.
　○ 위의 약을 가루내어 생강즙을 두고 쑨 풀에 반죽해서 벽오동씨만
하게 알약을 만든 다음 겉에 주사를 입힌다. 1번에 70~80알씩 생강
달인 물로 먹는다.

治風痰發癇

○ 右末 薑汁糊丸 梧子大 朱砂爲衣 薑湯下 七八十丸

56. 청심곤담환(淸心滾痰丸) 〔보감〕

대황 160 속썩은풀 160 청몽석 20 무소뿔 20 주염나무열매 20
주사 20 침향 10 사향 2

* 대황—술에 축여 찐 것. 청몽석—염초와 함께 단하여 누렇게 만든 것.

大黃 酒蒸 黃芩 各四兩 靑礞石 同焰硝煅如金色 犀角 皂
角 朱砂 各五錢 沈香 二錢半 麝香 五分

전간(癲癇), 경광(驚狂) 및 모든 괴증(怪症)을 치료하는데 주로 담화
(痰火)를 없앤다.
○ 위의 약을 가루내어 물에 반죽해서 벽오동씨만하게 알약을 만든
다음 겉에 주사를 입힌다. 1번에 70알씩 따뜻한 물로 먹는다.

治癲癇 驚狂 一切怪症 專治痰火
○ 右末 水丸梧子大 朱砂爲衣 溫水下 七十丸

57. 용뇌안신환(龍腦安神丸) 〔보감, 내국〕

흰솔뿌리혹 120 인삼 80 구기뿌리껍질 80 맥문동 80 감초 80
뽕나무뿌리껍질 40 무소뿔 40 우황 20 용뇌 12 사향 12 주사 8
마아초 8 금박 35장

* 흰솔뿌리혹 대신 백복신을 쓴다고 한 데도 있다.

白茯苓 一方白茯神 三兩 人蔘 地骨皮 麥門冬 甘草 各
二兩 桑白皮 犀角 各一兩 牛黃 五錢 龍腦 麝香 各三
錢 朱砂 馬牙硝 各二錢 金箔 三十五片

5가지 전간(癲癇)을 모두 치료하는데 오래된 것이나 갓 생긴 것에 관계없이 다 쓴다.

○ 위의 약을 가루내어 꿀에 반죽해서 달걀 노른자위만하게 알약을 만든 다음 겉에 금박을 입힌다. 1번에 1알씩 겨울에는 따뜻한 물에 여름에는 찬 물에 풀어서 먹는다.

〔활투〕 천연두를 앓은 뒤에 여열(餘熱)로 생기는 여러 가지 병들도 치료한다.

治五種癲癇 無問新久遠近
○ 右末 蜜丸彈子大 金箔爲衣 每一丸 冬溫水 夏凉水 化下
〔活套〕 痘後餘熱諸症 亦可

58. 당귀승기탕(當歸承氣湯) 〔보감〕

당귀 14   대황 14   망초 10   감초 4   생강 5쪽   대추 10개

當歸   大黃 各三錢半   芒硝 二錢半   甘草 一錢   薑 五片
棗 十枚

양광(陽狂)으로 뛰어다니며 날치는 것을 치료한다.

治陽狂奔走

59. 사궁산(莎芎散) 〔보감〕

향부자 160   궁궁이 80

香附子 四兩   川芎 二兩

코피나는 것을 치료한다.

○ 위의 약을 가루내어 1번에 8g씩 찻물에 타서 아무 때나 먹는다.

　　治衄血
　　○ 右末 每二錢 茶淸調下 不以時

60. 서각지황탕(犀角地黃湯) 〔보감〕

생지황 12　메함박꽃뿌리 8　무소뿔 4　모란뿌리껍질 4
* 무소뿔—줄칼로 쓸어 가루낸다.

　　生地黃 三錢　赤芍藥 二錢　犀角鎊　牧丹皮 各一錢

코피가 멎지 않는 것과 상초에 어혈이 있어서 대변이 검은 것을 치
료한다.
〔회춘〕 속썩은풀, 황련, 당귀를 더 넣어 쓴다.

　　治衄血不止 及上焦有瘀血 便黑
　　〔回春〕 加黃芩 黃連 當歸

61. 칠생탕(七生湯) 〔보감〕

생지황 40　생연잎 40　생연뿌리 40　생부추 40　생띠뿌리 40　생
강 20

　　生地黃 生荷葉 生藕節 生韭菜 生茅根 各一兩 生薑
　　五錢

입과 코로 피가 샘솟듯 나와 여러 가지 약을 썼는데도 효과가 없는
것을 치료한다.
○ 위의 약을 함께 짓찧어 즙을 짠 데다 참먹을 진하게 간 것을 타서

먹는다.

〔활투〕 생엉겅퀴즙을 넣어 먹으면 더욱 좋다.

治血出口鼻如泉 諸藥不效
○ 右俱搗取汁 濃磨京墨 與汁同服
〔活套〕 加生薊汁 尤妙

62. 가미소요산(加味逍遙散) 〔보감〕

모란뿌리껍질 6   흰삽주 6   당귀 4   메함박꽃뿌리 4   복숭아씨 4
패모 4   치자 3.2   속썩은풀 3.2   도라지 2.8   선귤껍질 2   감초 1.2

牧丹皮 白朮 各一錢半 當歸 赤芍藥 桃仁 貝母 各
一錢 山梔 黃芩 各八分 桔梗 七分 靑皮 五分 甘草
三分

가래에 피가 묻어나오는 것을 치료한다. ○ 화(火)가 있는 증에만 쓴
다.

治痰中見血 ○ 有火方用

63. 청장탕(淸腸湯) 〔보감〕

당귀 2.8   생지황 2.8   치자 2.8   황련 2.8   메함박꽃뿌리 2.8   황경
피 2.8   패랭이꽃 2.8   벌건솔뿌리혹 2.8   으름덩굴 2.8   마디풀 2.8   지
모 2.8   맥문동 2.8   감초 2   골풀속살 2   매화열매 1개
  * 치자―닦은 것.

當歸 生地黃 梔子 炒 黃連 赤芍藥 黃柏 瞿麥 赤
茯苓 木通 萹蓄 知母 麥門冬 各七分 甘草 五分 燈
心 一團 梅 一枚

피오줌이 나오는 것을 치료한다. 달여서 빈속에 먹는다.

治尿血 空心服

64. 평위지유탕(平胃地楡湯) 〔보감〕

삽주 4   승마 4   부자 4   오이풀뿌리 2.8   칡뿌리 2   후박 2   흰삽주 2   귤껍질 2   벌건솔뿌리혹 2   건강 1.2   당귀 1.2   약누룩 1.2   백작약 1.2   인삼 1.2   익지인 1.2   감초 1.2   생강 3쪽   대추 2개
* 감초, 약누룩―닦은 것. 부자―포한 것.

> 蒼尤 升麻 附子炮 各一錢 地楡 七分 乾葛 厚朴 白
> 尤 陳皮 赤茯苓 各五分 乾薑 當歸 神麴炒 白芍藥
> 人蔘 益智仁 甘草炙 各三分 薑 三片 棗 二枚

음기가 속에 몰켜 대변에 피가 섞여 나오는 것을 치료한다. 이것은 음기가 속에 몰켜서 장으로 스며들기 때문이다.

治結陰便血 陰氣内結 滲入腸間

65. 후박전(厚朴煎) 〔보감〕

후박 200   생강 200   흰삽주 40   약누룩 40   보리길금 40   오미자 40
* 후박과 생강을 함께, 누룩과 보리길금을 함께 누렇게 닦는다.

> 厚朴 生薑 各五兩同炒黃 白尤 神麴 麥芽同炒黃 五
> 味子 各一兩

대변에 피가 섞여 나오는 것과 여러가지 하혈하는 것을 치료한다. 이것은 기가 허하고 장이 약한 탓으로 영위(榮衛)로부터 피가 스며나

오기 때문이다.

○ 위의 약을 가루내어 물에 반죽해서 벽오동씨만하게 알약을 만든다. 1번에 100알씩 미음으로 먹는다.

> 治便血及諸下血　緣氣虛臟薄　自榮衛滲入而下
> ○ 右末　水丸梧子大　米飮下　百丸

66. 녹포산(綠袍散) 〔보감〕

황경피　박하　망초　청대　각각 같은 양　용뇌 조금

> 黃柏　薄荷　芒硝　靑黛　各等分　龍腦 少許

잇몸에서 피가 계속 나오는 것을 치료한다.

○ 위의 약을 가루내어 잇몸에 뿌려 주면 곧 멎는다.

> 治齒縫出血不止
> ○ 右爲末　糝牙床　卽止

67. 당귀육황탕(當歸六黃湯) 〔보감〕

단너삼 8　생지황 4　찐지황 4　당귀 4　황련 2.8　황경피 2.8　속썩은풀 2.8

> 黃芪 二錢　生地黃　熟地黃　當歸 各一錢　黃連　黃柏　黃芩 各七分

식은 땀을 멎게 하는 데 좋은 약이다. 식은 땀이 나는 것은 혈이 허하여 화가 생기기 때문이다. 기가 허한 데는 인삼, 흰삽주를 더 넣어 쓴다.

治盜汗聖藥 乃血虛有火也 氣虛 加蔘尤

68. 소조중탕(小調中湯) 〔보감〕

감초 황련 끼무릇 하늘타리씨 각각 같은 양 생강 3쪽

* 감초—황련 달인 물에 담갔다가 볶아서 말린다. 황련—감초 달인 물에 담갔다
가 볶아서 말린다. 끼무릇—하늘타리씨 달인 물에 담갔다가 볶아서 말린다. 하
늘타리씨—끼무릇 달인 물에 담갔다가 볶아서 말린다.

甘草 黃連煎水浸炒乾 黃連 甘草煎水浸炒乾 半夏 瓜蔞仁煎水浸炒
乾 瓜蔞仁 半夏煎水浸炒乾 各等分 薑 三片

모든 담화(痰火)와 여러가지 괴이한 병을 치료하는데 비위를 잘 조
화시킨다.
　○ 가루내어 양강 달인 즙을 두고 쑨 풀에 반죽해서 알약을 만들어
1번에 50알씩 끓인 물로 먹기도 한다. ○ 인삼, 흰삽주, 흰솔뿌리혹, 당
귀, 궁궁이, 생지황, 백작약을 더 넣으면 대조중탕(大調中湯)이다. 즉 팔
물탕(八物湯)을 합한 것이다. 이것은 허하면서 담화가 있는 것을 낫게
한다. ○ 열이 몰켜서 피를 게우는 것도 치료한다. ○ 1번에 20g씩 물에
달여 먹는다.
　〔활투〕 음허로 오는 담화에는 육미원(六味元)을 합해 쓴다. ○ 혈허
로 오는 담화에는 사물탕(四物湯)이나 귀비탕(歸脾湯)을 합해 쓴다. ○
모든 담화에는 도담탕(導痰湯)을 합해 쓴다.

治一切痰火 及百般恠病 善調脾胃
○ 或爲末 良薑煎汁 作糊和丸 白湯下 五十丸 ○ 加人蔘
白尤 白茯苓 當歸 川芎 生地黃 白芍藥 名大調中湯 卽合
八物湯也 治虛而有痰火 ○ 又治積熱吐血 ○ 每五錢 煎服
〔活套〕 陰虛痰火 合六味元 ○ 血虛痰火 合四物湯 或合
歸脾湯 ○ 一切痰火 合導痰湯

69. 과루지실탕(瓜蔞枳實湯) 〔보감〕

하늘타리씨 4 선탱자 4 도라지 4 벌건솔뿌리혹 4 패모 4 귤껍질 4 속썩은풀 4 치자 4 당귀 2.4 사인 2 목향 2 감초 1.2 참대기름 5순가락 생강즙 반순가락

＊ 참대기름과 생강즙은 다른 약들을 달인 다음에 타서 먹는다.

瓜蔞仁 枳實 桔梗 赤茯苓 貝母 陳皮 片芩 梔子 各一錢 當歸 六分 縮砂 木香 各五分 甘草 三分 竹瀝 五匙 薑汁 半匙 調服

담이 뭉쳐서 가슴이 그득하고 숨이 찬 것을 치료한다.

治痰結 胸滿 氣急

70. 가미사칠탕(加味四七湯) 〔보감〕

끼무릇 4 귤껍질 4 벌건솔뿌리혹 4 약누룩 2.8 선탱자 2.8 천남성 2.8 선귤껍질 2 후박 2 차조기잎 2 빈랑 2 사인 2 백두구 1.2 익지인 1.2 생강 5쪽

＊ 천남성－포한 것.

半夏 陳皮 赤茯苓 各一錢 神麴 枳實 南星炮 各七分 靑皮 厚朴 蘇葉 檳榔 縮砂 各五分 白頭蔲 益智仁 各三分 薑 五片

담기가 뭉쳐 목 안을 막아 뱉어도 나오지 않고 삼켜도 넘어가지 않는 것을 치료한다. 이것을 매핵기(梅核氣)라고 한다.

治痰氣鬱結 窒碍咽喉之間 咯之不出 嚥之不下 謂之梅核氣

71. 정전가미이진탕(正傳加味二陳湯) 〔보감〕

찔광이 6 향부자 4 끼무릇 4 궁궁이 3.2 흰삽주 3.2 삽주 3.2
귤홍 2.8 흰솔뿌리혹 2.8 약누룩 2.8 사인 2 보리길금 2 감초 1.2
생강 3쪽 대추 2개
  * 약누룩, 보리길금, 감초─닦은 것.

山査肉 一錢半 香附子 半夏 各一錢 川芎 白朮 蒼
朮 各八分 橘紅 白茯苓 神麴炒 各七分 砂仁 麥芽
炒 各五分 甘草炙 三分 薑 三片 棗 二枚

식적(食積)과 담을 치료하는데 비(脾)를 보하고 먹은 음식을 소화시
키며 기를 잘 돌게 한다.

治食積及痰 補脾 消食 行氣

72. 공연단(控涎丹) 〔보감〕

감수 버들옻 흰겨자 각각 같은 양

甘遂 大戟 白芥子 各等分

담음(痰飮)이 왔다갔다 하면서 아픈 것을 치료한다.
○ 일명 묘응단(妙應丹)이라고도 한다. ○ 놀라서 생긴 담에는 주사를
알약 겉에 입혀서 쓴다. ○ 아픔이 심하면 전갈을 더 넣어 쓴다. ○ 팔이
아픈 데는 목별자와 계심을 더 넣어 쓴다. ○ 놀란 탓으로 담이 생겨
멍울이 진 데는 천산갑, 자라등딱지, 현호색, 봉출 등을 더 넣어 쓴다.
○ 위의 약을 가루내어 풀에 반죽해서 벽오동씨만하게 알약을 만든
다. 1번에 7~10알씩 잠잘 무렵에 생강 달인 물이나 따뜻한 물로 먹는
다.

治痰飮 流注作痛

○ 一名妙應丹

○ 驚痰 加朱砂爲衣 ○ 痛甚 加全蝎 ○ 臂痛 加木鱉子 桂
心 ○ 驚痰成塊 加穿山甲 鱉甲 玄胡索 蓬尤

○ 右末 糊丸梧子大 臨臥薑湯或溫水下 七丸至十丸

73. 죽력달담환(竹瀝達痰丸) 〔보감〕

끼무릇 80   굴껍질 80   흰삽주 80   흰솔뿌리혹 80   대황 80   속썩
은풀 80   청몽석 80   인삼 60   감초 60   침향 20

* 끼무릇—생강즙으로 법제한 것. 굴껍질—흰 속을 버린 것. 흰삽주—약간 닦은
것. 대황—술에 담갔다 낸 것. 속썩은풀—술에 축여 볶은 것. 청몽석—염초 40
g과 함께 누런 빛이 나도록 단한 것.

半夏 薑製   陳皮 去白   白尤 微炒   白茯苓   大黃 酒浸   黃芩
酒炒   靑礞石 焰硝一兩同煆如金色 各二兩   人蔘   甘草 各一
兩半   沈香 五錢

담이 대변으로 나가게 하면서도 원기는 상하지 않게 한다.

○ 위의 약을 가루내어 참대기름 1사발반에 생강즙 3숟가락을 둔 데
고루 개서 햇볕에 말리기를 5~6번 반복한다. 그리고 참대기름과 생강
즙 섞은 데다 두고 반죽하여 팥알만하게 알약을 만든다. 1번에 100알씩
잠잘 무렵에 미음이나 생강 달인 물로 먹는다. ○ 담이 팔다리에 있을
때에는 참대기름이 아니면 없애지 못한다.

能運痰 從大便出 不損元氣

○ 右末 竹瀝一椀半 薑汁三匙拌勻 晒乾五六度 復以竹瀝
薑汁 丸如小豆 每百丸 臥時米飮薑湯下 ○ 痰在四肢 非竹
瀝 不能開

74. 개기소담탕(開氣消痰湯) 〔보감〕

도라지 4   향부자 4   흰가루병누에 4   귤껍질 2.8   속썩은풀 2.8
탱자 2.8   생치나물뿌리 2   끼무릇 2   선탱자 2   강호리 2   형개 2
빈랑 2   범부채 2   으아리 2   목향 1.2   감초 1.2   생강 3쪽
  * 흰가루병누에―닦은 것.

桔梗   便香附   百殭蠶 炒 各一錢   陳皮   片芩   枳殼 各
七分   前胡   半夏   枳實   羌活   荊芥   檳榔   射干   威
靈仙 各五分   木香   甘草 各三分   薑 三片

위완(胃脘)에서부터 목구멍에 이르기까지 좁아진 듯이 아픈 것과 손
발에 호두알만한 멍울이 생긴 것을 치료하는 데 효과가 매우 좋다.

治胸中胃脘至喉門   窄挾如線疼痛   及手足俱有核如胡桃者
甚驗

75. 곤담환(滾痰丸) 〔보감〕

대황 300   속썩은풀 300   청몽석 40   침향 20
  * 대황―술에 축여 찐 것. 청몽석―염초 40g과 같이 약탕관에 넣고 뚜껑을 덮은
  다음 소금을 두고 이긴 진흙으로 잘 싸서 발라 햇볕에 말린다. 다음 불에 달구어
  누렇게 만든다.

大黃 酒蒸   黃芩 各八兩   靑礞石 一兩 同焰硝一兩入罐內蓋定鹽
泥固濟晒乾火煆如金色   沈香 五錢

습열과 담적(痰積)으로 생긴 온갖 병을 치료한다.
○ 위의 약을 가루내어 물을 두고 반죽해서 벽오동씨만하게 알약을
만든다. 1번에 40~50알씩 더운 차나 따뜻한 물로 잠잘 무렵에 먹어

약기운이 목구멍과 가름막 사이에 있게 한다.
○ 다른 처방에는 알약 겉에 주사를 입힌다고 하였다.

　　治濕熱 痰積 變生百病
　　○ 右末 滴水丸梧子大 茶淸溫水任下 四五十丸 臨睡送下
　　令藥氣在咽膈之間
　　○ 一方 以朱砂爲衣

76. 연진탕(練陳湯) 〔제중〕

멀구슬나무뿌리껍질 8　 귤껍질 4　 끼무릇 4　 벌건솔뿌리혹 4　 감초
2　생강 3쪽

　　苦練根皮 二錢　 陳皮　 半夏　 赤茯令 各一錢　 甘草 五分
　　薑 三片

어린이의 회충증을 치료한다.
〔활투〕 식체를 겸했으면 찔광이, 약누룩, 빈랑을 더 넣어 쓴다. ○
아픔이 심하면 사군자, 매화열매를 더 넣어 쓴다.

　　治小兒蛔蟲
　　〔活套〕 挾滯 加山査 神麯 檳榔 ○ 痛甚 加使君子 烏梅

77. 만전목통탕(萬全木通湯) 〔보감〕

곱돌 8　 으름덩굴 4　 벌건솔뿌리혹 4　 길짱구씨 4　 패랭이꽃 4
＊ 길짱구씨─닦은 것.

　　滑石 二錢　 木通　 赤茯令　 車前子炒　 瞿麥 各一錢

방광에 열이 있어 오줌을 잘 누지 못하고 오줌 색이 누런 것을 치

료한다.

○ 위의 약을 가루내어 달여 먹거나 물에 타서 먹는다. 또는 썰어서 달여 먹어도 좋다.

　治膀胱熱　小便難而黃
　○ 右爲末　煎服　或水調服　或剉煎服　亦可

78. 도적산(導赤散)　〔보감〕

생지황 4　으름덩굴 4　감초 4　골풀속살 2

　生地黃　木通　甘草 各一錢　燈心 一團

소장(小腸)에 열이 있어 오줌을 잘 누지 못하는 것을 치료한다.

○ 사령산(四令散 : 하통 10)을 합한 것이 이열탕(移熱湯)인데 입 안에 생긴 미란〔口糜〕과 심과 위에 열이 몰켜 입 안이 허는 것을 치료한다.

○ 다른 처방에는 참대잎이 들어 있고 골풀속살은 없다.

〔활투〕 열이 심하면 속썩은풀, 황련, 맥문동을 더 넣어 쓴다.

　治小腸熱　小便不利
　○ 合四令散(下十)　名移熱湯　治口糜　心胃壅熱　口瘡
　○ 一方有竹葉　無燈心
　〔活套〕　熱甚 加芩連　麥門冬

79. 팔정산(八正散)　〔보감〕

패랭이꽃 4　대황 4　으름덩굴 4　마디풀 4　곱돌 4　치자 4　길짱구씨 4　감초 4　골풀속살 4

　瞿麥　大黃　木通　萹蓄　滑石　梔子　車前子　甘草

燈心 各一錢

방광에 열이 몰켜서 오줌을 누지 못하는 것을 치료한다.

治膀胱積熱 小便癃閉

80. 자신환(滋腎丸) 〔보감〕

황경피 40   지모 40   육계 2
* 황경피, 지모—함께 술에 축여 볶은 것.

黃栢   知母 並酒炒 各一兩   官桂 五分

갈증이 없으면서 오줌을 누지 못하는 것을 치료한다.
○ 위의 약을 가루내어 물에 반죽해서 벽오동씨만하게 알약을 만든
다. 1번에 100알씩 빈속에 끓인 물로 먹는다.

治不渴 小便閉
○ 右末 水丸梧子大 空心白湯下 百丸

81. 대분청음(大分淸飮) 〔손익〕

벌건솔뿌리혹 4   택사 4   으름덩굴 4   저령 4   치자 4   탱자 4   길
짱구씨 4

赤茯令   澤瀉   木通   猪苓   梔子   枳殼   車前子 各一錢

열이 몰키고 막혀서 오줌을 잘 누지 못하는 것과 황달, 피오줌, 임
병으로 오줌을 누지 못하는 것을 치료한다.
○ 황달이 있으면 생당쑥을 더 넣어 쓴다. ○ 으름덩굴과 길짱구씨를
빼고 율무쌀과 후박을 더 넣은 것이 소분청음(小分淸飮)인데 습이 막혀

서 보할 수 없을 때 쓴다.

　　治積熱閉結 小水不利 黃疸 尿血 淋閉
　　○ 疸 加茵蔯 ○ 去木通 車前子 加薏苡仁 厚朴 名小分淸飮
　　治濕滯 不能受補

82. 우공산(禹功散) 〔제중〕

귤껍질 4　끼무릇 4　벌건솔뿌리혹 4　저령 4　택사 4　흰삽주 4
으름덩굴 4　속썩은풀 4　치자 4　승마 1.2　감초 0.8
＊ 끼무릇―생강즙에 법제한 것. 흰삽주, 치자―닦은 것.

　　陳皮　半夏 薑製　赤茯苓　猪苓　澤瀉　白朮 炒　木通
　　條芩　山梔 炒 各一錢　升麻 三分　甘草 二分

오줌을 누지 못하여 여러가지 방법을 다했으나 효과가 없을 때 이
약을 쓰면 낫는다.
　○ 아무 때나 먹고 조금 있다가 목젖을 자극하여 담을 게우게 한다.
비유해 말하면 연적의 윗구멍을 막으면 물이 나오지 않다가 막았던
것을 빼면 물이 잘 나오는 것과 마찬가지로 오줌이 잘 나온다.

　　治小便不通 百法不能奏效 服此無不愈
　　○ 不拘時服 少時以鷄翎 探痰吐之 譬如滴水之器 閉其上
　　竅則澁 拔之則水通流洩矣

83. 지축이진탕(枳縮二陳湯) 〔보감〕

선탱자 8　궁궁이 3.2　사인 2.8　흰솔뿌리혹 2.8　패모 2.8　귤껍질
2.8　차조기씨 2.8　하늘타리씨 2.8　후박 2.8　향부자 2.8　목향 2　침
향 2　감초 1.2　생강 3쪽

枳實 二錢 川芎 八分 縮砂 白茯苓 貝母 陳皮 蘇
子 瓜蔞仁 厚朴 便香附 各七分 木香 沈香 各五分
甘草 三分 薑 三片

관격(關格)이 되어 아래 위가 통하지 못하는 것을 치료한다. 이것은
담이 중초(中焦)에 막힌 것이다.

○ 위의 약을 달인 다음 참대기름 또는 목향과 침향을 진하게 간 물
을 더 타서 먹는다.

治關格上下不通 此痰隔中焦也
○ 入竹瀝及木香沈香濃磨水 調服

84. 오림산(五淋散) 〔보감〕

메함박꽃뿌리 8 치자 8 당귀 4 벌건솔뿌리혹 4 속썩은풀 2 감
초 2

赤芍藥 山梔 各二錢 當歸 赤茯苓 各一錢 條芩 甘
草 各五分

5가지 임병(淋病)을 치료한다.
〔활투〕 쇠무릎풀을 더 넣어 쓰기도 한다. 열이 심하지 않으면 치자
를 빼고 쓴다.

治五淋
〔活套〕 或加牛膝 熱不甚 去梔

85. 증미도적산(增味導赤散) 〔보감〕

생건지황 4 으름덩굴 4 속썩은풀 4 길짱구씨 4 치자 4 궁궁이

4   메함박꽃뿌리 4   감초 4   생강 3쪽   참대잎 10잎

> 生乾地黃   木通   黃芩   車前子   梔子   川芎   赤芍藥
> 甘草 各一錢   薑 三片   竹葉 十片

혈림(血淋)으로 오줌이 잘 나가지 않으면서 아픈 것을 치료한다.
〔활투〕 택사를 더 넣어 달여 먹거나 사향을 타서 먹기도 한다.

> 治血淋澁痛
> 〔活套〕 或加澤瀉或麝香 調服

86. 위령탕(胃苓湯) 〔보감〕

삽주 4   후박 4   귤껍질 4   저령 4   택사 4   흰삽주 4   빌건솔뿌리
혹 4   백작약 4   육계 2   감초 2   생강 3쪽   대추 2개

> 蒼朮   厚朴   陳皮   猪苓   澤瀉   白朮   赤茯苓   白芍藥
> 各一錢   官桂   甘草 各五分   薑 三片   棗 二枚

비위(脾胃)에 습(濕)이 성하여 설사가 나고 배가 아픈 것을 치료한다.
〔활투〕 더위를 먹었을 때는 노야기와 까치콩을 더 넣어 쓴다. ○
설사가 심하면 육두구, 길짱구씨를 더 넣어 쓴다. ○ 식체를 겸한 데는
약누룩, 빈랑, 사인을 더 넣어 쓴다.

> 治脾胃濕盛 泄瀉腹痛
> 〔活套〕 暑 加香薷 白扁豆 ○ 滑脫 加肉豆蔲 車前子 ○
> 挾滯 加神麴 檳榔 砂仁

87. 유령탕(薷苓湯) 〔보감〕

택사 4.8   저령 4   벌건솔뿌리혹 4   흰삽주 4   노야기 4   황련 4
까치콩 4   후박 4   감초 1.2
* 황련—생강즙에 축여 볶은 것.

澤瀉 一錢二分   猪苓   赤茯苓   白朮   香薷   黃連 薑炒
白扁豆   厚朴 各一錢   甘草 三分

여름철에 설사하다가 이질이 되려는 것을 치료한다.
〔활투〕 열이 없으면 황련을 빼고 쓴다. ○ 식체를 겸했으면 귤껍질,
약누룩, 빈랑, 탱자를 더 넣어 쓴다. ○ 이질이 된 다음에는 빈랑, 탱자,
목향, 골풀속살, 길짱구씨 등을 더 넣어 쓴다.

治暑月泄瀉 欲成痢
〔活套〕 無熱 去黃連 ○ 有滯 加陳皮 神麴 檳榔 枳殼 ○
成痢 加檳榔 枳殼 木香 燈心 車前子之類

88. 승양제습탕(升陽除濕湯) 〔보감〕

삽주 6   승마 2.8   시호 2.8   강호리 2.8   방풍 2.8   약누룩 2.8   택
사 2.8   저령 2.8   귤껍질 2   보리길금 2   감초 2
* 감초—닦은 것.

蒼朮 一錢半   升麻   柴胡   羌活   防風   神麴   澤瀉   猪
苓 各七分   陳皮   麥芽   甘草 炙 各五分

기가 허하여 설사를 하고 밥맛이 없으며 나른하여 힘이 없는 것을
치료한다. ○ 빈속에 먹는다.

治氣虛泄瀉 不思飮食 困倦無力 ○ 空心服

89. 창출방풍탕(蒼尤防風湯) 〔보감〕

삽주 24 마황 8 방풍 4 생강 7쪽

蒼尤 六錢 麻黃 二錢 防風 一錢 薑 七片

오랜 풍증으로 전혀 삭지 않은 것을 설사하는 데 쓴다.

治久風 殖泄 完穀出

90. 만병오령산(萬病五苓散) 〔보감〕

벌건솔뿌리혹 3.2 흰삽주 3.2 저령 3.2 택사 3.2 마 3.2 귤껍질 3.2 삽주 3.2 사인 3.2 육두구 3.2 가자 3.2 계피 2 감초 2 생강 2쪽 매화열매 1개 골풀속살 2

＊ 육두구, 가자—잿불에 묻어 구운 것.

赤茯苓 白尤 猪苓 澤瀉 山藥 陳皮 蒼尤 縮砂 肉豆蔲 煨 訶子 煨 各八分 桂皮 甘草 各五分 薑 二片 梅 一枚 燈心 一團

습으로 인한 설사로서 배는 아프지 않고 맥이 세(細)한 것을 치료한다.

治濕瀉 腹下痛 脈細

91. 도적지유탕(導赤地楡湯) 〔보감〕

오이풀뿌리 6 당귀 6 메함박꽃뿌리 4 황련 4 속썩은풀 4 홰나무꽃 4 아교주 3.2 형개이삭 3.2 감초 2

* 당귀―술에 씻은 것. 메함박꽃뿌리, 홰나무꽃, 감초―닦은 것. 황련, 속썩은풀―술에 축여 볶은 것.

地楡　當歸身 酒洗　各一錢半　赤芍藥 炒　黃連 酒炒
黃芩 酒炒　槐花 炒　各一錢　阿膠珠　荊芥穗　各八分
甘草 炙　五分

적리(赤痢)와 혈리(血痢)를 치료한다.

治赤痢及血痢

92. 수련환(茱連丸) 〔보감〕

오수유 80　황련 80

吳茱萸　黃連 各二兩

적백(赤白) 이질을 치료한다.

○ 위의 2가지 약을 좋은 술에 3일 동안 담갔다가 각각 약한 불기운에 말려 가루낸다. 그리고 식초를 두고 쑨 풀에 각각 반죽하여 벽오동씨만하게 알약을 만든다. 적리에는 황련으로 만든 알약 30알을 감초 달인 물로 먹고, 백리에는 오수유로 만든 알약 30알을 건강 달인 물로 먹으며, 적백리에는 두 가지 알약 각각 30알을 감초, 건강 달인 물로 먹는다.

治赤白痢

○ 右二味 以好酒 浸三日 各揀焙末 醋糊丸梧子大 赤痢
黃連丸三十粒 甘草湯下 白痢 茱萸丸三十粒 乾薑湯下 赤
白痢 各取三十粒 甘草乾薑湯下

93. 황금작약탕(黃芩芍藥湯) 〔보감〕

속썩은풀 8　백작약 8　감초 4

黃芩　白芍藥 各二錢　甘草 一錢

이질로 피고름을 누며 몸에 열이 나고 배가 아프며 맥이 홍(洪), 삭
(數)한 것을 치료한다. ○ 배가 몹시 아프면 계심 1.2g을 더 넣어 쓴다.
〔활투〕 더위를 먹었을 때에는 노야기, 까치콩, 황련을 더 넣어 쓰고
오줌이 잘 나가지 않을 때는 저령, 택사, 골풀속살같은 약들을 더 넣어
쓴다.

治下痢膿血 身熱腹痛 脈洪數 ○ 腹痛甚 加桂心三分
〔活套〕 暑 加香薷 白扁豆 黃連 尿澁 加猪澤 燈心之類

94. 도체탕(導滯湯) 〔보감〕

백작약 8　당귀 4　속썩은풀 4　황련 4　대황 2.8　계심 1.2　목향
1.2　빈랑 1.2　감초 1.2

白芍藥 二錢　當歸　黃芩　黃連 各一錢　大黃 七分　桂
心　木香　檳榔　甘草 各三分

이질로 피고름을 누고 뒤가 무직하면서 밤낮 수없이 뒤를 보는 것을
치료한다. ○ 빈속에 먹는다.

治下痢膿血　裡急後重　日夜無度　○　空心服

95. 창름탕(倉廩湯)〔보감〕

인삼패독산(人蔘敗毒散)에 다음 약들을 넣은 것이다.
황련 4　석련육 7개　묵은쌀 300알　생강 3쪽　대추 2개

> 黃連　一錢　石蓮肉　七枚　陳倉米　三百粒　薑　三片　棗
> 二枚

금구리(噤口痢)로 가슴이 답답하고 손발이 달며 머리가 아픈 것을
치료한다. 이때는 독기가 심, 폐로 상충하기 때문에 게우면서 먹지 못
한다.
〔활투〕 속썩은풀과 빈랑을 넣어 쓰면 더욱 좋다.

> 治噤口痢　心煩　手足熱　頭痛　此乃毒氣上衝心肺　所以嘔而
> 不食
> 〔活套〕　加黃芩　檳榔　尤妙

96. 조중이기탕(調中理氣湯)〔보감〕

흰삽주 4　탱자 4　백작약 4　빈랑 4　삽주 3.2　귤껍질 3.2　후박
2.8　목향 2

> 白朮　枳殼　白芍藥　檳榔　各一錢　蒼朮　陳皮　各八分
> 厚朴　七分　木香　五分

허증 이질 때 기가 약해진 것을 치료한다.
〔활투〕 더위를 먹었을 때는 노야기, 까치콩을 더 넣어 쓴다. ○ 오
줌을 잘 누지 못할 때는 저령, 택사, 골풀속살을 더 넣어 쓴다. ○ 열이

있으면 황련을 더 넣어 쓴다. ○ 배가 아프면 계심, 오수유를 더 넣어 쓴다. ○ 임신부의 이질에도 쓴다.

治虛痢氣弱
〔活套〕 暑 加香薷 白扁豆 ○ 尿不利 加猪澤 燈心 ○ 熱 加黃連 ○ 腹痛 加桂心 吳茱萸 ○ 亦治子痢

97. 감응원(感應元) 〔보감〕

정향 140 목향 140 백초상 80 살구씨 140개 육두구 20개 건강 40 파두 70

* 살구씨—꺼풀과 끝을 버린 것. 건강—포한 것. 파두—기름을 빼고 술에 삶은 것.

丁香 木香 各三兩半 百草霜 二兩 杏仁 去皮尖 百四十枚
○ 肉豆蔻 二十枚 乾薑 炮 一兩 巴豆 去油酒煮 七十枚

적리(積痢)와 오래된 이질, 적백리로 피고름을 누는 것과 날 것 또는 찬 음식에 상하여 곽란을 일으켜 게우는 것을 치료한다.

○ 먼저 참기름 40g에 황랍 160g을 두고 달여서 녹인다. 여기에 위의 약을 가루내어 넣고 반죽해서 매 40g으로 10알을 만든다. 1번에 1알씩 미음에 타서 먹는다. 혹은 녹두알만하게 알약을 만들어 1번에 10알씩 끓인 물로 먹는다.

治積痢 久痢 赤白 膿血 及內傷生冷 霍亂嘔吐
○ 先將淸油一兩煎蠟四兩熔火 次入右藥末 拌勻每一兩分 作十丸 每一丸 米飮調服 或丸如菉豆 白湯下 十丸

98. 소감원(蘇感元) 〔보감〕

소합원(蘇合元 : 중통 90)과 감응원(感應元)을 4 : 6비례로 합한 약이다.

蘇合元(中九十) 四分　感應元(見上) 六分

적리(積痢)로 뱃속이 헤우는 것 같이 아픈 것을 치료한다.
○ 위의 2가지 약을 합하여 고루 섞어서 녹두알만하게 알약을 만들어
미음으로 30알씩 먹는다.

治積痢腹內緊痛
○ 右二劑和均 丸如菉豆大 米飮下 三十丸

99. 만억환(萬億丸) 〔보감〕

메밀국수 20　주사 20　파두 20
* 파두—상을 만든 것.

寒食麴　朱砂　巴豆霜 各五錢

어른이나 어린이의 식체(食滯)를 치료하는데 학리(瘧痢)에도 좋다.
○ 메밀국수를 좋은 술에 이겨 떡을 빚어 쪄서 익힌 다음 다른 약들
과 함께 갈아 기장쌀알만하게 알약을 만든다. 1번에 3~5알씩 먹는데
환자의 나이를 참작하여 쓴다.

治大人小兒食滯 無所不可 瘧痢亦可
○ 却將寒食麴 好酒打成糕蒸熟 同研百餘丸黍米大 每三五
丸 看人大小 加減用之

100. 강다탕(薑茶湯) 〔보감〕

생강 ○ 봄철에 딴 차잎 ○ 각각 같은 양

生薑　春茶 各等分

이질로 배가 아픈 것을 치료한다.

〔활투〕 뒤가 무직한 데는 빈랑과 목향을 더 넣어 쓰거나 나팔꽃검
은씨를 가루내어 타서 먹기도 한다.

　　治痢疾腹痛
　　〔活套〕 後重 檳榔 木香 或黑丑末 調腹

101. 향련환(香連丸) 〔보감〕

황련 40　목향 10

＊ 황련一오수유 20g과 같이 물에 하룻밤 담갔다가 볶아서 오수유는 버린다.

　　黃連 一兩 吳茱萸五錢同水浸一宿炒去茱萸　木香 二錢五分

적백리(赤白痢)로 피고름을 누고 배가 불러 오르면서 아픈 것과 그
밖의 여러가지 이질을 치료한다.

　○ 위의 약을 가루내어 식초를 두고 쑨 풀로 반죽하여 벽오동씨만하
게 알약을 만든다. 1번에 20~30알씩 빈속에 미음으로 먹는다.

　〔활투〕 기가 허하면 인삼을 더 넣어 쓴다. ○ 배가 아픈 데는 계심을
더 넣어 쓴다.

　　治赤白膿血下痢 脹痛及諸痢
　　○ 右末 醋糊丸梧子大 空心米飮下 二三十丸
　　〔活套〕 氣虛 加人蔘 ○ 腹痛 加桂心

102. 육신환(六神丸) 〔보감〕

황련　목향　탱자　벌건솔뿌리혹　약누룩　보리길금 각각 같은 양

　　黃連　木香　枳殼　赤茯苓　神麯　麥芽 各等分

여러가지 이질에 중요하게 쓰이는 약이다.

○ 위의 약을 가루내어 약누룩을 두고 쑨 풀에 반죽하여 벽오동씨만
하게 알약을 만든다. 1번에 50~70알씩 적리(赤痢)에는 감초 달인 물로
먹고 백리(白痢)에는 건강 달인 물로 먹는다.

治諸痢要藥
○ 右末 神麴糊丸 梧子大 每五七十丸 赤痢 甘草湯下 白痢
乾薑湯下

103. 통유탕(通幽湯) 〔보감〕

승마 6 복숭아씨 6 당귀 6 생지황 2.8 찐지황 2.8 감초 1.2 잇
꽃 1.2

升麻 桃仁 當歸身 各一錢半 生地黃 熟地黃 各七分
甘草 紅花 各三分

유문(幽門)이 통하지 않아 대변을 누기 힘든 것을 치료한다. ○ 빈랑
을 보드랍게 가루내어 2g씩 타서 먹는다.

〔활투〕 이스라치씨나 나팔꽃검은씨로 맏물가루를 내어 타서 먹어도
좋다.

治幽門不通 大便難 ○ 檳榔細末五分 調服
〔活套〕 或郁李仁 或黑丑頭末 調服亦可

104. 사마탕(四磨湯) 〔보감〕

빈랑 침향 목향 오약 각각 같은 양

檳榔 沈香 木香 烏藥 各等分

기가 몰키어 생긴 변비를 치료한다.

○ 위의 약을 각각 진하게 갈아서 낸 즙을 1잔의 3분의 2쯤 되게 넣고 3~5번 끓어오르게 달여 약간 따뜻한 것을 빈속에 먹는다. ○ 대황과 탱자를 더 넣은 것이 육마탕(六磨湯)인데 열로 인한 변비를 치료한다.

〔활투〕 혈이 조(燥)한 데는 사물탕(四物湯 : 상통 68)을 합해 쓴다. 산후변비에도 쓴다. ○ 한사(寒邪)가 몰킨 데는 건강, 부자를 더 넣어 쓴다.

治氣滯便秘
○ 右各濃磨水 取汁七分盞 煎三五沸 微溫空心服 ○ 加大黃 枳殼 名六磨湯 治熱秘
〔活套〕 血燥 合四物湯(上六十八) 亦治産後便秘 ○ 寒結 加薑附

105. 궁신도담탕(芎辛導痰湯) 〔보감〕

끼무릇 12 궁궁이 4 족두리풀 4 천남성 4 귤껍질 4 벌건솔뿌리흑 4 탱자 2 감초 2 생강 7쪽
* 천남성—포한 것.

半夏 三錢 川芎 細辛 南星炮 陳皮 赤茯苓 各一錢
枳殼 甘草 各五分 薑 七片

담궐(痰厥)로 생긴 머리아픔이 발작할 때마다 양볼이 퍼러누르스럼해지고 어지러워 눈을 뜨려고 하지 않으며 메슥메슥하여 게울 것 같은 것을 치료한다.

〔활투〕 열담(熱痰)이 있으면서 맥이 활실(滑實)하면 속썩은풀, 황련을 더 넣어 쓴다. ○ 머리가 참을 수 없이 아플 때는 전갈, 유향(가루) 각각 1.2g을 위의 약 달인 물에 타서 먹인다.

治痰厥頭痛 每發時 兩頰靑黃 眩運目不欲開 兀兀欲吐

〔活套〕 熱痰脈滑實 加黃芩 黃連 ○ 痛不可忍 加全蝎 乳香末 各三分 調服

106. 사청환(瀉靑丸) 〔보감〕

당귀 용담초 궁궁이 치자 대황 강호리 방풍 각각 같은 양

當歸 草龍膽 川芎 梔子 大黃 羌活 防風 各等分

간이 실한 것을 치료한다.
○ 천연두독으로 인하여 놀라면서 경련을 일으키는 것은 심과 간에 열이 있는 것이므로 간열을 사하면 풍의 증세인 경련은 저절로 멎는다. 그러므로 사청환(瀉淸丸)을 써서 오줌이 잘 나가게 할 것이다. 열이 심하지 않으면 도적산(導赤散 : 하통 78)을 쓸 것이다. ○ 천연두를 앓고 난 뒤에 남아 있던 독이 눈으로 들어가서 예막이 생긴 데 쓰면 매우 효과가 좋다. 1번에 1~2알씩 참대잎 달인 물에 사탕을 풀고 거기에 타서 먹는다. ○ 위의 약을 가루내어 꿀에 반죽해서 가시연밥만하게 알약을 만든다.
〔활투〕 소양경(少陽經) 풍학(風瘧) 때 3~5알을 생강차에 풀어 먹으면 잘 낫는다. ○ 봄철에 풍사에 상한 탓으로 여름철에 가서 설사를 몹시 하는 데는 3~5알을 고본 달인 물에 풀어서 먹는다.

治肝實
○ 痘毒驚搐 心肝熱 瀉肝 風自去 瀉淸丸利小便 熱不炎 導赤散(下七十八) ○ 痘後餘毒 入眼生瞖 大效 每一二丸 以竹葉煎湯化砂糖調下 ○ 右末 蜜丸 芡實大
〔活套〕 少陽風瘧 三五丸 薑茶化下 神效 ○ 春傷風 至夏暴瀉 三五丸 藁本煎湯 化下

107. 석결명산(石決明散) 〔보감〕

전복조가비 40　결명씨 40　강호리 20　치자 20　속새 20　들맨드라미씨 20　메함박꽃뿌리 20　대황 10　형개 10

石決明　草決明　各一兩　羌活　梔子　木賊　靑箱子　赤芍藥　各五錢　大黃　荊芥　各二錢半

간열(肝熱)로 눈이 벌개지고 부으며 예막이 생기는 것, 비열(比熱)로 눈까풀 속이 닭의 볏이나 가막조개살 또는 게눈 같이 되면서 아픈 것과 우렁이 같이 된 것을 치료한다.
○ 가루내어 1번에 8g씩 맥문동 달인 물에 타서 먹는다.

治肝熱　眼赤腫　生瞖　或脾熱　臉內鷄冠蜆肉　蟹睛疼痛　或旋螺尖起
○ 右末　每二錢　麥門冬煎湯　調下

108. 세간명목탕(洗肝明目湯) 〔보감〕

당귀미 2　궁궁이 2　메함박꽃뿌리 2　생지황 2　황련 2　속썩은풀 2　치자 2　석고 2　개나리열매 2　방풍 2　형개 2　박하 2　강호리 2　순비기나무열매 2　단국화 2　남가새열매 2　결명씨 2　도라지 2　감초 2

當歸尾　川芎　赤芍藥　生地黃　黃連　黃芩　梔子　石膏　連翹　防風　荊芥　薄荷　羌活　蔓荊子　甘菊　白蒺藜　草決明　桔梗　甘草　各五分

풍열(風熱)로 눈이 벌개지고 부으면서 아픈 것을 치료한다.

〔활투〕 간에 풍열이 있어 맥이 삭(數)하고 실(實)한 데 쓴다. 그러나 몸이 허약한 사람에게는 함부로 쓰지 못한다.

治一切風熱 眼目赤腫疼痛
〔活套〕 果有肝臟風熱 脈數實然後用之 虛子不可槪用

109. 사물용담탕(四物龍膽湯) 〔보감〕

궁궁이 5.2   당귀 5.2   메함박꽃뿌리 5.2   생건지황 5.2   강호리 3.2
방풍 3.2   용담초 2.4   방기 2.4

川芎 當歸 赤芍藥 生乾地黃 各一錢三分   羌活 防風
各八分   草龍膽 防己 各六分

눈이 벌개지고 부으면서 아프다가 갑자기 예막이 생긴 것을 치료한다.
〔활투〕 결명씨, 전복조가비, 속새, 들맨드라미씨, 단국화, 황련 같은 약들을 더 넣어 쓴다.

治目赤腫痛 暴作雲翳
〔活套〕 或加草決明 石決明 木賊 靑箱子 甘菊 黃連之類

110. 백강잠산(白殭蠶散) 〔보감〕

황상엽 44   속새 12   금불초꽃 12   형개이삭 12   흰가루병누에 12
감초 12   족두리풀 2

黃桑葉 一兩一錢   木賊 旋覆花 荊芥穗 白殭蠶 甘草
各三錢 細辛 五分

폐가 허한 탓으로 풍랭(風冷)의 사기를 받아서 눈물이 나오는 것을
치료한다.

○ 위의 약을 가루내어 1번에 8g씩 형개이삭 달인 물로 먹는다. ○
달여 먹어도 좋다.

治肺虛 遇風冷 淚出
○ 右末 每二錢 荊芥湯下 ○ 或作湯用 亦可

111. 하고초산(夏枯草散) 〔보감〕

꿀풀 80 향부자 40 감초 20

夏枯草 二兩 香附子 一兩 甘草 五錢

간이 허하여 눈알이 아프고 눈물이 나오는 것을 치료한다. 일명 보
간산(補肝散)이라고도 한다.

○ 위의 약을 가루내어 1번에 4g씩 끼니 뒤에 찻물로 먹는다.

治肝虛 睛疼冷淚 一名補肝散
○ 右末 每一錢 食後 茶清下

112. 가미자주환(加味磁朱丸) 〔보감〕

자석 80 주사 80 침향 20

* 자석―불에 달구어 식초에 담그기를 7번 반복하여 수비한 것. 주사―수비한 것.

磁石 醋煆七次水飛 二兩 朱砂 水飛 二兩 沈香 五錢

눈이 어두운 것을 치료하는데 오래 먹으면 눈이 밝아진다.

○ 자석(법제한 것)은 수(水)에 속하여 신(腎)으로 들어가고 주사(법

제한 것)는 화(火)에 속하여 심(心)으로 들어가며 침향은 수와 화를 잘
오르내리게 한다. ○ 위의 약을 가루낸 다음 약누룩 80g을 넣고 쑨 풀에
반죽하여 벽오동씨만하게 알약을 만든다. 1번에 30~50알씩 빈속에 소
금 끓인 물이나 미음으로 먹는다.

治眼昏 久服能明目
○ 磁石法水入腎 朱砂法火入心 沈香升降水火 ○ 右末 神
菊二兩 作糊和丸 梧子大 空心塩湯 或米飮下 三五十丸

113. 세안탕(洗眼湯) 〔보감〕

당귀 4　황련 4　메함박꽃뿌리 2　방풍 2　살구씨 4개

當歸　黃連 各一錢　赤芍藥　防風 各五分　杏仁 四箇

갑자기 눈알이 벌개지는 눈병을 치료한다.
○ 물 반 종발에 젖을 조금 둔 데다 약을 넣고 달여서 가라앉힌 다음
웃물을 받는다. 이것을 따뜻하게 하여 하루에 4~5번씩 눈에 넣어 씻
어낸다.
〔활투〕 생지황을 넣어 쓰면 더욱 좋다.

治暴赤眼
○ 水半鍾 入人乳少許 蒸過澄淸乘溫點洗 日四五次
〔活套〕 加生地黃 尤好

114. 황금탕(黃芩湯) 〔보감〕

속썩은풀 4　치자 4　도라지 4　메함박꽃뿌리 4　뽕나무뿌리껍질 4
맥문동 4　형개 4　박하 4　개나리열매 4　감초 1.2
* 속썩은풀, 치자―술에 축여 볶은 것.

片芩 酒炒　梔子 酒炒　桔梗　赤芍藥　桑白皮　麥門冬
荊芥　薄荷　連翹 各一錢　甘草 三分

폐에 화(火)가 성하여 콧구멍이 마르고 헐며 붓고 아픈 것을 치료한
다. ○ 끼니 뒤에 먹는다.

治肺火盛 鼻孔乾燥 生瘡腫痛
○ 食後服

115. 청혈사물탕(淸血四物湯) 〔보감〕

궁궁이 4　당귀 4　메함박꽃뿌리 4　생지황 4　속썩은풀 4　잇꽃 4
벌건솔뿌리혹 4　귤껍질 4　감초 2　생강 3쪽
* 속썩은풀—술에 축여 볶은 것. 잇꽃—술에 축여 약간 불기운에 말린 것.

川芎　當歸　赤芍藥　生地黃　片芩 酒炒　紅花 酒焙　赤
茯苓　陳皮 各一錢　甘草 五分　薑 三片

술독이 올라 코가 벌개진 것을 치료한다.
○ 위의 약을 물에 달인 다음 오령지가루 4g을 타서 끼니 뒤에 먹는
다.

治酒皻
○ 煎水 五靈脂末一錢 調下 食後服

116. 회춘양격산(回春凉膈散) 〔보감〕

개나리열매 4.8　속썩은풀 2.8　치자 2.8　도라지 2.8　황련 2.8　박
하 2.8　당귀 2.8　생지황 2.8　탱자 2.8　메함박꽃뿌리 2.8　감초 2.8

連翹 一錢二分　黃芩　梔子　桔梗　黃連　薄荷　當歸

生地黃　枳殼　赤芍藥　甘草 各七分

삼초(三焦)에 화가 왕성하여 입과 혀가 허는 것을 치료한다.
〔활투〕 폐와 위에 열이 몰켜서 반진이 돋는 데는 승마갈근탕(升麻葛根湯 : 중통 22)을 합해 쓴다.

治三焦火盛　口舌生瘡
〔活套〕 肺胃熱結　發癍　合升麻葛根湯(中二十二)

117. 황련탕(黃連湯) 〔보감〕

황련 4　치자 4　생지황 4　맥문동 4　당귀 4　메함박꽃뿌리 4　무소뿔 2　박하 2　감초 2
* 황련―술에 축여 볶은 것. 치자―닦은 것. 생지황, 당귀―술에 씻은 것.

黃連 酒炒　梔子 炒　生地黃 酒洗　麥門冬　當歸 酒洗　赤芍藥 各一錢　犀角　薄荷　甘草 各五分

심화(心火)로 혓바닥이 헐면서 조열(燥熱)이 나는 것과 혀끝에서 피가 나는 것, 혀가 굳어지는 것을 치료한다.
〔활투〕 열이 심하면 약 달인 물에 구미청심원(九味淸心元 : 하통 20)을 1~2알 풀어서 먹는다.

治心火舌上生瘡　燥熱　或尖出血　或舌硬
〔活套〕 熱甚　九味淸心元(下二十)一二丸 調服

118. 청대산(靑黛散) 〔보감〕

황련 12　황경피 12　청대 2.4　마아초 2.4　주사 2.4　석웅황 1.2
우황 1.2　붕사 1.2　용뇌 0.4

黃連　黃柏　各三錢　靑黛　馬牙硝　朱砂　各六分　石雄
黃　牛黃　硼砂　各三分　龍腦　一分

중설(重舌)과 목 안이 헐면서 붓고 아픈 것을 치료한다.
○ 먼저 박하 달인 물로 입 안을 닦아내고 약가루를 뿌려준다.

治重舌 亦治咽瘡腫痛
○ 先以薄荷汁拭口中 以藥末糝之

119. 용석산(龍石散) 〔보감〕

한수석 120　주사 10　용뇌 0.8
* 한수석—불에 단한 것.

寒水石 煅 三兩　朱砂 二錢半　龍腦 二分

입 안과 혀가 헐고 목 안이 부어서 막히는 것을 치료한다.
○ 위의 약을 가루내어 하루에 3~5번에 아픈 곳에 뿌려준다.

治口舌生瘡 咽隘腫塞
○ 右末 糝患處日三五次

120. 청위산(淸胃散) 〔보감〕

승마 8　모란뿌리껍질 6　당귀 4　황련 4　생지황 4

升麻 二錢　牧丹皮 一錢半　當歸　黃連　生地黃 各一錢

위에 열이 있어 위 아래 이빨이 참을 수 없이 아프고 얼굴이 달아
오르는 것을 치료한다.
○ 약간 차게 해서 먹는다. ○ 늙은이나 허약한 사람에게는 쓰지 못

한다.

治胃熱 上下齒痛不可忍 滿面發熱
○ 微冷服 ○ 老虛人 不可用

121. 사위탕(瀉胃湯) 〔보감〕

당귀 4　궁궁이 4　메함박꽃뿌리 4　생지황 4　황련 4　치자 4　모
란뿌리껍질 4　형개 4　박하 4　방풍 4　감초 4

當歸　川芎　赤芍藥　生地黃　黃連　梔子　牧丹皮　荊
芥　薄荷　防風　甘草 各一錢

이빨이 아픈 것을 치료하는데 잘 낫는다.

治牙痛 如神

122. 옥지산(玉池散) 〔보감〕

구기뿌리껍질 4　구릿대 4　족두리풀 4　방풍 4　승마 4　궁궁이 4
당귀 4　홰나무꽃 4　고본 4　감초 4　생강 3쪽　검정콩 100알

地骨皮　白芷　細辛　防風　升麻　川芎　當歸　槐花
藁本　甘草 各一錢　薑 三片　黑豆 百粒

풍치나 벌레먹은 이 때문에 이빨이 놀면서 아프고 잇몸이 헤지며
골조풍(骨槽風)이 생겨 피고름이 나오고 이뿌리가 드러나는 것을 치료
한다.
○ 위의 약을 물에 달여 뜨거운 것으로 양치하다가 식으면 뱉어버린
다.

治風蟲牙痛 動搖潰爛 或變成骨槽風 出膿血 骨露
○ 水煎 熱漱冷吐

123. 우황양격원(牛黃凉膈元) 〔내국, 보감〕

마아초 80   한수석 80   석고 80   감초 40   우담남성 80   자석영 20
우황 6   용뇌 6   사향 6
* 한수석, 석고―단한 것. 감초―닦은 것. 자석영―단하여 수비(水飛)한 것.

馬牙硝 寒水石 煆 石膏 煆 各二兩 甘草 爁 一兩 牛膽
南星 七錢半 紫石英 煆水飛 五錢 牛黃 龍腦 麝香 各
一錢半

목 안이 붓고 입 안과 혀가 허는 것, 턱이나 뺨이 부으면서 열이 나는
것, 담이 막힌 것을 치료한다.
○ 위의 약을 가루내어 꿀에 반죽해서 40g으로 30알을 만든다. 1번에
1알씩 박하 달인 물과 함께 씹어 먹는다.

治咽腫 口舌瘡 頷頰腫熱 痰壅
○ 右末 蜜丸 兩作三十丸 每一丸 薄荷湯 嚼下

124. 취후산(吹喉散) 〔보감〕

담반 구운백반 염초 용뇌 새모래덩굴 진사 계내금 각각 같은
양

膽礬 枯白礬 焰硝 片腦 山豆根 辰砂 鷄內金 各等
分

목젖이 부어 아픈 것과 모든 목 안의 병을 치료한다.

○ 위의 약을 매우 보드랍게 가루내어 조금씩 목 안에 넣어주면 곧 효과가 난다.

治懸癰下垂腫痛 及一切咽喉疾
○ 極細末 以竹管頻頻吹少許入喉中 卽效

125. 필용방감길탕(必用方甘桔湯) 〔보감〕

도라지 8 감초 4 형개 4 방풍 4 속썩은풀 4 박하 4 현삼 4

桔梗 二錢 甘草 荊芥 防風 黃芩 薄荷 玄蔘 各一錢

풍열(風熱)로 목 안이 붓고 아픈 것을 치료한다. ○ 천천히 먹는다.

治風熱 咽喉腫痛 ○ 徐徐服

126. 박하전원(薄荷煎元) 〔내국, 제중〕

박하 600 도라지 200 감초 160 방풍 120 궁궁이 120 사인 20
* 감초-닦은 것.

薄荷 一斤 桔梗 五兩 甘草炙四兩 防風 川芎 各三兩
砂仁 五錢

풍열을 없애고 담연(痰涎)을 삭히며 목안과 가슴이 막힌 것을 통하게 하고 머리와 눈을 맑게 한다. 또한 코피가 나는 것, 대소변에 피가 섞여 나오는 것을 멎게 한다.

○ 위의 약을 가루내어 꿀로 반죽하여 40g으로 30알을 만든다. 1번에 1알씩 찻물이나 술과 함께 잘 씹어서 먹는다.

○ 내국처방에는 백두구가 더 들어 있다.

消風熱 化痰涎 利咽膈 淸頭目 治鼻衄 大小便血
○ 右末 蜜丸 兩作三十丸 每一丸 細嚼茶酒任下
○ 內局 有白豆蔻

127. 용뇌고(龍腦膏) 〔내국, 보감〕

박하 600 감초 120 방풍 80 궁궁이 80 도라지 80 염초 40 백
두구 30개 사인 5개 용뇌 4

薄荷 一斤 甘草 三兩 防風 川芎 桔梗 各二兩 焰硝
一兩 白豆蔻 三十粒 砂仁 五粒 片腦 一錢

후비(喉痺)로 목 안이 붓고 아픈 것을 치료한다.
○ 위의 약을 가루내어 꿀에 반죽해서 달걀 노른자위만하게 알약을 만
들어 입에 물고 녹여서 넘긴다.

治喉痺腫痛
○ 右末 蜜丸彈子大 嚥化嚥下

128. 회수산(回首散) 〔보감〕

오약순기산(烏藥順氣散 : 중통 10)에 강호리, 따두릅, 모과를 더 넣은
것이다.

烏藥順氣散(中十) 加羌活 獨活 木瓜

목덜미가 뻣뻣하고 힘줄이 켕기는 것과 잠을 잘못 잔 탓으로 목을
잘 돌릴 수 없는 것을 낫게 한다.

治頭項強急 筋急 或挫枕轉項不得

129. 삼합탕(三合湯) 〔보감〕

오약순기산(烏藥順氣散 : 중통 10)에 이진탕(二陳湯 : 중통 99)과 향소산
(香蘇散 : 중통 17)을 합하고 강호리를 더 넣은 것이다.

> 烏藥順氣散(中十)　合二陳湯(中九十九)　香蘇散(中十七)
> 加羌活

등골의 한 곳이 아픈 것을 치료한다.

> 治背心一點痛

130. 서각소독음(犀角消毒飮) 〔보감〕

우엉씨 16　형개 8　방풍 8　감초 4　무소뿔 6
* 무소뿔은 물에 갈아 달인 약물에 타서 먹는다.

> 牛蒡子 四錢　荊芥　防風 各二錢　甘草 一錢　犀角 一錢
> 五分 水磨調服

단독(丹毒), 반진(癍疹), 두드러기〔癮疹〕를 치료한다.
〔활투〕 패독산(敗毒散)을 합해 써도 좋다.

> 治丹毒 及癍疹 癮疹
> 〔活套〕 或合敗毒散 亦可

131. 개결서경탕(開結舒經湯) 〔보감〕

차조기잎 3.2　귤껍질 3.2　향부자 3.2　오약 3.2　궁궁이 3.2　삽주
3.2　강호리 3.2　천남성 3.2　끼무릇 3.2　당귀 3.2　계지 1.6　감초 1.

6 생강 3쪽

蘇葉 陳皮 香附子 烏藥 川芎 蒼朮 羌活 南星 半
夏 當歸 各八分 桂枝 甘草 各四分 薑 三片

부인이 7정(七情)이나 6울(六鬱)로 기가 경락에 막혀 손발이 마비된
것을 치료한다.
○ 참대기름과 생강즙을 타서 먹는다.
〔활투〕 손발이 저리고 아픈 데는 으아리, 쇠무릎풀, 모과를 더 넣고
부자를 조금 넣어서 쓴다.

治婦人七情六鬱 氣滯經絡 手足麻痺
○ 入竹瀝薑汁 調服
〔活套〕 手足痺痛 加威靈仙 牛膝 木瓜 少加附子

132. 반하금출탕(半夏芩朮湯) 〔보감〕

끼무릇 6 삽주 6 속썩은풀 2.8 흰삽주 2.8 천남성 2.8 향부자 2.
8 귤껍질 2 벌건솔뿌리혹 2 으아리 1.2 감초 1.2
＊ 속썩은풀―술에 축여 볶은 것. 천남성―포한 것.

半夏 蒼朮 各一錢半 片芩 酒炒 白朮 南星 炮 香附子
各七分 陳皮 赤茯苓 各五分 威靈仙 甘草 各三分

담음(痰飮)으로 팔이 아파 들지 못하는 것을 치료한다.
〔활투〕 냉이 있으면 속썩은풀을 빼고 계지를 더 넣어 쓴다.

治痰飮 臂痛 不能擧
〔活套〕 冷者 去芩 加桂枝

133. 서경탕(舒經湯) 〔보감〕

강황 8 당귀 4 엄나무껍질 4 흰삽주 4 메함박꽃뿌리 4 강호리
2 감초 2 생강 3쪽

薑黃 二錢 當歸 海桐皮 白尤 赤芍藥 各一錢 羌活
甘草 各五分 薑 三片

기혈(氣血)이 경락에 몰켜서 팔이 아파 들지 못하는 것을 치료한다.
○ 일명 통기음자(通氣飮子)라고도 한다. ○ 침향(沈香)을 갈아서 낸
즙을 조금 넣어서 쓴다.
〔활투〕 한습(寒濕)이 경락에 몰킨 데는 계지, 율무쌀 각각 12g과
부자를 조금 넣어서 경락을 잘 돌게 한다. ○ 담이 경락에 몰켜 있는
데는 천남성, 끼무룻, 흰겨자 각각 4g을 더 넣어 달인 다음 술 2순가
락을 타서 먹는다.

治氣血凝滯經絡 臂痛不擧
○ 一名通氣飮子 ○ 入沈香磨汁少許服
〔活套〕 寒濕凝滯經絡 加桂枝 薏苡仁 各三錢 少加附子
行經 ○ 痰滯經絡 加南星 半夏 烏藥 白芥子 各一錢 酒二
匙 調服

134. 청열사습탕(淸熱瀉濕湯) 〔보감〕

삽주 4 황경피 4 차조기잎 2.8 메함박꽃뿌리 2.8 모과 2.8 택사
2.8 으름덩굴 2.8 방기 2.8 빈랑 2.8 탱자 2.8 향부자 2.8 강호리
2.8 감초 2.8

* 황경피―소금을 탄 술에 축여 볶은 것.

蒼尤 黃柏 塩酒炒   各一錢 蘇葉 赤芍藥 木瓜 澤瀉

木通　防己　檳榔　枳殼　香附子　羌活　甘草　各七分

습열(濕熱)로 인하여 각기병이 생겨 붓고 아픈 것을 치료한다.
○ 아프기만 한 데는 목향을 넣어 쓴다. ○ 붓기만 한 데는 빈랑열
매껍질을 더 넣어 쓴다. ○ 열이 있으면 황련과 대황을 넣어 쓴다.

　　治濕熱 脚氣 腫痛
　　○ 痛 加木香 ○ 腫 加大腹皮 ○ 熱 加黃連 大黃

135. 빈소산(檳蘇散) 〔보감〕

삽주 8　향부자 4　차조기잎 4　귤껍질 4　모과 4　빈랑 4　강호리
4　쇠무릎풀 4　감초 2　파밑 3대　생강 3쪽

　　蒼朮 二錢　香附子　蘇葉　陳皮　木瓜　檳榔　羌活　牛
　　膝 各一錢　甘草 五分　葱白 三莖　生薑 三片

풍습각기(風濕脚氣)로 붓고 아프며 가드라드는 것을 치료하는데 기를
잘 소통시킨다.
〔활투〕 마비에는 으아리를 더 넣어 쓴다. ○ 아픔이 심하면 유향 1.
2~2g을 더 타서 먹는다.

　　治風濕脚氣 腫痛拘攣 用此疎通氣道 爲妙
　　〔活套〕 麻痺 加威靈仙 ○ 痛甚 加乳香三五分 調服

136. 반총산(蟠葱散) 〔보감〕

삽주 4　감초 4　삼릉 2.8　봉출 2.8　흰솔뿌리혹 2.8　선귤껍질 2.8
사인 2　정향껍질 2　빈랑 2　현호색 1.2　육계 1.2　건강 1.2　파밑 1
대

蒼朮 甘草 各一錢 三稜 蓬朮 白茯苓 靑皮 各七分
砂仁 丁香皮 檳榔 各五分 玄胡索 官桂 乾薑 各三
分 葱白 一莖

비위(脾胃)가 허랭하여 명치 밑이 아픈 것이 가슴과 옆구리까지 뻗치는 것, 방광기, 소장기, 신기로 인하여 아픈 것을 치료한다.

治脾胃虛冷 心腹攻刺連胸脇 膀胱小腸腎氣作痛

137. 용담사간탕(龍膽瀉肝湯) 〔보감〕

용담초 4 시호 4 택사 4 으름덩굴 2 길짱구씨 2 벌건솔뿌리혹 2 생지황 2 당귀 2 치자 2 속썩은풀 2 감초 2

草龍膽 柴胡 澤瀉 各一錢 木通 車前子 赤茯苓 生地黃 當歸 山梔 黃芩 甘草 各五分

간에 습이 있어 생긴 남자의 음정(陰挺)과 여자의 음부가 가렵고 허는 것을 치료한다. ○ 빈속에 먹는다.

治肝臟濕氣 男子陰挺 女人陰痒瘡 ○ 空心服

138. 신성대침산(神聖代鍼散) 〔보감〕

유향 4 구릿대 4 몰약 4 당귀 4 궁궁이 4 완청 4
* 완청—독을 뺀 것.

乳香 白芷 没藥 當歸 川芎 芫靑 去毒 各一錢

어혈이 몰켜서 생긴 산증(疝症)으로 아픈 것과 여러가지 산증으로 찌르는 것 같이 아픈 것을 치료하는 데 먹으면 잘 낫는다.

○ 위의 약을 가루내어 1번에 1g씩, 병이 심하면 2g씩 쓴다. 좋은 차 1잔에 약가루를 뿌려 넣은 다음 불지도 젓지도 말고 바로 조금씩 먹는다.

治血積疝痛 及諸疝刺痛 服之神效
○ 右末 每一字 甚者五分 先點好茶一盞 次糝藥末 在茶上 不得吹攪立地 細細呷之

139. 귤핵환(橘核丸) 〔보감〕

귤씨 40 듬북 40 다시마 40 미역 40 복숭아씨 40 멀구슬나무 열매 40 현호색 20 후박 20 선탱자 20 계심 20 목향 20 으름덩굴 20

* 귤씨, 멀구슬나무열매—닦은 것. 듬북, 다시마—소금을 탄 술에 축여 볶은 것, 미역—소금을 탄 물로 씻은 것. 복숭아씨—밀기울과 함께 닦은 것.

橘核 炒   海藻 塩酒炒   昆布 塩酒炒   海帶 塩水洗   桃仁 麸炒
川練子 炒   各一兩   玄胡索   厚朴   枳實   桂心   木香   木通 各五錢

4가지 퇴산(癩疝)으로 음낭이 부어서 한쪽이 더 크거나 작고 돌처럼 뜬뜬한 것을 치료한다.
○ 위의 약을 가루내어 술을 두고 쑨 풀에 반죽하여 벽오동씨만하게 알약을 만든다. 1번에 60~70알씩 데운 술이나 소금을 두고 끓인 물로 먹는다. 부은 것이 오랫동안 낫지 않으면 식초에 달인 붕사 8g을 더 넣어 쓴다.

治四種癩疝 卵核腫脹 偏有大小 或硬如石
○ 右末 酒糊丸 梧子大 溫酒或塩湯下 六七十丸 久不消 加醋煮硼砂二錢

140. 삼산탕(三疝湯) 〔보감〕

길짱구씨 9.6 회향 6.4 더덕 3.2 파밑 4.8

車前子 二錢四分　茴香 一錢六分　沙蔘 八分　葱白 一錢
二分

방광(膀胱)의 산기로 붓고 아픈 것을 치료한다.

治膀胱氣腫痛

141. 진교창출탕(秦艽蒼朮湯) 〔보감〕

진교 4 주염나무씨 4 복숭아씨 4 삽주 2.8 방풍 2.8 황경피 2
당귀미 1.2 택사 1.2 빈랑 1.2 대황 0.8

* 주염나무씨―약성이 남게 태운 것. 복숭아씨―풀기 나게 짓찧은 것. 황경피,
  당귀미―술로 씻은 것. 빈랑―가루낸 것.

秦艽　皁角仁 燒存性　桃仁泥 各一錢　蒼朮　防風 各七分
黃柏 酒洗 五分　當歸稍 酒洗　澤瀉　檳榔 末 各三分　大黃
二分

열(熱), 습(濕), 풍(風), 담(痰)이 엉켜서 치질이 생긴 것을 치료한다.
항문에 멍울이 있는 것은 습과 열로 인하여 생긴 것이고, 몹시 아픈
것은 풍으로 생긴 것이며, 변비가 있는 것은 담으로 생긴 것이다.
　○ 위의 약에서 빈랑, 복숭아씨, 주염나무씨를 내놓고 물에 달여 찌
끼를 짜버린 다음 내놓았던 3가지 약을 넣고 다시 달여서 빈속에 뜨
거운 것을 먹는다. 그리고 바로 맛있는 음식을 먹어 약기운이 내려가게
한다.

治熱濕風痰合而爲痔 其腸頭或塊者 濕與熱也 大痛者 風也
便秘者燥也
○ 右除檳榔 桃仁 皂角仁 餘藥水煎 去滓 入三味 再煎 空
心熱服 以美饍壓之

142. 당귀화혈탕(當歸和血湯) 〔보감〕

　당귀 6　승마 6　홰나무꽃 2.8　선귤껍질 2.8　형개 2.8　흰삽주 2.8
찐지황 2.8　궁궁이 2
　* 홰나무꽃―닦은 것.

　　當歸 升麻 各一錢半　槐花 炒　靑皮　荊芥　白尤　熟地
　　黃 各七分　川芎 五分

장풍(腸風)과 습독(濕毒)으로 하혈하는 것을 치료한다.
○ 위의 약을 가루내어 1번에 8g씩 빈속에 미음에 타서 먹는다.
〔활투〕 물에 달여 먹어도 좋다.

　　治腸風射血 濕毒下血
　　○ 右爲末 每二錢 空心米飮 調服
　　〔活套〕 水煎服 亦可

143. 승양제습화혈탕(升陽除濕和血湯) 〔보감〕

　백작약 6　단너삼 4　감초 4　귤껍질 2.8　승마 2.8　생지황 2　모란
뿌리껍질 2　생감초 2　당귀 1.2　찐지황 1.2　삽주 1.2　진교 1.2　육계
1.2
　* 감초―닦은 것.

　　白芍藥 一錢半　黃芪 甘草 炙 各一錢　陳皮 升麻 各七

分 生地黃 牧丹皮 生甘草 各五分 當歸 熟地黃 蒼 尤 秦芃 肉桂 各三分

장벽(腸癖)으로 배가 아프면서 하혈을 심하게 하는 데 쓴다.
○ 빈속에 먹는다.

治腸癖下血 作派有力遠射 腹痛
○ 空心服

144. 삼인고(三仁膏)

아주까리씨 역삼씨 살구씨 각각 같은 양
＊ 살구씨―꺼풀과 꿀을 버리지 않고 쓴다.

蓖麻子仁 麻子仁 杏仁 留尖皮 各等分

옹저(癰疽) 초기에 쓰면 효과가 좋다.
○ 위의 약을 가루내어 꿀에 개어 붙인다.
〔활투〕 찹쌀가루와 약누룩가루를 넣어 쓰면 더욱 좋다. ○ 독이 심하면 도꼬마리열매(약성이 남게 태운 것), 목별자, 흰가루병누에, 목화씨를 더 넣어 쓴다. ○ 담을 겸했으면 천남성, 끼무릇을 더 넣어 쓴다. ○ 열이 있으면서 붓는 데는 대황을 더 넣어 쓴다. ○ 옹저가 터지게 하려면 자금정과 백정향을 더 넣고 빨리 곪게 하려면 계심을 더 넣어 쓴다. ○ 경락을 통하게 하려면 바꽃을 더 넣어 쓴다.

治癰疽初發 神效 ○ 右爲末 白淸調匀 付之
〔活套〕 加眞末麴末 尤好 ○ 毒甚 加蒼耳子燒存生 木鱉子 白殭蠶 木綿子仁 ○ 挾痰 加南星 半夏 ○ 熱腫 加大黃 ○ 欲破瘡口 加紫金錠 白丁香 促膿 加桂心 ○ 通經絡 加草烏

145. 신성병(神聖餠) 〔속방〕

당귀 2 구릿대 2 노감석 2 유향 2 몰약 2 석웅황 2 곰열 2
붕사 2 오징어뼈 2 경분 2 파두상 2 사향 2 주사 2 호동루 1.2
＊ 곰열은 물에 넣었을 때 실같은 줄이 풀어지지 않고 내려가는 것이 좋은 것이다.

當歸 白芷 爐甘石 乳香 没藥 石雄黄 熊膽 滴水如線
不散者眞 硼砂 海螵蛸 輕粉 巴豆霜 麝香 朱砂 各五
分 胡桐淚 三分

옹저의 창구에 꽂아 넣으면 굳은 살이 빠지고 새살이 나오게 한다.
○ 위의 약을 가루내어 백급으로 만든 떡에 반죽하여 바늘만하게 대약
을 만들어 창구에 꽂아 넣는다.

插入瘡口 去惡生新
○ 右爲末 白笈餠和如針大 插瘡口

146. 선유량탕(仙遺粮湯) 〔보감〕

청미래덩굴 28 방풍 2 모과 2 으름덩굴 2 율무쌀 2 백선피 2
금은화 2 주염나무가시 1.6

土茯苓 七錢 防風 木瓜 木通 薏苡仁 白蘚皮 金銀
花 各五分 皂角刺 四分

양매창(楊梅瘡 : 매독)과 풍창(風瘡)에 경분을 잘못 먹고 살과 뼈가 상
한 것을 치료한다.
○ 하루에 3번 먹는다.

治楊梅風瘡 誤服輕粉 以致毁肌傷骨

○ 日三服

147. 단분환(丹粉丸) 〔임〕

경분 8 황단 4 석웅황 4 종유석 4 호박 2 유향 2 구운백반 2

輕粉 二錢 黃丹 石雄黃 鍾乳粉 各一錢 琥珀 乳香
枯白礬 各五分

양매창(楊梅瘡)을 치료한다.
○ 양매창이 뒷머리에 먼저 생겼으면 형개 달인 물에 고본 4g을 더
넣은 것과 함께 먹는다. ○ 정수리에 생겼으면 따두릅을 더 넣어 쓴다.
○ 발바닥에 생겼으면 계피를 더 넣어 쓴다. ○ 음부에 생겼으면 선귤
껍질을 더 넣어 쓴다. ○ 팔다리의 뼈마디에 생겼으면 천산갑을 더 넣어
쓴다. ○ 젖 아래에 생겼으면 시호를 더 넣어 쓴다. ○ 입과 코에 생겼
으면 탱자를 더 넣어 쓴다. ○ 이 약을 쓴 뒤에 인후증이 생기면 선유
량탕(仙遺粮湯) 30첩을 먹는다.
○ 위의 약을 가루내어 찹쌀풀에 반죽해서 벽오동씨만하게 알약을
만든다. 1번에 10~15알씩 빈속에 형개와 좋은 차 달인 물로 먹는다.
○ 두렁허리를 끓인 국물과 함께 먹으면 더욱 좋다. 사향 0.8g을 더 넣
어 먹으면 아프지도 않고 가렵지도 않으며 인후증도 생기지 않는다.

治楊梅瘡
○ 先傷腦後 荊芥湯 加藁本一錢 ○ 頂前 加獨活 ○ 足心
加桂皮 ○ 陰處 加靑皮 ○ 肢節 加穿山甲 ○ 乳下 加柴胡
○ 口鼻 加枳殼 ○ 用藥後 出喉症 服仙遺粮湯 三十貼 ○
右末 糯米糊和丸 梧子大 空心 荊芥雀舌煎湯呑下 十丸至
十五丸 ○ 鱔魚湯呑下 尤好 加麝香二分 不痛不痒 不出喉
症

148. 치자청간탕(梔子淸肝湯) 〔보감〕

시호 8　치자 5.2　모란뿌리껍질 5.2　벌건솔뿌리혹 4　궁궁이 4
메함박꽃뿌리 4　당귀 4　우엉씨 4　선귤껍질 2　감초 2

＊ 치자―술에 축여 볶은 것. 감초―닦은 것.

　　　柴胡 二錢　梔子 酒炒　牧丹皮 各一錢三分　赤茯苓　川芎
　　　赤芍藥　當歸　牛蒡子 各一錢　靑皮　甘草 炙 各五分

간담(肝膽)에 화가 성하여 귀 뒤와 목, 가슴, 젖몸 등에 멍울이 생긴
것을 치료한다.

　　　治肝膽火盛 耳後頸項胸乳等處 結核

149. 주귀음(酒歸飮) 〔보감〕

당귀 6　흰삽주 6　속썩은풀 4　백작약 4　궁궁이 4　귤껍질 4　천
마 3　삽주 3　도꼬마리열매 3　황경피 1.6　감초 1.6　방풍 1.2

＊ 당귀, 속썩은풀, 백작약, 천마, 황경피, 감초―술로 법제한 것.

　　　酒當歸　白朮 各一錢半　酒片芩　酒芍藥　川芎　陳皮 各
　　　一錢　酒天麻　蒼朮　蒼耳子　各七分半　酒黃柏　酒甘草
　　　各四分　防風 三分

머리에 헌 데가 생긴 것을 치료한다.
○ 하루에 3번 먹는다. 먹은 뒤에는 잠시 잠을 자야 한다.

　　　治頭瘡
　　　○ 日三服 服後穩睡片時

150. 활혈구풍탕(活血驅風湯) 〔보감〕

삽주 2.4 두충 2.4 육계 2.4 천마 2.4 율무쌀 2.4 귤홍 2.4 빈랑
2.4 후박 2.4 탱자 2.4 당귀 2 궁궁이 2 구릿대 2 족두리풀 2 남
가새열매 2 복숭아씨 2 백작약 2 끼무릇 2 오령지 2 감초 2 생강
5쪽 대추 2개

* 삽주, 남가새열매―닦은 것. 두충―생강즙에 축여 볶은 것.

蒼朮 炒 杜冲 薑炒 肉桂 天麻 薏苡仁 橘紅 檳榔 厚
朴 枳殼 各六分 當歸 川芎 白芷 細辛 白蒺藜 炒
桃仁 白芍藥 半夏 五靈脂 甘草 各五分 薑 五片 棗
二枚

신장풍(腎臟風)으로 음낭이 축축하면서 몹시 가렵고 아픈 것을 치료
한다. 이것은 간신이 허한 데 풍습이 침범해서 생긴다.
○ 유향가루를 조금 넣어서 빈속에 먹는다.

治腎臟風瘡 痒痛 此由肝腎虛 風濕所侵
○ 入乳香末小許 空心服

151. 비급환(備急丸) 〔보감〕

대황 40 건강 40 파두상 40

大黃 乾薑 巴豆霜 各一兩

여러가지 원인으로 갑자기 정신을 잃은 것과 갑자기 생긴 온갖 병,
나쁜 기운에 감촉되었거나 갑자기 놀라서 이를 악물고 넘어지면서 기
절한 것 등을 치료한다.
○ 위의 약을 가루내어 꿀에 반죽해서 팥알만하게 알약을 만들어 술

에 풀어 먹인다. 더운 물에 풀어 먹여도 좋다.

　　　治諸卒暴死 暴疾百病 及中惡客忤 鬼擊 口噤 奄忽氣絶
　　　○ 右末 蜜丸小豆大 酒化灌下 或溫水 亦好

152. 사제향부환(四製香附丸) 〔보감〕

향부자 600

　　　香附米 一斤

월경이 고르지 못한 것을 치료한다. ○ 향부자를 4몫으로 가른다. 한 몫은 소금물과 생강즙을 섞은 데 담갔다가 달여서 약간 볶는다. 이것은 주로 담을 삭인다. ○ 한몫은 식초에 담갔다가 달여서 약간 볶는다. 이것은 주로 혈을 보한다. ○ 한몫은 치자 160g과 같이 닦아서 치자는 버린다. 이것은 뭉친 것을 헤친다. ○ 한몫은 동변(童便)에 씻어서 그대로 쓴다. 이것은 화를 내린다.

　　○ 위의 약을 가루낸 데다 궁궁이, 당귀 각각 80g(가루낸 것)을 넣어서 술을 두고 쑨 풀에 반죽하여 벽오동씨만하게 알약을 만든다. 1번에 50~70알씩 증세에 따라 지은 달임약과 함께 먹는다.

　　　治月候不調 ○ 一斤 分四包 ○ 一塩水和薑汁浸 煮略炒 主
　　　降痰 ○ 一醋浸 煮略炒 主補血 ○ 一山梔四兩同炒 去梔
　　　主散 ○ 一童便洗過 不炒 主降火
　　　○ 右末 入川芎 當歸 各二兩末 酒麵糊丸 梧子大 每五七
　　　十丸 隨症作湯下

153. 칠제향부환(七製香附丸) 〔보감〕

향부자 560

香附子 十四兩

월경이 고르지 못한 것과 징가(癥瘕)에 쓴다.

○ 향부자를 80g씩 7몫으로 갈라서 첫 몫은 당귀 80g과 같이 술에 담그고 둘째 몫은 봉출 80g과 같이 동변에 담근다. 셋째 몫은 모란뿌리껍질, 약쑥잎 각각 40g과 같이 쌀 씻은 물에 담그며 넷째 몫은 오약 80g과 같이 쌀 씻은 물에 담근다. 다섯째 몫은 궁궁이, 현호색 각각 40g과 같이 물에 담그며 여섯째 몫은 삼릉, 시호 각각 40g과 같이 식초에 담근다. 일곱째 몫은 잇꽃, 매화열매 각각 40g과 같이 소금물에 담근다.

○ 위의 약들을 각각 봄에는 5일, 여름에는 3일, 가을에는 7일, 겨울에는 10일간 담갔다가 햇볕에 말린 다음 향부자만 가루내어 약 담갔던 물을 두고 쑨 풀로 반죽해서 벽오동씨만하게 알약을 만든다. 1번에 80알씩 잠잘 무렵에 술로 먹는다.

治月候不調 結成癥瘕
○ 十四兩 分七兩 一同 當歸二兩 酒浸 二同 蓮朮二兩 童便浸 三同 牧丹皮 艾葉 各一兩 米泔浸 四同 烏藥二兩 米泔浸 五同 川芎 玄胡索 各一兩 水浸 六同 三稜 柴胡 各一兩 醋浸 七同 紅花 烏梅 各一兩 塩水浸
○ 右各浸春五夏三秋七冬十日 晒乾 只取香附爲末 以浸藥水打糊丸梧子大 臨臥酒下 八十丸

154. 통경탕(通經湯) 〔보감〕

당귀 2.8 궁궁이 2.8 백작약 2.8 생건지황 2.8 대황 2.8 육계 2.8 후박 2.8 탱자 2.8 선탱자 2.8 속썩은풀 2.8 소목 2.8 잇꽃 2.8 생강 3쪽 대추 2개 매화열매 1개

當歸 川芎 白芍藥 生乾地黃 大黃 官桂 厚朴 枳殼 枳實 黃芩 蘇木 紅花 各七分 薑 三片 棗 二枚

梅 一枚

월경이 막힌 것을 치료한다.

治月閉

155. 귀출파징탕(歸朮破癥湯) 〔보감〕

향부자 6 삼릉 4 봉출 4 메함박꽃뿌리 4 백작약 4 당귀미 4
선귤껍질 4 오약 2.8 잇꽃 2 소목 2 육계 2
* 향부자, 삼릉, 봉출—식초에 축여 볶은 것.

香附子 醋炒 一錢五分 三稜 蓬朮 並醋炒 赤芍藥 白芍
藥 當歸尾 靑皮 各一錢 烏藥 七分 紅花 蘇木 官
桂 各五分

월경이 막히고 뱃속에 덩어리가 생겨 아픈 것을 치료한다.
○ 술을 조금 넣어 달여 먹는다.

治經閉 腹中有積塊 痰痛
○ 入酒少許 煎服

156. 우슬탕(牛膝湯) 〔보감〕

아욱씨 8 곱돌 8 으름덩굴 6 당귀 6 쇠무릎풀 6 패랭이꽃 6

冬葵子 滑石 各二錢 木通 當歸 牛膝 瞿麥 各一錢
半

산후에 태반이 나오지 않는 것을 나오게 하는데, 나오지 않고 배가
창만해지면 위험하다.

治產後胞衣不下 腹滿 卽殺人

157. 영양각탕(羚羊角湯) 〔보감〕

영양각 4.8 따두릅 4.8 살맹이씨 4.8 오갈피 4.8 방풍 2.8 율무
쌀 2.8 당귀 2.8 궁궁이 2.8 백복신 2.8 살구씨 2.8 목향 2 감초
2 생강 3쪽
 * 살맹이씨―닦은 것.

> 羚羊角　獨活　酸棗仁 炒　五加皮　各一錢二分　防風　薏
> 苡仁　當歸　川芎　白茯神　杏仁　各七分　木香　甘草
> 各五分　薑 三片

자간(子癎)을 치료한다.

> 治子癎

158. 택사탕(澤瀉湯) 〔보감〕

택사 6 뽕나무껍질 6 벌건솔뿌리혹 6 탱자 6 빈랑 6 으름덩굴
6 생강 5쪽

> 澤瀉　桑白皮　赤茯苓　枳殼　檳榔　木通 各一錢半　薑
> 五片

임신부의 임병(淋病 : 자림)을 치료한다.

> 治子淋

159. 당귀작약탕(當歸芍藥湯) 〔보감〕

백작약 6 흰삽주 6 당귀 4 흰솔뿌리혹 4 택사 4 속썩은풀 4
빈랑 2.8 황련 2.8 목향 2.8 감초 2.8

白芍藥 白朮 各一錢半 當歸 白茯苓 澤瀉 條芩 各
一錢 檳榔 黃連 木香 甘草 各七分

임신부의 이질을 치료한다. ○ 백리(白痢)에는 속썩은풀과 황련을 빼
고 건강을 더 넣어 쓴다.
〔활투〕 더위를 먹었을 때는 노야기와 까치콩을 더 넣어 쓴다. ○
태동 불안에는 빈랑열매껍질과 사인을 더 넣어 쓴다. ○ 몸풀기 전의
여러가지 증에 대해서는 내과병의 치료에 준하여 가감해 쓴다.

治子痢 ○ 白痢 去芎連 加乾薑
〔活套〕 暑 加香薷 白扁豆 ○ 胎不安 加大腹皮 砂仁 ○
大底産前諸症 依大科門 隨症加減

160. 실소산(失笑散) 〔보감〕

오령지 부들꽃가루 각각 같은 양
＊ 부들꽃가루―닦은 것.

五靈脂 蒲黃 炒 各等分

몸푼 뒤에 아랫배와 배꼽 부위가 몹시 아파서 죽을 것 같은 것을
치료한다.
○ 위의 약을 가루내어 1번에 8g씩 식초를 두고 고약처럼 졸인 다음
물 1잔에 넣고 3분의 2쯤되게 달여서 뜨거운 것을 먹는다.
〔활투〕 달임약으로 지어 달인 뒤에 식초 1순가락을 타서 먹는다. ○

혹은 궁궁이와 당귀를 곱으로 넣고 찔광이, 현호색, 계심, 쉽싸리잎 등을 더 넣어서 쓴다.

治産後兒枕臍腹痛 欲死
○ 右末 每二錢 加醋熬膏 入水一盞 煎七分 熱服
〔活套〕 或作湯用煎後 好醋一匙 調服 ○ 或倍加芎歸 加山査 玄胡 桂心 澤蘭葉之類

161. 기침산(起枕散) 〔보감〕

당귀 8　백작약 8　궁궁이 6　구릿대 2.8　계심 2.8　부들꽃가루 2.8　모란뿌리껍질 2.8　현호색 2.8　오령지 2.8　몰약 2.8

當歸　白芍藥 各二錢　川芎 一錢半　白芷　桂心　蒲黃
牧丹皮　玄胡索　五靈脂　沒藥 各七分

후배앓이를 치료한다.
○ 좋은 식초를 넣어서 빈속에 먹는다.

治兒枕痛
○ 入好醋 空心服

162. 우황고(牛黃膏) 〔보감〕

주사 12　울금 12　우황 10　모란뿌리껍질 8　감초 4　용뇌 2

朱砂　欝金 各三錢　牛黃 二錢半　牧丹皮 二錢　甘草 一錢　龍腦 五分

몸푼 뒤에 열이 혈실에 들어간 것을 치료한다.

○ 위의 약을 가루내어 꿀에 반죽해서 주염나무씨만하게 알약을 만든다. 1번에 1알씩 깨끗한 물로 먹는다.

〔활투〕 천연두를 앓은 뒤의 창진과 눈병, 여열이 있는 데 쓴다.

治産後熱入血室
○ 右末 蜜丸如皂子 每一丸 井水化下
〔活套〕 痘後瘡疹 眼疾 及遺熱 並可

163. 이비탕(理脾湯) 〔보감〕

후박 6 삽주 4 귤껍질 4 약누룩 4 보리길금 4 찔광이 4 건강 3.2 사인 2 감초 2

厚朴 一錢半 蒼朮 陳皮 神麴 麥芽 山査肉 各一錢
乾薑 八分 砂仁 甘草 各五分

몸푼 뒤에 음식에 체하여 명치가 그득하고 답답하며 추웠다 더웠다 하며 음식 먹을 생각이 없는 것을 치료한다. ○ 설사하는 데는 흰삽주, 벌건솔뿌리혹을 더 넣어 쓴다. ○ 변비가 있으면 복숭아씨, 잇꽃을 더 넣어 쓴다. ○ 오줌이 잘 나가지 않는 데는 빈랑열매껍질, 길짱구씨를 더 넣어 쓴다.

〔활투〕 보리길금은 젖나는 것을 줄이는 성질이 있으므로 함부로 쓰지 말아야 한다.

治産後傷食 胸膈飽悶 寒熱不思食 ○ 泄 加白朮 赤茯苓 ○
便閉 加桃仁 紅花 ○ 尿澁 加大腹皮 車前子
〔活套〕 麥芽 旣有消乳之性 則不必槪用

석은보유방(石隱補遺方)

풍 문(風門) 1방

고방풍탕(古防風湯) 〔입문〕

방풍 12 강호리 12 감초 4 사향 0.04
* 사향―약을 달인 다음에 타서 먹는다.

防風 羌活 各三錢 甘草 一錢 麝香 一里 調服

졸중풍(卒中風)으로 입과 눈이 비뚤어지고 말을 더듬으면서 팔다리
에는 별로 장애가 없는 데 쓴다.

治卒中風 口眼喎斜 言語蹇澁 四肢如故 別無所苦

한 문(寒門) 2방

1. 지모마황탕(知母麻黃湯) 〔입문〕

지모 12 마황 4 메함박꽃뿌리 4 속썩은풀 4 계심 4 감초 4
* 감초―닦은 것.

知母 三錢 麻黃 赤芍藥 黃芩 桂心 甘草炙 各一錢

괴상한(壞傷寒)이 나은 뒤에도 오랫동안 정신이 안정되지 않고 말을 헛갈려하며 혹 조열(潮熱)이 나면서 뺨이 붉으며 추웠다 더웠다 하는 것이 학질 비슷한 증에 쓴다. 위의 증세는 다 땀을 내거나 설사를 시켜서 병이 다 풀리지 않고 병독이 심포(心包)에 머물러 있기 때문에 생긴 것이다. 위의 약을 물에 달여 먹고 약간 땀을 내면 곧 낫는다.

○ 또 한가지 처방에는 계심 대신에 계지를 넣어 썼다.

治壞傷寒差後 經久精神不守 言語錯謬 或潮熱頰赤 寒熱如瘧 皆由汗下不盡 毒留心包間 所致也 右水煎服 微汗 卽愈
○ 一方 去桂心 代桂枝

2. 당귀활혈탕(當歸活血湯) 〔보원〕

당귀 4　메함박꽃뿌리 4　감초 4　잇꽃 4　계지 4　건강 4　탱자 4 시호 4　인삼 4　생지황 4　복숭아씨 4　생강 3쪽
＊ 건강―닦은 것. 복숭아씨―풀지게 간 것.

當歸　赤芍藥　甘草　紅花　桂枝　乾薑 炒　枳殼　柴胡 人蔘　生地黃　桃仁 泥　各一錢　薑 三片

머리아픔과 오한은 없고 다만 갈증만 심하며 오줌은 잘 누나 대변은 검은 빛이고 말을 두서 없이 하는 데 쓴다. 이것은 내상으로 혈울(血鬱)이 간비(肝脾)에 생긴 증이다. 그러므로 정신이 혼미하여 멍해 있고 또 말이 두서가 없으며 협혈증(挾血症)에 헛것이 보인다고 한다.

○ 위의 약을 물에 달인 다음 술 3숟가락을 넣어 따뜻하게 하여 먹는다. 3첩을 먹은 뒤에는 건강과 복숭아씨, 잇꽃, 계지를 빼고 흰삽주, 흰솔뿌리혹을 더 넣어 쓴다.

治無頭痛無惡寒 只發大渴 小便利 大便黑 口出無倫語 此 內傷血鬱肝脾之症 使人昏迷沈重 錯語 故名挾血 如見鬼崇

○ 水煎 入酒三匙 溫服 三劑後 去乾薑 桃仁 紅花 桂枝 加白朮 白茯苓

적취문(積聚門) 1방

온백원(溫白元) 〔국방〕

오두 100　오수유 20　도라지 20　시호 20　석창포 20　자원 20　황련 20　건강 20　육계 20　조피열매 20　파두상 20　벌건솔뿌리혹 20　주염나무열매 20　후박 20　인삼 20

＊ 오두, 건강―포한 것. 조피열매, 주염나무열매―닦은 것.

川烏 炮 二兩半　吳茱萸　桔梗　柴胡　菖蒲　紫菀　黃連 乾薑 炮　肉桂　川椒 炒　巴豆霜　赤茯苓　皂莢 炙　厚朴 人蔘 各五錢

적취(積聚), 징벽(癥癖), 황달(黃疸), 고창(鼓脹), 10가지 부종증, 8가지의 비색증(痞塞症), 5가지의 임병, 9가지 심통, 오래된 학질을 치료한다. 또 75가지의 풍증, 36가지의 시주〔尸疰〕, 전광, 사수 및 뱃속의 온갖 병을 치료한다.

○『해장(海藏)』에는 만병자원환(萬病紫菀丸)이라고 했다. ○『득효방(得效方)』에는 부인의 뱃속에 적취가 생겨서 마치 임신한 것 같으며 몸이 여위고 몹시 노곤해하며 혹 노래도 하고 웃기도 하는 것이 사수증(邪祟症) 비슷한데 이 약을 쓰면 자연히 낫는다. 오래된 병에 이 약을 먹으면 벌레, 뱀, 물고기, 자라와 비슷한 궂은 것들을 설사하고 낫는다고 하였다.

○ 위의 약을 가루낸 다음 졸인 꿀에 반죽하여 벽오동씨만하게 알약을 만든다. 1번에 3알 혹은 5～7알씩 생강 달인 물로 먹는다.

治積聚 癥癖 黃疸 鼓脹 十種水氣 八種痞塞 五種淋疾 九

種心痛 遠年瘧疾 及療七十五種風 三十六種尸疰 癲狂 邪
祟 一切腹中諸疾
○ 海藏 名萬病紫菀丸 得效云 治婦人腹中積聚 有似懷孕
羸瘦困瘁 或歌笑 如邪祟 服此自全 久病服之 瀉出蟲蛇魚
鱉惡濃之物 而可安矣
○ 右末 煉蜜丸 梧子大 薑湯下 三丸五丸至七丸

혈 문(血門) 1방

가미보중익기탕(加味補中益氣湯)

보중익기탕(상통 22)에 다음의 약을 더 넣은 것이다.
맥문동　오미자　마　찐지황　복신　원지 각각 같은 양

補中益氣湯(見上二十二)加
麥門冬　五味子　山藥　熟地黃　茯神　遠志 各等分

남자나 여자가 힘든 일을 지나치게 하여 피를 게우는 것을 치료하
는데 이것은 허로로 폐를 상하여 폐기(肺氣)가 제자리로 돌아오지 못
하기 때문이다.

男女吐血 遇勞卽發 是勞傷肺氣 不歸元所致 以此治之

조 문(燥門) 1방

윤조양영탕(潤燥養榮湯)　〔백〕

당귀 8　생지황 6　찐지황 6　백작약 6　진교 6　속썩은풀 6　방풍
3.2　감초 1.2

當歸 二錢　生地黃　熟地黃　白芍藥　秦艽　黃芩 各一
錢半　防風 八分　甘草 三分

피부가 터서 갈라지고 힘줄이 마르며 손발톱이 마르는 데 쓴다.

治皮膚皴揭 筋燥爪乾

화 문(火門) 1방

황련탕(黃連湯) 〔회춘〕

황련 4　치자 4　생지황 4　맥문동 4　당귀 4　백작약 4　박하 2
무소뿔 2　감초 2

黃連　山梔　生地黃　麥門冬　當歸　白芍藥 各一錢　薄
荷　犀角　甘草 各五分

심화(心火)로 혀가 헐며 혹은 혀가 붓고 말라 터지거나 혀 끝에서
피가 나오며 혀가 뻣뻣해지는 데 쓴다.
○ 물에 달여서 끼니 사이에 먹는다.

治心火舌上生瘡 或舌腫燥裂 或舌尖出血 或舌梗
○ 水煎 食遠服

내상문(內傷門) 2방

1. 삼출탕(蔘朮湯) 〔보감〕

단너삼 8　삽주 4　약누룩 0.8　인삼 2　귤껍질 2　선귤껍질 2　감

초 2　승마 1.2　시호 1.2　황경피 1.2　당귀 1.2

> 黃芪 二錢　蒼朮 一錢　神麴 二分　人蔘　陳皮　靑皮
> 甘草 各五分　升麻　柴胡　黃柏　當歸身 各三分

비위(脾胃)가 허약하고 원기(元氣)가 심폐를 잘 영양하지 못하여 팔다리에 힘이 없고 음식을 먹은 뒤에 몹시 노곤해하는 것을 치료한다. 『회춘(回春)』에는 삼기탕(蔘芪湯)이라고 하였다.

> 治脾胃虛弱 元氣不能榮於心肺 四肢無力 食後昏困
> ○ 回春 名蔘芪湯

2. 석갈탕(石葛湯) 〔보원〕

칡뿌리 12　석고 8　생강 5쪽
* 석고―불에 달군 것.

> 葛根 三錢　石膏 煆 二錢　薑 五片

술을 지나치게 먹고 몹시 취하여 깨어나지 못할 때 이 약을 먹여서 술독을 풀어준다.

> 治飮酒過多 大醉難醒 以此解之

부종문(浮腫門) 1방

분기보심탕(分氣補心湯) 〔의림〕

으름덩굴 4　궁궁이 4　생치나물 뿌리 4　선귤껍질 4　흰삽주 4
탱자 4　감초 4　빈랑열매 껍질 4　향부자 6　흰솔뿌리혹 6　도라지 6　족두리풀 2　목향 2　생강 3쪽　대추 2개

＊ 감초—닦은 것.

木通　川芎　前胡　靑皮　白朮　枳殼　甘草 炙　大腹皮
各一錢　香附子　白茯苓　桔梗　各一錢半　細辛　木香
各五分　薑 三片　棗 二枚

심기(心氣)가 울결되어 팔다리가 붓고 기가 치밀어 숨이 몹시 찬 데
쓴다.

治心氣鬱結　爲四肢浮腫　上氣喘促

허로문(虛勞門) 1방

연령고본단(延齡固本丹)〔회춘〕

새삼씨 160　육종용 160　천문동 80　맥문동 80　생지황 80　찐지
황 80　마 80　쇠무릎풀 80　두충 80　파극천 80　구기자 80　산수유
80　흰솔뿌리혹 80　오미자 80　인삼 80　목향 80　측백씨 80　산딸
기 60　길짱구씨 60　구기뿌리 껍질 60　조피나무 열매 40　석창포 40
원지 40　택사 40

＊ 육종용, 생지황, 쇠무릎풀—술에 씻은 것. 찐지황, 산수유—술에 축여 찐 것.
파극천—술에 담갔다 낸 것. 새삼씨—술에 담갔다가 약한 불기운에 말린 것. 두
충—생강술에 축여 볶은 것. 맥문동, 천문동—심을 버린 것. 조피나무열매—벌
어지지 않은 것은 버린다.

兎絲子 酒浸焙乾　肉蓯蓉 酒洗　各四兩　天門冬　麥門冬 去
心　生地黃 酒洗　熟地黃 酒蒸　山藥　牛膝 酒洗　杜冲 薑酒
炒　巴戟 酒浸　枸杞子　山茱萸 酒蒸　白茯苓　五味子　人
蔘　木香　栢子仁 各二兩　覆盆子　車前子　地骨皮　各
一兩半　川椒 去合口　石菖蒲　遠志　澤瀉 各一兩

5로7상(五勞七傷), 여러가지 허손증(虛損症)으로 얼굴빛이 초췌해지고

몸이 여위며 중년에 음위증(陰痿症)이 오고 정신적 피로감이 있으며 50살이 되기 전에 수염과 머리칼이 희어지고 손발을 잘 쓰지 못하는 것과 다리와 무릎이 시큰하면서 아픈 것, 소장산기(小腸疝氣), 부인이 자식을 낳지 못하는 것과 하초(下焦)의 원기가 허랭한 것을 치료한다.

○ 부인들에게는 당귀(술에 씻은 것), 적석지(불에 달군 것) 각각 40g을 더 넣어 쓴다.

○ 위의 약을 가루내어 좋은 술을 두고 쑨 밀가루풀에 반죽하여 벽오동씨만하게 알약을 만든다. 1번에 80~90알씩 빈속에 데운 술로 먹는다. 약의 효과를 다 써놓을 수 없다.

治五勞七傷 諸虛百損 顏色衰朽 形體羸瘦 中年陽事不擧 精神短少 未至五旬 鬚髮先白 手足癱瘓 或脚膝痠疼 小腸疝氣 婦人無子 下元虛冷
○ 婦人 加當歸酒洗 赤石脂煅 各一兩
○ 右末 好酒打麵糊丸梧子大 每服八九十丸 空心溫酒下 其效不可盡述

창만문(脹滿門) 1방

유기음자(流氣飮子) 〔의림〕

빈랑열매 껍질 4 귤껍질 3 벌건솔뿌리혹 3 당귀 3 백작약 3 궁궁이 3 단너삼 3 선탱자 3 끼무릇 3 방풍 3 감초 3 차조기잎 2 오약 2 선귤껍질 2 도라지 2 목향 1 생강 3쪽 대추 2개

大腹皮 一錢 陳皮 赤茯苓 當歸 白芍藥 川芎 黃芪 枳實 半夏 防風 甘草 各七分半 蘇葉 烏藥 靑皮 桔梗 各五分 木香 二分半 薑 三片 棗 二枚

남자나 여자가 5장이 고르지 못하여 명치 밑이 더부룩하고 답답하며

가슴과 옆구리가 그득하고 변비가 있으며 오줌을 잘 누지 못하고 기침하면서 가래가 나오는 증 등을 치료한다.

治男女五臟不和 心腹痞悶 胸胁腫滿脹 大小便秘澁 咳嗽痰涎等症

학질문(瘧疾門) 2방

1. 불이음(不二飮)

빈랑 2개   상산 지모 패모

* 빈랑 2개의 질량이 만일 8g이라면 나머지 약들도 다 8g으로 한다.

鷄心檳榔 雌雄各一箇 重若二錢餘藥亦各二錢 常山   知母   貝母

온갖 학질에 1첩만 먹으면 신기하게 낫는다.

○ 위의 약을 술 1종발에 넣고 3분의 2 남짓되게 달인다. 지나치게 달이면 약효가 나지 않는다. 달여서 밖에 하룻밤 두었다가 발작할 날 새벽 4~5시경에 따뜻하게 데워서 먹는다.

治諸瘧 一劑截住 神效 ○ 酒一鍾煎至八分 不可過熟 熟則不效 露宿 臨發日五更 溫服 勿令婦人煎之

2. 보중익기탕(補中益氣湯)

추웠다 더웠다 하는 것이 학질 비슷한 데는 보중익기탕(補中益氣湯 : 상통 22)에 찔광이, 보리길금, 백두구를 더 넣어 쓰면 신기하게 낫는다.

寒熱似瘧 補中益氣湯(見上二十二) 加山査 麥芽 白豆蔻用之神效

곽란문(霍亂門) 2방

1. 가미강부탕(加味薑附湯) 〔득효〕

부자 6　건강 6　인삼 6　감초 2.8
* 부자, 건강―포(炮)한 것. 감초―닦은 것.

　　　附子炮 乾薑炮 人蔘 各 一錢半 甘草炙 七分

　곽란(霍亂)으로 게우고 설사를 심하게 하면서 손발이 싸늘하고 기운이 없어 말을 못하며 6맥이 다 침(沈), 복(伏)한 것을 치료한다. ○『직지(直指)』에는 사순부자탕(四順附子湯)이라고 하였다.

　　　治霍亂 吐瀉過多 手足逆冷 氣少不語 六脈沈伏
　　　○ 直指 名四順附子湯

2. 기제탕(旣濟湯) 〔회춘〕

맥문동 8　인삼 4　참대잎 4　끼무릇 4　부자 4　감초 4　생강 5쪽
입쌀 100알
* 맥문동―심을 빼버린 것. 부자―포(炮)한 것. 감초―닦은 것.

　　 ·麥門冬 去心　二錢　人蔘 竹葉 半夏 附子炮 甘草炙
　　　各一錢　薑 五片　粳米 百粒

　곽란을 앓은 뒤 허번증(虛煩症)이 나서 잠을 자지 못하는 것을 치료한다.

　　　治霍亂後 虛煩 不得眠

구토문(嘔吐門) 1방

복령반하탕(茯苓半夏湯) 〔회춘〕

끼무릇 8　벌건솔뿌리혹 4　귤껍질 4　삽주 4　후박 4　곽향 3.2
사인 2　건강 2　감초 2　생강 3쪽　매화열매 1개
* 감초―닦은 것.

半夏 二錢　赤茯苓　陳皮　蒼尤　厚朴 各一錢　藿香 八
分　縮砂　乾薑　甘草炙 各五分　薑 三片　梅 一枚

담음(痰飮)이 위(胃)에 있어서 계속 게우는 데 쓴다.

治痰飮停胃 嘔吐不止

신 문(神門) 1방

가미소요산 (加味逍遙散) 〔회춘〕

당귀　백작약　솔뿌리혹　시호　생지황　원지　복숭아씨　소목
잇꽃　감초 각각 같은 양
* 백작약―닦은 것.

當歸　白芍藥炒　茯苓　柴胡　生地黃　遠志　桃仁　蘇
木　紅花　甘草 各等分

부인이 전광증(癲狂症)으로 노래를 부르면서 지붕으로 올라가는 것을
치료하는데 이것은 영혈(營血)이 심포(心包)에 막혔기 때문이다.
○ 열이 있으면 주사(朱砂)를 더 넣어 쓴다.

治婦人癲狂　歌唱上屋　乃營血迷於心包
○ 有熱　加朱砂

담 문(痰門) 1방

도씨도담탕(陶氏導痰湯) 〔입문〕

끼무릇 4　벌건솔뿌리혹 3.2　천남성 3.2　선탱자 3.2　귤껍질 2　속
썩은풀 2　황련 2　흰삽주 2　하늘타리씨 2　도라지 1.6　인삼 1.2
감초 0.8　생강 3쪽　대추 2개

半夏　一錢　赤茯苓　南星　枳實　各八分　陳皮　黃芩
黃連　白朮　瓜蔞仁　各五分　桔梗　四分　人蔘　三分　甘
草　二分　薑　三片　棗　二枚

담이 심규(心竅)를 막아서 사수병(邪祟病) 비슷하게 앓는 것을 치료
한다.
○ 동원(東垣)은 말하기를 "기와 혈이 다 허한 데다 담이 중초(中焦)
에 있어서 기혈이 오르내리는 것이 장애되면 12관이 각기 자기 기능을
잘 하지 못하게 된다. 이렇게 되어 보는 것, 듣는 것, 말하는 것, 동작
하는 것이 모두 이상하게 나타난다. 이것을 사수병(귀신병)으로 알고
치료하면 반드시 죽는다. 그러므로 먼저 강염탕(薑塩湯)을 많이 먹여서
게우게 한 다음 참대기름이나 참기름을 많이 먹이고 다음에 이 약을
쓴다. 잠잘 무렵에 참대기름과 생강즙을 좀 넣어서 먹인다."고 하였다.

治痰迷心竅　或似鬼祟
○ 東垣云　血氣兩虛　痰客中焦　妨得升降　不得運用　以致十
二官　各失其職　視聽言動　皆有虛妄　以邪治之　其人必死　先
以多飮薑塩湯深吐　或竹瀝香油多灌　次服此藥　臨臥入竹瀝
薑汁服

기 타(활투 부록)

여러가지 상처〔諸傷門〕

계명산(鷄鳴散) 〔보감〕

대황 20 당귀미 12 복숭아씨 14개
* 대황—술에 축여 쩐 것.

쇠붙이에 상하였거나 타박으로 어혈(瘀血)이 져서 안타깝게 답답한 것을 낫게 한다. ○ 또한 뼈가 부러진 것도 치료한다. ○ 새벽닭이 울 무렵에 먹으면 다음날에 어혈이 삭는다.

화예석산(花藥石散) 〔보감〕

화예석 160 석류황 40

쇠붙이에 상하였거나 타박당하였을 때, 소나 말에 물리거나 채어서 위급할 때 이 약을 빨리 상처에 뿌리면 피가 모두 누런 진물로 된다. 그 다음 다시 약을 먹이면 살아난다. ○ 위의 약을 가루내어 질그릇에 넣고 소금을 두고서 이긴 진흙으로 잘 싸서 바른 다음 햇볕에 말린다. 이것을 네 귀에 벽돌을 고여 놓고 숯불에 굽기를 다음날 한낮까지 한다. 1번에 1숟가락(큰숟가락)씩 술을 두고 끓인 뜨거운 물에 타서 먹는다.

당귀수산(當歸鬚散) 〔보감〕

당귀미 6 메함박꽃뿌리 4 오약 4 향부자 4 소목 4 잇꽃 3.2
복숭아씨 2.8 계심 2.4 감초 2

타박을 당하여 기혈(氣血)이 응결되어서 가슴과 배가 아픈 것을 치료한다. ○ 술과 물을 절반씩 섞은 데 두고 달여 먹는다.

〔활투〕 어혈(瘀血)이 있어서 변비가 생긴 데는 대황 4~12g을 더넣어 쓴다.

이생고(二生膏) 〔보감〕

생지황 600 생강 160 술찌끼 600

팔다리의 뼈가 상한 것을 치료한다. ○ 위의 약을 닦아서 뜨겁게 하여 천에 싸서 상한 곳에 찜질한다. ○ 다쳐서 어깨뼈가 탈출(脫出)하여 붓고 아픈 데는 생지황을 짓찧어 기름종이에 바르고 목향가루를 한 겹 뿌린 다음 또 생지황을 펴서 상한 곳에 붙인다. ○ 생지황즙에 술을 타서 2~3번 먹으면 매우 좋다.

오황산(五黃散) 〔보감〕

황단 4 황련 4 속썩은풀 4 황경피 4 대황 4 유향 4

타박받은 것을 치료하는데 아픔을 멎게 한다. ○ 위의 약을 가루내어 깨끗한 물에 잘 개어서 천에 발라 다친 곳에 붙이는데 하루에 3번 갈아붙인다.

보기생혈탕(補氣生血湯)　〔보감〕

인삼 4.8　흰삽주 4.8　흰솔뿌리혹 4.8　감초 4.8　백작약 4.8　당귀 4.8　찐지황 4.8　귤껍질 4　향부자 4　도라지 4　패모 4

타박을 받아 곪은 것이 터져서 오랫동안 낫지 않는 것을 치료한다. ○ 위의 약을 술과 물을 절반씩 섞은 데 두고 달여 먹는다. ○ 대개 어혈 (瘀血)을 풀 때에는 술에 타서 먹는다.

외상을 치료하는 또 한가지 방법〔打着不痛方〕

두부─소금물에 두고 끓여서 뜨거운 것을 타박당한 곳에 붙이는데 두부가 자주빛으로 변하면 갈아 붙인다.
녹두─가루내어 달걀 흰자위에 개어 붙인다.
봉선화─뿌리와 잎이 달린 채로 짓찧어 붙인다.

부위산(扶危散)　〔보감〕

반묘 7개　곱돌 40　석웅황 4　사향 1
* 반묘─개에게 물린 때로부터 7일 안에는 7개를 쓰고 7일 지나서부터는 지난 날짜 수만큼 1개씩 더 넣어서 쓰는데 날개와 발을 떼버리고 찹쌀과 함께 닦아 쓴다.

미친개에게 물린 데 쓴다. ○ 위의 약을 가루내어 데운 술이나 미음 으로 먹으면 개의 독이 오줌으로 빠진다. ○ 또는 반묘 7개만을 위의 방법대로 법제하여 가루내서 데운 술로 먹어도 좋다.

미친개에게 물린 다음 오래 있다가 미친개병이 생긴 데
〔瘈犬傷經久復發方〕

석웅황 20   사향 2

위의 약을 가루내어 1번에 8g씩 술에 타서 먹는다. 먹은 뒤에 잠이
들면 깰 때까지 그냥 둔다.

사람에게 물린 데〔人咬〕

쌀씻은 물로 상처의 궂은 피를 씻어버린 다음 남생이배딱지 또는
자라등딱지를 태워 가루내어 기름에 개어서 상처에 바른다.

범에게 상한 데〔虎傷〕

먼저 참기름 1사발을 먹는다. 또한 백반을 가루내어 상처에 바른다.
또는 사탕을 물에 타서 1~2사발 마시고 상처에 바르기도 한다. ○ 술을
몹시 취하게 마셔 게우게 한다.

나귀에게 물린 데〔驢馬咬〕

익모초에 식초를 두고 짓찧어서 물린 곳에 붙인다.

고양이에게 상한 데〔猫傷〕

박하를 씹어서 붙인다.

쥐에게 물린 데〔鼠咬〕

사향을 바른다.

뱀에게 물린 데〔蛇咬〕

○ 부루즙에 석웅황을 개어서 붙인다. ○ 식초 2사발 또는 참기름을 급히 먹어서 뱀독이 피를 따라가지 못하게 한다. 달래, 콩잎, 깨잎 등으로 즙을 내어 먹고 물린 자리에 붙이는 것도 좋다.

전갈에게 쏘인 데〔蝎螫傷〕

끼무릇과 백반을 식초에 개어 붙인다.

거미에게 물린 데〔蜘蛛咬〕

○ 술을 몹시 취하게 마신다. ○ 양젖이나 쪽즙, 석웅황, 염교밑을 물린 자리에 붙인다.

지렁이독에 상한 데〔蚯蚓傷〕

소금물을 마시거나 소금물에 물린 곳을 담근다. 또한 석회를 푼 물에 담그기도 한다.

불에 덴 데〔火傷〕

배추나 생배를 짓찧어 붙인다. 황경피를 기름에 개어 붙이기도 한다.

참대에 찔렸거나 참대가시가 살에 들어간 데
〔簽刺傷竹木刺入肉〕

○ 패랭이꽃을 물에 달여 하루에 3번 먹는다. ○ 돼지기름을 바른다.
○ 쇠무릎풀을 짓찧어 붙인다. ○ 쥐골을 두텁게 붙인다.

물고기 가시(뼈)가 살에 들어간 데〔魚骨在肉〕

오수유를 씹어서 붙인다.

독풀이약〔解毒門〕

자금정(紫金錠)　〔보감, 내국〕

붉나무벌레집 120　까치무릇 80　버들옻 60　속수자 40　사향 12
  * 붉나무벌레집―벌레와 흙을 없앤 것. 까치무릇(山茨菰 : 산자고)―껍질을 버린
    것. 속수자―껍질을 벗기고 기름을 빼버린 것.
  자금정을 일명 태을자금단(太乙紫金丹), 만병해독단(萬病解毒丹)이라
고도 한다.
  독벌레(蠱毒 : 고독), 여우, 삵, 쥐, 독풀, 독버섯, 보가지, 죽은 소나 말
의 고기독, 여러가지 돌, 풀, 나무, 금속으로 된 약의 독, 새, 짐승, 온갖
벌레 등의 모든 독을 푼다. 석웅황 40g을 더 넣은 것을 옥추단(玉樞丹)
이라고 한다. ○ 목을 매거나 물에 빠져서 거의 죽게 되었지만 명치
부위가 따뜻하면 이 약을 찬물에 갈아 먹인다. ○ 위의 약을 가루내어
찹쌀풀에 반죽해서 40g으로 30알을 만든다. 1번에 1알씩 박하 달인 물
에 풀어서 먹는다.

감두탕(甘豆湯) 〔보감〕

감초 20 검정콩 20

온갖 약독과 온갖 중독에 쓴다. 달여서 따뜻하게 하거나 차게 해서 먹는다. ○ 참대잎을 더 넣어 쓰기도 한다.

비소중독〔砒毒〕

○ 흑연 160g을 물에 갈아서 먹인다. ○ 참기름을 먹인다.

보가지중독〔河豚毒〕

○ 참기름을 먹인다. ○ 감람을 달여 먹인다.

파두중독〔巴豆毒〕

○ 찬물에 손발을 담근다. ○ 황련, 황경피를 달여 먹인다. ○ 사탕을 물에 타서 먹인다. ○ 더운 음식을 먹이지 말아야 한다.

반묘중독〔斑猫毒〕

녹두, 검정콩, 찹쌀을 물에 갈아 즙을 내어 먹인다.

버들옻중독〔大戟毒〕

석창포를 짓찧어 즙을 내어 먹인다.

바꽃〔草烏〕, 부자(附子)중독

○ 감두탕(甘豆湯)을 먹인다. ○ 대추와 엿을 먹인다. ○ 샘물을 많이 마셔서 게우고 설사하게 한다.

여러가지 고기중독〔諸肉毒〕

감초를 달여서 1~2되 먹인다.

수은중독〔水銀毒〕

돼지고기를 삶아 식혀서 먹인다.

소주중독〔燒酒毒〕

○ 따뜻한 물로 목욕시킨다. 만약 찬물을 끼얹으면 위험하다. ○ 생 오이즙을 계속 먹인다. ○ 칡뿌리즙도 먹인다. ○ 얼음덩이를 입과 홍문에 넣어 준다.

두부중독〔豆腐毒〕

○ 무를 달여 먹인다. ○ 쌀 씻은 물을 마시게 한다.

저절로 죽은 짐승의 고기를 먹고 중독된 데〔自死肉毒〕

황경피가루 12g을 물에 타서 먹이는데 하루에 2~3번 먹인다.

옻독이 오른 데〔漆毒〕

생강즙, 게장, 달걀 노른자위, 차조기잎 등을 바르고 또 참기름을 먹인다.

개고기(견육)중독〔狗肉毒〕

살구씨 1되(껍질과 꺼풀을 벗겨버린 것)를 갈아서 물 3되에 달여 찌끼를 짜버리고 먹인다. 그러면 궂은 피를 설한다.

물고기 중독〔食魚毒〕

동과즙(冬瓜汁)이나 귤껍질 달인 물을 먹인다.

게중독〔蟹毒〕

연뿌리즙, 동과즙, 마늘즙을 내어 먹인다. 또한 차조기잎을 달여 먹인다.

회를 먹고 중독된 데〔膾毒〕

생강즙을 먹인다.

오이와 과일을 먹고 중독된 데〔瓜果毒〕

계심, 사향을 밥에 반죽하여 알약을 만들어 끓인 물로 먹인다.

채소 중독〔菜蔬毒〕

○ 칡뿌리를 달여 먹인다. 생 것으로 즙을 내어 먹이는 것이 더욱
좋다. ○ 감초를 달여 먹인다.

여러가지 처방〔雜方門〕

신이고(神異膏) 〔내국, 보감〕

말벌집 40   살구씨 40   단녀삼 30   뱀허물 20   현삼 20   난발 달걀
만한 것   참기름 400   황단 200

＊ 뱀허물—소금물로 씻은 것.

여러가지 옹절(癰癤)에 독이 세난 것을 치료한다.

○ 먼저 참기름과 난발(亂髮)을 졸이는데 난발이 다 녹으면 살구씨를
두고 빛이 거멓게 되도록 졸여서 찌꺼기를 짜버린다. 여기에 단녀삼과
현삼을 두고 1~2시간 졸여 좀 식힌 다음 말벌집과 뱀허물을 두고 검
은빛이 나도록 졸여서 찌꺼기를 짜버린다. 여기에 황단(黃丹)을 두고
약한 불에서 천여 번 저으면서 졸이다가 물에 좀 떨구어 보아 구슬같이
되면 약이 다 된 것인데 이것을 사기그릇에 담아 두고 쓴다.

만병무우고(萬病無憂膏) 〔내국, 보감〕

오두(천오) 24   바꽃(초오) 24   대황 24   당귀 32   메함박꽃뿌리 32
구릿대 32   개나리열매 32   가위톱 32   백급 32   목별자 32   오약 32
육계 32   복숭아나무가지 16   버드나무가지 16   뽕나무가지 16   홰
나무가지 16   대추나무가지 16   주염나무열매 20   너삼 20

풍(風), 한(寒), 습(濕)의 사기에 상하였거나 타박당한 데 붙인다. 온
갖 이름모를 종독(腫毒)에 붙이면 곧 삭아지며 이미 곪은 데 붙이면

아픔이 멎고 새살이 살아난다.

○ 위의 약을 썰어 참기름 1.2kg에 하룻밤 담갔다가 눈도록 달여 찌끼를 짜버린다. 이것을 다시 졸이다가 황단 460g을 조금씩 넣으면서 홰나무 또는 버드나무 가지로 쉬지 않고 저으면서 졸인다. 이것을 조금 물에 떨구어 보아 구슬처럼 되면 유향, 몰약 가루 각각 16g을 두고 고루 잘 섞어서 그릇에 담아 두고 쓴다. 소합향 8g을 더 넣은 처방도 있다.

운모고(雲母膏) 〔내국, 보감〕

운모 160 염초 160 감초 160 홰나무가지 80 버드나무가지 80 귤껍질 80 뽕나무뿌리껍질 80 측백잎 80 수은 80 조피나무열매 20 구릿대 20 몰약 20 메함박꽃뿌리 20 육계 20 당귀 20 염화 20 단너삼 20 혈갈 20 석창포 20 백급 20 궁궁이 20 목향 20 가위톱 20 방풍 20 후박 20 사향 20 도라지 20 시호 20 송진 20 인삼 20 속썩은풀 20 삽주 20 용담초 20 자귀나무껍질 20 유향 20 부자 20 흰솔뿌리혹 20 양강 20 황단 540 참기름 1,500

  * 부자—포(炮)한 것.

여러가지 옹저(癰疽)와 창종(瘡腫)을 치료한다.

○ 겉에 붙이기도 하고 먹기도 하는데 특이한 효과가 있다. ○ 위의 약에서 운모, 염초, 혈갈, 몰약, 유향, 사향, 황단, 염화를 내놓고 나머지 약을 참기름에 7일 동안 담갔다가 구릿대와 부자가 검누르게 되도록 약한 불에 달인다. 무명천에 짜서 찌끼를 버린 다음 황단을 비롯하여 내놓았던 8가지 약을 가루내어 넣고 버드나무 주걱으로 계속 저으면서 졸이는데 물에 조금 떨구어 보아 구슬처럼 되면 다 된 것이다. 이것을 사기그릇에 담고 위에 수은을 덮어 둔다. 그리고 쓸 때마다 수은을 헤치고 고약을 떼내어 쓴다.

만응고(萬應膏) 〔보감〕

대황 80 속썩은풀 80 가위톱 40 황랍 40 황경피 20 메함박꽃
뿌리 20 구릿대 20 단너삼 20 목별자 20 살구씨 20 당귀 20 백
급 20 생지황 20 육계 20 현삼 20 몰약 20 유향 20 황단 600
참기름 1,500

여러가지 옹종(癰腫)과 오래된 헌 데를 치료한다.

위의 14가지(황랍, 몰약, 유향, 황단을 제외한) 약을 참기름에 3일 동안
담갔다가 약한 불에 졸이는데 버드나무 주걱으로 계속 저으면서 구릿
대가 검누르게 될 때까지 졸인다. 찌끼를 짜버린 다음 황단을 넣고 다
시금 졸여서 물에 조금 떨구어 보아 구슬 같이 되면 유향과 몰약, 황
랍을 두고 녹여서 잘 섞는다. 이것을 그릇에 담아 땅에 7일 동안 파묻어
두었다가 꺼내어 쓴다.

소담고(消痰膏) 〔손익〕

생강 80 파밑 80 마늘 80 천남성 40 끼무릇 40 나리 40 자리
공 40 은조롱 40 따두릅 40 석창포 40 구릿대 40 메함박꽃뿌리
40 인삼 40 단너삼 40 육계 40 부자 40 당귀 40 말벌집 40 살
구씨 40 현삼 40 백화사 1마리 곰열 2.8 사향 2.8 유향 2 참기름
5되 황단 760

* 부자—포(炮)한 것. 백화사—술에 담갔다가 살만 발라서 쓴다.

모든 담종(痰腫)으로 멍울이 생겨 붓고 아픈 것을 치료한다.

위의 약을 참기름에 하룻밤 담갔다가 거멓게 될 때까지 찌끼를 짜
버린다. 여기에 황단을 두고 다시 졸여서 찬물에 조금 떨구어 보아 구
슬처럼 되면 곰열과 사향, 유향을 두고 잘 저어서 사기그릇에 담아 두
고 쓴다.

산호자금고(珊瑚紫金膏) 〔제중〕

노감석 40 황단 40 오징어뼈 8 유향 8 몰약 8 붕사 8 사향 2
청염 2 용뇌 1.2

＊노감석―동변(童便)에 7일 동안 담갔다가 은그릇이나 사기그릇에 담아 숯불에
구운 다음 다시 동변에 3일 동안 담갔다가 햇볕에 말려서 보드랍게 가루낸 것.
황단―3번 수비(水飛)하여 보드랍게 가루낸 것. 오징어뼈―약한 불에 구워 보
드랍게 가루낸 것. 유향, 몰약―약한 불에 연기가 나도록 닦아서 보드랍게 가루
낸 것. 붕사, 사향, 청염, 용뇌―보드랍게 가루낸 것.

오래 되었거나 갓 생긴 내장(內障), 청맹과니, 운예 등을 치료하는데
간(肝)과 신(腎)이 허하여 생긴 눈병에 넣으면 다 낫는다. 또한 72가지
눈병을 치료한다.

위의 약에서 앞의 7가지 약을 각기 보드랍게 가루내어 한데 섞어
유발(乳鉢)에 넣고 다시금 매우 보드랍게 간 다음 용뇌와 사향을 넣고
또다시 보드랍게 가루낸다. 꿀을 비단자루에 담아 걸러서 여기에 약가
루를 넣고 졸인 다음 물에 조금 떨구어 구슬처럼 되는 것을 보아 굳
기를 조절하는데 여름에는 좀 굳게 하고 겨울에는 물렁하게 하며 가
을에는 굳지도 물렁하지도 않은 정도로 한다. 사기그릇에 담아 약기운
이 새나가지 않게 잘 봉해 놓고 쓰는데 눈에 넣으면 효과가 있다.

칠침고(七鍼膏) 〔속방〕

흰국화 12 조피나무열매 12 청염 10 동록 10 담반 10 매화열
매 1개 신화침 7개

모든 예막(瞖膜)을 치료하는데 눈의 안쪽과 바깥 구석에 바르고 잠깐
눈을 감고 있으면 바로 효과가 나타난다.

○ 위의 약을 가루내어 먼저 물 1사발을 두고 잘 개어서 큰 사발에
넣고 거기에 신화침(新花針)을 고루 펴 놓은 다음 또 물 2사발을 더

붓는다. 그리고 큰 덮개로 덮어서 가마에 넣고 중탕으로 달이는데 센 숯불로 쉬지 않고 12시간 동안 달인다. 그동안 약그릇 덮개는 열어 보지 말고 가마의 물이 주는 것만큼 때때로 물을 넣어 준다. 신화침이 다 녹으면 약이 다 된 것인데 깨끗한 비단천으로 잘 받아 찌끼는 버리고 사기병에 담아 그늘진 곳에 하루 동안 두었다가 써야 한다. 이 약은 오랫동안 두어도 변하지 않는다. ○ 민간에서는 위의 약을 가루내어 물 1사발에 개어서 사기단지에 넣고 그 속에 신화침 7개를 꽂은 다음 그 늘진 곳에 21일 동안 놓아 두어 신화침이 녹은 뒤에 쓴다.

서시옥용산(西施玉容散) 〔보감〕

녹두 40 구릿대 40 백급 40 가위톱 40 흰가루병누에 40 흰바꽃(백부자) 40 하늘타리뿌리 40 감송향 20 삼내자 20 곽향 20 영릉향 8 방풍 8 고본 8 주엄나무열매 1개

얼굴에 생기는 여러가지 여드름 비슷한 피부병〔酒刺, 風刺〕을 치료한다.
위의 약을 보드랍게 가루내어 세수할 때마다 쓰면 얼굴이 고와진다.

부용향(芙蓉香) 〔내국, 보감〕

백단향 64 침향 64 정향 20 팔각향 17 삼내자 17 소뇌 9.4 비해 9.4 영릉향 48 감송향 48 백급 32

위의 약을 가루내어 물에 반죽해서 젓가락만큼씩 대를 만들어 그늘에서 말려 두었다가 피운다.

의 향(衣香) 〔내국, 보감〕

모향 40 구릿대 20 침속향 8 백단향 8 영릉향 8 감송향 8 대
회향 8 정향 8 삼내자 8

* 모향—꿀물을 축여 닦은 것.

위의 약을 함께 거칠게 가루내어 소뇌 4g을 섞어서 1봉지에 싸서
옷장 속에 넣어 둔다.

육향고(六香膏) 〔내국, 보감〕

꿀 1말 동아씨 324 삼내자 80 소뇌 40 용뇌 4

겨울에 얼어서 손발이 터진 데 바른다. ○ 위의 약을 보드랍게 가루
내어 꿀에 반죽해서 쓴다.

전 약(煎藥) 〔내국, 제중〕

꿀 1말 갖풀 1말 3되 육계 24 건강 56 조피나무열매 20 정향
12 대추살 8홉

위의 약을 보드랍게 가루낸 다음 꿀, 갖풀, 대추살을 넣어 고루 섞
어서 두어 번 끓어 오르게 달여 사기그릇에 담아 엉키게 하여 쓴다.

제호탕(醍醐湯) 〔내국, 보감〕

꿀 1말 매화열매 380 백단향 32 사인 16 초과 12

* 매화열매, 백단향, 사인, 초과—가루낸 것.

더위 먹은 것을 낫게 하고 갈증을 멈춘다. ○ 위의 약에 꿀을 두고
약간 끓이면서 고루 잘 섞어서 사기그릇에 담아 두고 쓰는데 쓸 때마다
찬물에 타서 먹는다.

신성벽온단(神聖辟瘟丹) 〔내국, 보감〕

삽주 80　강호리 40　따두릅 40　구릿대 40　향부자 40　대황 40
감송향 40　삼내자 40　천마싹 40　석웅황 40

아침이나 이른 새벽에 1개씩 피운다. ○ 위의 약을 가루내서 밀가루
풀에 반죽하여 달걀 노른자위만하게 알약을 만든 다음 겉에 황단(黃丹)
을 입힌다. ○ 내국방에는 범대가리뼈〔虎豆骨〕가 더 들어 있다.

약 만드는 법〔製造門〕

약누룩 만드는 법〔造神麯法〕 〔보감〕

밀가루(밀기울 채로 가루낸 것) 15kg
도꼬마리즙, 여뀌즙, 제비쑥즙 각각 1되
살구씨(껍풀과 끝, 두알박이를 버린 것) 1되
붉은팥(삶아 익혀서 짓찧은 것) 1되

○ 음력 6월 초에 만든다. ○ 삼복 사이에 만든다. ○ 단오 때, 삼복
때에 약누룩을 만든다.

백약전 만드는 법〔造百藥煎法〕 〔보감〕

붉나무벌레집(거칠게 가루낸 것) 1,200
매화열매살(가루낸 것), 백반(가루낸 것), 술누룩 각각 160

먼저 붉은 여뀌 460g을 달인 물에 매화열매살을 넣고 달이다가 붉
나무벌레집, 백반, 술누룩 등을 넣어 고루 섞어서 사기그릇에 담아서
두는데 바람을 맞지 않게 하며 만일 곰팡이가 쓸면 햇볕에 말려서 쓴

다.

약전국 만드는 법〔造豆豉法〕 〔보감, 내국〕

검정콩을 쪄서 만드는데 찐 것 1말에 소금 4되와 조피나무열매 160g을 섞어 봄과 가을에는 3일 동안, 여름에는 2일 동안, 겨울에는 5일 동안 재워 두었다가 반쯤 뜨면 생강(썬 것) 200g을 또 섞어서 그릇에 담아 뚜껑을 잘 덮는다. 이것을 풀을 베어 쌓아 놓은 더미 속에 7~14일 동안 두었다가 쓴다.

반하곡 만드는 법〔造半夏麴法〕 〔보감〕

끼무릇(적당한 양)을 가루내어 생강즙에 둔다. 그리고 여기에 백반을 같은 양으로 넣든가 혹은 주염나무열매즙을 더 넣어 고루 반죽하여 누룩〔麴〕을 만든다. 이것을 닥나무잎으로 싸서 바람맞이에서 말려 두었다가 약에 넣어 쓴다.

우담남성 만드는 법〔造牛膽南星法〕 〔보감〕

천남성을 가루내어 음력 12월에 잡은 소의 열물에 고루 버무려 열 주머니 속에 넣은 다음 아구리를 봉하여 바람이 잘 통하고 그늘진 곳에 달아 매어 말린다.

찐지황 만드는 법〔作熟地黃法〕 〔보감〕

생지황(生地黃)을 물에 담가서 밑에 가라앉는 것을 지황(地黃)이라고 하고 물 위에 뜨는 것과 중간쯤에 뜨는 것을 천황(天黃), 인황(人黃)이

라고 하는데 그것(뜨는 것)으로 즙을 낸다. 지황을 그 즙에 담갔다가
시루에 담아 잘 쪄서 햇볕에 말린다. 말린 것을 또 지황즙에 하룻밤
담갔다가 쪄서 햇볕에 말린다. 이렇게 하기를 9번 반복하는데〔九蒸九晒〕
매번 찔 때마다 찹쌀로 만든 청주를 뿌려서 찐다.

사슴뿔갖풀을 만드는 방법〔作鹿角膠法〕 〔보감〕

 사슴뿔을 3cm 정도의 길이로 잘라서 흐르는 물에 3일 동안 담갔다가
껍데기의 때를 씻어버린 다음 사기그릇에 담고 사슴뿔이 잠기도록 맑
은 물을 붓는다. 그 다음 뽕잎으로 아구리를 덮고 뽕나무를 때면서 끓
이는데 물이 줄면 뜨거운 물을 더 부어 가면서 불을 끄지 말고 3일
동안 계속 달인다. 사슴뿔이 다 무르면 햇볕에 말려서 쓰는데 이것을
녹각상(鹿角霜)이라고 한다. 그리고 달인 즙이 엉긴 것을 쪽을 내어 바
람에 말린 것을 녹각교라고 한다.

참대기름을 내는 방법〔取竹瀝法〕 〔보감〕

 굵고 푸른 참대를 60cm정도의 길이로 잘라서 두 조각으로 가른다.
이것을 깨끗한 물에 하룻밤 담갔다가 벽돌 2개를 나란이 사이가 트게
벌려 놓고 참대 양 끝이 벽돌 밖으로 3~6cm정도 나오게 걸쳐 놓는다.
그리고 참대 중간에다 센 불을 뜨겁게 쪼여 주면 참대의 양 끝으로
기름이 떨어진다. 이것을 그릇에 담아 무명천에 걸러 찌끼와 모래를
버리고 병에 넣어서 여름에는 찬물에 담가 두고 겨울에는 따뜻한 곳에
두고 쓴다.
 ○〔의종손익(醫宗損益)〕 먼저 단지 1개를 아구리를 내놓고 땅에 묻
어 놓는다. 그다음 푸르고 큰 참대를 젓가락처럼 쪼개어 조금 작은 단
지 속에 가득 채워 넣고 쏟아지지 않게 성근 천으로 아구리를 싼다.
땅에 묻어 놓은 단지 아구리에 작은 단지 아구리가 맞닿게 거꾸로 마

주대고 종이를 물에 축여서 그 틈을 막고 그 겉에 진흙을 얇게 바른다. 단지를 벼 겨로 덮고 불을 피워서 12~14시간 계속 태운 다음 재를 헤치고 꺼내어 보면 참대기름이 나와 단지에 고여 있다. 이렇게 하면 불에 쪼여서 기름을 내는 것보다 참대기름이 곱절 많이 나온다.

경분 만드는 법〔造輕粉法〕 〔보감〕

소금, 녹반(綠礬) 각각 같은 양을 가마에 넣고 누렇게 될 때까지 닦아서 가루낸 것을 황곡(黃麯)이라고 한다. 이 황곡 40g과 수은 80g을 함께 사기단지에 담고 그 위에 철판을 덮는다. 그리고 소금을 두고 이긴 진흙으로 틈 사이를 잘 봉하여 약기운이 조금이라도 새어 나오지 못하게 한다.

바른 진흙이 다 마른 다음에 숯불을 피워 단지를 달구면서 철판 위에 자주 물을 쳐준다. 단지가 빨갛게 되면 약이 다 올라 붙는다. 식은 다음에 보면 경분이 철판에 올라 붙어 있다.

황단 만드는 법〔造黃丹法〕 〔보감〕

흑연 600   유황 40   염초 40

먼저 흑연을 녹여서 액체가 되면 식초를 쳐서 끓어 오를 때 유황 1덩어리와 염초 약간 양을 넣는다. 끓던 것이 멎으면 또 식초를 쳐서 끓어 오르게 하면서 유황과 염초를 위의 방법대로 넣는다. 이렇게 하여 유황과 염초가 다 없어질 때까지 볶아서 가루낸 것이 황단이다.

약으로 쓸 때는 빛이 변하도록 다시금 닦아서 보드랍게 갈아 2번정도 수비(水飛)해서 쓴다.

현명분 만드는 법〔造玄明粉法〕〔본초〕

박초(희고 깨끗한 것) 6kg을 깨끗한 물 10말에 두고 끓여 녹여서 정하게 받아 하룻밤 밖에 놓아 둔다. 그것 1말에 무우 600g을 썰어 넣어 같이 끓인다. 이것을 또 정하게 받아 밖에 하룻밤 놓아 둔다. 그것 600g과 감초 40g을 같이 끓여서 찌끼를 짜 버리고 또 하룻밤 밖에 놓아 둔다.

이것을 사기단지 1개에 가득 담고 소금물에 진흙을 개어 1.5cm 두께로 사기단지를 잘 싸 바른 다음 아구리에 뚜껑을 덮지 않고 화로 위에 놓는다. 그리고 숯 6kg으로 불을 피우는데 처음에는 약하게 피우다가 점차 세게 피워 단지를 달군다. 끓는 소리가 멎으면 기와장으로 단지 아구리를 덮고 앞에서와 같이 소금물에 이긴 진흙으로 틈 사이를 잘 바른 다음 또 숯 9kg정도를 써서 불을 세게 피우면서 단지를 굽는다.

다 구운 다음에는 2시간 정도 그대로 두어 다 식으면 땅 위에 종이를 펴고 그 위에 단지를 내려 놓는다. 그리고 큰 동이로 3일 동안 덮어 놓아 화독을 뺀다. 이것을 꺼내어 가루낸 것 매 600g에 생감초가루 40g, 구감초(灸甘草) 40g을 고루 섞어서 사기병에 넣어 두고 쓴다.

해분 만드는 법〔造海粉法〕〔보감〕

참조개껍질 600g을 숯불에 빨갛게 달구어 동변(童便)에 담그기를 3번 반복하여 가루낸 다음 누런 하늘타리열매와 함께 천여 번 짓찧어서 납작한 떡처럼 만든다. 이것을 삼끈으로 꿰어 바람맞이에 달아매 놓아 말린 다음 가루내어 쓴다.

삼씨를 내는 법〔取麻仁法〕〔본초〕

삼씨(역삼씨)는 껍데기를 까기가 매우 힘들다.

삼씨를 보자기에 싸서 끓는 물 속에 담근다. 물이 다 식으면 건져내어 하룻밤 우물 속에 물에 닿지 않게 매달아 둔다. 그 다음날 한낮에 꺼내어 햇볕에 말려 깨끗한 기와장 위에 놓고 방망이를 두들겨 껍데기가 벗겨지면 키로 까불러 속씨만 가려낸다.

골풀속살을 가루내는 법〔硏燈心法〕〔본초〕

골풀속살은 가루내기 어렵다.

입쌀가루를 신좁쌀죽 웃물에 풀어서 골풀속살에 뿌려 햇볕에 말린 다음에 가루낸다. 이것을 물에 넣으면 뜨는 것이 골풀속살인데 이것을 건져 햇볕에 말려 쓴다.

약쑥 가루내는 법〔搗艾法〕〔본초〕

약쑥은 잘 찧어지지 않는다. 짓찧을 때 흰솔뿌리혹 3~5쪽을 같이 넣고 짓찧으면 보드랍게 된다.

무소뿔을 가루내는 법〔硏犀角法〕〔본초〕

무소뿔을 톱밥처럼 만들어 얇은 종이에 싸서 몸에 품고 있다가 열감이 없어지기 전에 인차 갈면 분처럼 된다.

매화열매를 가공하는 법〔造烏梅法〕〔본초〕

푸른 매화열매를 바구니에 담아 굴뚝 위에 올려 놓아 연기를 쏘여 거멓게 만든다. 이것을 볏짚 잿물에 축여서 시루에 쪄내면 쭈그러지지 않고 윤기가 돌며 좀도 먹지 않는다.

부자를 포하는 법[炮附子法] [속방]

부자를 동변(童便)에 4일간 담갔다가 껍질과 꼭지부분을 긁어 버리고 찬물에 3일간 담근다. 이것을 꺼내어 검정콩과 감초를 함께 잘 익도록 달여서 햇볕에 말리거나 약한 불기운에 말린다.

○ [외(煨)하는 법] 위의 방법과 같이 동변이나 찬물에 담근다. 이렇게 한 부자를 썰어 한 겹 놓고 그 위에 생강을 쪼개서 한 겹 놓는 방법으로 엇바꾸어 겹겹이 쌓는다. 이것을 밀가루 반죽으로 싸서 약한 불에 묻어 구운 다음 꺼내어 위의 방법대로 말린다. ○ 오두[川烏]를 포하는 방법도 이와 같다.

건강을 만드는 법[作乾薑法] [본초]

생강을 물에 3일 동안 재웠다가 껍질을 벗겨 버리고 흐르는 물 속에 또 6일 동안 담가둔다. 이것을 꺼내어 다시 껍질을 긁어 버린 다음 햇볕에 말려서 항아리 속에 넣어 3일 동안 띄우면 건강이 된다.

○ [포(炮)하는 방법] 생강을 물에 담갔다가 약간 싸서 구워 햇볕에 말리거나 약한 불기운에 말려 쓴다. 지나치게 가열하면 약기운이 없어질 염려가 있다.

○ [외(煨)하는 방법] 생강을 질긴 종이로 싸서 물에 적신 다음 잿불에 묻어 고소한 냄새가 나게 구워 익힌다. 꺼내어 썰어 햇볕이나 약한 불기운에 말려서 쓴다. 이 방법은 물에 담갔다 하는 것보다 더 좋다.

약을 채취하는 법[採藥法] [본초]

뿌리는 흔히 음력 2월과 8월에 캔다. 그것은 이른 봄에는 새싹이 돋아났지만 아직 꽃이나 가지, 잎이 제대로 자라지 않아 약기운이 뿌리에 그대로 있기 때문이며 가을에는 가지와 잎이 다 말라 떨어지고 약기운이 뿌리로 내려갔기 때문이다.

○ 봄에는 늦게 캔 것보다 일찍이 캔 것이 좋고 가을에는 일찍이 캔 것보다 늦게 캔 것이 더 좋다. 꽃, 열매, 줄기, 잎 등은 각기 잘 성숙되었을 때 채취해야 한다. 그렇지만 철이 이르고 늦은 때가 있으므로 모두 여기에 쓰인 대로만 하여서는 안 된다.

약을 말리는 법〔乾藥法〕〔본초〕

폭건(暴乾)이라는 것은 한낮에 햇볕에 말리는 것이고 음건(陰乾)이라는 것은 그늘에서 말리는 것인데 지금 보면 약을 채취하여 그늘에서 말린 것은 모두 좋지 않다. 예를 들면 녹용은 비록 그늘에서 말려야 한다고 하였으나 다 썩어서 못쓰게 된다. 그러므로 불에 말리는 것이 쉽고 또 좋다.

○ 음력 8월 이전에 채취한 것은 모두 햇볕이나 불에 말리고 음력 10월부터 1월 사이에 채취한 것은 그늘에서 말리는 것이 좋다.

약을 법제하는 법〔炒製法〕〔비급방〕

○ 약을 불에 법제하는 데는 4가지가 있다. 즉 불에 달구는 것(단—煅), 잿불에 묻어 굽는 것(외—煨), 불에 굽는 것(자—炙), 닦는 것 또는 볶는 것(초—炒)이다.

○ 물로 법제하는 데는 3가지가 있다. 즉 약을 물에 담그는 것(침—浸), 물에 우리는 것(포—泡), 물에 씻는 것(세—洗)이다.

○ 물과 불을 함께 써서 법제하는 데는 두가지가 있다. 즉 찌는 것(증—蒸), 삶는 것(자—煮)이다.

○ 술로 법제한 것은 약기운이 위로 올라간다. ○ 생강즙으로 법제한 것은 속을 덥히면서 발산시킨다. ○ 소금으로 법제한 것은 신(腎)으로 가며 굳은 것을 유연하게 한다. ○ 식초에 법제한 것은 간(肝)으로 가며

수렴작용을 한다. ○ 동변(童便)에 법제한 것은 센 약 성질을 없애고 약기운을 아래로 내려가게 한다. ○ 쌀 씻은 물로 법제한 것은 약의 조(燥)한 성질을 없애고 속을 고르게 한다. ○ 젖으로 법제한 것은 마른 것을 눅여 주고 피를 생기게 한다. ○ 꿀로 법제한 것은 달게 하고 완화시키며 원기(元氣)를 보한다. ○ 묵은 벽흙과 같이 법제하면 토기(土氣)의 힘을 얻어 비위(脾胃)를 보한다. ○ 밀가루로 만든 누룩으로 법제한 것은 약의 맹렬한 성질을 억제한다. ○ 검정콩이나 감초 달인 물에 약을 담그면 모두 독을 푼다. ○ 양젖이나 돼지기름을 뼈로 된 약에 발라 구우면 뼛속까지 들어가서 쉽게 부스러지게 한다. ○ 열매의 속을 버리고 쓰면 불러 오르는 증세를 막을 수 있다. ○ 심(心)을 버리고 쓰면 답답한 증세가 생기지 않게 한다.

약을 우리는 법〔清藥法〕 〔본초〕

약을 우릴 때는 반드시 잘게 썰어서 비단천으로 만든 자루에 넣어 물그릇에 담고 뚜껑을 잘 덮어서 우려야 한다.

봄에는 5일간, 여름에는 3일간, 가을에는 7일간, 겨울에는 10일간 물에 담가서 우리는데 진하게 잘 우러난 다음에 건져서 써야 한다.

약을 먹는 법〔服藥法〕

○ 병이 가슴 위에 있으면 끼니 뒤에 약을 먹는다. ○ 병이 명치 아래에 있으면 끼니 전에 먹는다. ○ 병이 팔다리와 혈맥에 있으면 빈속에 먹는 것이 좋은데 아침 식전에 먹는 것이 더 좋다. ○ 병이 골수에 있으면 배가 부를 때 먹는데 밤에 먹는 것이 좋다〔본초〕.

○ 병이 몸 웃도리에 있으면 약을 센 불로 멀겋게 달여서 천천히 마시는 것이 좋다. ○ 병이 아랫도리에 있으면 약한 불로 진하게 달여서 빨리 마시는 것이 좋다〔역로〕.

○ 병이 웃도리에 있을 때에는 약을 조금씩 여러 번에 마신다. 그러면 약기운이 웃도리에 많이 간다. ○ 병이 아랫도리에 있을 때에는 약을 단번에 많이 마신다. 그러면 약기운이 아랫도리로 많이 내려간다〔동원〕.

성질이 찬 약은 덥게 하여 마시고 성질이 더운 약은 차게 해서 먹는 것이 좋다. 성질이 차지도 덥지도 않은 평한 약은 따뜻하게 해서 먹는다〔종행〕.

게울 것 같아서 약을 넘기기 어려울 때에는 천천히 1숟가락씩 먹는다〔입문〕.

신〔腎〕을 보하는 약은 새벽4~5시경에 먹는다〔직지〕.

탕약, 산약, 환약, 단약을 만들어 쓰는 법〔湯散丸丹法〕

○ 병이 몸의 제일 윗부위에 있으면 약에 술을 더 넣어 달여서 먹는다. ○ 병이 가슴에 있으면 약에 꿀을 더 넣어 달여서 먹는다.

○ 산약(散藥)이란 보드랍게 가루낸 약이다.

○ 병이 몸 아랫도리에 있을 때는 알약을 아주 크게 만들어 쓴다. ○ 병이 중초(中焦)에 있을 때 쓰는 알약은 아랫도리의 병에 쓰는 약보다 알을 좀 작게 만들어 쓴다. ○ 병이 웃도리에 있을 때 쓰는 알약은 아주 작게 만들어 쓴다.

○ 된 풀로 만든 알약은 더디게 풀리므로 하초(下焦)에 약기운이 이르게 한다. ○ 술이나 식초로 반죽하여 알약을 만든 것은 헤진 것을 수렴한다. ○ 끼무릇이나 천남성, 습을 없애는 약을 생강즙을 두고 쑨 풀로 알약을 만드는데 그것은 독성을 억제하기 위해서이다. ○ 멀건 풀로 알약을 만든 것은 먹으면 바로 풀린다. ○ 꿀로 알약을 만든 것은 더디게 풀리면서 약기운이 경락을 따라 돌아가게 한다. ○ 황랍으로 알약을 만든 것은 약이 오래 풀리면서 효과가 천천히 나타난다.

○ 탕약이란 탕(湯)자는 확 씻어 내린다는 탕(蕩)자의 뜻이 있는데 오래된 병을 낫게 한다. ○ 산약이란 산(散)자는 헤쳐 버린다는 뜻이

있는데 급한 병을 낫게 한다. ○ 환약이란 환(丸)자는 완만하다는 완(緩)자의 뜻이 있는데 병을 천천히 낫게 한다〔동원〕.

단(丹)은 환(丸)보다 크게 만든 것이다〔입문〕.

재탕하는 방법〔再煎法〕 〔본초〕

모든 보약을 달여낸 찌끼는 말려 2첩분을 합해서 물에 달여 먹으면 1첩의 효과를 나타낸다.

약 먹을 때의 음식 금기〔服藥食忌〕 〔본초〕

감초를 쓸 때는 돼지고기, 배추, 바다풀〔海菜〕 등을 금한다.

황련 및 호황련을 쓸 때는 돼지고기와 찬물을 금한다.

도꼬마리를 쓸 때는 돼지고기, 말고기, 쌀 씻은 물을 금한다.

도라지, 매화열매를 쓸 때는 돼지고기를 금한다.

선모를 쓸 때는 소고기와 우유를 금한다.

끼무릇, 석창포를 쓸 때는 양고기, 양의 피, 엿을 금한다.

쇠무릎풀을 쓸 때는 소고기를 금한다.

양기석, 운모, 종유석, 노사, 예석(백한)을 쓸 때는 모두 양의 피를 금한다.

자리공을 쓸 때는 단고기를 금한다.

주사, 공청, 경분을 쓸 때는 모든 피를 금한다.

오수유를 쓸 때에는 돼지염통과 돼지고기를 금한다.

지황과 은조롱을 쓸 때는 모든 피와 파, 마늘, 무우를 금한다.

개암풀열매를 쓸 때는 돼지 피와 운대를 금한다.

족두리풀과 박새뿌리를 쓸 때는 삵의 고기와 생채를 금한다.

형개를 쓸 때는 나귀고기를 금한다. 또한 보가지와 일체 비늘 없는 물고기와 게를 금한다.

차조기, 천문동, 주사, 용골을 쓸 때는 잉어를 금한다.

파두를 쓸 때는 멧돼지고기, 물풀순, 갈순, 장, 약전국, 찬물을 금한다.

삽주, 흰삽주를 쓸 때는 참새고기, 청어, 배추, 복숭아, 추리를 금한다.

박하를 쓸 때에는 자라고기를 금한다.

맥문동을 쓸 때는 붕어를 금한다.

상산을 쓸 때는 생파와 생채를 금한다.

부자, 오두, 천웅을 쓸 때는 약전국즙과 피쌀을 금한다.

모란뿌리껍질을 쓸 때는 마늘과 고수열매를 금한다.

후박, 아주까리씨를 쓸 때는 닦은 콩을 금한다.

자라등딱지를 쓸 때는 비름채(현채)를 금한다.

으아리, 토복령을 쓸 때에는 국숫물과 차를 금한다.

당귀를 쓸 때는 국수를 금한다.

단삼, 솔뿌리혹, 백복신을 쓸 때에는 식초와 일체 신 것을 금한다.

대체로 약을 먹을 때에는 살진 돼지고기나 개고기, 기름기 있는 국물, 회, 비린내와 누린내 나는 것, 몹쓸 냄새가 나는 여러가지 음식을 섞어 먹지 말 것이며 생마늘, 고수열매, 생파, 여러가지 과실과 설사하거나 체하기 쉬운 음식을 많이 먹지 말아야 한다. 또한 시체나 더러운 것을 보지 말아야 한다.

임신부 금기약〔姙婦禁忌〕 〔본초〕

오두, 부자, 천웅, 오훼, 측자, 야갈, 양척촉, 육계, 천남성, 끼무릇, 파두, 버들옻, 원화, 박새뿌리, 미어, 율무쌀, 쇠무릎풀, 주염나무열매, 나팔꽃씨, 후박, 홰나무열매, 복숭아씨, 모란뿌리껍질, 꼭두서니뿌리, 당근, 띠뿌리, 마른옻, 패랭이꽃, 여여,천마싹, 삼릉, 견초, 귀전우, 통초, 잇꽃, 소목, 보리길금, 아욱씨, 대자석, 상산, 수은, 석분, 노사, 비석, 망초, 유황, 석잠, 석웅황, 거머리, 등에, 원청, 반묘, 지담, 거미, 도루래, 왕지네, 갈상정장, 의어, 뱀허물, 도마뱀, 비생, 자충, 저계, 책선, 굼벵이, 고슴

도치가죽, 우황, 사향, 자황, 토끼고기, 게발깍지, 개고기, 말고기, 나귀
고기, 양간, 잉어, 하마, 추선, 게, 거북이와 자라, 생강, 달래, 참새고기,
마도 등을 금한다.

천연두를 앓을 때 먹으면 좋은 음식물〔痘瘡宜食物〕〔보감〕

녹두, 붉은팥, 검정콩, 수퇘지고기, 조기, 넙치, 전복, 마, 잣, 포도, 순
무, 구운밤, 무른입쌀밥, 무, 오이김치.

○ 설사할 때에는 찹쌀죽을 먹는다.

○ 구슬에 물이 실릴 때에는 메밀국수, 모주(母酒), 설기떡, 사탕을
먹는다. 구슬에 고름이 잡힐 때에는 묵은닭, 숫오리고기를 먹는다.

같이 먹어서는 안 되는 음식물〔飮食禁忌〕〔본초〕

○ 돼지고기에는 생강, 메밀, 아욱, 고수, 매화열매, 닦은 콩, 소고기,
말고기, 양의 간, 노루고기, 사슴고기, 남생이고기, 자라고기, 메추리고
기, 나귀고기 등을 금한다.

○ 돼지간에는 물고기회, 메추리고기, 잉어밸 등을 금한다.

○ 돼지염통과 폐에는 엿, 백화채, 오수유 등을 금한다.

○ 양고기에는 매화열매, 팥, 콩장, 물고기회, 돼지고기, 메밀, 식초,
젖졸임, 물고기, 젓갈 등을 금한다.

○ 양의 염통과 간에는 팥, 생후추, 고순, 매화열매를 금한다.

○ 흰개의 피에는 양고기와 닭고기를 금한다.

○ 개고기에는 마늘, 소밸, 잉어, 두렁허리 등을 금한다.

○ 당나귀고기에는 오리고기, 지치, 형개, 차, 돼지고기를 금한다.

○ 소고기에는 기장쌀, 부추, 염교, 밤, 생강, 돼지고기, 단고기를 금
한다.

○ 소간에는 메기를 금한다.

○ 소젖에는 생선과 신 것을 금한다.

○ 말고기에는 묵은쌀, 생강, 돼지고기, 도꼬마리열매, 입쌀, 사슴고기를 금한다.

○ 토끼고기에는 생강, 귤껍질, 겨자가루, 닭고기, 사슴고기, 수달의 고기 등을 금한다.

○ 노루고기에는 매화열매, 추리, 생채, 집비둘기고기, 새우 등을 금한다.

○ 사슴고기에는 생채, 고포(菰浦), 포어(鮑魚), 닭고기, 꿩고기, 새우 등을 금한다.

○ 닭고기에는 마늘, 겨자가루, 생파, 찹쌀, 추리씨, 물고기즙, 개고기, 잉어, 토끼고기, 수달의 고기, 자라고기, 물닭고기 등을 금한다.

○ 달걀은 닭고기의 금기와 같다.

○ 꿩고기에는 메밀, 나무에 돋는 버섯(木耳), 마고〔茨菰〕, 호두, 붕어, 돼지간, 은어〔鮎魚〕, 사슴고기를 금한다.

○ 물오리고기에는 호두, 나무에 돋는 버섯을 금한다.

○ 오리알에는 추리씨와 자라고기를 금한다.

○ 메추리고기에는 균자(菌子), 나무에 돋는 버섯을 금한다.

○ 참새고기에는 추리씨, 장, 생간을 금한다.

○ 잉어에는 돼지간, 단고기, 닭고기를 금한다.

○ 붕어에는 맥문동, 겨자가루, 마늘 엿, 돼지간, 닭, 꿩, 사슴, 원숭이의 고기 등을 금한다.

○ 청어에는 콩과 미역을 금한다.

○ 황어에는 메밀을 금한다.

○ 농어에는 졸인 젖을 금한다.

○ 철갑상어에는 마른 참대순을 금한다.

○ 회어에는 멧돼지고기와 물닭고기를 금한다.

○ 메기에는 소간, 사슴고기, 멧돼지고기를 금한다.

○ 황상어에는 형개를 금한다.

○ 미꾸라지와 두렁허리에는 개고기를 금하며 뽕나무불로 끓이지 말

아야 한다.

○ 젓갈에는 콩, 미역, 보리, 장, 마늘, 녹두를 금한다.

○ 물고기생선에는 소젖과 신 것을 금한다.

○ 자라고기에는 현채(비름), 박하, 개채, 복숭아씨, 달걀, 오리고기, 돼지고기, 토끼고기를 금한다.

○ 게에는 형개, 감, 귤, 대추를 금한다.

○ 새우에는 돼지고기, 닭고기를 금한다.

○ 등과 귤에는 빈랑과 수달의 고기를 금한다.

○ 추리에는 꿀, 신좁쌀죽웃물, 오리고기, 참새고기, 닭고기, 노루고기를 금한다.

○ 복숭아에는 자라고기를 금한다.

○ 대추에는 파, 물고기를 금한다.

○ 비파잎에는 더운 국수를 금한다.

○ 양매에는 생파를 금한다.

○ 은행씨에는 뱀장어를 금한다.

○ 자고에는 오수유를 금한다.

○ 여러가지 오이류에는 기름떡을 금한다.

○ 사탕에는 붕어, 참대순, 규채를 금한다.

○ 메밀에는 돼지고기, 양고기, 꿩고기, 황어를 금한다.

○ 기장쌀에는 규채, 굴, 소고기를 금한다.

○ 녹두에는 잉어회와 비자를 금한다.

○ 닦은 콩에는 돼지고기를 금한다.

○ 생파에는 꿀, 닭고기, 대추, 개고기, 양매 등을 금한다.

○ 부추와 염교에는 소고기와 꿀을 금한다.

○ 고수에는 돼지고기를 금한다.

○ 호산(胡蒜)에는 물고기회, 물고기젓갈, 붕어, 닭고기, 단고기를 금한다.

○ 현채에는 고사리와 자라고기를 금한다.

○ 백화채에는 돼지염통과 허파를 금한다.

○ 매화열매에는 돼지고기, 양고기, 노루고기를 금한다.

○ 오리와 지치에는 나귀고기를 금한다.

○ 생강에는 돼지고기, 소고기, 말고기, 토끼고기를 금한다.

○ 겨자에는 붕어, 토끼고기, 닭고기, 자라고기 등을 금한다.

○ 마른참대순에는 사탕, 철갑상어, 양의 염통과 간을 금한다.

○ 나무에 돋은 버섯에는 닭고기, 물오리, 메추리고기를 금한다.

○ 호두에는 물오리와 꿩고기, 술을 금한다.

○ 밤에는 소고기를 금한다.

○ 홍감에는 술을 금한다.

○ 감과 배에는 게를 금한다.

○ 꿀에는 파, 부루를 금한다.

먹을 수 없는 것〔不可食者〕

두알박이 복숭아씨와 살구씨, 땅에 떨어진 과실에 개미와 벌레가 붙어 파먹은 것, 9월달에 이슬을 맞은 오이.

뱀과 열주머니가 없는 물고기, 눈알이 벌겋게 된 생선, 눈알이 상한 물고기, 자라의 눈이 우묵하게 들어간 것.

새, 짐승, 소, 양, 돼지고기를 닥나무나 뽕나무불로 삶은 것, 집짐승이 저절로 죽었거나 전염병에 걸려 죽은 것, 새, 짐승이 저절로 죽은 것, 물에 넣어서 뜨는 돼지고기, 고기 속에 구슬 같은 점이 있는 것, 발이 흰 검은닭 등은 모두 먹지 못한다.

사람이 죽기 때문에 먹을 수 없는 것〔殺人不可食者〕

○ 게장, 파, 부추를 꿀과 먹지 말 것이다.

○ 버섯에 솜털 같은 것이 있거나 버섯 안쪽에 무늬가 없는 것, 밤에 빛이 나는 것, 삶아도 잘 익지 않는 것, 물커지기 시작하여도 벌레가

끼지 않는 것, 빛이 붉고 잘 뒤집어지지 않으며 들과 밭에서 자란 것 등의 버섯은 먹지 말 것이다.

○ 붕어와 맥문동을 같이 먹지 말 것이다.

○ 녹두와 비자를 같이 먹지 말 것이다.

○ 말린 고기가 아직 잘 마르지 않은 것은 먹지 말 것이다.

○ 새의 간이 푸른 것은 먹지 말 것이다. 닭이나 들새가 발이 펴지지 않는 것은 그 고기를 먹지 말 것이다.

병 치료에 해로운 음식물〔妨病忌食者〕

○ 열병을 앓은 뒤에는 순채를 먹지 말 것이다.

○ 고질병이 있으면 곰고기를 일생 동안 먹지 말 것이다.

○ 목욕 전에는 복숭아를 먹지 말 것이다.

○ 죽을 먹은 뒤에는 끓인 물을 믹지 말 것이다.

○ 뜨거운 고깃국을 먹은 뒤에는 찬물을 먹지 말 것이다.

약을 만들 때 금기하는 것〔製藥禁忌〕

○ 철을 금기하는 약—뽕나무뿌리 껍질, 뽕나무가지, 뽕나무겨우살이, 석창포, 익모초, 모과, 향부자, 꼭두서니, 모란뿌리 껍질, 두충, 지모, 황경피, 천문동, 인동덩굴, 백마경, 용담초, 도노(桃奴 : 나무에 달린 채로 마른 복숭아), 골쇄보, 구리뿌리 껍질, 저령 등이다.

○ 놋〔銅〕을 금기하는 약—육두구.

○ 놋과 철을 금기하는 약—지황, 은조롱, 현삼, 시호, 몰석자(沒石子).

○ 소금을 금기하는 약—모든 뿔로 된 약.

○ 불을 금기하는 약—뽕나무겨우살이, 빈랑, 생당쑥, 모든 향 등이다.

손익본초(損益本草)

약성강령(藥性綱領)

다섯 가지 색의 주되는 작용〔五色所主〕

○ 푸른색의 동약은 목(木)에 속하며 간(肝)에 들어가 작용한다.

○ 붉은색의 동약은 화(火)에 속하며 심(心)에 들어가 작용한다.

○ 누른색의 동약은 토(土)에 속하며 비(脾)에 들어가 작용한다.

○ 흰색의 동약은 금(金)에 속하며 폐(肺)에 들어가 작용한다.

○ 검은색의 동약은 수(水)에 속하며 신(腎)에 들어가 작용한다〔비요〕.

다섯 가지 맛의 주되는 작용〔五味所主〕

○ 신맛을 가진 동약은 주로 간(肝)에 작용하며 수렴작용을 한다.

○ 쓴맛을 가진 동약은 주로 심(心)에 작용하며 조(燥)한 것을 없앤다.

○ 단맛을 가진 동약은 주로 비(脾)에 작용하며 조화시키고 완화시킨다.

○ 매운맛을 가진 동약은 주로 폐(肺)에 작용하며 눅혀주고 퍼져 나가게 한다.

○ 짠맛을 가진 동약은 주로 신(腎)에 작용하며 굳은 것을 만문하게

한다.

○ 싱거운맛을 가진 동약은 7규(七竅)를 잘 통하게 하고 배설을 잘
하게 한다〔비요〕.

승강부침(升降浮沈)

○ 가볍고 속이 빈 것은 뜨고 올라가며 무겁고 속이 실한 것은 가라
앉고 내려간다.

○ 맛이 희박한 것〔味薄〕은 올라가고 생기게 한다(봄을 상징한다). 기가
희박한 것〔氣薄〕은 내려가고 수렴한다(가을을 상징한다). 기가 진한 것
〔氣厚〕은 떠오르고 자라게 한다(여름을 상징한다). 맛이 진한 것〔味厚〕은
가라앉고 감춘다(겨울을 상징한다).

○ 맛이 슴슴한 것〔味平〕은 변화하고 번성하게 한다(늦은 여름을 상징
한다).

○ 기와 맛이 모두 희박한 것은 뜨고 올라가며 맛이 후하고 기가 희
박한 것은 가라앉고 내려간다. 맛이 희박하고 기가 후한 것은 뜨기도
하고 가라앉기도 한다. 기와 맛이 모두 후한 것은 내려간다.

○ 신 것과 짠 것은 올라가지 않으며 매운 것과 단 것은 내려가지
않는다. 찬 것은 뜨지 않으며 더운 것은 가라앉지 않는다〔비요〕.

약의 위와 아래, 속과 겉의 작용이 다르다

○ 흙 속에 있는 뿌리에서 그 절반 위는 약기운이 위로 올라가고 절
반 아래는 밑으로 내려간다.

○ 가지로 된 약의 기운은 주로 팔다리로 간다.

○ 껍질로 된 약의 기운은 주로 피부로 간다.

○ 속대가 있는 줄기약은 주로 속으로 들어가고 또 장부로 들어간다.

○ 질이 가벼운 것은 위로 심(心)과 폐(肺)에 들어가 작용하고 아래
로는 간(肝)과 신(腎)에 들어가 작용한다.

○ 속이 빈 약은 발산시키는 작용을 한다.

○ 속이 실한 약은 속을 다스린다.

○ 마른 약은 기(氣)에 간다.

○ 윤택한 약은 혈(血)에 간다〔비요〕.

5미상극(五味相克)

○ 신맛을 가진 동약은 근(筋 ; 힘줄)을 상한다(신맛은 졸아들게 하는 작용이 있으므로 힘줄을 가드라들게 한다). 매운맛은 신맛을 이긴다.

○ 쓴맛은 기를 상한다(쓴맛은 기를 사한다). 짠맛은 쓴맛을 이긴다.

○ 단맛은 살을 상한다(단맛은 늘어지게 한다). 신맛은 단맛을 이긴다.

○ 매운맛은 피모(皮毛)를 상한다(주리를 열어서 발산시킨다). 쓴맛은 매운맛을 이긴다.

○ 짠맛은 혈을 상한다(짠맛은 배설시킨다). 단맛은 짠맛을 이긴다〔비요〕.

다섯 가지 병에 금하는 것〔五病所禁〕

○ 신맛이 있는 약기운은 근(筋 ; 힘줄)에 작용하여 힘줄을 가드라들게 한다.

○ 쓴맛을 가진 약기운은 뼈에 작용하여 뼈를 잘 쓰지 못하게 한다.

○ 단맛을 가진 약기운은 살에 작용하여 기가 몰키게 한다.

○ 매운맛을 가진 약기운은 기에 작용하여 기가 더욱 허해지게 한다.

○ 짠맛을 가진 약기운은 혈에 작용하여 혈을 엉키게 하고 갈증이 생기게 한다〔비요〕.

5장(五臟)에 대한 5미(五味)의 보사(補瀉)

간(肝)

○ 간이 몹시 조여들면 급히 단맛이 있는 감초를 써서 완화시켜주고 신맛이 있는 메함박꽃뿌리를 써서 사(瀉)해 주어야 한다.

간이 실하면 감초를 써서 간의 아들격이 되는 심을 사해준다. 발산

시키려면 매운맛이 있는 궁궁이를 써서 흩어지게 하고 매운맛을 가진
족두리풀을 써서 보(補)한다. 간이 허하면 지황, 황경피로 간의 어머니
격이 되는 신을 보한다.

심(心)

몹시 늘어져 있으면 급히 신맛을 가진 오미자를 써서 수렴하고 단
맛을 가진 감초, 인삼, 단너삼을 써서 사해준다.

심이 실하면 감초를 써서 심의 아들격이 되는 비를 사하고 연하게
하려면 급히 짠맛을 가진 망초를 쓴다.

짠맛을 가진 약을 가지고 보하려면 택사를 쓴다. 심이 허하면 생강을
써서 심의 어머니격이 되는 간을 보한다.

비(脾)

비가 몹시 습하여 괴로와할 때는 급히 쓴맛을 가진 흰삽주를 써서
마르게 하며 쓴맛을 가진 황련을 써서 사한다.

비가 실하면 뽕나무뿌리껍질을 써서 폐를 사하고 완화시키려면 급히
단맛을 가진 구감초를 쓰며 단맛을 가진 인삼으로써 보한다.

비가 허하면 닦은소금을 써서 어머니격이 되는 심을 보한다.

폐(肺)

기가 몹시 치밀어오를 때는 급히 쓴맛을 가진 가자(訶子)를 써서 내
리눌러야 하며 매운맛을 가진 뽕나무뿌리껍질을 써서 사해야 한다.

폐가 실하면 택사를 써서 그 아들격이 되는 신을 사하고 수렴시키
려면 급히 신맛을 가진 백작약을 써서 수렴하고 신맛을 가진 오미자로
보할 것이다.

폐가 허하면 오미자를 써서 그 어머니격이 되는 비를 보한다.

신(腎)

몹시 마르면 급히 매운맛을 가진 황경피와 지모를 써서 눅혀주며
짠맛을 가진 택사를 써서 사해야 한다.

신이 실하면 백작약을 써서 그 아들격이 되는 간을 사하며 든든하게

하려면 급히 쓴맛을 가진 지모를 쓰고 또한 쓴맛을 가진 황경피를 써서 보한다.

신이 허하면 오미자를 써서 그 어머니격이 되는 폐를 보한다.〔본초〕

병증에 따라 약을 쓰는 실례〔隨症用藥例〕

○ 풍사(風邪)가 6부에 들어가 팔다리를 잘 쓰지 못할 때는 우선 그 표증(表症)을 발산시켜야 하는데 강호리, 방풍을 주약〔君藥〕으로 하고 증세에 맞게 약을 더 넣어 쓴다. 이렇게 한 다음 경맥을 잘 통하게 하고 혈을 보하기 위해 당귀, 진교, 따두릅 같은 약을 병이 생긴 해당 경(經)에 맞게 쓴다.

○ 풍사가 5장에 들어가 귀가 먹고 잘 보이지 않으면 우선 그 이증(裏症)을 소통시켜야 하는데 삼화탕(三化湯)을 쓴다. 이렇게 한 다음에 경맥을 통하게 하는 약들인 따두릅, 방풍, 시호, 구릿대, 궁궁이를 병이 생긴 해당 경에 맞게 쓴다.

○ 파상풍(破傷風) 때 맥이 부(浮)한 것은 병이 표(表)에 있는 것이므로 땀을 내며 맥이 침(沈)하면 병이 이(裏)에 있는 것이므로 설사시킨다. 경련이 일어 몸을 뒤로 젖히면 강호리, 방풍을 쓰고 앞으로 가드라들면 승마, 구릿대를 쓰며 양쪽으로 가드라들면 시호, 방풍을 쓰는데 오른쪽으로 가드라들면 구릿대를 더 넣어 쓴다.

○ 풍사에 상하여 바람을 싫어하면〔惡風〕 방풍을 주약으로 하고 마황과 감초를 보조약〔佐藥〕으로 하여 쓴다.

○ 한사에 상하여 오한이 나면 마황을 주약으로 하고 방풍과 감초를 보조약으로 하여 쓴다.

○ 6경두통증(六經頭痛症)에는 반드시 궁궁이를 쓰는데 병이 생긴 경맥에 따라 인경약(引經藥)을 더 넣어 쓴다. 즉 태양(太陽) 두통에는 순비기열매, 양명두통에는 구릿대, 태음(太陰) 두통에는 끼무릇, 소음(少陰) 두통에는 족두리풀, 궐음두통에는 오수유를 더 넣어 쓰고 정수리가 아플 때에는 고본을 더 넣어 쓴다.

○ 미릉골(눈썹이 있는 부위)이 아플 때에는 강호리, 구릿대, 속썩은

풀을 쓴다.

○ 풍습증(風濕)으로 몸이 아플 때에는 강호리를 쓴다.

○ 목구멍이 아프고 턱이 부을 때에는 속썩은풀, 우엉씨, 감초, 도라
지를 쓴다.

○ 뼈마디가 붓고 아플 때는 강호리를 쓴다.

○ 눈이 갑자기 벌개지면서 붓는 데는 방풍, 속썩은풀, 황련 등을 써
서 화(火)를 사하는데 반드시 당귀를 보조약으로 쓴다.

○ 눈이 오랫동안 잘 보이지 않을 때에는 찐지황, 당귀를 주약으로
하고 강호리와 방풍을 보조약〔臣藥〕으로 하며 감초와 단국화를 그 다
음가는 보조약〔佐藥〕으로 쓴다.

○ 풍열(風熱)로 이가 쏘면서 찬 것을 좋아하고 더운 것을 싫어할
때에는 생지황, 당귀, 승마, 황련, 모란뿌리 껍질, 방풍 등을 쓴다.

○ 신이 허하며 이가 아플 때에는 도라지, 승마, 족두리풀, 오수유
등을 쓴다.

○ 풍습(風濕)으로 생긴 여러가지 병에는 반드시 강호리와 흰삽주를
쓴다.

○ 풍랭(風冷)으로 생긴 여러가지 병에는 반드시 오두를 쓴다.

○ 모든 담음(痰飮)에는 반드시 끼무릇을 쓰는데 풍증이 있으면 천
남성을, 열이 있으면 속썩은풀을, 습이 있으면 흰삽주와 귤껍질을, 찬
기운이 있으면 건강을 더 넣어 쓴다.

○ 풍열(風熱)로 생긴 여러가지 병에는 반드시 형개와 박하를 쓴다.

○ 여러가지 기침병〔咳嗽〕에는 오미자를 주약으로 하여 쓰는데 가래
가 있으면 끼무릇을, 숨이 차면 갖풀을 보조약〔佐藥〕으로 더 넣어 쓴다.
또한 열이 있거나 없거나 관계없이 속썩은풀을 약간 더 넣어 쓴다. 그
리고 봄에는 궁궁이와 백작약, 여름에는 치자와 지모, 가을에는 방풍,
겨울에는 마황과 계지를 더 넣어 쓴다.

○ 여러가지 기침병에 가래가 나올 때에는 끼무릇, 흰삽주, 오미자,
방풍, 탱자, 감초 등을 쓴다.

○ 여러가지 기침병에 가래가 나오지 않을 때에는 오미자, 살구씨,

패모, 생강, 방풍 등을 쓴다.

○ 기침소리가 나고 가래가 나올 때에는 끼무릇, 흰삽주, 오미자, 방풍 등을 쓴다.

○ 한천(寒喘)으로 숨이 가쁘고 가래가 많이 나올 때는 마황, 살구씨를 쓴다.

○ 열천(熱喘)으로 숨이 가쁘면서 기침을 할 때는 뽕나무뿌리껍질, 속썩은 풀, 가자 등을 쓴다.

○ 수음(水飮)으로 생기는 습천(濕喘)에는 백반, 주염나무열매, 꽃다지씨(정력자) 등을 쓴다.

○ 열천(熱喘)과 조천(燥喘)에는 갖풀, 오미자, 맥문동 등을 쓴다.

○ 숨결이 밭은(숨이 몹시 가쁜) 허천(虛喘) 때는 인삼, 단너삼, 오미자를 쓴다.

○ 여러가지 학질로 추웠다 더웠다 하는 데는 시호를 주약으로 하여 쓴다.

○ 비위가 허약할 때는 인삼, 단너삼, 삽주 등을 쓴다.

○ 입맛이 없을 때는 목향과 곽향을 쓴다.

○ 비위에 습이 있을 때는 눕기를 좋아하고 담이 있다. 그러므로 흰삽주, 삽주, 솔뿌리혹, 저령, 끼무릇, 방풍 등을 쓴다.

○ 상초(上焦)에 습열(濕熱)이 있으면 속썩은풀을 써서 폐의 화(火)를 사한다.

○ 중초(中焦)에 습열이 있으면 황련을 써서 심의 화를 사한다.

○ 하초(下焦)에 습열이 있으면 황경피, 지모, 등을 술에 씻어서 쓴다.

○ 하초에 습이 있어 부었을 때는 술에 씻은 방기와 용담초를 주약으로 하고 감초와 황경피를 보조약으로 하여 쓴다.

○ 배가 창만(脹滿)할 때는 반드시 생강즙에 법제한 후박과 목향을 쓴다.

○ 뱃속이 좁아진 데는 반드시 삽주를 쓴다.

○ 뱃속에 실열(實熱)이 있으면 대황과 망초를 쓴다.

○ 음식을 지나치게 먹었거나 뜨거운 것을 먹어서 상한 데는 대황을

주약으로 하고 찬약인 파두를 넣어서 알약이나 가루약을 만들어 쓴다.

○ 음식에 체하여 소화가 되지 않을 때는 반드시 황련과 선탱자를 쓴다.

○ 가슴 속이 더부룩하고 막힌 것 같은 데는 그것이 실증이면 후박과 선탱자를 쓰고 허증이면 백작약과 귤껍질을 쓴다. 담열증(痰熱症)이면 황련과 끼무릇을 쓰고 한증(寒症)이면 부자와 건강을 쓴다.

○ 가슴속에 번열(煩熱)이 있으면 반드시 치자와 솔뿌리혹을 쓴다.

○ 육울증(六鬱症)으로 속히 더부룩하고 그득할 때에는 향부자와 궁궁이를 쓰는데 습울(濕鬱)이면 삽주를 더 넣어 쓰고 담울(痰鬱)이면 귤껍질, 열울이면 치자, 식울(食鬱)이면 약누룩, 혈울(血鬱)이면 복숭아씨를 더 넣어 쓴다.

○ 여러가지 기(氣)로 찌르는 것 같이 아프면 탱자와 향부자에 인경약(引經藥)을 더 넣어 쓴다.

○ 여러가지 혈(血)로 찌르는 것 같이 아프면 반드시 당귀를 더 넣어 쓰는데 병이 위에 있는가 아래에 있는가를 잘 살펴서 원뿌리와 잔뿌리를 갈라 쓴다.

○ 옆구리가 아프면서 추웠다 더웠다하면 반드시 시호를 쓴다.

○ 위완(胃脘) 부위가 차면서 아플 때는 반드시 초두구와 오수유를 쓴다.

○ 아랫배에 산통(疝痛)이 있을 때는 반드시 선귤껍질과 멀구슬나무 열매를 더 넣어 쓴다.

○ 배꼽노리(臍腹;배꼽 주위)가 몹시 아플 때는 찐지황, 오약을 더 넣어 쓴다.

○ 여러가지 이질로 배가 아플 때와 설사시킨 뒤에는 백작약, 감초를 주약으로 하고 당귀와 흰삽주를 보조약으로 하여 쓴다.

먼저 곱이 나오고 다음 대변이 나올 때에는 황경피를 주약으로 하고 오이풀뿌리를 보조약으로 하여 쓴다.

먼저 대변을 눈 다음에 곱이 나올 때는 속썩은풀을 주약으로 하고 당귀를 보조약으로 하여 쓴다.

속이 켕길 때는 망초와 대황으로 설사시키고 뒤가 무직할 때는 목향, 곽향, 빈랑을 더 넣어 써서 화해시킨다.

배가 아프면 백작약을 쓰는데 오한이 있으면 육계를 더 넣어 쓰고 오열이 있을 때에는 속썩은풀을 더 넣어 쓰며 배가 아프지 않을 때는 백작약을 절반으로 줄여서 쓴다.

○ 물같은 설사가 멎지 않을 때는 반드시 흰삽주와 솔뿌리혹을 주약으로 하고 백작약, 감초를 보조약으로 쓰며 먹은 것이 소화되지 않을 때는 방풍을 더 넣어 쓴다.

○ 오줌이 누런색이면서 잘 나오지 않을 때는 황경피와 택사를 쓴다.

○ 오줌이 잘 나오지 않을 때는 황경피와 지모를 주약으로 하고 솔뿌리혹과 택사를 보조약으로 쓴다.

○ 가슴이 답답하고 갈증이 있을 때에는 건강, 솔뿌리혹, 하늘타리뿌리, 매화열매 등을 쓰고 끼무릇과 칡뿌리를 쓰는 것을 금한다.

○ 오줌이 잘 나오지 않고 방울방울 떨어질 때는 황경피와 두충을 쓴다.

○ 음경 속이 찌르는 것같이 아플 때는 생감초의 잔뿌리를 쓴다.

○ 살이 뜨겁고 담이 있을 때는 반드시 속썩은풀을 쓴다.

○ 허열(虛熱)이 있으면서 땀이 날 때는 반드시 단너삼, 구기뿌리껍질, 지모를 쓴다.

○ 허열이 있으면서 땀이 나지 않을 때는 모란뿌리껍질과 구기뿌리껍질을 쓴다.

○ 자한(自汗)과 식은땀〔盜汗〕이 날 때는 반드시 단너삼과 마황뿌리를 쓴다.

○ 조열(潮熱)이 때맞추어 날 때는 속썩은풀을 쓰는데 조열이 있는 시간에 따라 다음의 약을 더 넣어 쓴다. 즉 11~13시〔午時〕쯤에 조열이 있으면 황련을 더 넣어 쓰고 13~15시〔未時〕쯤에 조열이 있으면 석고를 더 넣어 쓰며 15~17시〔申時〕쯤에 조열이 있으면 시호를 더 넣어 쓴다. 17~19시〔酉時〕쯤에 조열이 있으면 승마를 더 넣어 쓰고 7~9시〔辰時〕와 19~21시〔戌時〕쯤에 조열이 있으면 강호리를 넣어 쓰며 밤에 조열이

있으면 당귀를 더 넣어 쓴다.

○ 놀라면서 가슴이 두근거리고 정신이 흐리멍텅한 때는 반드시 복신을 쓴다.

○ 일체 기로 아픈〔氣痛〕 때 위기를 고르게 하기 위해서는 향부자와 목향을 쓰고 체기를 헤치기 위해서는 선귤껍질과 탱자를 쓴다. 기를 사하기 위해서는 나팔꽃씨와 무씨를 쓰고 기를 도와주기 위해서는 목향, 곽향을 쓰며 기를 보하기 위해서는 인삼과 단너삼을 쓴다. 냉기가 있으면 초두구와 정향을 쓴다.

○ 일체 혈로 아픈〔血痛〕 때 활혈(活血)하고 보혈(補血)하려면 당귀, 갖풀, 궁궁이, 감초를 쓰고 양혈(凉血)하려면 생지황을 쓰며 파혈(破血)하려면 복숭아씨와 잇꽃, 소목, 꼭두서니뿌리, 현호색, 이스라치씨 등을 쓴다. 피를 멈추려면 난발회와 종려회를 쓴다.

○ 상초에서 피가 날 때는 반드시 방풍, 모란뿌리껍질, 전초(剪草), 천문동, 맥문동을 보조약으로 쓴다.

○ 중초에서 피가 날 때는 반드시 황련과 백작약을 보조약으로 쓴다.

○ 하초에서 피가 날 때는 반드시 오이풀뿌리를 보조약으로 쓴다.

○ 신선한 빨간 피가 나올 때는 생지황과 닦은 치자를 쓴다.

○ 묵은피(어혈)가 나올 때는 찐지황을 쓴다.

○ 여러가지 헌 데로 몹시 아플 때는 맛이 쓰고 성질이 찬 약들인 속썩은풀과 황련을 주약으로 하고 보조약으로 감초를 쓰되 위 아래를 보아 뿌리와 잔뿌리를 가려서 쓰며 인경약을 넣어서 쓴다.

12경맥에 생긴 헌 데에는 모두 개나리열매를 쓴다.

지모, 생지황을 술에 씻어서 쓴다.

인삼, 단너삼, 감초, 당귀는 심화(心火)를 사하고 원기(元氣)를 도와주며 아픔을 멎게 한다.

몰킨 것을 헤치는 데는 개나리열매, 당귀, 고본을 쓴다.

활혈하고 어혈을 없애는 데는 소목, 잇꽃, 모란뿌리껍질을 쓴다.

맥이 침(沈)하면 병이 이(속)에 있는 것이므로 대황을 더 넣어 써서 설사시켜야 한다.

맥이 부(浮)하면 병이 표(겉)에 있는 것이므로 속썩은풀, 황련, 당귀, 인삼, 목향, 빈랑, 황경피, 택사 등을 써서 경맥을 잘 통하게(行經) 하는 것이 좋다.

허리에서부터 머리에까지 생긴 헌 데에는 탱자를 더 넣어 써서 약기운을 헌 데로 가게 한다.

우엉씨를 더 넣어 써서 헌 데 독을 빼고 부은 것을 삭인다.

육계를 더 넣어 쓰면 심으로 약기운이 들어가 피를 인도해 내어 헌 데를 곪기게 한다.

뜬뜬하면서 터지지 않았으면 왕과근(쥐참외뿌리), 황약자, 삼릉, 봉출, 다시마를 더 넣어 쓴다.

몸웃도리에 헌 데가 생겼을 때는 속썩은풀, 방풍, 강호리, 도라지 등의 웃절반부분과 황련을 쓰고 아랫도리에 헌 데가 생겼을 때는 황경피, 지모, 방풍을 술과 물을 각각 절반씩 섞은 데 달여서 쓴다.

○ 헌 데로 약기운이 가게 인경약을 쓰려면 주엽나무가시(조각자)를 넣어 쓴다.

○ 항문에 치루가 생겼을 때는 삽주와 방풍을 주약으로 하고 감초와 백작약을 보조약으로 하여 쓰는데 증을 잘 살펴서 가감해 쓴다.

○ 임신중에 병이 있으면 속썩은풀과 흰삽주를 써서 안태시킨 뒤에 병을 치료하는 약을 쓴다. 열이 나든가 살이 다는 감이 있으면 속썩은풀, 황련, 인삼, 단너삼 등을 쓰고 배가 아프면 백작약, 감초를 쓴다.

○ 산후의 여러가지 병에는 시호, 황련, 백작약을 쓰는 것을 금하며 갈증이 있으면 끼무릇을 빼고 흰솔뿌리혹을 더 넣어 쓴다. 숨이 가쁘면서 기침을 할 때는 인삼을 빼고 쓰며 배가 불러오를 때는 감초를 빼고 쓴다. 어혈로 아플 때에는 당귀, 복숭아씨를 더 넣어 쓴다.

○ 어린이가 경풍증으로 경련을 일으키는 것은 파상풍과 같이 치료한다.

○ 심열(心熱)로 머리를 흔들고 이를 갈며 이마가 누렇게 되는 데는 황련, 감초, 도적산을 쓴다.

○ 간열(肝熱)로 눈이 어지러운 데는 시호, 방풍, 감초, 사청환을 쓴다.

○ 비열(脾熱)로 콧등이 벌겋게 된 데는 사황산을 쓴다.

○ 폐열(肺熱)로 오른쪽 볼이 벌겋게 된 데는 사백산을 쓴다.

○ 신열(腎熱)로 이마가 벌겋게 된 데는 지모, 황경피, 감초 등을 쓴다.

여러가지 허증에 약 쓰는 실례〔諸虛用藥例〕

○ 허로(虛勞)로 머리가 아프고 열이 날 때는 구기자와 둥굴레를 더 넣어쓴다.

○ 허하면서 게우려 할 때는 인삼을 더 넣어 쓴다.

○ 허하면서 불안해 할 때에는 인삼을 더 넣어 쓴다.

○ 허하면서 꿈이 많을 때는 용골을 더 넣어 쓴다.

○ 허하면서 열이 있을 때는 지황, 굴조가비, 댑싸리씨, 감초 등을 더 넣어 쓴다.

○ 허하면서 냉이 있을 때는 당귀, 궁궁이, 건강, 단너삼을 더 넣어 쓴다.

○ 허한데 노손까지 되었을 때는 종유석, 극자, 육종용, 파극천을 더 넣어 쓴다.

○ 허하면서 높은 열이 날 때는 속썩은풀, 천문동을 더 넣어 쓴다.

○ 허하면서 잊음증이 심할 때에는 복신과 원지를 더 넣어 쓴다.

○ 허하면서 입이 마를 때는 맥문동과 지모를 더 넣어 쓴다.

○ 허하면서 들이긋는 숨을 자주 쉴 때는 참깨, 산딸기, 측백씨 등을 더 넣어 쓴다.

○ 허하면서 숨이 가쁘고 기침을 약간 할 때는 오미자와 대추를 더 넣어 쓴다.

○ 허하면서 잘 놀라는〔驚悸〕 증이 있을 때 냉증이면 자석영과 소초(小草)를 더 넣어 쓰고 객열(客熱)이 있으면 더덕을 더 넣어 쓴다. 냉증도 열증도 없으면 용치를 더 넣어 쓰고 냉증과 열증이 다 있으면 위의 약을 모두 더 넣어 쓴다.

○ 허하면서 몸이 뻣뻣하고 허리를 잘 쓰지 못할 때는 자석영과 두

충을 더 넣어 쓴다.

○ 허하면서 냉증(冷症)이 심할 때는 계심, 오수유, 부자, 오두를 더 넣어 쓴다.

○ 허한 데다 과로하여 오줌이 벌건 때는 단녀삼을 더 넣어 쓴다.

○ 허하면서 객열이 있을 때는 구기뿌리껍질과 단녀삼을 더 넣어쓴다.

○ 허하면서 담이 있어 가슴이 그득할 때는 생강, 끼무릇, 선탱자를 더 넣어 쓴다.

○ 허하여 오줌이 지나치게 나올 때〔小腸利〕는 사마귀알집, 용골, 계내금을 더 넣어 쓴다.

○ 허하여 오줌이 잘 나오지 않을 때〔小腸不利〕는 솔뿌리혹과 택사를 더 넣어 쓴다.

○ 허하거나 허손으로 오줌이 뿌옇게 될 때는 후박을 더 넣어 쓴다.

○ 골수가 마르면서 부족하여졌을 때는 생지황, 당귀를 더 넣어 쓴다.

○ 폐기가 부족할 때는 천문동, 맥문동, 오미자를 더 넣어 쓴다.

○ 심기가 부족할 때는 인삼, 복신, 석창포를 더 넣어 쓴다.

○ 간기가 부족할 때는 천마, 궁궁이를 더 넣어 쓴다.

○ 비기가 부족할 때는 흰삽주, 백작약, 익지인을 더 넣어 쓴다.

○ 신기가 부족할 때는 찐지황, 원지, 모란뿌리껍질 등을 더 넣어 쓴다.

○ 담기가 부족할 때는 족두리풀, 살맹이씨, 오이풀뿌리를 더 넣어 쓴다.

○ 정신이 혼미할 때는 주사, 예지자, 복신 등을 더 넣어 쓴다.

땀내는 약〔汗劑〕〔본초〕

풍, 한, 서, 습의 사기(邪氣)가 피부에 침입하였으나 속으로 깊이 들어가지 않았으면 땀을 내는 것이 좋다.

○ 맛이 매우면서 성질이 따뜻한〔溫〕약은 형개, 박하, 구릿대, 귤껍질, 끼무릇, 족두리풀, 삽주, 천마, 생강, 파밑 등이다.

○ 맛이 매우면서 성질이 더운[熱] 약은 조피나무열매, 후추, 오수유, 마늘 등이다.

○ 맛이 매우면서 성질이 평(平)한 약은 선귤껍질, 방기, 진교 등이다.

○ 맛이 달면서 성질이 따뜻한 약은 마황, 인삼, 대추 등이다.

○ 맛이 달면서 성질이 평한 약은 칡뿌리, 벌건솔뿌리혹 등이다.

○ 맛이 달고 성질이 찬[寒] 약은 뽕나무뿌리껍질이다.

○ 맛이 달고 매우면서 성질이 따뜻한 약은 방풍, 당귀, 등이다.

○ 맛이 달고 매우면서 성질이 몹시 더운[大熱] 약은 육계와 계지 등이다.

○ 맛이 쓰면서 성질이 따뜻한 약은 후박, 도라지 등이다.

○ 맛이 쓰면서 성질이 찬 약은 속썩은풀, 지모, 선탱자, 너삼, 구기뿌리껍질, 시호, 생치나물뿌리 등이다.

○ 맛이 쓰고 매우면서 성질이 약간 따뜻한[微溫] 약은 강호리, 따두릅이다.

○ 맛이 쓰고 달면서 성질이 평한 약은 승마이다.

○ 맛이 시면서 성질이 약간 찬 약은 백작약이다.

○ 맛이 맵고 시면서 성질이 찬 약은 머구리밥풀이다.

○ 위의 약들은 모두 발산시키는 약에 속한다.

약을 써서 병이 나으면 지은 약을 다 쓸 필요가 없다.

게우게 하는 약[吐劑] [본초]

병이 가슴이나 중완(中脘) 이상에 있으면 다 게우게 해야 한다.

○ 맛이 쓰고 성질이 찬 약은 참외꼭지, 치자, 찻가루[茶末], 약전국, 황련, 너삼, 대황, 속썩은풀이다.

○ 맛이 맵고 쓰면서 성질이 찬 약은 상산, 박새뿌리, 울금 등이다.

○ 맛이 달고 성질이 찬 약은 오동나무기름이다.

○ 맛이 달면서 성질이 따뜻한 약은 소고기이다.

○ 맛이 달고 쓰면서 성질이 찬 약은 지황, 인삼노두이다.

○ 맛이 쓰면서 성질이 따뜻한 약은 청목향, 도라지노두, 원지, 후박

등이다.

○ 맛이 맵고 쓰면서 성질이 따뜻한 약은 박하, 팔꽃봉오리 송라 등
이다.

○ 맛이 매우면서 성질이 따뜻한 약은 무씨, 곡정초, 파뿌리, 두충,
주염나무열매 등이다.

○ 맛이 매우면서 성질이 찬 약은 담반, 석록, 석청 등이다.

○ 맛이 매우면서 성질이 따뜻한 약은 전갈(갈초), 매화열매, 부자,
오두, 경분 등이다.

○ 맛이 시면서 성질이 찬 약은 진반, 녹반, 김칫물이다.

○ 맛이 시면서 성질이 평한 약은 동록이다.

○ 맛이 달고 시면서 성질이 평한 약은 붉은팥이다.

○ 맛이 시면서 성질이 따뜻한 약은 신좁쌀죽웃물이다.

○ 맛이 짜면서 성질이 찬 약은 청염(돌소금), 창염, 입쌀미음 등이다.

○ 맛이 달면서 성질이 찬 약은 마아초이다.

○ 맛이 매우면서 성질이 더운 약은 비석이다.

○ 게우게 하는 여러가지 약 중에서 상산, 담반, 참외꼭지는 약간 독
이 있고 박새뿌리, 팔꽃봉오리, 오두, 부자, 비석 등은 독이 몹시 세며
나머지 약들은 독이 없다.

설사약〔下劑〕〔본초〕

적취(積聚)가 뱃속에 오래 자리잡고 있거나 한열(寒熱)의 사기가 몰
켜 있을 때는 반드시 설사약〔下劑〕을 쓴다.

○ 성질이 차면서 맛이 짠 약은 융염(戎鹽)이다.

○ 성질이 차면서 맛이 시고 짠 약은 무소뿔이다.

○ 성질이 차면서 맛이 달고 짠 약은 창염, 택사 등이다.

○ 성질이 차면서 맛이 쓰고 신 약은 선탱자이다.

○ 성질이 차면서 맛이 매운 약은 경분이다.

○ 성질이 차면서 맛이 쓰고 매운 약은 택칠이다.

○ 성질이 차면서 맛이 쓰고 단 약은 살구씨이다.

○ 성질이 약간 차면서 맛이 쓴 약은 돼지열이다.

○ 성질이 몹시 차면서 맛이 단 약은 마아초이다.

○ 성질이 몹시 차면서 맛이 쓴 약은 대황, 나팔꽃씨와 참외꼭지, 호로병박, 소열, 쪽즙, 소리쟁이뿌리싹이다.

○ 성질이 몹시 차면서 맛이 쓰고 단 약은 버들옺, 감수이다.

○ 성질이 몹시 차면서 맛이 쓰고 짠 약은 박초, 망초 등이다.

○ 성질이 따뜻하면서 맛이 매운 약은 빈랑이다.

○ 성질이 따뜻하면서 맛이 쓰고 매운 약은 팥꽃봉오리이다.

○ 성질이 따뜻하면서 맛이 단 약은 석밀이다.

○ 성질이 따뜻하면서 맛이 맵고 짠 약은 주염나무열매이다.

○ 성질이 더우면서 맛이 매운 약은 파두이다.

○ 성질이 서늘하면서 맛이 짠 약은 돼지피와 양피이다.

○ 성질이 평하면서 맛이 신 약은 이스라치씨이다.

○ 성질이 평하면서 맛이 쓴 약은 복숭아꽃이다.

○ 설사약 가운데서 파두는 성질이 덥기 때문에 한적(寒積)이 아니면 경솔하게 쓰지 말아야 한다.

7 방(七方) 〔본초〕

병에는 갓 생긴 것과 오래된 것이 있고 증에도 속에 생긴 것과 겉에 생긴 것이 있으며 치료에서도 경중이 있다. 병이 갓 생긴 데는 기방(奇方)을 쓰고 오래된 데는 우방(偶方)을 쓴다.

땀을 낼 때는 기방을 쓰지 않고, 설사시킬 때는 우방을 쓰지 않는다.

상반신을 보하거나 치료할 때는 완방(緩方)을 쓰고 하반신을 보하거나 치료할 때는 급방(急方)을 쓴다.

갓 생긴 병에 우방이나 기방을 쓸 때는 소방(小方)으로 지어 쓰고 오래된 병에 기방이나 우방을 쓸 때는 대방(大方)으로 지어 쓴다.

대방에는 약의 분량을 조금씩 넣고 소방에는 분량을 많이 넣는다.

약 가짓수가 많은 것은 9가지로 하고 약 가짓수가 적은 것은 하나로 하는 것도 있다.

기방을 써서 병이 낫지 않으면 우방을 쓰며 우방을 써서 낫지 않으면 반좌(反佐)로 치료해야 한다. 반좌는 한(寒), 열(熱), 온(溫), 량(凉)의 성질을 가진 약들을 병에 따라 반대되게 쓰는 것이다.

대 방(大方)

군약(君藥) 1가지, 신약(臣藥) 2가지, 좌약(佐藥) 9가지로 지은 처방이 대방(大方)이고 군약 1가지, 신약 3가지, 좌약 5가지로 지은 처방이 중방(中方)이며 군약 1가지, 신약 2가지로 지은 처방이 소방(小方)이다.

예를 들면 소승기탕(小承氣湯), 조위승기탕(調胃承氣湯)은 기방이면서 소방에 속하고 대승기탕(大承氣湯), 저당탕(抵當湯)은 기방이면서 대방에 속한다. 그렇기 때문에 이증(裏症)을 치료하는 약으로 쓴다.

계지탕(桂枝湯)과 마황탕(麻黃湯)은 우방이면서 소방에 속하고 갈근탕(葛根湯)과 청룡탕(青龍湯)은 우방이면서 대방에 속한다. 그렇기 때문에 땀내는 약〔發表藥〕으로 쓴다. 땀을 내는 데는 기방을 쓰지 않고, 설사를 시키는 데는 우방을 쓰지 않는다.

소 방(小方)

소방에는 2가지가 있다. 그 하나는 군약 1가지, 신약 2가지로 조성된 소방이다. 겸증이 없이 한 가지 증으로만 앓으며 1~2가지 약으로 치료될 수 있는 병에는 소방을 쓰는 것이 좋다.

또 하나는 약의 분량을 적게 하여 자주 먹는 소방이 있다. 이것은 심과 폐, 상반신에 병이 있을 때 좋다. 이때 약은 천천히 조금씩 먹어야 한다.

완 방(緩方)

완방에는 5가지가 있다.

맛이 단 약으로 된 완방에는 감초, 사탕, 꿀 등이 들어 있는데 이 약들은 가슴 속에 있는 병을 완화시킨다.

알약으로 된 완방은 달임약이나 가루약으로 된 약에 비하여 약효가 좀 완만하게 나타난다.

또한 약종류를 많이 넣어서 만든 완방이 있는데 이것은 여러가지 약들이 서로 억제하여 약성질이 제각기 나타나지 못하게 하는 것이다.

또한 독이 없는 약으로 병을 치료할 수 있게 만든 완방이 있다. 독이 없는 약의 성질은 순하고 작용이 완만하게 나타난다.

또한 약의 맛과 성질이 다 희박한 것으로 만든 완방이 있다. 이것은 상반신을 보하고 상반신의 병을 치료하는 데는 좋지만 하반신에까지 가면 약기운이 약해진다.

급 방(急方)

급방에는 4가지가 있다.

급병을 빨리 치료하는 급방이 있다. 중풍(中風), 관격(關格) 같은 것이 급병에 속한다.

달임약과 가루약으로 탕척(蕩滌)하는 급방이 있다. 즉 먹으면 약기운이 바로 퍼지고 사기를 빨리 몰아낸다.

또한 독이 있는 약으로 조성된 급방이 있다. 즉 독이 있는 약은 위로는 게우게 하고 아래로는 설하게 하여 사기를 몰아낸다.

약의 성질과 맛〔氣味〕이 모두 농후한 약으로 조성된 급방이 있다. 약의 성질과 맛이 농후한 약들은 하반신으로 약기운이 곧게 내려가며 또 약기운이 약해지지 않는다.

기 방(奇方)

기방에는 2가지가 있다.

한 가지 약으로 된 기방은 병이 상반신에 있고 갓 생긴 병일 때 쓴다.

또한 약 가짓수가 양수(陽數), 즉 1, 3, 5, 7, 9로 된 기방이 있는데 이것은 설사시키는 데 좋고 땀내는 데는 좋지 못하다.

우 방(偶方)

우방에는 3가지가 있다.

2가지 약을 배합한 우방도 있고 2개의 처방을 합한 우방도 있는데 이것들은 모두 병이 하반신에 있고 오래된 병일 때 쓰는 것이 좋다.

또한 약의 가짓수가 음수(陰數) 즉 2, 4, 6, 8, 10으로 된 우방도 있
는데 이것은 땀내는 데 좋고 설사시키는 데 좋지 못하다.

복 방(複方)

복방에는 3가지가 있다.

2가지 처방, 3가지 처방 또는 몇 개의 처방을 합한 복방이 있다. 예를
들면 계지이월비일탕(桂枝二越婢一湯), 오적산(五積散) 등이다. 또한 본
방에 다른 약을 더 넣어서 만든 복방이 있다. 예를 들면 조위승기탕에
개나리열매, 박하, 속썩은풀, 치자를 더 넣어서 양격산(凉膈散)을 만든
것이다.

또한 약의 분량을 똑같이 한 복방이 있다. 예를 들면 위풍탕(胃風湯)
은 약의 분량이 각각 같은 양으로 조성되었다.

10 제(十劑)〔본초〕

약의 작용을 10가지로 나눈 것이다. 이것은 약의 작용을 대체적으로
구분한 것으로서 매개 약들을 자세히 살펴보면 이 범위에서 벗어나지
않는다.

선제(宣劑)—몰킨 것을 헤치는 약인데 생강, 귤껍질 등이 속한다.

통제(通劑)—체한 것을 통하게 하는 약인데 통초, 방기 등이 속한다.

보제(補劑)—허약한 것을 보하는 약인데 인삼, 양고기 등이 속한다.

설제(洩劑)—막힌 것을 열어주는 약인데 꽃다지씨, 대황 등이 속한다.

경제(輕劑)—실한 것을 약하게 하는 약인데 마황, 칡뿌리 등이 속한
다.

중제(重劑)—겁내는 것을 멎게 하는 약인데 자석, 철분 등이 속한다.

활제(滑劑)—진득해서 붙은 것을 떼어 미끄럽게 하는 약인데 아욱씨,
느릅나무뿌리껍질 등이 속한다.

삽제(澁劑)—빠져나가는 것을 막는 약인데 굴조가비, 용골 등이 속한
다.

조제(燥劑)—습한 것을 마르게 하는 약인데 뽕나무뿌리껍질, 붉은팥

등이 속한다.

윤제(潤劑)—마른 것을 부드럽게 하는 약인데 백석영, 자석영 등이 속한다.

○ 처방을 잘 만들려면 7방(七方)과 10제(十劑)를 잘 알아야 하고 또 반드시 맛과 성질[氣味]에 근거하여야 한다.

약의 찬 것, 더운 것, 따뜻한 것, 서늘한 것(한, 열, 온, 량) 등 4가지 성질[四氣]은 우주에서 받고, 신 것, 쓴 것, 매운 것, 짠 것, 단 것, 슴슴한 것 등 6가지 맛은 땅에서 생긴다. 그러므로 형체가 있는 것은 미(味 ; 맛)가 되고 형체가 없는 것은 기(氣 ; 성질)가 된다.

기(氣)는 양에 속하고 미(味)는 음에 속하며 양에 속한 기는 윗구멍으로 통하고 음에 속한 미는 아랫구멍으로 통한다.

기(氣)가 변하여 정(精)이 생기고 미(味)가 변하여 형체를 자라게 한다. 때문에 땅에서 나는 물건은 형체를 양(養)하고 형체가 부족한 것은 기로 따뜻하게 한다.

우주에서 생긴 것은 정을 보양하고 정이 부족한 것은 미(맛)로 보한다.

맛이 매운 약과 단 약은 발산시키므로 양에 속하고 맛이 신 약과 쓴 약은 통설하므로 음에 속하며 맛이 슴슴한 약은 삼설(滲泄)하므로 양에 속한다.

매운맛은 헤치고 신맛은 수렴하며 단맛은 완화시키고 쓴맛은 굳게 하며 짠맛은 부드럽게 한다.

각기 5장에 생긴 병에 따라 약의 성질과 맛을 참고하여 치료해야 한다.

오래 둘수록 좋은 약 여섯가지〔六陳良藥〕 〔보감〕

오독도기〔狼毒〕, 선탱자, 귤껍질, 끼무릇, 마황, 오수유 등이다. 이 밖에 형개, 노야기〔香薷〕, 탱자 등도 이에 속한다.

구급법(救急法) 〔보감〕

구급이란 급하게 대책을 세워야 한다는 뜻이다. 사람들이 반드시 알아야 할 것이므로 특히 자세히 써 놓는다.

중 악(中惡)

배가 끓지 않고 명치가 따뜻하면 절대로 중악된 환자를 옮기지 말고…… 사향이나 안식향을 태워 냄새를 맡게 하여 정신이 든 다음에 옮긴다.

○ 먼저 놋그릇이나 질그릇에 끓인 물을 담아서 두터운 옷으로 배를 덮은 위에 올려 놓고 다림질하는 것처럼 한다. 물이 차지면 다른 것으로 바꿔야 한다.

○ 끼무릇과 주염나무열매의 가루를 코에 불어 넣는다. 명치가 따뜻하면 살 수 있다.

시 궐(尸厥)

가는 참대통을 양쪽 귀에 대고 불면 곧 깨어난다. 급히 소합향원(蘇合香元)을 데운 술이나 생강 달인 물에 타서 먹인다.

가위눌렸을 때〔鬼魘〕

만일 등불이 켜져 있었다면 그 불을 끄지 말며 만일 등불이 켜져 있지 않았다면 절대로 불을 켜지 말아야 한다. 그리고 발 뒤축과 엄지손가락의 손톱 옆이나 얼굴을 꼬집어 아프게 한다.

갑자기 정신이 혼미하여 죽은 것같이 된 데〔鬱冒卒死〕

박새뿌리, 참외꼭지, 석웅황, 백반 등을 가루내어 조금씩 코에 불어 넣거나 데운 술에 타서 먹인다.

목매어 거의 죽게 된 것〔自縊死〕

아침에 목맨 것이 저녁에 이른 것은 비록 몸이 싸늘해졌으나 살릴 수 있고 저녁에 목맨 것이 아침에 이른 것은 살릴 수 없다. 명치가 약간 따뜻한 것은 하루 이상 되었어도 살아날 수가 있다. 목맨 끈을 끊지 말고 천천히 풀 것이며 안아 내려서 편안히 눕힌다. 그리고 한 사람이 손바닥으로 입과 코를 잠깐잠깐 꽉 막아서 기가 나오지 않게 하고 또한 사람이 발로 양어깨를 밟고 손으로 머리칼을 잡아당기며 또 한 사람은 가슴 위를 비벼주며 또 한 사람은 팔과 다리를 굽혔다 폈다 해주는데 만일 이미 강직이 왔으면 점차적으로 세게 굽혔다 폈다 한다. 이렇게 하기를 20~30분 동안 계속 하는데 비록 숨을 쉬기 시작하고 눈을 떠도 멈추지 말고 얼마간 계속해야 살 수 있다(※ 옛날에 하던 인공호흡법을 말한다.)

물에 빠져 거의 죽게 된 것〔溺水死〕

물에 빠진 지 하룻밤이 지났어도 잘하면 살릴 수 있다. 급히 건져서 우선 입을 벌리고 젓가락이나 나뭇가지 하나를 입에 물려서 물을 게우게 한 다음 옷을 벗기고 배꼽 위에 200~300장 뜸을 뜬다. 이렇게 한 다음 두 사람이 붓대를 양쪽 귀에 대고 공기를 불어 넣어 주고 주엽나무열매 가루를 솜에 싸서 항문에 꽂아 주면 잠시 후에 물을 게우고 살아난다.

얼어서 거의 죽게 된 것〔凍死〕

뜨겁게 닦은 재를 주머니에 담아서 명치 부위에 대고 다림질하듯 하는데 재가 식으면 다른 것으로 바꾸어 한다.

입을 벌리고 숨을 쉬기 시작한 뒤에는 더운 미음이나 데운 술 또는 생강 달인 물을 먹인다. 만일 먼저 명치 부위를 덥게 하지 않고 불로 온몸을 덥힌다면 냉기와 상박되어서 반드시 죽는다.

굶어서 거의 죽게 된 것〔餓死〕

먼저 멀건 미음을 조금씩 넘기게 하여 목구멍과 위, 장을 눅혀준 다음 하루를 지나서 자주 멀건 죽을 며칠간 먹인다. 그 다음에 무른 밥을 먹인다.

짓눌려서 거의 죽게 된 것〔壓死〕

빨리 붙들어 앉힌 다음 손으로 그의 머리칼을 잡아서 머리를 뒤로 젖히고 코에다 끼무릇 가루를 불어 넣으며 생강즙에 참기름을 같은 양 타서 입에 넣어 준다.

우물 속이나 땅굴 속에 들어가다가 갑자기 기절하였을 때

〔入井塚卒死〕

대개 오래된 우물 속이나 땅굴 속에 들어갈 때는 우선 닭이나 오리의
털을 넣어 보는데 그것이 곧바로 내려가면 독이 없는 것이고 만일 뱅뱅
돌면서 내려가지 않으면 독이 있는 것이다. 이런 때는 반드시 술을 그
안에 뿌리고 얼마간 있다가 들어간다.

만일 모르고 들어가서 독과 접촉하여 기절하였으면 빨리 꺼내어 얼
굴에 물을 뿜어주고 또 석웅황 가루 8~12g을 먹인다. 또한 진하게 탄
소금물에 손발을 담그고 가슴과 옆구리를 씻어 주면 바로 깨어난다.

벼락을 맞아 기절하였을 때〔雷震死〕

지렁이를 짓찧어 배꼽 위에 붙여주면 한나절이 지나서 깨어난다.

뱀이 7규에 들어갔을 때〔蛇入七竅〕

급히 칼로 뱀의 꼬리를 째고 조피나무열매나 후추 2~3개를 넣고
싸주면 바로 나온다. 그 다음에는 석웅황 가루를 인삼 달인 물에 타서
마시면 뱀독을 없앨 수 있다.

○ 뱀이 몸에 감겼을 때 끓는 물을 뿌려 준다. 끓는 물이 없으면 오
줌을 뱀 감긴 데 누면 떨어진다.

여러가지 벌레가 귀에 들어갔을 때〔諸蟲入耳〕

참대통으로 참기름이나 식초를 빨아서 귀에 넣어 주면 나온다.

잘못하여 금이나 은을 먹었을 때〔誤吞金銀〕

사인을 달여 먹는다. 만일 동전을 삼켰을 때는 호두를 많이 먹는
다.

연기를 쏘이고 졸도하였을 때〔烟熏欲死〕

생무로 즙을 내어 먹이는데 무가 없으면 무씨를 물에 두고 갈아서
먹여도 좋다.

배를 타고 멀미할 때〔乘船眩暈〕

어린이 소변이나 자기의 소변을 마신다. 만일 물을 마시면 죽는다.

숟가락이 입안에 붙었을 때〔匙着口中〕

급히 삼리혈에 침을 놓든가 손가락 끝에 뜸을 7장 뜬다.

굶주림을 이겨내는 방법〔救飢捷法〕 〔보감〕

흉년이 들었거나 피난갈 때에 여러 날 먹지 못하여 죽게 되니 참으로 슬픈 일이다. 그러므로 여기에 굶주림을 이겨내는 쉬운 방법을 쓴다.

○ 굶주려서 죽게 되었을 때는 입을 다물고 혀로 아래위의 잇몸을 핥으면서 침을 모아서 삼키되 하루에 360번을 하면 좋다. 이 방법에 점차 익숙해져서 천여 번까지 하게 되면 자연히 배고픈 것이 좀 없어지며 3~5일이면 피곤하던 것도 점차 줄어든다. 이 시기를 지나면 몸이 가벼워지고 힘이 세지는 감을 느끼게 된다.

○ 또한 소나무와 잣나무의 잎을 잘게 썰어서 물 1홉에 타서 먹는데 하루에 2~3되를 먹으면 제일 좋다.

○ 또한 흰솔뿌리혹 160g과 흰밀가루 80g을 물에 알맞게 반죽하여 참기름 대신 황랍으로 지져 떡을 만들어 1번 배불리 먹으면 음식을 끊을 수 있게 된다. 그리고 3일 뒤에 지마탕(脂麻湯)을 먹어 장위를 좀 눅혀준다.

본초각론(本草各論；藥性歌)

산 초(山草) 43가지

인 삼(人蔘；삼신초)

인삼은 맛이 달고
원기 잘 보한다오
갈증을 멎게 하고
진액도 나게 하며
영위조화 시킨다네

人蔘味甘補元氣
止渴生津調榮衛

○ 인삼 생 것은 성질이 서늘하고 찐 것은 따뜻하다. ○ 수태음(手太陰) 폐경에 작용한다(귀경)(기약 가운데 혈분약이다)〔입문〕.

○ 족두리풀과 같이 넣어 밀봉하여 두면 여러 해 지나도 좀이 먹지 않는다. ○ 박새뿌리와 상반약이고 오령지, 주염나무열매, 검정콩, 자석 영과는 상외약이다. 철을 금기한다.

○ 기를 보하려면 반드시 인삼을 써야 하고 혈허(血虛)한 데도 반드시
인삼을 써야 한다. ○ 인삼은 5장의 양기를 보하고 더덕은 5장의 음기를
보한다. ○ 원기를 회복시키는 데 없어서는 안 되는 약이다.

○ 승마와 같이 쓰면 폐와 비의 화(火)를 사하고 솔뿌리혹과 같이
쓰면 신의 화를 사하며 맥문동과 같이 쓰면 기를 더 잘 보한다. 단너삼,
감초와 같이 쓰면 심한 열을 내리우고 음화(陰火)를 사한다. 또 헌 데
치료에 아주 좋은 약이다〔본초〕.

○ 약한 불기운에 말려 쓴다〔비요〕.

○ 몸이 약한 사람에게는 인삼노두를 참외꼭지 대신 쓰고 가슴 속에
담이 몰켜 있는 데는 인삼노두 달인 물에 참대기름을 넣어 써서 게우게
한다〔본초〕.

○ 인삼미(人蔘尾 ; 잔뿌리)는 주로 기를 내리는 작용이 있는데 귤껍질,
생강과 같이 쓴다. ○ 인삼잎은 산후 감기에 주로 쓰는데 백도라지와
같이 쓴다〔속방〕.

감 초(甘草)

감초는 달고 따뜻해
온갖 약 조화하네
생 깃은 화 내리우고
구운 것은 속 덥히네

甘草甘溫和諸藥
生能瀉火灸溫作

일명 국로(國老)라고 한다.

○ 족태음경(足太陰經), 궐음경(厥陰經), 손발의 12경맥(十二經脈)에 작
용한다. ○ 원지, 버들옻, 원화, 감수, 듬북과 상오약이며 돼지고기와
배추를 금기한다.

○ 온갖 약독을 푼다. ○ 약기운을 올라가게도 하고 내려가게도 하며 사열(邪熱)을 없애고 목구멍이 아픈 것을 낫게 하며 정기(正氣)를 완화시키고 음혈(陰血)을 보양한다. 또한 약성질이 조급한 것은 완화시키고 모든 약을 조화시켜서 서로 협력하게 한다. 그러므로 더운 약과 같이 쓰면 그 더운 성질이 완화되고 찬 약과 같이 쓰면 그 찬 성질이 완화된다. 차고 더운 성질이 섞인 약과 함께 쓰면 그 성질이 평하게 된다.

○ 감초초(甘草稍 ; 가는 뿌리)는 흉격의 열과 음경이 아픈 것을 주로 치료한다.

○ 감초두(甘草頭 ; 뿌리의 윗 끝부분)는 옹저(癰疽)를 치료하며 게우게 하는 약에 넣어 쓰기도 한다.

단너삼〔黃芪〕

단너삼 맛이 달고
성질은 따뜻한데
표 굳게 해 땀 멈추네
새 살 빨리 돋게 하고
헌 데 잘 낫게 하니
허하면 많이 쓰세

黃芪甘溫收汗表
托瘡生肌虛莫少

○ 족태음경(足太陰經), 수소양경(手少陽經), 족소음경(足少陰經), 명문(命門)에 작용한다〔본초〕.

○ 표에 약기운이 가게 하려면 생 것을 쓰고 허한 것을 보하려면 꿀물에 축여 구워서 쓴다. ○ 하초의 병을 치료할 때는 소금물에 축여서 볶아 쓴다고 한 것은 잘못된 것이다. 기가 위로 올라가면 신(腎)이 음기를 받아서 붕루와 대하가 저절로 멎는다〔비요〕.

○ 남생이등딱지, 백선피와 상오약(相惡藥)이며 방풍과 같이 쓰면 약효가 더 좋아진다. 이것이 상외(相畏)와 상사(相使) 관계를 말하는 것이다.

○ 여러가지 허증을 치료하는데 기를 보하고 비를 든든하게 하며 열을 내리고 고름을 빼며 피를 잘 돌게 한다. 그러므로 헌 데 치료에 좋은 약이다. 땀이 없으면 땀을 나게 하고 땀이 많이 나는 것은 멎게 한다. 어린이의 온갖 질병과 부인의 붕루, 대하 등 여러가지 병을 치료한다〔본초〕.

○ 사군자탕(四君子湯)에서 흰삽주와 흰솔뿌리혹을 빼고 단너삼을 넣은 것이 보원탕(保元湯)이다. 흰삽주는 습을 마르게 하고 솔뿌리혹은 습을 몰아내기 때문에 두창〔痘症〕에는 못 쓰는 약이다〔비요〕.

○ 영월(寧越)에서 나는데 껍질이 누렇고 살이 회면서 솜같이 만문한 것이 좋은 것이다.

게루기〔薺苨·모시대〕

게루기는 맛이 달고
성질은 차다 하네
기침 갈증 멎게 하고
온갖 약독 다 풀며
뱀물린 데 살맞은 상처
모두 낫게 하더라

薺苨甘寒嗽渴瘡
解百藥毒蛇箭傷

게루기는 인삼과 비슷한데 잎이 작고 도라지와도 비슷하나 심이 없다〔본초〕.

도라지〔桔梗〕

도라지는 맛이 쓴데
목 부은 것 낫게 하고
약기운 끌어 올려
가슴에 몰킨 것을
모두 헤쳐 준다네

桔梗味苦療咽腫
載藥上升開胸壅

○ 도라지는 성질이 약간 따뜻하고 독이 조금 있다. 어떤 책에는 독이
없고 성질이 몹시 차다고 하였다.
○ 수태음경(手太陰經) 기분(氣分), 족소음경(足少陰經)에 작용한다.
○ 용담초, 백급과 상외약(相畏藥)이며 돼지고기를 금한다.
○ 노두를 버리고 쌀 씻은 물에 담갔다 쓴다.
○ 감초와 같이 쓰면 기혈을 끌어 올리는 작용을 한다〔본초〕.

죽대둥글레〔黃精〕

황정은 맛이 단데
5장 6부 좋게 하며
몸 보해서 5로 7상
모두 낫게 한다더라

黃精味甘安臟腑
五勞七傷皆可補

○ 성질은 평하다. ○ 죽대둥굴레는 태양(太陽)에 속한 풀인데 먹으면
오래 살며 태음(太陰)에 속한 풀인 구문(鉤吻)을 먹으면 곧 죽는다.

○ 물에 씻어 쪄서 햇볕에 말리거나 쪄서 말리기를 9번 반복하여 쓴다. 3시충(三尸蟲)을 몰아낸다〔본초〕.

○ 진장기(陳藏器)는 구문(鉤吻)은 야갈(野葛)의 별명이라 하였는데 이 두 가지는 전혀 비슷하지도 않으므로 의심할 필요가 없다〔경악〕.

○ 죽대둥글레는 평안도에서 난다〔보감〕.

지 모(知母)

지모는 맛이 쓴데
열갈 골증 낫게 하고
기침 가래 땀나는 것
모두 멎게 한다더라

知母味苦熱渴除
骨蒸有汗痰咳舒

○ 이 약은 맛이 맵고 성질은 차다. ○ 본래 신경(腎經)의 본약이며 족양명경(足陽明經), 수태음경(手太陰經) 기분(氣分) 등에 작용한다.

○ 껍질과 잔뿌리를 버리고 쓰며 철을 금기한다. ○ 황경피 및 술과 같이 쓰면 좋다. 소금과 봉사(蓬砂)의 독을 억제한다〔본초〕.

○ 보약에 넣어 쓸 때는 소금물에 축여서 볶거나 꿀물에 축여 볶아서 쓰며 약기운이 상초로 올라가게 하려면 술에 축여 볶아서 쓴다〔보감〕.

○ 신의 허화(虛火)를 사하고 땀이 나는 골증을 낫게 하며 허로(虛勞)로 나는 열을 내리운다. 그리고 진음을 보한다〔본초〕.

○ 황해도에서 많이 난다〔보감〕.

육종용(肉蓯蓉)

육종용 맛이 달고

정혈을 보하는데
갑자기 많이 쓰면
대변이 묽어지네

蓯蓉味甘補精血
若驟用之反便滑

○ 육종용은 성질이 약간 따뜻하다.
○ 말의 정액이 떨어진 곳에서 생긴다. ○ 철을 금기한다.
○ 술에 하룻밤 담갔다가 껍질을 긁어버리고 찌거나 졸인 젖을 발라 구워서 쓴다.
○ 육종용을 먹어서 신병(腎病)을 치료하면 반드시 심(心)을 해롭게 한다.
○ 쇄양(鎖陽)은 육종용의 한 종류이다. 『입문(入門)』에는 종용근(蓯蓉根)이라고 하였다. 어떤 여자가 쇄양을 썼더니 성욕이 세졌다고 한다. 쇄양의 약효는 육종용보다 백 배나 세다고 하였다〔본초〕.

천 마(天麻)

천마는 맛이 맵고
어지럼증 낫게 하네
어린아이 간질병과
반신불수 생긴 데도
효과 또한 좋다더라

天麻味辛驅頭眩
小兒癎攣及癱瘓

○ 이 약은 성질은 평하다. ○ 간경(肝經) 기분(氣分)에 작용한다. ○ 겻불에 묻어 구워 쓰거나 술에 담갔다가 약한 불기운에 말려 쓴다.

○ 이 약은 속으로부터 겉으로 나오게 하는 작용이 있다〔본초〕.

천마싹〔赤箭〕

천마싹은 맛이 쓰고
정풍초라 부르는데
고독 산증 옹종이며
정신병에 좋다더라

赤箭味苦號定風
殺鬼蠱毒除疝癘

○ 이 약은 천마싹이다. 겉〔表〕에서 속〔裏〕으로 들어가는 작용이 있
다.
○ 이 약초는 바람이 불면 가만 있고 바람이 불지 않으면 저절로 흔
들린다고 하였다〔본초〕.

흰삽주〔白朮〕

흰삽주 달고 따스해
비위를 좋게 하네
설사증 멎게 하고
수습을 몰아내며
담 몰키고 트직한 증
모두 낫게 하더라

白朮甘溫健脾胃
止瀉除濕兼痰痞

○ 수태양경(手太陽經), 수소양경(手少陽經), 족삼음경(足三陰經), 족양명경(足陽明經)에 작용한다.

○ 쌀 씻은 물에 담갔다가 노두를 버리고 쓴다. 마른 것(燥証)을 눅히려고 할 때는 젖을 넣어 버무려서 쓴다. 위가 허할 때는 진흙(황토)을 같이 넣고 닦아서 쓴다.

○ 이 약을 쓸 때는 복숭아, 추리, 배추, 참새고기를 금한다.

○ 옛날에는 삽주〔蒼朮〕, 흰삽주〔白朮〕란 이름이 없었는데 도홍경(陶弘景)이 처음 갈라 놓았다〔본초〕.

삽 주〔蒼朮〕

삽주는 달고 따스해
땀내고 물기 빼며
속을 편케 하고
산람장기 막는다오

蒼朮甘溫能發汗
除濕寬中瘴可捍

○ 족양명경, 족태음경, 수태음경, 수양명경, 수태양경에 작용한다.
○ 찹쌀 씻은 물에 담가서 기름을 빼고 쓴다. ○ 금기는 흰삽주와 같다〔본초〕.
○ 약기운이 세고 위로 올라가게 하는 약이다〔보감〕.

구 척(狗脊)

구척은 맛이 단데
술에 축여 쪄 쓴다네
온갖 비증 낫게 하고

허리와 등 무릎 아픈 데
두루 쓴다 하더라

狗脊味甘治諸痺
腰背膝疼酒蒸試

○ 이 약은 성질이 약간 따뜻하다. 사초(莎草)와 상오약(相惡藥)이다.
○ 잔뿌리를 불에 그을려서 쓴다〔본초〕.

쇠고비〔貫衆〕

쇠고비는 성질 차고
독이 또한 있다네
징가 충병 낫게 하며
옻독 혈증 뼈 질린 데
두루 쓴다 하더라

貫衆寒毒宜癥蟲
漆瘡骨硬血症通

○ 일명 흑구척(黑狗脊)이라고 한다.

파극천〔巴戟〕

파극천 맵고 단데
허손된 것 보한다오
유정 몽설 낫게 하고
힘줄 세게 한다네

巴戟辛甘補虛損

精滑夢遺壯筋本

○ 이 약은 성질이 약간 따뜻하다. ○ 신경(腎經) 혈분(血分)에 작용한다.

○ 뇌환, 단삼과 상오약(相惡藥)이다.

○ 심을 빼고 술에 하룻밤 담갔다가 쓴다〔본초〕.

원 지(遠志)

원지는 따뜻한데
경계증을 낮게 하고
정신 마음 진정하며
총명하게 한다네

遠志氣溫驅悸驚
安神鎭心益聰明

○ 이 약은 족소음신경 기분에 작용하는 약이며 심경약(心經藥)은 아니다.

○ 감초 달인 물에 하룻밤 담갔다가 속대를 빼버리고 햇볕에 말리거나 약한 불기운에 말려 쓴다.

○ 진주, 박새풀뿌리와 상외약(相畏藥)이다.

○ 원지싹을 소초(小草)라고 하는데 정을 보하고 허하여 유정(遺精), 몽설(夢泄)하는 것을 멎게 한다〔본초〕.

삼지구엽초〔淫羊藿〕

삼지구엽초 맛이 맵고
성욕을 세게 하네

힘줄 뼈 든든케 하며
지력 또한 좋게 하네

淫羊藿辛陰陽興
堅筋益骨志力增

○ 일명 선령비(仙靈脾)라고 한다.
○ 성질이 약간 찬데 따뜻하다고도 한다.
○ 수양명경, 족양명경, 삼초경(三焦經)과 명문(命門)에 작용한다.
○ 술과 같이 쓰면 좋다. ○ 양이 이 풀을 먹으면 하루에 백 번 교
미한다고 하였다〔본초〕.

선 모(仙茅)

선모는 맛 매운데
허리 다리 저린 것과
허손 노상 낫게 하고
성욕 또한 나게 하네

仙茅味辛腰足痺
虛損勞傷陽道起

○ 이 약의 성질은 약간 따뜻하고 독이 조금 있다.
○ 철을 금기한다.
○ 검정콩 달인 물에 하룻밤 담갔다가 술에 버무려 찌거나 쌀 씻은
물에 담가서 벌건 물을 빼버리고 쓴다.
○ 유석(乳石) 6kg(10근)이 선모 600g(1근)보다 못하다〔본초〕.

현 삼(玄蔘)

현삼은 쓰고 찬데
상화를 내리고
종기 골증 낫게 하며
신수 또한 보한다오

玄蔘苦寒淸相火
消腫骨蒸補腎可

○ 족소음신경(足少陰腎經)의 주약이다. ○ 포초(蒲草)와 같이 쪄서
햇볕에 말려 쓰거나 술에 축여 쪄서 써도 좋다.
○ 단너삼, 건강, 대추, 산수유와 상오약이고 박새풀뿌리와는 상반약
(相反藥)이다. 동과 철을 금기한다〔본초〕.
○ 중요한 약으로서 모든 기를 통솔하여 위나 아래로 가게 하며 또
맑게 하면서 흐리지 않게 하므로 상화(相火)에 제일 좋은 약으로 쓴다
〔탕액〕.
○ 경상도에서 난다〔보감〕.

오이풀〔地楡〕

오이풀 몹시 찬데
혈열증을 낫게 하고
이질 붕루 멎게 하네
쇠붙이에 상한 데와
아픔 멎게 하는 데도
두루 쓰면 좋다더라

地楡沈寒血熱用
痢崩金瘡並止痛

○ 하초에 작용한다. 난발과 같이 쓰면 좋다.

○ 맥문동과 상오약이다. 오이풀은 주사, 석웅황, 유황의 독을 억누른다〔본초〕.

단 삼(丹蔘)

단삼은 맛이 쓴데
새 피를 생케 하고
적 또한 삭인다오
월경을 좋게 하고
붕루 대하 멎게 하네

丹蔘味苦生新能
破積調經除帶崩

○ 성질이 약간 차다. ○ 심경과 심포락경(心包絡經) 혈분(血分)에 작용한다.

○ 짠물에는 약효가 감소되며〔相畏〕 박새풀뿌리와는 상반약이다.

○ 오래 먹으면 흔히 눈에 핏발이 서는데 이것은 약성질이 덥기 때문이다. 지금 약성질이 약간 차다고 하는 것은 잘못된 것 같다.

○ 단삼 한 가지의 약효가 사물탕(四物湯)과 같다〔본초〕.

지 치〔紫草〕

지치는 쓰고 찬데
9규를 통케 하고
오줌 잘 누게 해서
배 물 찬 것 내리네
천연두와 홍역에도

요긴한 약이라오

紫草苦寒通九竅
利水消膨痘疹要

○ 수궐음경(手厥陰經), 족궐음경(足厥陰經)에 작용한다. ○ 그늘에서 말려 쓰거나 술에 씻어서 쓴다. ○ 동변, 말똥, 연기 등을 금기한다.
○ 자초용(紫草茸)은 제일 먼저 양기를 받은 것이므로 이것을 홍역이나 천연두 때 쓰는 것은 발진이 잘 되게 하자는 데 있다. 지금 사람들은 이 이치를 알지 못하고 전초를 다 쓰니 잘못된 것이다〔본초〕.

백 급(白芨)

백급은 맛이 쓴데
수렴작용 강하다오
종독 창양 외과병에
주로 많이 쓴다네

白芨味苦收斂多
腫毒瘡瘍主外科

○ 약성질은 평하거나 약간 차다. ○ 폐경(肺經)에 작용한다.
○ 살구씨와 상외약(相畏藥)이며 오두와는 상반약(相反藥)이다〔본초〕.

삼 칠(三七)

삼칠은 쓰고 따스해
혈증에 주로 쓰되
바르거나 먹으면

아픔 절로 멎더라

三七苦溫專主血
外摻內服痛自掇

○ 양명경, 궐음경(厥陰經)의 혈분에 작용한다〔경악〕.
○ 가루내어 돼지 피에 섞으면 물이 되는 것이 좋은 것이다.
○ 범이나 뱀한테 물린 것을 치료한다〔본초〕.

황 련(黃連)

황련은 맛이 쓴데
청열작용 한다네
더부룩한 증 없애고
설사 이질 낫게 하며
눈병에도 좋다오

黃連味苦主淸熱
除痞明目止痢泄

○ 성질이 약간 차다. ○ 심경(心經)에 작용한다.
○ 심화(心火)에는 생 것을 쓰고 간담화(肝膽火)에는 돼지 열물에 축여 볶아 쓰며 허화(虛火)에는 식초에 축여 볶아 쓴다. 상초화(上焦火)에는 술에 축여 볶아서 쓰고 중초화(中焦火)에는 생강즙에 축여 볶아 쓰며 하초화(下焦火)에는 소금물에 축여 볶아서 쓴다. 기분화(氣分火)에는 오수유 달인 물에 축여 볶아 쓰고 혈분화(血分火)에는 마른옻 담갔던 물에 축여 볶아 쓰며 식적화(食積火)에는 진흙과 같이 닦아서 쓴다.
○ 국화, 현삼, 백선피, 원화, 흰가루병누에, 찬물과 상오약이며 관동화, 쇠무릎풀과는 상외약이다. 오두독을 누르며 파두독을 푼다. 돼지고기를 금한다.

○ 옛날 처방에 황련저두환(黃連猪肚丸)이 있는데(이 처방에는 돼지밸이 들어 있다) 어째서 돼지고기만 금하고 내장은 금하지 않겠는가[본초].

○ 도홍경(陶弘景)은 황련이 장위를 든든하게 한다고 말했으며 유하간(河間)은 후에 논증하기를 "맛이 쓰고 성질이 찬 약은 대부분 설하게 하는데 오직 황련과 황경피만 성질이 서늘하면서도 조하다"고 하였기 때문에 후세에 와서 독특한 견해라고까지 보게 하였고 함부로 쓰게 되었다. 설사와 이질을 치료하는데 황련을 썼다는 한마디의 잘못된 말이 널리 퍼졌기 때문에 이처럼 바로잡기 어렵게 되었다. 이치에 어긋나고 사람들을 혼돈시킴이 이보다 더한 것이 없다. 실열(實熱)이 있는데는 써도 좋지만 본래 화사(火邪)가 없는데 함부로 쓰면 비(脾), 신(腎)이 점점 약해져서 백 명에 하나도 살 수 없게 된다. 대개 이질환자가 죽는 것이 이런 것과 관계가 있으니 한심한 일이다[경악].

호황련(胡黃連)

호황련은 맛이 쓴데
골증과 노열
식은땀을 멎게 하네
어린이 감리증과
허증의 경풍에도
두루 쓰면 좋다더라

胡黃連苦骨蒸類
盜汗虛驚兒疳痢

○ 성질이 몹시 차다. ○ 배합과 금기는 황련과 같으며 파두독을 푼다.
○ 속은 거멓고 누런데 꺾어 보아 연기 같은 먼지가 나는 것이 좋은 것이다[본초].

속썩은풀〔黃芩〕

속썩은풀 쓰고 차서
폐의 화를 사하고
자금은 대장습열
없다고 하더라

黃芩苦寒瀉肺火
子淸大腸濕熱可

○ 뿌리 속이 비지 않은 것을 자금(子芩) 또는 조금(條芩)이라고 한다.
○ 수태음경의 혈분, 수소양경, 수양명경에 작용한다〔본초〕.
○ 술에 축여 볶으면 약기운이 위로 올라가고 동변에 축여 볶으면
아래로 내려간다. 보통 생 것을 그대로 쓴다〔입문〕.
○ 파씨와 상오약이며 주사, 모란뿌리껍질, 박새풀뿌리와는 상외약이
다. 후박, 황련과 같이 쓰면 배아픔을 멎게 하고 오미자, 굴조가비와
같이 쓰면 임신하게 하며 단너삼, 가위톱, 붉은팥과 같이 쓰면 서루(鼠
瘻)를 낫게 한다. 술과 같이 쓰면 약기운이 위로 올라간다. 돼지열과
같이 쓰면 간담화(肝膽火)를 없애고 시호와 같이 쓰면 오한과 열나는
것을 없앤다. 백작약과 같이 쓰면 이질을 낫게 하고 뽕나무뿌리껍질과
같이 쓰면 폐화(肺火)를 사하며 흰삽주와 같이 쓰면 태아를 안정시킨다
〔본초〕.

진 교(秦艽)

진교 성질 약간 찬데
습증 하혈 낫게 하고
골증과 지절풍에
흔히 쓰는 약이더라

秦艽微寒治濕功
下血骨蒸肢節風

○ 수양명경, 족양명경, 간담경(肝膽經)에 작용한다. ○ 소젖과 상외
약이다〔본초〕.

시 호(柴胡)

시호는 맛이 쓴데
간화를 사한다오
한열이 오가는데
학질 등에 좋다더라

柴胡味苦瀉肝火
寒熱往來瘧疾可

○ 성질이 약간 차다. ○ 수소양경, 족소양경, 궐음경에 작용한다〔본
초〕.
○ 외감(外感)에는 생 것 대로 쓰고 내상(內傷)에는 술에 축여 쓰며
기침과 땀나는 데는 꿀물에 축여 볶아서 쓴다. 간담의 화에는 돼지열
물에 축여 볶아 쓴다〔입문〕.
○ 주염나무열매와 상오약이고 박새풀뿌리와 상외약이다. 동과 철을
금기한다〔본초〕.
○ 해장(海藏)은 말하기를 "실열이 없는데 시호를 쓰면 죽는다"고
하였다〔경악〕.

생치나물뿌리〔前胡〕

생치나물 약간 찬데

기침 가래 멎게 하네
오한 발열 있는 데와
머리아픔 더부룩한 데
써야 할 약이라네

前胡微寒寧嗽痰
寒熱頭痛痞可堪

○ 수태음경, 족태음경, 양명경에 작용한다.
○ 주엽나무열매와 상오약이고 박새풀뿌리와는 상외약이다.
○ 이 약의 효능은 기를 잘 내려가게 하는데〔下氣작용〕기가 내려가면
화도 내리고 담도 삭는다〔본초〕.

방 풍(防風)

방풍은 맛이 달고
성질은 따뜻하네
뼈마디가 저려나고
풍증으로 이 악문 데
현훈증에 혼히 쓰는
약이라고 하더라

防風甘溫骨節痺
諸風口噤頭暈類

○ 수태양경, 족태양경, 족양명경, 족태음경, 간경(肝經)의 기분(氣分)
에 작용한다.
○ 가위톱, 건강, 원화, 박새풀뿌리와 상오약이고 비해(萆薢)와 상외
약이다. 부자독을 없애고 온갖 약독을 푼다.
○ 가닥진 노두를 먹으면 발광하고 또 가닥진 뿌리를 먹으면 고질병

이 생긴다.

○ 파와 같이 쓰면 약기운이 온몸으로 돌아가고 택사, 고본과 같이 쓰면 풍증을 치료하며 당귀, 백작약, 양기석, 우여량과 같이 쓰면 부인의 자장풍(子臟風)을 치료한다.

○ 방풍은 단너삼의 약기운을 억제하지만 단너삼을 방풍과 같이 쓰면 약효가 더 세진다. 즉 약성을 약화시키는 상외약이면서 약효를 좋게 하는 상사(相使)작용을 한다는 것이다〔본초〕.

○ 상초의 풍사(風邪)를 없애는 데 아주 좋은 약이다〔입문〕.

강호리〔羌活〕

강호리 약간 따뜻해
풍습사기 몰아내오
머리와 몸 아픈 데와
힘줄 뼈 말쩬 데에
써야 하는 약이라네

羌活微溫祛袪風濕
身痛頭疼筋骨急

○ 이 약은 수태양경, 족태양경, 족궐음경, 족소음경의 표리(表裏) 인경약(引經藥)이다. 장애된 것을 바로 잡는데 주로 쓰이는 약으로서 그 어디에나 들어가지 않는 데가 없으므로 온몸의 뼈마디가 아픈 것을 이 약이 아니면 고치지 못한다.

강호리는 기가 세기 때문에 족태양경에 들어가고 따두릅은 기가 약하기 때문에 족소음경에 들어간다. 이 두 가지 약은 풍증을 치료하는데 표증, 이증에 쓰는 것이 다를 뿐이다〔본초〕.

○ 강호리, 따두릅은 모두 강원도에서 난다〔보감〕.

따두릅〔獨活〕

따두릅 맛 달고 쓴데
목 쓰지 못하는 데와
발에 생긴 습비증에
쓰며는 낫는다오

獨活甘苦項難舒
兩足濕痺風可除

○ 이 약은 성질이 약간 따뜻하다.
○ 족소음경의 행경약(行經藥)이다.
○ 따두릅은 바람에 흔들리지 않기 때문에 풍증을 치료하고 머구리
밥풀〔浮萍〕은 물에 가라앉지 않기 때문에 오줌을 잘 누게 한다〔본초〕.

승 마(升麻)

승마는 성질 차서
위열 치고 독을 푸네
처진 것을 올리고
이빨 아픔 겸해서
멈추기도 한다오

升麻性寒淸胃能
解毒升擧並牙疼

○ 족양명경, 족태음경에 작용한다〔본초〕.
○ 발산시킬 목적으로 쓸 때는 생 것을 쓰고 중초를 보할 목적으로
쓸 때는 술에 축여 볶아 쓰며 땀을 멈출 목적으로 쓸 때는 꿀물에 축여
볶아 쓴다〔입문〕.

○ 승마는 인삼과 단너삼의 약기운을 위로 올라가게 하며 승마를 시호와 같이 쓰면 성장 발육하게 하는 기〔生發之氣〕를 끌어 위로 올라가게 한다. 칡뿌리와 같이 쓰면 양명증에 땀을 나게 한다. 어혈이 속으로 들어갔을 때는 양명병(陽明病)에 좋은 약인 서각지황탕(犀角地黃湯)을 써야 하는데 만일 무소뿔이 없으면 승마를 대신 쓴다〔본초〕.

너 삼〔苦蔘〕

너삼은 맛이 쓴데
외과병에 주로 쓰네
눈썹이 빠진 데와
장풍하혈 하는 데도
두루 쓴다 하더라

苦蔘味苦主外科
眉脫腸風下血痾

○ 족소음경의 주약이며 족소양경에도 작용한다.
○ 찹쌀 씻은 물에 담갔다 쪄서 햇볕에 말려 쓴다.
○ 패모, 새삼씨와 상오약이며 박새풀뿌리와 상반약이다. 수은의 독을 치고 자황, 염초의 약효를 억제한다.
○ 음기(陰氣)를 세게 보하고 문둥병을 치료하는데 하물며 풍열(風熱)로 발진하는 병들이야 더 말할 것도 없다.
○ 위가 약한 사람은 주의하여 써야 한다〔본초〕.

백선피(白蘚皮)

백선피는 성질 차며
옴과 버짐 황달 임병

두루 쓰는 약이지만
비증 또한 낫게 하네

白蘚皮寒治疥癬
疸淋痺癱功不淺

○ 수태음경, 수양명경에 작용한다.
○ 오징어뼈, 도라지, 솔뿌리혹, 비해와 상오약이다.
○ 풍비(風痺)에 중요하게 쓰이는 약이다. 많은 의사들이 외과병에
흔히 쓴다〔본초〕.

현호색〔延胡索〕

현호색은 따뜻해
타박상을 낫게 하고
명치 밑의 심한 아픔
잘 멎게 한다오
온갖 혈증 치료에서
효과 또한 뚜렷하네

延胡氣溫治撲跌
心腹卒痛並諸血

○ 수태음경, 족태음경, 궐음경에 작용한다〔본초〕.
○ 식초에 삶아서 쓴다〔입문〕.
○ 혈 가운데 기가 막힌 데와 기 가운데 혈이 막힌 것을 잘 돌게 하
므로 온몸이 아픈 데 쓰면 잘 낫는다〔본초〕.
○ 만일 산후의 혈허(血虛)와 기허(氣虛)로 아픈 데 쓰면 대단히 좋지
못하다〔경악〕.

패 모(貝母)

패모 성질 약간 찬데
가래 기침 멎게 하고
울증이며 답답한 증
폐옹 폐위 낫게 하네

貝母微寒痰嗽宜
開欝除煩肺癰痿

○ 폐경의 기분에 작용한다.
○ 심을 빼고 생강즙에 축여 구워서 쓴다. ○ 복숭아꽃과 상오약이
고 진교, 반석과 상외약이며 오두와는 상반약이다〔본초〕.

산자고(山慈菰)

산자고는 맵고 쓴데
정창 웅종 낫게 하고
두드러기 뱀 물린 데
효과 있다 하더라

慈菰辛苦疔腫疽
蛇虺癮疹瘡可除

○ 산자고는 독이 약간 있다.

띠뿌리〔茅根〕

띠뿌리는 맛이 단데

막힌 것은 통케 하고
코피 토혈 멎게 하며
객열 어혈 없앤다네

茅根味甘善通關
吐衄客熱瘀並刪

○ 성질이 차다. 즉 백모근(白茅根)이다. 이것을 먹으면 낟알을 적게 먹는다.
○ 오줌을 잘 나가게 하고 갈증과 황달을 낫게 한다. 많은 사람들이 이 약을 홀시하고 오직 맛이 쓰고 성질이 찬 약을 써서 고른 기운을 상하게 하는 것은 이 약의 효과를 모르는 데 있다〔본초〕.

용담초(龍膽草)

용담초는 맛이 쓴데
성질 또한 차다더라
눈 붉으며 아픈 것과
하초 습종 낫게 하고
간열 또한 없앤다네

龍膽苦寒眼赤疼
下焦濕腫肝熱乘

○ 족궐음경과 족소양경의 기분에 작용한다. ○ 철을 금기한다.
○ 감초 달인 물에 하룻밤 담갔다가 햇볕에 말려 술에 축여 볶으면 약기운이 위로 올라간다〔본초〕.
○ 허한 사람에게는 술에 축여서 거멓게 닦아 쓴다〔탕액〕.

족두리풀〔細辛〕

족두리풀 맵고 따스해
관규를 열어 주네
소음 두통 풍습증에
요긴한 약이라오

細辛辛溫通關竅
少陰頭痛風濕要

○ 족궐음경, 족소음경의 혈분에 작용하며 수소음경의 인경약(引經藥)이다. ○ 단너삼, 짚신나물, 산수유와 상오약이다. 생채를 금한다. 소석, 곱돌과는 상외약이며 박새풀뿌리와는 상반약이다.

○ 이 약 한 가지를 가루내어 2g 이상 쓰지 말아야 한다. 만일 많이 쓰면 기가 막혀서 죽을 수 있다. 상한 곳 없이 죽는다.

○ 머리와 얼굴이 풍으로 아픈 데 없어서는 안 되는 약이다〔본초〕.

백 미(白薇)

백미 성질 몹시 찬데
귀사로 까무라쳐
인사불성 된 것이며
풍증 학질 낫게 하네

白薇大寒鬼邪却
不省人事風與瘧

○ 양명경(陽明經)에 작용한다. ○ 찹쌀 씻은 물에 축여 쪄서 햇볕에 말리거나 술에 씻어서 쓴다. ○ 단너삼, 대황, 건강, 대추, 마른옻, 산수유와 상외약이다〔본초〕.

방 초(芳草) 33가지

당 귀(當歸)

당귀 성질 따뜻하여
생혈 보심 잘한다오
허했으면 보해 주고
몰킨 어혈 몰아내네

當歸性溫主生血
補心扶虛逐瘀結

○ 당귀는 심(心)에 들어가서 심혈(心血)을 생기게 하고 비에 들어가서 비가 혈을 통솔하게 하며 간에 들어가서 간이 혈을 간직하게 한다.
○ 담이 있는 데 쓸 때는 생강즙에 축여 볶아 쓰고 상초의 병을 치료할 때는 술에 담갔다 쓰며 겉에 생긴 병을 치료할 때는 술에 씻어서 쓴다. ○ 여여(藘茹) 및 더운 국수와 상오약이고 석창포, 듬북, 생강과는 상외약이다. 석웅황의 약효를 억제한다.
○ 당귀두(當歸頭 ; 대가리 부분)는 피멎이 작용을 하고 당귀신(當歸身 ; 가운데 부분)은 보혈〔養血〕 작용을 하며 당귀미(當歸尾 ; 잔뿌리 부분)는 혈을 잘 돌게 하는〔行血〕 작용을 한다〔본초〕.

궁궁이〔川芎〕

궁궁이는 따뜻한데
머리아픔 멈춘다오
새 피를 생케 하고

울결된 것 헤치며
처진 것을 올린다네

川芎性温止頭疼
養新生血開欝升

○ 소양경의 인경약이며 수궐음경, 족궐음경의 기분에 작용한다.

○ 황련과 상외약이다. ○ 빛이 희면서 기름기 없는 것이 좋다.

○ 두면풍(頭面風)에 꼭 써야 할 약이다. 이 약 한 가지만 쓰거나 오래
쓰면 갑자기 망양증(亡陽症)이 생긴다. 골증과 땀이 많이 나는 증에는
특히 금기한다.

○ 미무(蘼蕪)는 궁궁이의 싹인데 두목풍(頭目風)을 낫게 하고 회충,
요충 등 3충을 없앤다〔본초〕.

사상자(蛇床子)

사상자는 맵고 쓴데
기 내려주고 속 덥히네
풍사 어혈 몰아내고
헌 데와 옴 치료에
효과 매우 좋다더라

蛇床辛苦下氣快
温中祛風瘀瘡疥

○ 신(腎), 명문(命門), 삼초(三焦)의 기분(氣分)에 작용하는 약이다.

○ 모란뿌리껍질, 패모, 파두와 상오약이고 유황독을 억제한다. ○ 약
간 닦아서 쓴다.

○ 성욕을 세게 한다. ○ 이 약 한 가지만으로도 남자의 보약으로 될
뿐 아니라 부인의 보약으로도 된다. 그런데 이 좋은 약을 늘 보고 있

으면서도 먼 곳에 가서 보약을 구하려고 하니 어찌 눈으로 보는 것은
믿지 않고 귀로 들은 것만 믿겠는가〔본초〕.

고 본(藁本)

고본 성질 따뜻한데
풍사를 몰아내고
한습증 치료하네
겸하여 머리아픔
잘 멎게 한다더라

藁本氣溫祛風能
兼治寒濕巓頂疼

○ 족태양경에 작용한다.
○ 들맨드라미씨〔靑箱子〕와 상외약이다〔본초〕.

구릿대〔白芷〕

구릿대는 맵고 따스해
고름을 잘 빼내고
양명두통 풍열증과
가려움증도 낫게 하네

白芷辛溫排膿往
陽明頭疼風熱痒

○ 수양명경에 주로 작용하는 약이다. 승마와 같이 쓰면 수양명경,
족양명경, 수태음경으로 간다.

○ 금불초꽃〔旋覆花〕과 상오약이며 석웅황, 유황독을 억제한다.
○ 9규(九竅)를 통하게 하고 땀을 내는 데 없어서는 안 될 약이다
〔본초〕.

백작약(白芍藥)

백작약은 시고 찬데
배아픔을 멎게 하고
이질 또한 낫게 하네
허한 것 보하지만
한증이면 쓰지 말라

白芍酸寒腹痛痢
能收能補虛寒忌

○ 약간 독이 있다.
○ 수태음경, 족태음경의 행경약이며 간경, 비경의 혈분에 들어간다.
○ 꽃이 벌겋고 잎이 하나이면서 산 속에 있는 것이 좋다. 백작약은
보하고 적작약(赤芍藥 ; 메함박꽃뿌리)은 사하는 작용이 있다. 참대칼로
껍질을 벗겨서 꿀을 발라 쪄서 쓴다. 찬 성질을 없애려면 술에 축여
볶아서 쓴다〔본초〕.

적작약(赤芍藥 ; 메함박꽃뿌리)

적작약은 맛이 시고
성질 또한 차다더라
몰킨 것은 헤쳐 주고
실한 것은 사한다네
월경을 통케 하고

어혈을 삭이지만
산후에는 삼가 쓰라

赤芍酸寒能散瀉
破血通經産後怕

목 향(木香)

목향은 약간 따스해
위기 조화 시킨다네
간기를 통케 하고
실한 폐기 사해주며
체기 또한 헤친다오

木香微温能和胃
行肝瀉肺散滯氣

○ 삼초경(三焦經)의 기분(氣分)에 작용한다.

○ 이기약(理氣藥)으로는 생 것을 쓰며 불기운을 가까이 하지 말아야
한다. 만약 대장을 실하게 하려면 밀가루 반죽에 싸서 잿불에 묻어 구
워서 쓴다〔본초〕.

감송향(甘松香)

감송향은 향기로와
달인 물로 목욕하면
몸이 또한 향기롭네
나쁜 기운 몰아내고
명치 밑 아픈 증을

잘 멎게 한다더라

甘松味香浴肌香
除心腹痛惡氣良

양 강(良薑 ; 고량강)

양강 성질 덥지마는
하기 작용 잘한다오
곽란 전근 낫게 하고
술과 음식 체한 것을
잘 내리게 한다더라

良薑性熱下氣良
轉筋霍亂酒食傷

○ 족태음경, 족양명경에 작용한다. ○ 씨는 홍두구(紅荳蔻)라고 하는
데 적응증은 양강과 같다. 또한 술독을 푼다〔본초〕.

초두구(草豆蔻)

초두구 맵고 따스해
입맛을 돋군다네
게우기도 멈추지만
차서 생긴 위아픔을
잘 낫게 한다더라

草蔻辛溫食無味
嘔吐作痛寒犯胃

○ 밀가루 반죽에 싸서 잿불에 묻어 구워 쓴다.

○ 태음경과 양명경에 작용한다.

○ 초두구와 초과(草果)는 비록 한가지 종류이지만 건령(建寧) 지방에서 나는 것을 초두구라 하고 전광(滇廣) 지방에서 나는 것을 초과라 한다〔본초〕.

초 과(草果)

초과 맛이 매운데
식체 창만 낫게 하고
학질 또한 치료하네
담벽을 삭여내고
돌림온병 산람 장기
미리 막아 낸다더라

草果味辛消食脹
截瘧逐痰辟瘟瘴

○ 이 밀가루 반죽에 싸서 잿불에 묻어 구워 갈아서 쓴다〔본초〕.

백두구(白豆蔲)

백두구는 맛이 맵고
성질 또한 따뜻한데
원기를 고루하네
구역 반위 낫게 하고
돌림눈병 예막도
없어지게 한다더라

白蔻辛溫調元氣
能祛瘴瞖嘔翻胃

○ 껍질을 벗기고 닦아 갈아서 쓴다.〔입문〕

○ 5가지 약효를 가지고 있다.

첫째는 폐경(肺經)에 들어간다. 둘째는 가슴에 막혀 있는 것을 헤친
다. 셋째는 차서 생긴 배아픔을 낫게 한다. 넷째는 비위를 덥혀 준다.
다섯째는 태양경병(太陽經病)으로 눈에 벌겋게 핏줄이 서는 것을 치료
한다〔본초〕.

사 인(砂仁)

사인은 따뜻한데
위를 보해 입맛 돋구고
경맥 또한 통케 하네
태아를 편히 하고
아픔 멎게 한다더라

砂仁溫養胃進食
善通經胎安痛息

○ 수태음경, 족태음경, 양명경, 태양경, 족소음경에 작용한다.

○ 백단향(白檀香), 백두구(白豆蔻)와 같이 쓰면 폐로 들어가고 인삼,
익지인과 같이 쓰면 비로 들어가며 황경피, 솔뿌리혹과 같이 쓰면 신에
들어간다. 그리고 적석지와 같이 쓰면 대소장에 들어간다.

○ 동, 철, 뼈 등 굳은 것을 삭힌다〔본초〕.

○ 약한 불에 닦아 갈아서 쓴다〔입문〕.

익지인(益智仁)

익지인 맵고 따스해
게우기를 멎게 하며
정신 안정 기 보하고
유정 유뇨 낫게 하네

益智辛溫治嘔要
安神益氣遺精溺

○ 심은 비의 어머니격이 되므로 입맛 돋구는 약에 이 약을 넣어
쓰면 비를 고르게 한다. 그리고 토는 화에서 생기기 때문에 반드시 심
약(心藥)을 비위약에 넣어 써서 비위의 양기를 보해 주어야 한다. 보약
속에 넣어 쓰되 많이 먹지 말 것이다.
○ 껍질을 버리고 닦아 가루내어 쓴다〔본초〕.

필 발(蓽撥)

필발은 맛이 맵고
성질은 따뜻한데
하기작용 한다오
현벽 산증뿐 아니라
곽란 설사하는 것과
이질 등을 치료하네

蓽撥辛溫下氣易
痃癖陰疝霍瀉痢

○ 수양명경, 족양명경에 작용한다.
○ 식초에 하룻밤 담갔다가 약한 불기운에 말려 쓴다.

○ 많이 먹으면 눈이 어두워지고 폐를 상한다〔본초〕.

육두구(肉豆蔲)

육두구 맛이 맵고
성질 또한 따뜻해서
위가 차고 허한 거며
멎지 않는 설사 이질
모두 다 낫게 하네

肉蔲辛溫胃虛冷
瀉痢不止功可等

○ 수양명경, 족양명경에 작용한다. ○ 식초에 밀가루를 반죽한 것으로 싸서 잿불에 묻어 구어 익힌 다음에 종이에 싸서 두드려 기름을 빼버리고 쓴다. 구리 그릇을 가까이 하지 말아야 한다〔본초〕.

개암풀열매〔破古紙〕

파고지는 따뜻한데
소금물과 술에 축여
닦아서 쓴다네
허리며 무릎 아픔
유정 몽설 치료함에
묘한 효과 있더라

破古紙溫塩酒炒
腰膝痛及固精巧

일명 보골지(補骨脂)라고 한다.

○ 심포(心包)의 화(火)와 명문(命門)의 화(火)가 통하게 한다.

○ 감초와 상오약이고 양고기와 모든 피를 금기한다. 호두, 호마와 같이 쓰면 좋다〔본초〕.

강 황(薑黃)

강황은 맛이 매워
어혈을 헤친다네
옹종도 삭이지만
기 내리우기 잘하여
명치 밑에 몰킨 것
또한 풀어 준다더라

薑黃味辛能破血
消癰下氣心腹結

○ 강황은 성질이 더우며 결코 차지 않다. 몹시 차다고 한 것은 잘 못된 것이다. ○ 약기운이 손과 팔에 간다〔본초〕.

○ 식초에 축여 닦아서 쓴다〔입문〕.

○ 효능은 울금과 비슷한데 기미가 더 세다〔경악〕.

울 금(鬱金)

울금은 맛이 쓴데
온갖 어혈 헤친다네
임병 혈뇨 낫게 하고
울결된 증 치료함에
효력 또한 좋다더라

鬱金味苦破諸血
淋溺見血及鬱結

○ 울금은 성질이 차다(장경악은 성질이 따뜻하다고 하였다).

○ 이 약은 화와 토에 속하며 물기운이 있다. 약성질이 가볍기 때문에 위로 올라간다〔본초〕.

○ (덧붙임) 울금과 강황은 다른 약초인데 운림(雲林)에 한가지 약이라고 한 것은 잘못된 것이다. ○ 약장삿군들이 흔히 강황을 울금이라고 속여서 팔았다〔비요〕.

봉 출〔莪朮〕

봉출 쓰고 따스한데
현벽 어혈 삭히며
막힌 월경 통케 하고
심한 아픔 멈춘다네

莪朮温苦破痃癖
消瘀通經止痛劇

○ 일명 봉아술(蓬莪茂)이라고 한다. ○ 간경에 작용하며 기중(氣中)의 혈증을 치료한다.

○ 술이나 식초에 법제하며 쓰면 좋다〔본초〕.

○ 오래된 적(積)이 아니면 쓰는 것이 좋지 않다〔경악〕.

삼 능(三稜)

삼릉은 맛이 쓴데
혈벽 기체 아픈 증에

치료 효과 좋지마는
허한 데는 경솔하게
망탕 쓰지 말라더라

三稜味苦利血癖
氣滯作疼虛莫擲

○ 간경(肝經)의 혈분에 작용한다.
○ 성질은 따뜻하다. 어떤 책에는 맛이 떫으면서 성질이 서늘하다고
하였다. ○ 식초에 담갔다가 볶아 쓰거나 포하여 쓰기도 한다〔본초〕.

향부자(香附子 ; 약방동사니)

향부자는 맛이 단데
체한 것 내리우고
몰킨 것을 헤친다오
월경부조 낫게 하며
아픔 또한 멈춘다네

香附味甘消宿食
開鬱調經痛可息

향부자는 사초뿌리〔莎根〕이다.
○ 간과 삼초의 약인데 12경맥과 기경 8맥의 기분에 작용한다.
○ 동변 또는 식초에 법제하여 쓰거나 궁궁이, 삽주와 같이 쓰면 좋
다. ○ 철을 금기한다.
○ 생 것을 쓰면 약기운이 위로 올라가면서도 겉으로 나오고 또 아
래로 내려가면서도 겉으로 나온다. 거멓게 닦아 쓰면 피를 멈추고 동
변에 축여 볶아 쓰면 혈로 들어가서 허한 것을 보하며 소금물에 축여
볶아 쓰면 혈로 들어가서 조한 것을 눅혀준다. 술에 축여 볶아 쓰면

경맥을 잘 통하게 하고 식초에 축여 볶아 쓰면 적을 없애며 생강즙에 축여 볶아 쓰면 담을 삭힌다〔본초〕.

곽 향(藿香)

곽향은 맛이 맵고
성질은 따뜻한데
게우기를 멈추고
풍한사를 몰아내네
더더구나 곽란증에
주로 쓰는 약이라오

藿香辛溫止嘔吐
發散風寒霍亂主

○ 수태음경, 족태음경에 작용한다〔본초〕.

쉽싸리〔澤蘭〕

쉽사리는 달고 쓴데
타박 손상 옹종이며
부석부석 몸 부은 데
흔히 쓰는 약이라오

澤蘭甘苦消癰腫
打撲損傷虛浮重

쉽싸리는 성질이 조금 따뜻하다.
○ 족태음경, 족궐음경에 작용한다.

○ 방기를 보조약〔使藥〕으로 해서 쓴다.

○ 부인들에게 쓰는 약처방에 가장 많이 쓰이는 약이다〔본초〕.

노야기〔香薷〕

　노야기 맛 매운데
　더위 먹어 상한 때며
　곽란증에 쓰거니와
　부은 것과 답답한 증
　변비 또한 치료하네

　香薷味辛治傷暑
　霍亂便澁腫煩去

　일명 향여(香茹)라고 한다.

○ 성질은 약간 따뜻하다. ○ 이 약은 금(金)과 수(水)에 속하는 약이기 때문에 약기운이 위로도 가고 아래로도 간다.

○ 이 약은 불기운을 가까이 하지 말아야 하며 오래 묵은 것이 좋다.

○ 기가 허한 사람에게는 많이 쓰지 못한다〔본초〕.

○ 줄기는 버리고 생강즙에 축여 볶아서 쓴다〔입문〕.

형 개(荊芥)

　형개 맛이 맵지마는
　머리와 눈 맑게 하고
　표한증을 낫게 하오
　풍사 또한 몰아내며
　헌 데 어혈 치료하네

荊芥味辛淸頭目
表寒袪風瘡瘀蹙

　형개의 본이름은 가소(假蘇)이다. ○ 족궐음경의 기분에 작용이다.
○ 비늘이 없는 물고기를 금기한다. 게와 같이 먹으면 풍을 일으킨다.
황상어를 먹고 생강이나 형개를 또 먹으면 곧 죽는다〔본초〕.
　○ 혈증을 치료할 때는 거멓게 닦아서 쓴다. 치자, 건강, 오이풀뿌리,
종려피, 오령지 등을 거멓게 닦아 쓰는 것은 약기운을 혈로 가게 하자
는 데 있다. ○ 오래 묵은 것이 더 좋다〔비요〕.

　　　　박 하(薄荷)

　　　박하 맛이 맵지마는
　　　머리와 눈 밝게 하고
　　　풍담 골증 낫게 하니
　　　모두 써야 한다네

　　　薄荷味辛淸頭目
　　　風痰骨蒸俱可服

　○ 박하는 맛이 맵고 성질은 서늘하다.
　○ 수궐음경, 족궐음경의 기분에 작용한다.
　○ 여러가지 약기운을 끌고 영(營)과 위(衛)로 들어가서 풍한사를
발산시킨다. ○ 고양이, 개, 범이 먹으면 취한다〔본초〕.

　　　　차조기〔紫蘇〕

　　　차조기 맛 매워서
　　　풍한사를 잘 헤치고

창만증을 낮게 하네
치민 기운 내리자면
자소 줄기 써야 하리

紫蘇味辛解風寒
梗能下氣脹可安

○ 차조기는 맛이 맵고 성질이 따뜻하다.
○ 기분(氣分)에 주로 작용한다. 귤껍질, 사인과 같이 쓰면 태아를 편안케 하며 곽향, 오약과 같이 쓰면 속을 덥히고 아픔을 멈춘다. 향부자, 마황과 같이 쓰면 땀이 나게 하고 궁궁이, 당귀와 같이 쓰면 피를 고르게 하며 모과, 후박과 같이 쓰면 더위 먹은 것을 풀고 곽란(霍亂)과 각기(脚氣)도 치료한다. 탱자, 도라지와 같이 쓰면 가슴에 막힌 것을 내려가게 하고 살구씨, 무씨와 같이 쓰면 담을 삭힌다.
○ 잎은 생 것으로도 먹는데 모든 물고기의 국에 넣어 끓여 먹으면 독을 없앤다〔본초〕.

차조기씨〔蘇子〕

차조기씨 맛이 매워
담기를 삭힌다오
기침 천식 멎게 하고
심폐 기운 눅혀 주네

蘇子味辛開痰氣
止咳定喘潤心肺

차조기씨는 기를 내려 보내는 작용이 귤껍질과 같다.
○ 물고기독과 게독을 푼다〔본초〕.

○ (덧붙임) 약방에 있는 것은 대개 가짜가 많다. 차조기 냄새가 나는 것을 써야 한다.

대회향(大茴香)

대회향 맛이 매워
산증 각기 낫게 하고
방광기통 구역 반위
모두 다 치료하네

大茴味辛疝脚氣
止膀胱痛嘔翻胃

○ 대회향은 성질이 평하다.
○ 수소음경, 족소음경, 수태양경, 족태양경에 작용한다.
○ 술에 하룻밤 담갔다가 누렇게 볶아서 가루내어 쓴다〔본초〕.
○ 팔각회향(八角茴香)은 대회향의 한 가지 종류인데 약기운이 세므로 주로 허리아픔에 쓴다〔입문〕.

소회향(小茴香)

소회향은 따스해
산증이며 허리아픔
배아픔을 낫게 하고
위 또한 덥혀 주네

小茴性溫除疝氣
治腰腹疼兼煖胃

○ 소회향은 우리 나라 어디에나 있다〔보감〕.

나 리〔百合〕

나리는 맛이 단데
심과 담 편케 하고
기침 부종 옹저까지
모두 치료한다네

百合味甘安心膽
咳浮癰疽皆可啖

○ 꽃이 흰 것을 약으로 쓴다〔비요〕.

습 초(濕草) 49가지

단국화(甘菊 ; 국화)

단국화는 맛이 단데
열사 풍사 없앤다오
피진 눈과 어지럼증
모두 낫게 할 뿐더러
눈물 걷는 효력 있네

菊花味甘除熱風
頭眩眼赤收淚功

○ 토(土)와 금(金)에 속하며 또 수(水)와 화(火)의 기운이 있다〔본초〕.

○ 뜰 안에 심는 것 중에서 맛이 달고 누런 꽃이 피는 것이 좋다〔보원〕.

○ 단국화를 넣고 베개를 만들어 베고 자면 눈이 밝아지고 어지럼증이 없어진다.

○ 흰국화는 풍증을 없애고 머리칼이 희어지지 않게 한다.

○ 들국화는 위를 상하게 하기 때문에 오직 옹저에만 붙이거나 먹는다〔본초〕.

약쑥잎〔艾葉〕

약쑥 평하게 따스한데
귀사를 몰아내고
태루 또한 멎게 하네
가슴앓이 하는 데도
모두 넣어 쓴다더라

艾葉溫平歐鬼邪
胎漏心疼並可加

○ 어떤 책에는 성질이 덥다고도 하였다. ○ 족삼음경에 작용한다.

○ 쌀가루나 흰솔뿌리혹을 약간 섞어서 짓찧어 가루낸다.

○ 오래 먹으면 독이 생겨 열이 나고 기가 위로 치민다. 이럴 때에는 감두탕(甘豆湯)이나 녹두즙을 마신다〔본초〕.

○ 오래 묵은 것이 좋다〔비요〕.

생당쑥〔茵蔯 ; 더위지기〕

생당쑥은 맛이 쓴데

황달병을 낫게 하네
오줌 많이 누게 하고
습과 열 없애는데
매우 좋은 약이더라

茵蔯味苦退疸黃
瀉濕利水淸熱良

○ 성질은 약간 차다.
○ 족태양경에 주로 작용한다.
○ 불을 가까이 하지 말 것이다〔본초〕.

제비쑥〔靑蒿〕

제비쑥은 성질 치고
열을 잘 내리우고
허한증과 식은땀
골증로를 치료하네

靑蒿氣寒童熱膏
虛寒盜汗骨蒸勞

○ 족소양경, 족궐음경의 혈분에 작용한다.
○ 동변에 7일간 담가 두었다가 햇볕에 말려 쓴다.
○ 유황독을 억제한다〔본초〕.

익모초(益母草)

익모초는 맛이 단데

부인에게 매우 좋아
어혈 잘 삭히고
새 피 또한 생케 하네
산전산후 온갖 병에
제일 많이 쓰더라

益母草甘最宜婦
去瘀生新產前後

○ 성질은 약간 차다. 어떤 책에는 맛이 맵고 성질이 따뜻하다고 하
였다.
○ 주로 수궐음경, 족궐음경의 혈분에 작용한다.
○ 유황, 석웅황, 비석의 독을 푼다. 철을 금기한다〔본초〕.

익모초씨(茺蔚子 ; 충위자)

익모초씨 맛이 단데
눈을 밝게 한다오
생 것으로 먹으면
폐 눅히고 겸해서
정 불구어 준다네

茺蔚子甘目可明
生食潤肺兼塡精

○ 약간 고소한 냄새가 나게 닦아서 쓴다. 또한 쪄 익혀서 햇볕에
말려 절구에 찧어 껍질을 버리고 속씨를 내어 쓴다〔본초〕.

꿀 풀〔夏枯草〕

꿀풀은 맛이 쓴데
나력 영류 낫게 하고
징가 울결 헤치며
습비 또한 치료하네

夏枯草苦療瘰瘤
破癥散結濕痺瘳

○ 성질이 차다.
○ 이 약은 순수 양기만을 가지고 있으므로 음기를 만나면 마른다.
궐음(厥陰)의 혈맥을 보양하는 효능이 있으며 눈이 아픈 것을 치료하는
데 효과가 좋다. 이것은 양으로 음을 치료하는 것이다〔본초〕.

금불초꽃〔金沸草〕

금불초꽃 성질 찬데
가래 기침 멎게 하네
물기 빼고 눈 밝히며
풍증 또한 낫게 하오

金沸草寒消痰嗽
逐水明目風可救

○ 일명 선복화(旋覆化)라고도 한다.
○ 성질은 약간 따뜻하다.
○ 주로 폐경과 대장경에 작용한다〔본초〕.

들맨드라미씨〔靑箱子〕

청상자는 맛이 쓴데
간열을 없앤다오
벌건 예장 청맹과니
모두 효력 있다더라

靑箱子苦肝臟熱
赤障靑盲俱可設

○ 주로 궐음경에 작용한다. ○ 닦아서 쓴다〔본초〕.
○ 아이들이 들맨드라미꽃(계관화)을 가지고 놀아서는 안 된다. 그것
은 그 씨가 눈에 들어가면 치료할 수 없기 때문이다〔전가보〕.

잇 꽃〔紅花〕

잇꽃은 맵고 따스해
어혈 잘 삭힌다오
많이 쓰면 통경하고
적게 쓰면 양혈하네

紅花辛溫消瘀熱
多則通經少養血

○ 간경(肝經)의 혈분(血分)에 주로 작용하는 약이다.
○ 식초와 같이 쓰면 좋다. ○ 잇꽃씨는 주로 천연두에 쓴다.
○ 연지는 잇꽃즙을 엉기게 하여 만든 것이다. 잇꽃즙을 어린이의
귀앓이에 한 방울 넣어 주면 낫는다. 또한 천연두의 독도 푼다〔본초〕.

엉겅퀴〔大薊〕와 조뱅이〔小薊〕

대계 소계 맛이 쓴데
부은 것을 삭인다오
코피 각혈 피 게우니
붕루증에 두루 쓰면
나오던 피 모두 멎네

大小薊苦消腫血
吐衄唾咯崩漏絶

○ 대계는 엉겅퀴이고 소계는 조뱅이이다. ○ 뿌리는 성질이 따뜻하고 잎은 성질이 서늘하다〔본초〕.

속 단(續斷)

속단은 맛이 맵고
뼈와 힘줄 이어 주네
타박 절상 낫게 하며
유정 몽설 멎게 하네

續斷味辛接骨筋
跌撲折傷固精勳

○ 성질은 약간 따뜻하다. ○ 술에 담갔다가 약한 불기운에 말려 쓴다.
○ 지황을 보조약으로 하여 쓴다. ○ 뇌환과 상오약이다.
○ 붉은배앓이와 부인의 자궁출혈, 대하증, 피오줌, 산전산후의 출혈 등에 가장 좋은 약이다〔본초〕. ○ 뽕나무겨우살이와 효력이 같다.
○ 속단은 마디를 꺾을 때 연기 같은 먼지가 나는 것이 좋은 것이다〔입문〕.

뻐꾹채〔漏蘆〕

뻐꾹채는 성질 찬데
헌 데 독은 잘 삭이고
보혈하고 고름 빼며
새 살 또한 나게 하오

漏蘆性寒袪瘡毒
補血排膿生肌肉

○ 주로 족양명경에 작용한다.
○ 회충을 죽인다〔본초〕.

모시풀뿌리〔苧根〕

모시풀 맛이 단데
음혈을 보한다네
태루 단독 산후열에
효과 좋다 하더라

苧根味甘補陰血
胎漏丹毒産後熱

○ 모시풀뿌리는 활(滑)하면서 냉(冷)하다〔본초〕.

호로파(胡蘆巴)

호로파는 따뜻해
신허한 것 보해 주고

창통이며 방광의
여러 산증 낫게 하네

胡巴溫煖補腎臟
脹痛諸疝自膀胱

○ 호로파는 술에 축여 찌거나 닦아서 쓴다.
○ 회향, 복숭아씨와 같이 쓰면 방광기를 치료하는 데 효과가 아주
좋다〔본초〕.

우엉열매〔鼠黏子〕

우엉열매 맛 매운데
창독을 풀어 주네
풍열이라 두드러기
그리고 목아픔에
효과 있다 하더라

鼠黏子辛消瘡毒
風熱咽疼癮疹屬

○ 일명 우방자(牛旁子), 악실(惡實)이라고 한다.
○ 맛이 쓰고 성질이 따뜻하다고도 한다.
○ 술에 축여 쪄서 갈아 쓴다.
○ 뿌리와 잎은 쇠붙이에 상한 데와 타박당한 데 쓴다. 소금을 두고
개어서 모든 헌 데에 붙인다〔본초〕.

도꼬마리열매〔蒼耳子〕

도꼬마리 맛이 쓴데
옴과 버짐 낫게 하네
헌 데와 풍습으로
아프고 가려운 데
응당 써야 한다네

蒼耳子苦疥癬瘡
風濕痛痒無不當

○ 일명 시이(葈耳), 권이(卷耳)라고도 한다.
○ 성질이 따뜻하고 약간 독이 있다. 혹은 없다고 한 데도 있다.
○ 닦아서 쓰거나 술에 축여서 쪄서 쓴다. ○ 돼지고기, 말고기, 쌀 씻은 물을 금기한다. 노사독을 억제한다.
○ 도꼬마리잎은 풍습비(風濕痺)가 골수에 생긴 것을 치료한다〔본초〕.

진득찰〔豨薟〕

진득찰 맛이 단네
풍습증을 낫게 하네
귀와 눈 밝게 하고
머리칼을 검게 하는
약효 또한 좋다더라

豨薟味甘除風濕
鬚髮耳目功皆及

○ 진득찰은 맛이 쓰고 성질이 차며 약간 독이 있다.
○ 꿀이나 술에 축여 쪄서 햇볕에 말리기를 9번 반복하여 쓰면 기를

보하고 풍증을 낫게 한다〔본초〕.

파 초〔甘蕉〕

파초 성질 몹시 차서
갈증과 열나는 것
썩 잘 멎게 한다더라
잎사귀는 종독에
기름은 털 빠진 데
쓰면은 효과 있네

甘蕉大寒渴熱發
葉主腫毒油生髮

○ 일명 파초라고도 한다. ○ 기름을 받사면 파초줄기껍질에 참대꼬
치를 꽂고 참대꼬치 구멍으로 병에 기름이 흐르게 한다.
○ 끓는 물이나 불에 덴 상처를 치료한다〔본초〕.

학 슬(鶴蝨；담배풀열매)

학슬은 맛이 쓴데
살충하고 충독 풀며
회충 또한 몰아내네
명치 밑의 갑작 아픔
썩 잘 멎게 한다더라

鶴蝨味苦殺蟲毒
心腹卒痛蛔堪逐

○ 학슬은 성질이 서늘하고 독이 약간 있다〔본초〕.

마 황(麻黃)

마황은 맛이 매워
땀내는 약효 있네
열나는 것 머리아픔
잘 멎게 하거니와
영위의 풍한사도
헤친다고 하더라

麻黃味辛能出汗
身熱頭疼風寒散

○ 마황은 성질이 따뜻하다.

○ 수태음경의 약이며 주로 족태양경에 작용한다. 또한 수소음경과
수양명경에도 들어가며 태양경과 소음경에 작용하여 땀이 나게 한다.

○ 뿌리와 마디는 버리고 물에 넣고 10여 번 끓어 오르게 달이면서
거품을 걷어 버리고 쓴다. 뿌리와 마디를 버리는 것은 그것들이 땀을
멎게 하기 때문이다.

○ 후박과 백미를 보조약〔使藥〕으로 쓴다. 신이와 상오약이다. ○ 오래
묵은 것이 좋다.

○ 마황이 있는 땅에는 겨울에 눈이 쌓이지 않는다. 그것은 마황이
땅 속의 양기를 밖으로 내보내기 때문이다. 그러므로 마황을 지나치게
쓰면 진기가 빠진다.

○ 상한병 때 땀을 내는 데 제일 좋은 약이다〔본초〕.

○ 마황뿌리는 땀을 멎게 하는 작용을 하기 때문에 여름철에 땀을
많이 흘릴 때 쓰면 좋다〔경악〕.

속 새〔木賊〕

속새는 맛이 단데
간장에 이롭다오
달거리 멎게 하고
눈에 가린 예막과
적 또한 삭힌다네

木賊味甘益肝臟
退瞖止經消積良

○ 성질은 평하고 따뜻하다.

○ 우각시, 사향과 같이 쓰면 오랜 이질을 치료하고 우여량, 궁궁이, 당귀와 같이 쓰면 자궁출혈〔崩漏〕을 치료한다. 홰나무꽃, 뽕나무버섯과 같이 쓰면 장풍(腸風)을 치료하고 홰나무열매, 선탱자와 같이 쓰면 치질로 피가 나오는 것을 멎게 한다.

○ 마황의 약성과 비슷하여 땀을 내고 해기(解肌)하는 작용을 한다〔본초〕.

○ 눈약으로 많이 쓰는데 동변에 하룻밤 담갔다가 햇볕에 말려 쓴다〔보감〕.

골풀속살〔燈心〕

골풀속살 맛이 단데
오줌 잘 누게 하여
융폐증 임병들과
모든 수종 낫게 하네

燈草味甘利小水
癃閉成淋濕腫止

○ 성질은 차거나 평하다.

○ 폐열을 사하고 심화(心火)를 내린다.

○ 가루로 만들기 어렵기 때문에 쌀가루를 푼 물에 적시어 말려서 가루낸다. 그 가루를 물에 넣었을 때 뜨는 것이 골풀속살이다.

○ 속심을 빼서 등잔불의 심지를 만들어 쓰기 때문에 등심이라고 한다〔본초〕.

생지황(生地黃)

생지황은 조금 찬데
습열을 없앤다네
골증 번열 멎게 하고
어혈 또한 삭이더라

生地微寒淸濕熱
骨蒸煩勞消瘀血

일명 하(苄)라고 한다.

○ 성질이 몹시 차다. ○ 주로 수소음경, 족소음경, 수궐음경, 족궐음경에 작용한다. 또한 수태양경의 약이다.

○ 청주, 맥문동과 같이 쓰면 좋다.

○ 패모와 상오약이고 느릅나무열매(무이)와 상외약이다. 파, 마늘, 무우, 여러 가지 피, 동과 철을 금기한다.

○ 성질이 몹시 찬 약이므로 위가 약한 사람에게는 잘 고려하여 쓸 것이다.

○ 또한 명치 부위가 아픈 데와 회충증을 치료한다〔본초〕.

○ 처음 캐어 물에 넣었을 때 뜨는 것을 천황(天黃)이라 하고 절반쯤 뜨고 절반쯤 가라앉는 것은 인황(人黃)이라 하며 다 가라앉는 것은 지황(地黃)이라 하는데 이것이 제일 좋은 것이다. 절반쯤 가라앉는 것이

다음 가는 것이며 뜨는 것은 쓰지 못한다〔보감〕. ○ 황주에서 많이 난
다.

생건지황〔乾地黃〕

생건지황 서늘하여
오한 발열 멎게 하고
심담의 혈허와
각혈 토혈 낫게 하네

生乾地涼除寒熱
心膽血虛肺吐血

술에 담갔다가 쓰면 약기운이 위로 올라가고 생강즙에 담갔다 쓰면
약기운이 가슴에 오래 머물지 않는다.
○ 생건지황을 만드는 방법은 다음과 같다. 생지황 60kg(100근)에서
36kg(60근)을 나무 절구에 넣고 짓찧어 즙을 내고 나머지는 술에 버
무려서 지황즙에 담갔다가 햇볕에 말리거나 약한 불기운에 말린다
〔본초〕.

찐지황〔熟地黃〕

찐지황 약간 따스해
신수와 혈 보한다오
머리칼을 검게 하고
정수 또한 불궈주네

熟地微溫滋腎水
補血烏髭益精髓

찐지황을 생강즙에 담갔다가 사인과 함께 쓰면 향기가 나면서 5장을
고르게 하고 충화지기(沖和之氣)를 단전으로 가게 한다.

모란뿌리껍질, 당귀와 같이 쓰면 혈을 고르게 하고 생겨나게 하며
혈분의 열을 없앤다. 또한 자음(滋陰)하면서 골수를 보한다.

○ 배꼽 아래가 아픈 것은 신(腎)에 속한 증인데 찐지황이 아니고서
는 멎게 할 수 없다. 그것은 찐지황이 신기를 통해주는 약이기 때문이
다[본초].

○ 지황은 중주(中州)의 기름진 땅에서 나는데 그 빛이 누른 것은 토
(土)의 색이다. 맛이 단 것도 토의 맛이다. 토의 기운을 가지고 있는데
족태음과 족양명경의 약이 아니라고 한 것을 나는 믿지 않는다. 생지
황은 성질이 서늘하기 때문에 비양(脾陽)이 부족한 사람에게는 반드시
주의해서 써야 한다. 그러나 찐지황은 성질이 평하고 지음(至陰)의 기를
가지고 있기 때문에 5장의 진음(眞陰)을 보한다.

또한 혈이 많은 장기에 가장 중요한 약인데 어째서 비위경(脾胃經)의
약이 안되겠는가. 사람이 살아가려면 기와 혈이 있어야 하는데 기를
보하는 데는 인삼이 주약이 되고 단너삼과 흰삽주가 보조약이 되며
혈을 보하는 데는 찐지황이 주약이 되고 궁궁이와 당귀가 보조약으로
된다. 인삼과 찐지황은 기혈을 보하는 데 반드시 있어야 할 약이다.

그 하나는 음에 속하는 약이고 또 하나는 양에 속하는 약인데 서로
표리관계에 있다. 또한 그 하나는 형(形)에 속하고 하나는 기(氣)에 속
하며 서로 생겨나고 자라는 것[生成]을 주관한다. 찐지황의 성미가 어느
한쪽으로 치우치지 않고 평정하기 때문에 이보다 나은 것이 없으니
다른 약으로 이것을 대신 할 수가 없다[경악].

쇠무릎풀[牛膝]

쇠무릎풀 맛이 쓴데
습비증 낫게 하며
정 보하고 어혈 삭히네

다리힘 세게 하고
낙태 또한 시킨다오

牛膝味苦濕痺除
補精强足下胎瘀

○ 쇠무릎풀을 술로 법제하면 간, 신을 보한다. 생 것을 쓰면 궂은
피를 없앤다. 보하는 데 쓰려면 술에 축여 쪄서 쓰고 아래로 내려가게
하는 데 쓰려면 생 것을 쓴다.

○ 남생이등딱지와 상오약이며 소고기를 금기한다.

○ 12경맥을 도와주며 피를 잘 돌게 하고 또 잘 생기게 하는 약이다.
여러 가지 약을 인경하여 허리와 다리로 가게 한다〔본초〕.

개미취〔紫菀〕

개미취 맵고 쓴데
기침 가래 멎게 하오
천식증과 폐농양에
오한 발열 나는 거며
폐위증을 낫게 하네

紫菀苦辛痰喘咳
吐膿寒熱並痿肺

○ 성질이 따뜻하다.

○ 꿀물에 담갔다가 약한 불기운에 말려 쓴다.

○ 관동화를 보조약〔使藥〕으로 쓴다. 천웅, 패랭이꽃, 고본, 뇌환, 원
지와 상오약이며 생당쑥과는 상외약이다〔본초〕.

맥문동(麥門冬)

맥문동은 달고 찬데
허열을 없앤다오
폐화 내리우고 심 보하며
번갈증 멎게 하네

麥門甘寒除虛熱
淸肺補心煩渴撤

○ 수태음경의 기분에 주로 작용한다.
○ 기왓장 위에 놓고 약한 불기운에 말리면서 뜨거울 때 심을 빼 버린다. 보약으로 쓸 때에는 술에 담가서 쓴다.
○ 지황, 길짱구씨를 보조약[使藥]으로 쓴다. 관동화와 상오약이며 너삼, 석종유와는 상외약이다. 철을 금기한다.
○ 기가 약하고 위가 차면 쓰지 못한다[본초].
○ 경상도, 전라도, 충청도와 땅이 비옥한 섬에서 난다[보감].

규 화(葵花)

규화는 맛이 달며
대하 이질 낫게 하오
흰 꽃은 대하 고치고
붉은 꽃은 이질 고치네

葵花味甘帶痢劇
赤治赤者白治白

○ 씨와 뿌리의 약효력은 같다. 오줌을 잘 누게 하고 다섯 가지 임병을 치료한다[본초].

깜또라지〔龍葵〕

깜또라지 맛이 달고
성질 또한 차가와서
열 없애고 잠 줄이네
타박상에도 좋거니와
오줌 잘 누게 하네

龍葵甘寒去熱睡
跌撲傷損小便利

꽈 리〔酸漿〕

꽈리는 시고 찬데
아이들에 이롭구나
황달 번열 난산 등에
맞춤하게 써야 하리

酸漿酸寒益小兒
熱煩難產水疸宜

○ 꽈리의 줄기와 싹은 효력이 같다.

한련초(旱蓮草)

한련초는 맛이 단데
피나는 것 멈추고
이질 설사 낫게 하오
머리칼 검게 하오

수염 또한 나게 하네

旱蓮草甘能止血
生鬚黑髮赤痢泄

○ 한련초는 즉 예장초(鱧腸草)이다.

관동화(款冬花)

관동화는 맛이 달고
성질은 따뜻한데
천식 기침 멈춘다오
허로증을 보해 주고
답답한 증 낫게 하며
폐기 또한 다스리네

款花甘温止喘咳
補劣除煩且理肺

○ 관동화는 순 양성인 약이며 수태음경에 주로 작용한다.
○ 살구씨를 보조약〔使藥〕으로 쓰며 개미취와 같이 쓰면 좋다. 주염
나무열매, 곱돌, 현삼과 상오약이며 패모, 마황, 단너삼, 속썩은풀, 개나
리열매, 들맨드라미씨와 상외약이다〔본초〕.
○ 본경(本經)에는 우리 나라에서 난다고 하였는데 지금은 없다〔보
감〕.

결명씨〔決明子〕

결명씨는 맛이 단데
간열을 없앤다오
눈 아픈 것 낫게 하고
눈물을 걷게 하며
코피 또한 멎게 하네

決明子甘除肝熱
目痛收淚止鼻血

○ 일명 초결명(草決明)이라고도 한다.
○ 결명씨는 성질이 약간 차다. ○ 약간 닦아 갈아서 쓴다. ○ 결명
씨를 넣고 베개를 만들어 베면 두풍증(頭風症)을 낫게 하고 눈을 밝게
한다〔본초〕.

댑싸리열매〔地膚子〕

지부자는 성질 찬데
가려움증 멎게 하고
방광열을 없애는 데
효력이 썩 좋다네

地膚子寒除瘙痒
去膀胱熱功最廣

패랭이꽃〔瞿麥〕

패랭이꽃 맛이 맵고

　　성질은 차거운데
　　임병을 낫게 하오
　　월경을 통케 하며
　　임신부가 먹으면은
　　유산을 하게 하네

　　瞿麥辛寒除淋零
　　且能墮胎及通經

○ 일명 석죽화(石竹花)라고도 한다.
○ 모란뿌리껍질을 보조약〔使藥〕으로 쓴다. 오징어뼈, 주사와 상오약
이다〔본초〕.

장구채〔王不留行〕

　　장구채 풍비에 좋고
　　월경을 고르게 하네
　　몸풀이를 촉진하고
　　젖앓이도 고친다오

　　王不留行除風痺
　　調經催產乳癰類

○ 맛이 쓰고 성질은 평하다.
○ 신좁쌀죽웃물에 담갔다가 약한 불기운에 말려 쓴다.
○ 양명경과 충임맥(衝任脈)의 약이다.
○ 젖이 잘 나게 하기 위해서 쓰는데 그것은 혈맥을 잘 통해 주기
때문이다〔본초〕.
○ 임병(淋病)을 치료하는 데 아주 좋은 약이다〔자생〕.

꽃다지씨〔葶藶子〕

꽃다지씨 맵고 쓴데
수종병을 낫게 하네
가래 많은 천식증과
폐옹이며 징가 등에
신중하게 써야 하리

葶藶苦辛利水腫
痰喘肺癰癥瘕重

○ 꽃다지씨는 성질이 몹시 차고 독이 약간 있다. 술에 축여 닦아서 쓰는 것이 좋다.
○ 대추와 같이 쓰면 좋고 흰가루병누에〔白殭蠶〕와는 상오약이다.
○ 허한 사람에게는 쓰지 않는 것이 좋다. 잘못 쓰면 생명이 위험하다〔본초〕.

아편꽃열매깍지〔鶯粟殼〕

앵속각은 맛이 떫어
이질 기침 잘 멈추고
약효 좋아 신기하나
잘못 쓰면 죽는다네

粟殼性澁痢嗽神
最能劫病亦殺人

○ 일명 어미각(御米殼)이라고도 한다.
○ 꼭지와 근막을 버리고 겉의 엷은 껍질을 식초에 축여 닦거나 꿀을 발라 구워서 쓴다. ○ 식초, 매화열매, 귤껍질 등과 같이 쓰면 좋다.

○ 아편꽃씨는 성질이 차며 많이 먹으면 대소변을 잘 누게 하고 방광기를 동하게 한다.

○ 아부용(阿芙蓉 ; 진)은 일명 아편이라 한다. 전에는 아편을 쓴다는 말을 듣지 못하였는데 근래에는 쓰는 사람이 있다. 아편은 아편꽃의 진액이다. 꽃이 폈다가 열매가 맺혀서 퍼렇게 되었을 때 오후에 침으로 겉의 푸른 껍질을 찔러 놓되 속의 굳은 껍질은 상하지 않게 한다. 이렇게 3~5곳에 찔러서 진이 나오는 것을 참대칼로 긁어 모아서 그늘에서 말려 쓴다. 민간에서는 구급약으로 쓴다〔본초〕.

○ 아편중독 증세가 비록 7일 동안 계속되어도 살릴 수 있다. 봉사나 사탕을 찬물에 타서 먹이면 독이 풀린다. 이때 햇볕을 쏘이지 말아야 한다〔경험방〕.

길짱구씨〔車前子〕

길짱구씨 성질 차서
피진 눈병 낫게 하고
오줌 잘 누게 하며
대변을 굳게 하네

車前氣寒眼赤疾
小便通利大便實

○ 일명 부이(芣苢)라고 한다. ○ 닦아서 쓴다.

○ 뿌리와 잎은 주로 피 게우는 것, 코피, 피오줌, 혈림(血淋) 등에 쓰는데 즙을 내어 먹는다〔본초〕.

개나리열매〔連翹〕

연교는 맛이 쓰고

성질이 차다지만
헌 데 독을 삭인다오
기 몰키고 피 엉킨 것
습열 등에 두루 쓰네

連翹苦寒消癰毒
氣聚血凝濕熱屬

○ 수소양경, 족소양경, 수양명경, 수소음경에 주로 작용한다.
○ 심열(心熱)을 사하고 상초의 열을 없애며 헌 데 치료에 좋은 약
이다〔본초〕.

청 대(青黛)

청대는 맛이 시고
성질은 차거운데
간장을 좋게 하네
어린이 경풍 간질
감리도 낫게 하고
열독 또한 없애더라

青黛酸寒平肝木
驚癎疳痢除熱毒

청대는 여러 가지 약독을 풀고 벌레 죽이는 작용을 하는데 물에 풀
어서 열창(熱瘡)과 종독(腫毒)에 붙인다.
○ 쪽씨〔藍實〕도 독풀이 및 벌레 죽이는 작용이 있다〔본초〕.

범싱아뿌리〔虎杖根〕

범싱아는 따스하나
번갈증을 낫게 하고
여러가지 임병 등에
오줌 잘 누게 하며
월경 또한 통케 하니
두루 쓸 만하더라

虎杖溫平治煩渴
諸淋可利通經血

마디풀〔萹蓄〕

마디풀은 맛이 쓴데
가려움증 옴과 황달
치질 등을 낫게 하네
어린이의 회충이며
부인들의 음창에 두루 쓴다 하더라

萹蓄味苦瘙疥息
疽痔兒蛔女陰蝕

남가새열매〔蒺藜子〕

남가새는 맛이 쓴데 헐었거나
가려운 것 눈의 예막 없앤다오
머리에 난 헌 데와
백반에도 효과 있네

蒺藜味苦瘡瘙痒
白癜頭瘡瞖目朗

○ 남가새열매는 성질이 따뜻하다. 닦아서 가시를 없앤 다음에 가루내
어 쓴다.

곡정초(穀精草)

곡정초는 맛 매운데
이빨 쏘고 입이 헌 데
흔히 쓰는 약이라오
목병도 낫게 하고
눈의 예막 없앤다네

穀精草辛牙齒痛
口瘡咽痺眼瞖瞢

해금사(海金砂)

해금사는 성질 찬데
소장을 통케 하고
습열로 부은 것과
임병 또한 낫게 하네

海金砂寒通小腸
濕熱腫滿淋亦當

○ 해금사(실고사리알씨)는 소장과 방광의 혈분약이다〔본초〕.

민들레〔蒲公英〕

민들레는 맛이 쓴데
음식중독 풀어주고
부은 것과 굳은 멍울
잘 풀리게 하더라

蒲公英苦除食毒
消腫潰堅結核屬

독 초(毒草) 20가지

대 황(大黃)

대황은 맛이 쓰고
성질은 차거운데
어혈을 헤쳐주네
가슴 시원히 열어주고
장위 기운 통해주며
적취도 삭힌다오

大黃苦寒破血瘀
快膈通腸積聚除

○ 수양명경, 족양명경에 작용하는데 술에 담갔다 쓰면 태양경에, 술에 씻어 쓰면 양명경에 들어간다. 설사시키려면 생 것 대로 쓴다.

○ 속썩은풀을 보조약〔使藥〕으로 쓰며 찬물을 금한다. 마른옻과 상오약이다〔본초〕.

○ 허실을 잘 가려서 써야 하는데 만일 허한 데 잘못 쓰면 독술을 마신 것과 같이 된다〔경악〕.

자리공〔商陸〕

자리공은 맵고 달며
붉은 것 흰 것 있다네
붉은 것은 종처 삭이고
흰 것은 물기 빼다오

商陸辛甘赤白異
赤者腫消白水利

○ 자리공은 독이 몹시 세다. ○ 녹두와 같이 찌든가 검정콩 잎사귀에 싸서 한나절 동안 찐다. ○ 단고기와 철을 금한다. 마늘과 같이 쓰면 좋다〔본초〕.

○ 물과 같이 먹으면 죽는다. 몸의 물기를 잘 빠지게 하면서도 물과 같이 먹는 것을 금하는 것은 이것들이 상오관계이기 때문이다. 그러므로 의사들은 흔히 겉에 붙이는 약으로 썼을 뿐 경솔하게 먹이지는 않았다〔금궤〕.

오독도기〔狼毒〕

오독도기 맛 매운데
징가 적취 잘 삭히고
고질 악창 낫게 하며
위증 또한 고친다네

狼毒味辛癥積衰
鬼毒惡瘡及風瘻

○ 오독도기는 식초에 축여 닦아서 쓴다.
○ 새, 짐승, 쥐 등을 죽인다. 오래 묵은 것이 좋다〔본초〕.

버들옻〔大戟〕

버들옻은 맛이 달고
성질은 차거워
심한 설사 일으키고
오줌 잘 누게 하네
수종 징가 낫게 하며
아찔한 증 없앤다오

大戟甘寒最利便
水腫癥堅功瞑眩

○ 버들옻은 독이 몹시 세다.
○ 신좁쌀죽웃물에 삶아서 햇볕에 말려 쓴다.
○ 석창포와 상외약이며 마를 금기한다.
○ 택칠은 버들옻의 싹인데 독이 조금 있다. 이것은 수종증(水腫症)을
낫게 하고 대소장의 기능을 좋게 한다〔본초〕.

감 수(甘遂)

감수는 맛이 쓰고
성질은 차다더라
징가 담음 헤쳐 주며

얼굴 붓고 배 뿔은 것
물기 빼어 낫게 하네

甘遂苦寒破癥痰
面浮蠱脹利水堪

감수는 감초나 모시대〔薺苨〕를 끓인 물에 3일 동안 담가 두었다가
물에 일어서 거먼 물을 빼 버리고 깨끗한 것을 불에 닦든가 밀가루
반죽에 싸서 구워 독을 뺀다.
○ 원지와 상오약이고 감초와는 상반약이다〔본초〕.

속수자(續隨子)

속수자는 맛이 매워
고독 헌 데 낫게 하고
월경을 통케 하며
적 또한 삭게 하오
하지만 지나치게
많이 쓰면 해롭다네

續隨子辛蠱毒瘡
通經消積莫過嘗

○ 일명 천금자(千金子)라고도 한다.
○ 껍질을 벗겨 버리고 종이에 싸서 압착하여 기름을 짜 버리고 쓴다.
○ 물기를 빠지게 하는 효과는 빠르나 독이 있어 몸에 해를 주기 때
문에 지나치게 많이 쓰지 말아야 한다〔본초〕.

사리풀씨〔莨菪子〕

사리풀씨 성질 찬데
김 쏘이면 이쏘기 멎네
정신이 들게 하며 사기 풍사 쫓는다오

莨菪子寒熏齒蟲
通神除邪更逐風

○ 일명 천선자(天仙子)라고 한다. ○ 독이 있으므로 식초를 두고 삶
아서 쓴다. ○ 많이 먹으면 미친다〔본초〕.

아주까리씨〔萆麻子〕

아주까리 맛 매운데
체한 것을 내리우네
정수리에 발라 주면
빠진 홍문 들어가고
발바닥에 붙이면 태아를 떨군다네

萆麻子辛滯崇開
塗頂收肚足下胎

○ 아주까리씨는 독이 조금 있다. ○ 소금물에 삶아 씨를 발라서 쓴다.
○ 주사〔丹砂〕와 분상(粉霜 ; 경분)독을 없앤다.
○ 아주까리씨를 먹은 사람은 일생 동안 닦은 콩을 먹지 말아야 한다.
먹으면 배가 불러 올라 죽을 수 있다.
○ 아주까리기름은 주로 풍증으로 말을 못하는 데 쓴다. ○ 아주까
리잎은 주로 각기와 풍증으로 부은 데 쪄서 싸매어 준다〔본초〕.

상 산(常山)

상산은 쓰고 찬데
담으로 난 학질이며
상한열과 수창증에
흔히 쓰는 약이라네

常山苦寒截痰瘧
傷寒熱及水脹藥

○ 상산은 독이 조금 있어 성질은 약간 차다고도 했다.
○ 술에 축여 찌거나 식초로 법제하기도 한다.
○ 파와 마늘을 금한다. 그리고 상산은 비상독을 없앤다.
○ 촉칠(蜀漆)은 상산의 싹인데 쓰는 데는 상산과 같다. 감초와 같이
쓰면 게우고 대황과 같이 쓰면 설사한다〔본초〕.

박새풀뿌리〔藜蘆〕

박새풀뿌리 맛 매운데
게우게 할 뿐더러
이질 설사 낫게 하고
벌레 고독 없앤다네

藜蘆味辛能發吐
腸澼瀉痢殺蟲蠱

○ 박새풀뿌리는 독이 매우 센데 찹쌀 씻은 물에 삶아서 약간 볶아서
쓴다.

○ 족두리풀, 백작약, 인삼, 더덕, 너삼, 술 등과 상반약이고 대황과는 상오약이며 파흰밑과는 상외약이다〔본초〕.

부 자(附子)

부자는 맛이 맵고
성질은 매우 더워
약효 잘 퍼진다오
궐역증을 낫게 하고
양기 회복 잘 시키니
급히 쓸 약이라네

附子辛熱走不留
厥逆回陽宜急投

부자는 독이 세다.

○ 오두, 오훼, 천웅, 부자, 측자 등은 모두 한 종류이다.

○ 수소음경, 명문, 삼초에 주로 작용하는 약이다.

○ 생 것을 쓰면 여러가지 약을 이끌어서 경맥으로 돌아가게 한다. 밀가루 반죽에 싸서 잿불에 묻어 구워서 껍질과 배꼽을 버린 다음 썰어서 동변에 담갔다가 닦아서 말려 쓴다.

○ 건강과 같이 쓰지 않으면 덥게 하지 못하며 생강과 같이 쓰면 발산시키는데 이것은 열로 열을 치는 것이다. 또 허열을 인도하여 열을 없앤다.

○ 왕지네와 상오약이고 방풍, 검정콩, 감초, 인삼, 단너삼, 무소뿔, 오해와는 상외약이다. 약전국 푼 물, 대추살, 엿을 금한다. 새로 길어온 우물물은 부자의 독을 푼다〔본초〕.

○ 동변에 5일 동안 담갔다가 썰어서 껍질과 배꼽을 떼 버리고 찬물에 또 3일 동안 담갔다가 검정콩, 감초와 같이 익도록 끓인다. 그다음

햇볕에 말리거나 약한 불기운에 말려서 쓴다〔속방〕.

○ 비유해서 말하면 인삼과 찐지황은 좋은 세상에서의 어진 재상이고 부자와 대황은 어지러운 세상에서의 날랜 장수라고 하였다〔경악〕.

천 오(川烏 ; 오두)

천오 성질 몹시 더워
골풍 습비 낫게 하네
차서 나는 아픔증을
썩 잘 멎게 할 뿐더러
적취를 헤치는
효과 또한 있다더라

川烏大熱搜骨風
濕痺寒疼破積功

○ 법제하는 방법은 부자와 같다. 소금을 넣어 쓰면 효과가 더욱 빠르다〔본초〕.

바 꽃〔草烏〕

바꽃은 성질 덥고
독이 또한 있다더라
종독과 풍한습비
모두 다 낫게 하네

草烏熱毒治腫毒
風寒濕痺皆可督

○ 동변에 담갔다가 닦아서 참대칼로 썰거나 검정콩과 함께 삶아서 쓴다〔보감〕.

○ 바꽃즙을 사망(射罔)이라 하는데 약효와 쓰는 법은 바꽃과 같다.

흰바꽃〔白附子 ; 노란돌쩌귀〕

흰바꽃 맵고 따스해
혈비 풍창 낫게 하고
얼굴병과 중풍증을
두루 치료 하더라

白附辛溫治面病
血痺風瘡中風證

○ 양명경에 작용한다. ○ 싸서 구워서〔炮〕 쓴다. ○ 다른 약기운을 위로 올라가게 인도〔引經〕한다〔본초〕.

천남성〔南星〕

천남성은 성질 덥고
담궐증을 낫게 하네
파상풍에 강직 오고
풍 일어서 가들 때에
흔히 쓴다 하더라

南星性熱治痰厥
破傷身强風搐發

○ 일명 호장(虎掌)이라고도 한다. ○ 독이 있다. ○ 수태음경과 족태

음경에 작용한다. ○ 싸서 구워서〔炮〕 쓴다.

○ 비가 허하고 담이 많은 사람에게는 생강찌꺼기를 진흙에 반죽한 것으로 천남성을 싸서 잿불에 묻어 구워서 쓴다. ○ 생강즙과 백반 끓인 물에 천남성 가루를 섞어서 반죽하여 떡을 빚어 닥나무잎에 싸서 누렇게 되도록 햇볕에 말려 쓴다. 이것을 천남성곡〔南星麯〕이라고 한다. 천남성 가루를 소열 주머니 속에 넣어서 바람이 잘 통하는 곳에 달아 매어 말린다. 이것을 우담남성(牛膽南星)이라고 한다〔본초〕.

끼무릇〔半夏〕

끼무릇 맵지마는
기침 구역 멎게 하고
건비조습 작용하네
담궐로 머리 아픈 데
흔히 쓰는 약이라오

半夏味辛咳嘔繩
健脾燥濕痰頭疼

○ 수태양경, 수양명경, 수태음경, 수소음경에 작용한다.
○ 생강으로 법제하면 끼무릇독이 없어진다. ○ 오래 묵은 것이 더 좋다.
○ 주염나무열매와 상오약이고 석웅황, 생강, 건강, 물푸레나무껍질, 남생이등딱지와는 상외약이며 오두와는 상반약이다. 양의 피, 듬북, 엿 등을 금기한다.
○ 생강즙과 백반 끓인 물 혹은 주염나무열매 달인 물, 참대기름 등을 더 넣거나 흰겨자를 더 넣어서 증에 맞도록 누룩을 만들어 쓰는데 이 것을 반하곡(半夏麯)이라고 한다〔본초〕.

범부채〔射干〕

범부채 맛이 매워
월경을 통케 하고
어혈을 삭인다네
후비증에도 좋거니와
헌 데 독과 입안 냄새
없앤다고 하더라

射干味辛通經瘀
喉痺口臭癰毒除

○ 성질이 차고 독이 있다.

봉숭아씨〔鳳仙子〕

봉숭아씨 따스해
굳은 것을 연케 하네
목에 뼈 걸린 데와
난산 등에 쓰더라

鳳仙子溫能軟堅
難産骨鯁噎可痊

○ 일명 급성자(急性子)라고 한다. ○ 독이 조금 있다. ○ 물고기를
끓일 때 2~3알 넣어 같이 끓이면 뼈가 잘 무른다.
　○ 먹을 때 이빨에 닿지 않게 해야 한다. ○ 뿌리와 잎은 목에 뼈가
걸린 것을 낫게 하고 월경을 통하게 한다. 또한 타박당한 곳에 짓찧어
붙인다〔본초〕.

팔꽃봉오리〔芫花〕

원화는 쓰고 찬데
몸이 붓고 배 물 찬 것
기침 가래 게우는 것
모두 낫게 한다네

芫花苦寒消脹蠱
瀉濕止咳痰可吐

○ 팔꽃봉오리는 성질이 따뜻하고 독이 있다. ○ 식초에 삶아서 쓴다.
○ 감초와 상반약이다〔본초〕.

담 배〔烟草〕

담배는 맛이 맵고
성질은 덥다더라
담과 장기 몰아내고
풍습증 낫게 하며
벌레 또한 죽인다네

烟草辛熱逐瘴痰
寒毒風濕殺蟲堪

담배는 순 양성인 약이므로 기를 잘 돌게 하고 잘 발산시키며 음기가
막힌 데 쓰면 신기하게 효과가 난다. 만약 양기가 성해서 심히 조(燥)
해지고 화(火)가 심한 데와 기가 허해서 땀이 많이 나는 데는 쓰는 것이
좋지 않다. 간혹 담배를 많이 피워서 취해 넘어진 데는 찬물을 한모금
마시게 하면 바로 깨어난다. 만약 가슴이 안타깝게 답답한 데는 사탕을
먹으면 멎는다〔제중〕.

만 초(蔓草) 31가지

필징가(蓽澄茄)

필징가는 맛이 매워
담과 식적 삭힌다오
귀사를 몰아내며
배 물 찬 것 낫게 하고
딸꾹질을 멎게 하네

蓽澄茄辛消痰食
逐鬼除脹噦可息

음지쪽을 향하는 것이 필징가이고 양지쪽을 향하는 것이 호초(胡椒)
이다. 호초가 연하고 푸를 때 채취한 것이 필징가이다〔본초〕.

후 추〔胡椒〕

후추는 맛이 매워
기체된 것 풀어 주네
명치밑 차고 아픈 데와
타박상에 쓰더라

胡椒味辛下氣滯
心腹冷痛跌撲劑

많이 먹으면 폐를 상하여 피를 게운다. 물고기, 자라, 버섯의 독을
푼다〔본초〕.

마〔薯蕷 ; 산약〕

마는 달고 따뜻해
중초 잘 보한다오
비 고르게 해 설사 멈추며
보신작용 있다더라

薯蕷甘温善補中
理脾止瀉益腎功

서여는 마이다. 수태음경, 족태음경에 작용한다〔본초〕.

새삼씨〔兎絲子〕

새삼씨는 맛이 달고
성질은 평한데
유정 몽설 낫게 하며
힘줄 세게 하고 정 불쿠네
허리 무릎 약해진 데도
효과 또한 있다더라

兎絲甘平治夢遺
添精強筋腰膝痿

○ 새삼씨를 4~5일간 술에 담갔다가 쪄서 볕에 말려 갈아서 떡가루
처럼 만드는데 종이 조각 몇 개를 같이 넣고 짓찧으면 곧 가루가 된

다〔본초〕.

　○ 옛사람들은 달이는 약에는 새삼씨를 넣지 않았는데 이것은 하나의 잘못이다. 소갈증을 멈추게 하려면 이것을 달여서 마음대로 먹게 해야 한다〔경악〕.

더 덕〔沙蔘〕

더덕은 맛이 쓴데
풍열을 몰아내네
부은 것 내리우고
고름 잘 빼게 하며
간과 폐 보한다오.

沙蔘味苦風熱退
消腫排膿補肝肺

　○ 더덕의 성질은 약간 차다.
　○ 산증(疝症)과 오래된 기침을 낫게 한다〔본초〕.
　○ 역로는 말하기를 "인삼은 양기를 보하고 더덕은 음기를 보한다."고 하였다. 그렇지만 인삼과는 대비도 안된다〔경악〕.

까치콩〔白扁豆〕

까치콩은 약간 차서
곽란 전근 낫게 하고
술독 풀고 기 내리우며
속 편안케 하더라

扁豆微涼酒毒却

下氣和中轉筋霍

○ 까치콩의 꽃은 대하와 설사, 이질에 주로 쓴다.
○ 넝쿨과 잎은 곽란에 주로 쓴다〔본초〕.

오미자(五味子)

오미자는 맛이 시고
성질이 따뜻한데
갈증 썩 잘 멈추면서
오랜 기침 낫게 하네
허로증과 폐와 신수
보하기도 한다더라

五味酸温能止渴
久嗽虛勞金水竭

○ 수태음경의 혈분과 족태음경의 기분에 작용한다.
○ 꿀을 발라 쪄서 약에 넣어 쓴다. 기침약으로 쓸 때는 생 것을 쓴다.
○ 오두와 상오약이다.
○ 오미자의 맛이 시어 폐기를 수렴하기 때문에 많이 먹지 말아야
한다. 많이 먹으면 허열이 생길 우려가 있다. 여름철에 늘 먹으면 폐
기를 보한다. 오미자는 위로는 폐를 보하고 아래로는 신을 보한다.
○ 오미자의 껍질은 시고 살은 달며 씨는 맵고 쓰다. 이것들을 모두
합하면 짠맛이 난다. 이리하여 5가지 맛을 다 가지고 있다〔본초〕.

사군자(使君子)

사군자는 맛이 달고

성질은 따뜻한데
여러 가지 기생충증
감증 등을 치료하네
뿌연 오줌 맑게 하고
설사 이질 낫게 하오

使君甘温治諸蟲
消疳清濁瀉痢功

○ 사군자를 잿불에 묻어 구워서 껍데기를 버리고 쓴다.
○ 어린이의 온갖 병에 쓴다. 기생충을 떼기 위해서는 매달 상순에
쓰되 새벽 빈속에 몇 알을 먹는다. 혹 껍데기 달인 물과 함께 먹는데
다음날이면 기생충이 다 죽어서 나온다.
○ 사군자 껍데기도 살충작용이 있다〔본초〕.

목별자(木鼈子)

목별자는 맛이 달고
성질은 따뜻한데
헌 데 독을 몰아내고
종양을 삭힌다오
젖앓이도 낫게 하지만
허리아픔 멈춘다네

木鼈甘温追瘡毒
消腫乳癰腰疼屬

○ 목별자를 개가 먹으면 곧 죽는다. 이것은 독이 심해서 그렇게 되는
것이 아니다〔경악〕.

방울풀열매〔馬兜鈴〕

마두령은 맛이 쓰고
성질이 차가와
폐열 기침 숨찬 것과
가래를 멎게 하네
그리고 내 쏘이면
치루에 좋다더라

兜鈴苦寒熏痔漏
定喘消痰肺熱嗽

○ 주로 수태음경에 작용한다〔본초〕.

나팔꽃씨〔牽牛子〕

나팔꽃씨 맛이 쓰고
성질은 차다더라
오줌내기 작용 있어
부종 고창 낫게 하며
담벽과 옹체된 것
흩어지게 한다오

牽牛苦寒利水腫
蟲脹痃癖散滯壅

○ 일명 흑축(黑丑)이라고도 하는데 독이 있다. 흰 것은 금(金)에 속하고 검은 것은 수(水)에 속한다. 맏물가루〔頭末〕를 내어서 쓴다〔본초〕.

하늘타리씨〔瓜蔞仁〕

하늘타리 성질 찬데
기침 가래 멈춘다오
상한 결흉에 좋거니와
번갈증도 낫게 하네

瓜蔞仁寒嗽痰剗
傷寒結胸解煩渴

○ 하늘타리씨는 종이에다 싸고 짓눌러서 기름을 뺀다〔본초〕.

하늘타리뿌리〔天花粉 ; 瓜蔞根〕

천화분은 성질 차서
열과 담 없앤다오
독을 풀고 고름 빼며
번갈증에 효력 있네

天花粉寒除熱痰
排膿消毒煩渴堪

○ 즉 과루근(瓜蔞根)이다. 풀지게 짓찧어서 천에 걸러 가라앉힌 가루를 햇볕에 말려 쓴다.
○ 건강과는 상오약이고 쇠무릎풀, 마른옻과는 상외약이며 오두와는 상반약이다〔본초〕.

칡뿌리〔葛根 ; 건갈〕

칡뿌리는 맛이 단데
술독을 풀어주네
상한과 온학이며
목 마른 데 쓴다오

葛根味甘解傷寒
酒毒温瘧渴並安

○ 양명경에 주로 작용한다.
○ 칡뿌리가루는 갈증을 멈추고 오줌을 잘 누게 하며 술독을 푼다.
○ 칡꽃은 주로 술독을 풀고 장풍을 낫게 한다.
○ 칡잎은 쇠붙이에 상하여 피가 날 때 피멎이약으로 쓴다〔본초〕.

천문동(天門冬)

천문동은 맛이 달고
성질이 차가운데
폐옹 폐위 낫게 하네
기침과 숨찬 증세
열로 생긴 담 등에
아주 좋은 약이라오

天門甘寒肺癰痿
喘嗽熱痰皆可宜

○ 폐경, 신경의 기분에 작용한다.
○ 더운물에 담갔다가 심을 빼고 쓴다. ○ 철을 금기한다. ○ 기생충(3
충)을 죽인다〔본초〕.

백 부(百部)

백부는 맛이 단데
골증 노채 낫게 하고
회충 감충 죽인다오
그리고 오랜 기침
멈춘다고 하더라

百部味甘骨蒸療
殺疳蛔蟲久嗽解

○ 백부는 성질이 약간 차다. ○ 술에 담갔다가 쓴다〔본초〕.

은조롱〔何首烏〕

은조롱은 맛이 단데
흰 머리 검게 하고
얼굴색을 좋게 하네
그리고 정 불쿠어
자식 낳게 한다더라

何首烏甘宜種子
添精黑髮顔光美

○ 하수오를 강원도에서는 은조롱이라 하고 황해도에서는 새박뿌리
라고 한다〔보감〕.
○ 간과 신을 보하는 약이다. 백하수오는 기에 들어가고 적하수오는
혈에 들어간다.
○ 쌀 씻은 물에 담갔다가 햇볕에 말리거나 쌀 씻은 물에 담갔다가
검정콩과 같이 쪄서 햇볕에 말리기를 9번 반복해서 쓴다.

○ 철과 여러가지 동물의 피, 비늘 없는 물고기, 무, 파, 마늘 등을 금한다. 은조롱은 주사독을 억누른다〔본초〕.

비 해(萆薢)

비해는 맛이 달고
성질이 따뜻해
풍한습 비증이며
허리와 등 차고 아픈 것
두루 낫게 할 뿐더러
정수 또한 보한다네

萆薢甘温三氣痺
腰背冷疼添精餌

○ 일명 죽목(竹木)이라고 한다.
○ 족양명경, 족궐음경에 작용하며 풍습의 사기를 없애는 작용을 하는 것이 좋은 점이다. ○ 술에 담갔다가 쓴다.
○ 대황, 시호, 생치나물뿌리와는 상외약이다〔본초〕.

청미래덩굴〔土茯苓〕

토복령맛 슴슴하여
낟알 대신 먹는다오
설사 풍증 멎게 하고
경분독을 풀어주네

土茯苓淡可當穀
止瀉去風輕粉毒

○ 일명 선유량(仙遺粮)이라고 한다.

○ 이 약을 쓸 때는 차 마시는 것과 소, 양, 닭, 게사니의 고기, 물고기, 술, 밀가루음식 등을 금하며 성생활을 하지 말아야 한다[본초].

가위톱 [白蘝]

가위톱은 조금 찬데
옹종과 부인 음종
귀앓이에 흔히 쓰고
어린아이 학질과
경간증을 낫게 하네

白蘝微寒癰疔瘡
兒瘧驚癇女陰腫

새모래덩굴 [山豆根]

산두근은 맛이 쓴데
목구멍이 부어 올라
아픈 것을 낫게 하오
뱀이나 벌레 등에
물린 데도 효력 있네

山豆根苦咽腫痛
蛇蟲所傷並可送

○ 민간에서는 금쇄시(金鎖匙)라고 한다.

으아리〔威靈仙〕

으아리의 맛은 쓰고
성질은 따뜻하다
허리 무릎 시린 데와
적담 현벽 낫게 하네
그리고 풍습증에
두루 쓴다 하더라

威靈苦溫腰膝冷
積痰痃癖風濕並

○ 태양경에 주로 작용하며 12경맥에 다 통한다. 아침에 먹으면 저녁에 효과가 난다. 몸이 약한 사람은 먹지 말아야 한다. 물이 먼 데서 캔 것이 좋다.
○ 술에 씻어서 쓴다〔본초〕.

꼭두서니〔茜草〕

꼭두서니 맛이 쓴데
온갖 혈증 낫게 하고
손상된 데 효과 있네
고독과 허열에도
쓸 만한 약이라오

茜草味苦主諸血
損傷蠱毒及虛熱

○ 수궐음경, 족궐음경의 혈분에 작용한다.
○ 철을 금기한다〔본초〕.

방 기(防己)

방기는 성질 차서
방광열을 없애고
옹종과 풍습각기
아픈 증을 낫게 하네

防己氣寒癰腫滅
風濕脚痛膀胱熱

○ 태양경에 주로 작용하며 12경맥에 다 통한다.
○ 하초에 습열이 있는 것이 확실할 때에만 쓴다〔본초〕.

통 초(通草)

통초는 맛이 단데
방광열을 낫게 하고
옹종 삭혀 내리우며
젖도 잘 나게 하네

通草味甘治膀胱
消癰散腫通乳房

으름덩굴〔木通〕

으름덩굴 성질 찬데
머무른 물기 빼어내고
소장열이 막힌 것과

월경 등을 통케 하네

木通性寒滯可寧
小腸熱閉及通經

○ 수궐음경, 수태양경, 족태양경에 작용한다. ○ 물기를 빠지게 하는
효능은 호박(琥珀)과 같다〔본초〕.

구 등〔釣鉤藤〕

구등 성질 약간 찬데
어린이의 경간증과
손발이 가드는 것
멎게 하는 약이라오
입과 눈이 비뚠 데도
흔히 쓴다 하더라

鉤藤微寒兒驚癎
手足口眼瘲瘲删

○ 수궐음경, 족궐음경에 작용한다. ○ 가시가 달린 가지를 쓴다〔본
초〕.

인동덩굴(忍冬 ; 겨우살이덩굴)

인동덩굴 달고 차서
감기 초기 쓸 만하고
열로 오는 이질 갈증
옹저에도 좋다 하네

忍冬甘寒外感初
熱痢熱渴並癰疽

○ 인동덩굴은 성질이 약간 차다. 혹은 약간 따뜻하다고도 했다. 인
동덩굴은 즉 금은화(金銀花)의 덩굴인데 독이 없다. 철을 금기한다〔본
초〕.

금은화(金銀花 ; 인동덩굴꽃, 쌍화)

금은화는 맛이 단데
옹저 썩잘 낮게 하오
곪기 전에 삭게 하고
곪았으면 터친다네

金銀花甘癰善退
未成則散已成潰

○ 금은화는 즉 인동덩굴의 꽃인데 음력 4월에 꽃을 따서 그늘에 말
려 쓴다. 철을 금기한다〔본초〕.

마가목〔丁公藤〕

마가목은 따스해
신허와 풍비 습비
기침 등을 낮게 하고
머리칼을 검게 하네

丁公藤温治腎衰
風濕痺嗽及烏髭

○ 일명 남등(南藤)이라고도 한다.

수세미오이속〔絲瓜〕

사과락은 서늘한데
옹정과 젖앓이며
모든 악창 낫게 하네
천연두와 홍역에도
흔히 쓴다 하더라

絲瓜性冷主惡瘡
痘疹乳疽疔腫方

○ 수세미오이속은 독을 풀고 벌레를 죽이는 작용이 있고 월경을 통하게 하며 젖이 많이 나오게도 한다. 약성이 남게 태워서 쓴다〔본초〕.

수 초(水草) 10가지

택 사(澤瀉)

택사는 맛이 쓰고
성질은 차다더라
부종 습증 내리우고
임병 또한 낫게 하네
음한이며 갈증에도

효과 있는 약이라오

澤瀉苦寒治腫渴
除濕通淋陰汗遏

○ 족태양경, 족소음경에 작용한다.
○ 술에 하룻밤 담갔다가 쓴다. ○ 문합과는 상외약이다. ○ 많이 먹
으면 눈병이 생긴다〔본초〕.

석창포〔菖蒲〕

창포 성질 따뜻한데
심규를 열어주고
비증 풍증 낫게 하네
목쉰 데에 쓴다면은
묘하게도 열린다오

菖蒲性温開心竅
去痺除風出聲妙

○ 수소음경, 수궐음경에 작용한다. ○ 약간 닦아서 쓴다.
○ 마황, 강엿, 양고기와 철을 금한다.
○ 파두와 버들옻의 독을 푼다〔본초〕.

부들꽃가루〔蒲黄〕

포황은 맛이 단데
자궁출혈 멎게 하며
아픔 또한 낫게 하네

생 것 쓰면 파혈하고
닦아 쓰면 보혈하오

蒲黃味甘崩疼主
生則破血炒可補

○ 수궐음경, 족궐음경에 작용한다〔본초〕.

머구리밥풀〔浮萍〕

머구리밥 맛이 맵고
성질은 차가운데
오줌 잘 누게 하여
수종증을 낫게 하네
갑작스레 열나는 것
가려움증 있는 데와
다리가 저려나고
무거운 데 쓴다오

浮萍辛寒利水腫
暴熱身痒脚痺重

○ 폐경에 주로 작용한다.
○ 머구리밥풀을 태워 연기를 피우면 모기가 도망친다〔본초〕.

듬 북〔海藻〕

듬북은 맛이 짜고
성질이 차다더라

영류 나력 삭게 하며
오줌 잘 누게 하네
관규 또한 통케 해서
징가 창만 낫게 하오

海藻鹹寒消癭瘤
利水通關癥脹續

○ 약간 독이 있다. ○ 감초와는 상반약이다. ○ 검은색이면서 머리칼
비슷하다〔본초〕.

해 대(海帶)

해대는 맛이 짠데
산증 영류 낫게 하고
오줌 썩 잘 누게 하오
막힌 것과 몰킨 것을
잘 헤쳐 줄 뿐더러
굳은 것도 연케 하네

海帶味鹹疝可窒
下水軟堅癭瘤結

○ 해대는 오줌을 잘 누게 하고 작용이 듬북이나 다시마보다 세다.

다시마〔昆布〕

다시마는 맛이 짜고
성질이 차다더라

여러가지 옹종 누창
영류를 낫게 하며
기체 또한 헤친다네

昆布鹹寒一切腫
瘰瘡癭瘤氣結壅

미 역〔海菜〕

미역은 맛이 짜고
성질은 차다더라
번열증을 멎게 하고
오줌 잘 누게 하네
영류와 기 몰킨 데
두루 쓰면 낫는다오

海菜鹹寒下煩熱
利水消瘿及氣結

○ 민간에서는 감곽(甘藿)이라고 한다.

김〔甘苔〕

김은 맛이 짜고
성질은 차다더라
치질과 기생충에
흔히 쓴다 하지마는
곽란과 구토 설사
열중에도 좋다네

甘苔鹹寒痔與蟲
霍亂吐瀉及熱中

녹각채〔鹿角菜 ; 靑角〕

녹각채는 성질 찬데
국수 먹고 체한 것을
잘 풀어 준다네
어린아이 골증과
높은 열 나는 데도
흔히 쓴다 하더라

鹿角菜寒解麵毒
小兒骨蒸與熱酷

○ 녹각채는 지금의 청각채인 것 같다〔보감〕.

석 초(石草) 2가지

석 곡 (石斛 ; 석곡풀)

석곡은 맛이 단데
경계증 멎게 하고
냉폐 허손 낫게 하며
뼈 든든케 하더라

石斛味甘郤却驚悸

冷閉虛損壯骨餌

○ 비경과 신경에 주로 작용한다.

○ 술에 담그거나 졸인 젖을 발라 쪄서 쓴다.

○ 한수석, 파두와는 상오약이고 뇌환, 흰가루병누에와는 상외약이다
〔본초〕.

골쇄보(骨碎補)

골쇄보는 따스해
골절풍과 뼈 부러진 데
흔히 쓰는 약이지만
어혈이 진 데도
효과 있다 하더라

骨碎補溫骨節風
折傷血積破血功

○ 신경에 작용한다.

○ 술에 축여 쪄서 쓴다. 철을 금기한다〔본초〕.

태 초(苔草) 1가지

주먹풀〔拳柏 ; 바위손, 부처손〕

주먹풀은 맛이 쓴데

징가 혈증 없애고
어지럼증 멎게 하네
위벽과 가려움증
또한 낫게 한다더라

拳柏味苦癥瘕血
風眩瘻蠱鬼痒截

향 목(香木) 28가지

측백잎〔側柏葉〕

측백잎은 맛이 쓴데
수염 눈썹 나게 하네
코피와 피 게우기
붕루 혈리 멎게 하고
습증 또한 고친다오

側柏葉苦生鬚眉
吐衄崩痢濕並治

○ 측백잎의 성질은 따뜻한데 어떤 책에는 차다고 했다.
○ 술에 축여 쪄서 쓴다.
○ 국화, 온갖 광물성 동약, 밀가루, 누룩과 상외약이다. 비상과 망초의 독을 억제한다.
○ 모든 나무는 양지쪽을 향하는데 오직 측백나무만 서쪽으로 향한다〔본초〕.

측백씨〔柏子仁〕

측백씨는 맛이 단데
땀을 잘 멎게 하며
허해진 것 보해 주네
경계증을 낫게 하고
보심하는 약재라오

柏子味甘汗可閉
扶虛定悸補心劑

○ 간경의 기분에 작용한다. ○ 국화와 상외약이다〔본초〕.

송 진〔松脂 ; 송향〕

송진은 맛이 단데
음기 양기 보해 주고
5장을 편케 하네
풍사 든 데 쓸 뿐더러
헌 데 등에 붙인다오

松脂味甘補陰陽
驅風安臟可貼瘡

○ 일명 역청(瀝靑)이라고 한다. ○ 맛은 달고 성질은 따뜻하다. ○ 수은독을 억제한다.
○ 소나무마디〔松節〕는 다리에 생긴 비증(痺症)을 치료하는 데 쓰며 바람이나 이삭기로 이빨이 아플 때 달여서 그 물로 양치질한다. 소나

무마디를 두고 술을 만들어 먹으면 다리가 약해진 것과 골절풍이 낫는다.

○ 솔꽃가루〔松花粉〕는 심폐를 눅혀 주는 효과가 있으나 많이 먹으면 상초에 열이 생긴다.

○ 솔잎은 풍사를 몰아 낸다. 그리고 솔잎을 먹으면 낟알을 먹지 않고 견딜 수 있게 한다〔본초〕.

육 계(肉桂 ; 관계)

육계는 맵고 더워
혈맥을 통해 주며
허한증을 온보하여
배아픔을 멎게 하네

肉桂辛熱通血脈
濕補虛寒腹痛劇

○ 족소음경, 족태음경의 혈분에 작용한다〔본초〕.

○ 하초가 허하고 찬 증에는 반드시 떠오른 신화(腎火)를 끌어내려 음양을 고르게 하는〔引火歸元〕 방법을 써야 하는데 이런 때에 이 약이 주요하게 쓰이지만 알맞게 써야 한다〔경악〕.

○ 계피(桂皮)는 일명 통계(筒桂)라고도 한다. 이것은 연한 껍질이어서 쉽게 말려들어 마치 통과 같이 된다고 하여 이름을 통계라고 했다. 이 약은 다른 약들보다 먼저 약효를 나타낸다〔본초〕.

계 심(桂心)

계심 맛은 맵고 쓴데
명치 밑이 시린증과

목쉰 것을 낮게 하네
충적 어혈 삭히며
유산 또한 시킨다오

桂心苦辛心腹冷
下胞矢音蟲瘀靖

○ 수소음경의 혈분에 작용한다〔본초〕.

계 지(桂枝)

계지란 작은 가지
손과 팔에 약효 가서
가든 힘줄 펴게 하오
땀을 잘 멎게 하고
손발 저림 낮게 하네

桂枝小梗行手臂
止汗舒筋手足痺

○ 족태양경에 작용한다〔본초〕.

신 이(辛夷)

신이 맛 맵지마는
코막힌 것 열어주고
콧물은 멎게 하네
냄새 맡지 못하던 것
맡게 하는 약이라오

辛夷味辛鼻流涕
香臭不聞通竅劑

○ 수태음경, 족양명경에 작용한다.
○ 털을 긁어 버리고 약간 구워서 쓴다.
○ 적석지와는 상오약이고 석창포, 황련, 석고와는 상외약이다〔본초〕.

침 향(沈香)

침향은 위 덥혀 주고
사기를 몰아 내오
치민 기운 내리몰고
위기 또한 돕는 데는
따를 약이 없다더라

沈香煖胃兼逐邪
降氣衛氣功難加

○ 침향은 물에 가라앉는 것이 제일 좋은 것이고 절반 정도 가라앉는
것이 그 다음가는 것이다. 침향은 불기운을 가까이 하지 말아야 한다
〔본초〕.

정 향(丁香)

정향은 맛이 맵고
성질은 더웁다오
위가 허해 명치 밑이
아픈 것을 멎게 하며
차서 나는 구역질을

덥게 해서 멈춘다네

丁香辛熱温胃虚
心腹疼痛寒嘔除

○ 숫꽃봉오리를 정향이라고 하고 암꽃봉오리를 계설향(鷄舌香)이라
하는데 즉 모정향(母丁香)이다. 이것은 약성이 더 좋다.

○ 수태음경, 족소음경, 족양명경에 작용한다. ○ 불기운을 가까이 하
지 말아야 한다. ○ 울금과는 상외약이다〔본초〕.

○ 또한 어린이가 게우고 설사하는 데와 천연두를 앓을 때 위가 차서
구슬이 회백색을 띠면서 잘 나오지 않을 때 쓴다〔경악〕.

○ 정향껍질은 명치 밑에 찬기운이 있을 때 주로 쓴다〔본초〕.

단 향(檀香)

단향 맛은 맵지마는
곽란을 낫게 하고
귀사도 몰아 내네
처진 위를 올리고
입맛 또한 돋군다오

檀香味辛善治霍
升胃進食鬼氣却

○ 백단향은 성질이 따뜻하며 기분약이다.

○ 수태음경, 족소음경에 주로 작용하며 양명경에도 통한다.

○ 자단향(紫檀香)은 맛이 짜고 성질이 차며 혈분약이다. 종기를 삭
이고 쇠붙이에 상한 것을 치료한다〔본초〕.

○ 곽란으로 명치 밑이 아픈 것을 낫게 한다〔신농〕.

조피열매〔川椒〕

조피열매 맵고 더워
어두운 눈 밝게 하며
사기 냉기 벌레 또한
몰아 낸다 하지마는
그 성질 모질게
덥지는 않다더라

川椒辛熱目可眪
祛邪蟲冷温不猛

○ 일명 촉초(蜀椒)라고 한다. ○ 독이 있다.

○ 수태음경, 족태음경, 신, 명문, 기분에 작용한다.

○ 열매가 벌어지지 않은 것을 쓰면 위험하다.

○ 소금과 같이 쓰면 맛이 좋아진다. 관동화, 방풍, 부자, 석웅황과 상오약이며 수은을 모이게 한다.

○ 약간 닦아서 진이 나오게 하여 쓴다.

○ 화초(花椒)는 즉 진초(秦椒)인데 나뭇잎과 열매가 좀 크다.

○ 초목(椒目 ; 조피열매씨)은 맛이 쓰고 성질은 차며 물을 잘 빠지게 한다. 사람의 눈동자 같다고 하여 초목이라고 이름붙였다〔본초〕.

오수유(吳茱萸)

오수유는 맵고 더워
산증에 효과 있네
신물이 오르고
배꼽 둘레 차고 아픈 것
두루 낫게 한다더라

吳茱辛熱疝可安
通治酸水臍腹寒

○ 오수유는 독이 조금 있다. ○ 족태음경 혈분과 소음, 궐음의 기분에
작용한다.

○ 끓는 물에 담가 우려서 몹시 쓴 물을 빼 버리기를 7번 반복하여
약한 불기운에 말려 쓴다.

○ 단삼, 소석과는 상오약이고 자석영과는 상외약이다.

○ 오래 묵은 것이 더 좋다[본초].

빈 랑(檳榔)

빈랑은 맵고 따스해
담수가 막혔거나
기 몰킨 것 낫게 하고
살충작용 한다오
그리고 뒤 무직한 증
흔히 낫게 하더라

檳榔辛温痰水壅
破氣殺蟲除後重

○ 빈랑은 불로 법제하지 않는다. 근년에 와서는 잿불에 묻어 굽거나
약한 불기운에 말려 쓰는 사람도 있다.

○ 양지쪽을 향한 것이 빈랑이고 음지쪽을 향한 것이 대복자(大腹子)
이다[본초].

○ 음슬창[陰蝨]을 빈랑 달인 물로 씻으면 바로 낫는다[비요].

빈랑열매껍질〔大腹皮〕

대복피는 빈랑껍질　성질 약간 따뜻한데
가슴에 막힌 기운　썩 잘 내리우고
비위를 편안케 해
부은 것을 내리우네

腹皮微温下膈氣
健脾消腫且安胃

○ 빈랑열매껍질에는 짐새의 독이 있으므로 술에 씻은 다음에 콩물에
씻어 쓴다.

지구자〔枳椇; 기구자〕

지구자는 달고 평해
술독을 잘 푼다오
갈증 번증 멎게 하고
대소변 누게 하네

枳椇甘平解酒擅
止渴去煩通二便

비파잎〔枇杷葉〕

비파잎은 맛이 쓴데
폐에 온 병 낫게 하고
술독 또한 풀어 주네
상초의 열 내리우고

겸하여서 게우는 것
멎게 한다 하더라

枇杷葉苦偏理肺
解酒清上兼吐穢

○ 비파잎은 성질이 평하다고도 하고 차다고도 하였다.
○ 불에 구워서 천으로 솜털을 훑어 내리고 쓴다.
○ 폐와 위의 병을 치료한다〔본초〕.

오 약(烏藥)

오약은 맛이 맵고
성질은 따뜻하다
이기하는 작용 세서
명치 밑이 불어나며
오줌 자주 누는 증에
흔히 쓰는 약이라오

烏藥辛温心腹脹
小便滑數順氣暢

○ 족양명경, 족소음경에 작용한다〔본초〕.

유 향(乳香)

유향 맛은 맵고 쓴데
아픔멎이 신기하고
명치 밑이 말짼 것을

편안하게 할 뿐더러
헌 데 등에 쓰며는
새 살 빨리 나온다네

乳香辛苦止痛奇
心腹卽安瘡生肌

○ 일명 훈륙향(薰陸香)이라고 한다.
○ 맛이 맵고 성질이 더우며 독이 약간 있다. ○ 수소음경에 작용한다.
○ 약간 닦아서 풀기를 없애든가 또는 골풀속살이나 찹쌀 몇 알을
같이 두고 갈면 쉽게 가루낼 수 있다〔본초〕.

몰 약(没藥)

몰약은 성질이
따스하거나 평하다오
어혈을 헤쳐 주고
아픈 것을 멎게 하니
온갖 창상 타박상에
흔히 쓰는 약이라네

没藥温平能破血
撲損瘡傷痛可絶

혈 갈(血竭)

혈갈은 맛이 짠데
타박상에 좋다더라
어혈을 잘 없애며

악창 독창 낫게 하네

血竭味鹹跌撲傷
破血功及惡毒瘡

○ 일명 기린갈(麒麟竭)이라고 한다.
○ 수궐음경, 족궐음경의 혈분에 작용한다.
○ 밀타승(密陀僧)과 같이 쓰면 더욱 좋다〔본초〕.

안식향(安息香)

안식향은 맛이 매워
사기 악기 물리치고
귀사를 몰아 내네
고독 또한 낫게 하며
귀태를 떨군다오

安息香辛辟邪惡
逐鬼消蠱鬼胎落

○ 안식향을 검누른색이 되게 태우면서 연기를 쏘이면 나쁜 사기들이
모두 헤쳐진다〔본초〕.

소합향(蘇合香)

소합향은 맛이 단데
귀사 악기 몰아 내며
간질 고독과 가위눌린 데
두루 쓰는 약이라오

蘇合香甘殺鬼惡
蟲毒癎痓夢魘藥

용 뇌(龍腦)

용뇌 맛은 맵지마는
미친 듯이 날뛰는 것
허튼 말로 떠드는 것
썩 잘 진정 시킨다오
후비증도 낫게 하고
눈 아픔을 멎게 하네

龍腦味辛治狂燥
喉痺目痛妄言譟

○ 일명 편뇌(片腦)라 하고 민간에서는 빙편(氷片)이라고 한다.
○ 성질은 약간 차다. 혹은 맛이 매우면서 성질이 따뜻하다고도 했다.
○ 참쌀과 숯을 섞은 데다 보관해 두면 소모되지 않는다〔본초〕.

아 위(阿魏)

아위 성질 따뜻한데
징가 귀사 몰아 내고
살충작용 하면서도
노채병을 낫게 하네

阿魏性溫除癥結
却鬼殺蟲傳尸滅

노 회 (蘆薈)

노회는 성질 찬데
살충작용 있으면서
감증 또한 낫게 하네
전간증과 경풍으로
경련 일어 가드는 데
모두 쓰면 좋다더라

蘆薈氣寒殺蟲疳
癲癎驚搐俱可堪

○ 궐음경에 작용한다. ○ 불에 태워서 쓴다〔본초〕.
○ 위가 차서 설사하는 데는 쓰지 않는다〔경소〕.

호동루 (胡桐淚)

호동루는 성질 찬데
바람 또한 벌레 먹어
이쏘는 것 멎게 하오
화독이며 국수독
연주창의 시초에도
쓸 만한 약이라네

胡桐淚寒風蟲齒
殺火麪毒瘰癧始

○ 조금 떼어 식초에 넣었을 때 바로 끓어 오르는 것이 진짜이다〔본
초〕.

다 명(茶茗 ; 작설차)

다명은 맛이 쓴데
열갈증을 멎게 하오
위로는 머리와 눈
밝게 하는 작용 있고
아래로는 음식 소화
잘 시킨다 하더라

茶茗味苦熱渴息
上淸頭目下消食

○ 일찍 딴 차잎을 다(茶)라고 하고 늦게 딴 것을 명(茗)이라 한다
〔본초〕.

황 매(黃梅)

황매 성질 조금 따스해
배아픔을 멎게 하고
몸푼 뒤에 흔히 오는
오한 발열 낮게 하며
담음 어혈 헤친다네

黃梅微温治腹痛
產後寒熱痰瘀控

교 목(喬木) 20가지

황경피〔黃柏 ; 황백피〕

황경피는 쓰고 차서
떠오른 화 내리우고
습열 또한 없애면서
골증 하혈 낮게 하오

黃柏苦寒主降火
濕熱骨蒸下血可

○ 황경피를 일명 황벽(黃檗)이라고도 한다.
○ 족소음경, 족태양경에 작용한다.
○ 생것을 쓰면 실화(實火)를 사(瀉)하고 익혀서 쓰면 위를 상하지
않는다. 술로 법제하면 상초에 있는 병을 치료하고 소금으로 법제하면
하초의 병을 치료하며 꿀로 법제하면 중초에 있는 병을 낮게 한다.
○ 마른옻〔乾漆〕과는 상오약이고 유황독을 억제하며 철을 금기한다
〔본초〕. ○ 화가 성한 데 쓰려면 동변에 축여 쩌서 쓴다〔입문〕.
○ 근대에 와서 보음약(補陰藥)으로 흔히 지모와 황경피를 주약으로
쓰기 때문에 진양(眞陽)이 상하여 다른 병을 생기게 한다〔경악〕.

후 박(厚朴)

후박은 맛이 쓰고
성질은 따뜻하다
창만증을 낮게 하고

담기 또한 삭게 하오
설사와 이질에는
빨리 쓸 약이라네

厚朴苦溫消脹滿
痰氣瀉痢不可緩

○ 후박은 토(土)에 속하며 화(火)의 기운을 가지고 있다.
○ 생강즙에 축여 닦아서 쓴다.
○ 건강을 보조약[使藥]으로 쓴다. 택사, 소석, 한수석과는 상오약이
다. 콩을 금기한다[본초].
○ 제주도에서 난다.

두 충(杜冲)

두충 맛은 맵고 단데
유정증을 멎게 하네
찔금찔금 오줌 자주
누는 증을 낫게 하며
허리 무릎 아픈 증에
두루 쓰는 약이라오

杜冲辛甘固精能
小便淋瀝腰膝疼

○ 성질은 따뜻하다. ○ 간에 작용하며 신을 보한다.
○ 졸인 젖 또는 꿀에 축여 굽거나 생강즙에 축여 실이 끊어질 때까
지 닦아서 쓴다.
○ 현삼 및 뱀허물과 상오약이다. ○ 철을 금기한다[본초].

가중나무뿌리껍질〔樗根白皮 ; 저근〕

저근백피 맛이 쓴데
장풍 치질 낫게 하네
설사 이질 출혈 대하
썩 잘 멎게 하면서도
정과 수를 고삽하는
효과 또한 있다더라

樗根味苦腸風痔
瀉痢崩濕澁精髓

○ 닦거나 꿀에 축여 구워서 쓴다〔단심〕.

마른옻〔乾漆〕

마른옻은 맛이 맵고
성질이 따뜻하여
고독을 낫게 하고
월경 잘 통케 하네
징가도 헤치지만
적취 또한 삭힌다오

乾漆辛溫主殺蟲
通經破瘕追積聚

○ 닦아서 쓰는데 닦지 않으면 위를 상한다. 혹은 약성이 남게 태워서
쓴다. ○ 달걀과는 상외약이고 기름을 금한다〔본초〕. ○ 옻을 타는 사
람은 달걀 흰자위를 섞어서 쓴다〔정전〕. ○ 생옻은 장충(회충)을 몰아
낸다.

○ 게장은 옻을 변화시켜 물이 되게 한다〔입문〕.

엄나무껍질〔海桐皮〕

해동피는 맛이 쓴데
허리 다리 저린 데와
감증 버짐 풍증 등에
두루 쓰는 약이지만
설사와 이질이에도
쓸 만하다 하더라

海桐皮苦腰脚痺
疳癬風氣瀉與痢

멀구슬나무뿌리껍질〔苦楝根皮 ; 연근피〕

고련근피 성질 찬데
온갖 기생충 몰아 내고
아픔 잘 멎게 하며
적취에도 효 있다네

楝根性寒追諸蟲
能止疼痛積聚功

○ 숫나무는 뿌리가 벌거면서 독이 있다. 암나무 껍질을 약으로 쓸 때는 40g에 찹쌀 50알을 같이 넣고 달여서 독을 없앤다〔본초〕.
○ 오직 제주도에서만 난다〔보감〕.

멀구슬나무열매〔川楝子 ; 연자, 고련실〕

멀구슬열매 맛이 쓴데
상한병에 쓸뿐더러
방광 산기 낫게 하며
물기 빼서 편케 하네

棟子味苦治傷寒
膀胱疝氣水濕安

○ 일명 금령자(金鈴子)라고 한다.

홰나무꽃〔槐花〕

홰나무꽃 맛이 쓴데
회충을 죽인다오
열리 치루 낫게 하고
장풍 또한 멎게 하네

槐花味苦殺蛔蟲
熱痢痔漏及腸風

○ 양명경, 궐음경 혈분에 작용한다.
○ 홰나무열매는 장풍을 낫게 하고 살충작용이 있으며 유산시킨다.
○ 홰나무가지는 달여서 그 물을 음습창(陰濕瘡)을 씻는 데 쓴다.
○ 홰나무속껍질은 5가지 치질을 치료하는데 달여서 그 물로 씻는다
〔본초〕.

물푸레나무껍질〔秦皮〕

물푸레는 맛이 쓰고
성질은 차다더라
열리 잘 낫게 하며
눈 부어서 아픈 데와
바람 맞아 눈물날 때
달인 물로 씻어 주네

秦皮苦寒治熱痢
煎洗目腫兼風淚

주염나무열매〔牙皂; 조협〕

주염열매 매워서
관규 잘 통케 하고
종처에 붙여 주면
아픔이 멎는다오
담 게우는 작용 또한
묘하다고 하더라

牙皂味辛通關竅
敷腫消痛吐痰妙

○ 주염나무열매의 성질은 따뜻하다. ○ 수태음경, 수양명경, 수궐음
경 기분에 작용한다.
○ 꿀에 버무려 구워 쓰거나 졸인 젖에 축여 구워서 쓴다.
○ 맥문동과는 상오약이고 인삼, 너삼과는 상외약이며 주사, 유황,
노사의 독을 억제한다. ○ 주염나무열매의 씨는 풍증을 낫게 하고 장
(腸)을 윤활하게 한다〔본초〕.

주염나무가시〔皂角子〕

조각자는 따스하나
태아를 떨구고
기생충을 몰아 내오
젖앓이와 옹창이며
문둥병에 쓴다네

皂角刺温下胞蟲
妬乳癰瘡及大風

○ 다른 약을 끌어서 위로 가게 한다.
○ 또한 옹저(癰疽)가 터진 것을 치료한다〔본초〕.

가 자(訶子)

가자는 맛이 쓴데
창자를 수렴하여
이질 잘 멎게 하네
기침 가래 숨찬 증을
썩 잘 멎게 하면서
폐화 또한 사한다오

訶子味苦澁腸可
痢嗽痰喘降肺火

○ 성질은 따뜻하다. ○ 일명 가려륵(訶黎勒)이라고 한다.
○ 붕루와 대하증을 치료하고 태아를 안정시킨다.
○ 설사로 기가 허해진 것 같으면 경솔하게 쓰지 말 것이다〔본초〕.
○ 밀가루 반죽에 싸서 잿불에 묻어 구워서 쓰거나 술에 축여 쪄서

쓴다[입문].

수양버들[水楊 ; 수사류]

수양버들 맛이 쓰고
성질은 평하더라
오래 끄는 적백 이질
옹종 누공 낫게 하며
이 약 달여 목욕하면
마마 구슬 잘 돋는다오

水楊苦平癩腫瘻
久痢赤白浴發痘

○ 수사류(垂絲柳)는 맛이 달고 성질은 따뜻하다. 술독을 풀고 오줌을
잘 나가게 한다.
○ 버들개지는 습비(濕痺), 황달(黃疸)에 쓰며 쇠붙이에 상하여 피가
날 때 피멎이약으로 쓴다. 어린이들의 이부자리에 양털을 넣어 주기보
다 버들개지를 대신 넣어 주는 것이 더 좋다.
○ 수양버들잎은 달여서 옻 피부염 때 씻는 약으로 쓴다.
○ 수양버들가지는 달여서 술을 많이 마시는 사람이 기침하는 데와
이빨이 쏠 때 먹는다.
○ 백양(白楊)나무껍질은 풍독(風毒)으로 다리가 부은 것을 치료한다
[본초].

느릅나무껍질[楡皮]

느릅껍질 맛이 단데
관절 기능 좋게 하고

오줌 잘 누게 하며
임병을 낫게 하네
종처에 붙여 주면
아픈 것이 멎는다오

楡皮味甘利關節
通水除淋腫痛撤

○ 껍질을 축여서 잘 짓찧어 풀처럼 만들면 깨진 기와를 붙일 수 있
다〔본초〕.

느릅나무열매〔蕪荑〕

느릅열매 맛이 매워
사기 벌레 몰아 내고
옴과 버짐 낫게 하네
체한 데와 치질 영류
풍증에도 쓴다더라

蕪荑味辛驅邪蟲
疥癬痔瘻滯及風

소 목(蘇木 ; 다목)

소목 맛은 달고 짠데
몰킨 피를 돌게 하오
월경 잘 통케 하며
산후 어혈 타박 손상
모두모두 낫게 하네

蘇木甘鹹行積血
産後月經兼撲跌

○ 일명 소방목(蘇方木)이라고도 한다.

○ 삼음경(三陰經)의 혈경에 작용한다. 적게 쓰면 혈을 고르게〔和血〕
하고 많이 쓰면 어혈을 헤친다〔破血〕〔본초〕.

봇나무껍질〔樺皮 ; 화목피〕

봇나무껍질 맛이 쓰고
성질은 평하다오
젖앓이와 두드러기
폐풍증과 황달 등에
두루 쓰는 약이면서
두창독을 헤친다오

樺皮苦平乳癰疽
肺風癮疹痘毒散

○ 봇나무는 함경도에서 난다.

종려피(棕櫚皮)

종려피는 맛이 떫어
혈병에 주로 쓰오
토혈 코피 붕루 혈림
대하증을 낫게 하네

棕櫚皮澁專主血

吐衄崩帶血淋絶

○ 종려피를 거멓게 태워서 쓴다. 난발(亂髮)과 같이 쓰면 더욱 좋다
〔본초〕.

파 두(巴豆)

파두는 맛이 맵고
성질은 더웁다네
담벽 징가 적취와
위한증을 낫게 하며
설사 몹시 시킨다오

巴豆辛熱治痰祟
胃寒癥積大通利

○ 독이 몹시 세다. ○ 대황, 황련, 박새풀뿌리, 좁쌀죽웃물, 약전국,
찬물과 상외약이다. 불에 법제하여 쓰면 좋다. 나팔꽃씨와는 상반약이
다.

○ 종이에 싸서 눌러 기름을 뺀 것을 파두상(巴豆霜)이라고 한다. 혹
은 약성이 남게 태워서 쓰기도 한다.

○ 몹시 심하게 설사시키는 작용이 있다.

○ 쥐가 먹으면 살찐다〔본초〕.

관 목(灌木) 20가지

오 디〔桑椹子〕

오디 맛은 달지마는
열갈증을 멎게 하오
광물성 약독 풀며
머리칼과 수염을
검게 하는 작용 있네

桑椹子甘熱渴歇
解金石毒染鬚髮

○ 오디는 기성(箕星)의 정기를 받고 있다〔본초〕.

뽕나무뿌리껍질〔桑白皮 ; 상피〕

상백피 맛 달고 매워
기침과 숨찬 증을
썩잘 멎게 한다오
폐화를 사하면서
사기 치는 작용 또한
약하지 않다더라

桑皮甘辛定嗽喘
瀉肺火邪功不淺

○ 뽕나무뿌리껍질은 성질이 차고 평하다. ○ 수태음경에 작용한다.

○ 철을 금기한다〔본초〕. ○ 오줌을 잘 누게 하려면 생것대로 쓰고 기
침나는 데 쓰려면 꿀을 발라 쪄서 닦아서 쓴다〔입문〕. ○ 뽕잎은 부은
것을 내리게 하고 갈증을 멎게 하며 오줌을 잘 누게 한다. 또한 눈병을
낫게 하는데 이 때는 달여서 그 물로 눈을 씻는다. ○ 뽕나무가지는
수기(水氣 ; 부종), 각기를 낫게 하는데 오줌을 잘 누게 한다. 또한 팔
아픈 데 쓴다. ○ 뽕나무꽃은 주로 붕루와 대하증에 쓰는데 닦아서 쓴
다. ○ 뽕나무 태운 재로 잿물을 낸 것은 약간 독이 있는데 붉은팥을
두고 죽을 쑤어 먹으면 부은 것을 내리게 한다〔본초〕.

사마귀알집〔桑螵蛸〕

상표초는 맛이 짠데
허리아픔 산증 임탁
유정 몽설 허손증에
흔히 쓰는 약이라오

桑螵蛸鹹腰痛疝
淋濁精泄虛損患

뽕나무겨우살이〔桑寄生〕

상기생 달고 쓴데
허리 아프고 저린 것
잘 멎게 한다오
상한 힘줄 이어 주고
뼈 또한 굳게 하며
풍습증을 낫게 하네

寄生甘苦腰痛痳

續筋壯骨風濕佳

○ 철을 금기한다.
○ 불로 법제하지 말 것이다〔본초〕.

닥나무열매〔楮實〕

저실은 맛이 달며
음위증을 낫게 하오
힘줄을 세게 하고
눈 또한 밝게 하며
허해진 것 보하는 데
신기한 효과 있네

楮實味甘治陰痿
壯筋明目補虛奇

○ 술에 축여 쪄서 쓴다.
○ 닥나무껍질은 수종(水腫 ; 부종)증을 낫게 하고 오줌을 잘 누게 한다.
○ 닥나무로 만든 종이를 태운 재는 혈훈(血暈)증과 혈붕(血崩)증을 낫게 한다〔본초〕.

선탱자〔枳實〕

선탱자는 맛이 쓴데
체한 것을 내리우며
적 헤치고 담 삭히는 데
특효 있다 하더라

枳實味苦消食痞
破積化痰是長技

○ 성질은 약간 차다.

○ 밀기울과 함께 닦아서 쓴다. 꿀을 발라 구우면 수적(水積)을 헤친
다. ○ 오래 묵은 것이 좋다〔본초〕.

탱 자〔枳殼〕

탱자 성질 약간 따스해
기 몰킨 증 헤쳐주고
뱃 막힌 것 열어 주네
창만증을 내리우는 데
없어 안될 약이라오

枳殼微温解氣結
寬腸消脹不可缺

○ 성질은 약간 차다.

○ 기혈이 약한 사람에게는 쓰지 않는다. 쓰면 기를 상한다.

○ 탱자는 위에 있는 병과 기병에 주로 쓰고 선탱자〔枳實〕는 아래에
있는 병과 혈병에 주로 쓴다.

○ 오래 묵은 것이 좋다〔본초〕.

○ 오직 제주도에서만 난다〔보감〕.

치 자(梔子 ; 산치자)

치자는 성질 차서
오줌 잘 누게 하고

코피 토혈 멎게 하오
울증 번열 낮게 하며
위화 또한 없앤다네

梔子性寒降小便
吐衄鬱煩胃火煽

○ 폐경 혈분에 작용한다〔본초〕.
○ 약으로 쓰는 것은 산치자이다〔단심〕.
○ 치자의 속씨를 쓰면 심, 신의 열을 없애고 치자의 껍질을 쓰면 겉
〔肌表〕에 있는 열을 없앤다. 보통 생것을 쓴다. 허화가 있으면 동변에
축여 닦아 쓰고 피멎이약으로 쓸 때는 거멓게 닦아 쓰며 폐, 위를 차게
하려면 술에 축여 닦아 쓴다〔입문〕.

살맹이씨〔酸棗仁〕

살맹이씨 맛이 신데
땀을 잘 거두고
답답증을 낮게 하네
생 것 쓰면 적게 자고
닦아 쓰면 많이 잔다오

酸棗味酸汗煩蠲
生能少睡炒多眠

○ 살맹이씨는 간을 보한다.
○ 방기와 상오약이다〔본초〕.

산수유(山茱萸)

산수유는 따뜻한데
신허증을 낮게 하고
정수 잘 보한다오
허리 무릎 아픈 데와
귀울이에 효력 있네

山茱性温治腎虚
精髓腰膝耳鳴如

○ 족궐음경과 족소음의 기분에 작용한다.
○ 술에 담갔다가 씨를 빼고 쓴다. 씨는 오히려 정액을 맥없이 흘리게
하는 작용이 있다.
○ 도라지, 방기, 방풍과 상오약이다〔본초〕.

금앵자(金櫻子)

금앵자는 맛이 단데
몽설 유정 멎게 하고
유뇨증을 낮게 하며
촌백충에 쓰인다네

金櫻子甘禁滑通
夢遺遺尿寸白蟲

○ 금앵자는 음기를 굳건히 하고 음을 보하는 데 좋은 약이므로 귀
하게 쓰라〔경악〕.

이스라치씨〔郁李仁〕

욱리인은 맛이 신데
조한 것을 눅혀 주고
어혈진 것 헤쳐 주네
부은 헌 데 가라앉히며
대소변 잘 누게 하오

郁李仁酸能潤燥
破血消腫便可導

○ 비경(脾経)의 기분에 작용한다. 꿀에 버무려서 그늘에 말려 쓴다.

광나무열매〔女貞實〕

여정실은 맛이 쓴데
수염 머리칼 검게 하며
풍사를 몰아 내오
허한 것을 보하면서
힘줄 뼈 든든케 하네

女貞實苦烏髭髮
去風補虛壯筋骨

○ 일명 동청(冬靑)이라고 한다. ○ 성질은 평하다.
○ 광나무열매는 소음(小陰)의 정을 받아서 겨울에도 잎이 떨어지지
않는다. 그리고 신(腎)을 보하는 효능이 있다〔본초〕.

오갈피〔五加皮〕

오갈피는 성질 찬데
풍비와 역절풍에 좋은 효과 있거니와
걸음걸이 힘나게 하고
정수 또한 보한다네

五加皮寒祛風痺
健步益精瀝餘備

○ 성질은 따뜻하다. ○ 현삼, 뱀허물과 상오약이다…〔본초〕.

구기자(枸杞子)

구기자는 달고 따뜻해
정수 잘 불퀴 주네
눈 또한 밝게 하고
풍사를 몰아 내며 성욕 세게 한다더라

拘杞甘温添精髓
明目祛風陽事起

○ 철을 금기한다. ○ 술에 축여 짓찧어서 쓴다〔본초〕.

구기뿌리껍질〔地骨皮〕

지골피는 성질 찬데
해기 작용 있다 하네
골증 혈열 풀어 주고

음기 세게 보하는 데
매우 좋은 약이라오

地骨皮寒能解肌
蒸汗熱血強陰宜

○ 족소음경, 수소양경에 작용한다.
○ 석웅황과 주사의 작용을 억제하며 철을 금기한다.
○ 감초즙에 담가서 법제한다〔본초〕.

순비기나무열매〔蔓荊子 ; 만형실〕

만형자는 맛이 쓴데
머리아픔 눈물나는 증
습비증을 낫게 하며
팔다리 가들기에
또한 쓰는 약이라네

蔓荊子苦頭痛痓
眼淚濕痹並拘攣

○ 성질은 약간 차다. ○ 술에 축여 쪄서 쓴다.
○ 촌백충과 회충을 몰아 낸다. 허한 사람은 먹지 말아야 한다. 그것
은 담이 생길 염려가 있기 때문이다〔본초〕.

모란뿌리껍질〔牧丹皮〕

모란뿌리 쓰고 찬데
월경 잘 통케 하고

땀 없는 골증열과
혈분열을 없앤다네

牧丹苦寒通經血
無汗骨蒸血分熱

○ 족태음 및 수궐음경에 작용한다.
○ 흰 것은 보하고 붉은 것은 오줌을 잘 누게 하는 작용이 있다.
○ 땀이 없는 골증(骨蒸)을 치료한다.
○ 패모, 대황, 새삼씨와 상외약이며 비상독을 억제한다. 그리고 마
늘과 철을 금한다〔본초〕.

밀몽화(密蒙花)

밀몽화는 맛이 단데
눈을 밝게 한다오
허증 예막 청맹 등에
그 효력 빠르다네

蜜蒙花甘能明目
虛瞖靑盲效最速

○ 술에 담갔다가 꿀에 개어 쪄서 쓴다〔본초〕.

보 두(寶豆)

보두 성질 따뜻하고
독이 또한 있다오
후비증 회충증과

벌레에 상한 데며
학질과 이질 등에
두루 쓰는 약이라네

寶豆溫毒治喉痺
蛔痛蟲傷並瘧痢

○ 몸이 든든한 사람에게는 0.8～1.2g, 늙은이와 몸이 허약한 사람에게는 0.4g 혹은 0.04～0.08g씩 쓴다. 임신부에게는 쓰지 못한다〔속방〕.

우 목(寓木) 5가지

솔뿌리혹〔茯苓〕

솔뿌리혹 슴슴한데
9규 잘 통해 주네
흰 것은 담 삭히고
벌건 것은 이뇨하네

茯苓味淡利竅美
白花痰涎赤通水

○ 흰솔뿌리혹은 신, 방광과 수태음경, 족태음경의 기분에 작용한다. 벌건솔뿌리혹은 심, 소장과 족태음경, 수소음경, 수태양경의 기분에 작용한다.
○ 껍질을 긁어버리고 가루내어 수비(水飛)한 다음 막 같은 것은 버리고 햇볕에 말려 쓴다.

○ 가위톱과는 상오약이고 오이풀, 석웅황, 진교, 남생이등딱지와는 상외약이다. 쌀로 만든 식초와 신 것을 금한다.

○ 솔뿌리혹껍질은 수종(水腫)병에 쓰는데 오줌을 잘 누게 한다〔본초〕.

복 신〔白茯神〕

복신은 심 보하고
진경 작용 잘 한다오
정신 멍청 건망증과
성내는 증 낫게 하네

茯神補心善鎭驚
恍惚健忘怒恚情

○ 신목(神木)은 솔뿌리혹 속에 있는 소나무뿌리〔心木〕인데 일명 황송절(黃松節)이라고도 한다. 이것은 편풍(偏風 ; 반신불수), 각기, 근련(筋攣 ; 힘줄이 가드러드는 증) 등에 쓴다〔본초〕.

호 박(琥珀)

호박은 맛이 단데
정신을 안정시키고
오줌을 잘 누게 하네
어혈을 헤치면서
징가 적취 삭힌다오

琥珀味甘定魂魄
利水破瘀消癥積

○ 호박은 티끌을 끌어당기는 것이 진품(좋은 것)이다〔본초〕.

저 령(猪苓)

저령 맛은 슴슴한데
수습 잘 몰아 내서
부은 것을 내리우고
임병 또한 낫게 하오
그렇지만 많이 쓰면
신을 상케 한다더라

猪苓味淡水濕緊
消腫通淋多損腎

○ 족태양경과 족소음경에 작용한다.
○ 철을 금기한다〔본초〕.

뇌 환(雷丸)

뇌환은 맛이 쓴데
살충작용 잘한다오
전간 고독에 쓰지마는
어린이병에 더 좋다네

雷丸味苦善殺蟲
癲癇蟲毒治兒功

○ 뇌환은 독이 좀 있다.

○ 감초즙에 축여 찌거나 싸서 구워서 쓴다.

○ 철을 금기하며 칡뿌리와 상오약이다〔본초〕.

포 목(苞木) 5가지

참대잎〔竹葉〕

참대잎은 맛이 단데
번갈증을 멎게 하고
숨찬 증도 낫게 하오
잠 편히 자게 하며
가래 또한 삭힌다네

竹葉味甘止煩渴
定喘安眠痰加劇

참대기름〔竹瀝〕

참대기름 맛이 단데
담화 허열 없앤다오
번갈증을 낫게 하며
땀 또한 멎게 하네

竹瀝味甘除痰火
虛熱渴煩汗亦妥

○ 참대기름은 푸르고 큰 참대를 불에 쪼이면서 받은 기름이다.

○ 생강즙을 사약(使藥)으로 쓴다〔본초〕.

참대껍질〔竹茹〕

참대껍질 구역 멈추고
한담 위열 몰아 내오
기침과 딸꾹질
불면증에 쓴다더라

竹茹止嘔除寒痰
胃熱欬噦不寐堪

○ 참대껍질은 참대의 푸른 껍질을 깎아서 말린 것이다〔본초〕.

참대순〔竹筍〕

참대순은 달고 차서
번갈증을 덜어 주며
오줌 잘 누게 하오
기 보한다 하지마는
많이 쓰면 냉 생기네

竹筍甘寒煩渴省
利水益氣過發冷

○ 일명 선인장(仙人杖)이라고도 한다.
○ 참대순이 자라서 참대로 될 무렵에 죽은 것은 색이 거멓게 되어 옻빛 같이 된다. 5~6월에 채취한 것은 어린이가 젖을 게우거나 어른이 먹은 것 게우는 것을 치료한다〔본초〕.

참대속진〔天竺黃〕

참대속진 맛이 단데
급경풍과 만경풍을
모두 다 낫게 하네
마음 진정시키고
해열작용 하면서
사기 또한 몰아 내오

天竺黃甘急慢風
鎭心解熱驅邪功

훈신채(葷辛菜) 16가지

부 추〔韭菜〕

부추는 맛이 맵고
성질은 따뜻한데
위열을 없애면서
어혈 또한 삭힌다오
목에 뼈 걸린 것을
낫게 하는 효과 있다네

韭菜辛温除胃熱
能治骨鯁清瘀血

○ 부추는 꿀과 상반약이다.

○ 오래 먹으면 환자에게 좋지 못하다[본초].

○ 지금 사람들이 흔히 부추를 소고기 볶을 때 두어서 먹는데 맛은 매우 좋지만 해가 되는 것은 보지 못한다[비요].

부추씨[韭子]

부추씨는 맛이 달고
성질은 따뜻한데
소변불금 낫게 하네
허리 무릎 시린 데와
유정 몽설 백음증에
두루 쓰는 약이라오

韭子甘溫尿不禁
腰膝夢遺女白淫

○ 부추씨는 궐음경과 명문에 작용한다. ○ 누렇게 닦아서 쓴다.

○ 종유석과 유향독을 억제한다[본초].

파 밑[葱白]

파밑은 맵고 따뜻해
땀을 잘 나게 하네
상한 두통 붓고 아픈 데
흔히 쓴다 하더라

葱白辛溫能發汗
傷寒頭疼腫痛散

○ 족태음경과 족양명경에 작용한다.

○ 파밑을 대추와 같이 먹으면 병이 생기고 단고기, 꿩고기와 같이 먹으면 혈병이 생긴다. 지황(地黃)과 상산(常山)을 먹을 때는 파와 꿀을 금한다. 파밑은 물고기독을 푼다.

○ 파뿌리는 기를 통하게 한다〔본초〕.

마 늘〔大蒜〕

　　마늘은 맵고 따뜻해
　　고기 낟알 잘 삭히고
　　독 또한 풀어 주며
　　옹종을 삭히지만
　　많이 쓰면 눈 상하네

　　大蒜辛溫化肉穀
　　解毒散癰過損目

○ 통마늘을 약에 쓴다〔본초〕.

유 채〔蕓薹〕

　　유채는 맵고 따뜻해
　　단독이며 젖앓이
　　징가에 좋다 하네
　　하지만 그 밖에는
　　오래 쓰지 말라더라

　　蕓薹辛溫宜丹腫

乳癰癰外莫久奉

배 추〔菘菜〕

배추는 달고 서늘해
오줌 잘 누게 하고
하기작용 한다오
갈증을 멎게 하며
음식 술독 풀어 주네

菘菜甘凉淸利極
下氣止渴解酒食

○ 일명 백채(白菜)라고 한다. ○ 독이 약간 있다.

○ 많이 먹으면 가려움증〔皮風〕이 생긴다. 냉이 있고 발에 병이 있으면 먹지 말 것이다. 배추를 많이 먹었을 때는 생강으로 푼다.

○ 배추씨기름은 머리칼을 잘 자라게 하고 칼에 바르면 녹이 슬지 않는다〔본초〕.

갓〔芥菜〕

갓은 맛이 매운데
9규 잘 통해 주고
사기 또한 몰아 내오
코 메인 것 여는 데
묘한 효과 있다더라

芥菜味辛利九竅
除邪通鼻最爲妙

○ 치질(痔疾)과 변혈(便血)이 있으면 쓰지 않는다. 붕어와 같이 쓰면
수종(水腫)병이 생긴다〔본초〕.

흰겨자〔白芥子〕

흰겨자는 맛 매운데
옆구리의 담 삭히면서
학질 골증 낫게 하오
트직하고 덩이진 데
모두 쓰면 효과 있다네

白芥子辛化脅痰
瘧蒸痞塊皆可戡

○ 폐에 작용한다. ○ 약간 닦아서 쓴다〔본초〕.

순무〔蔓菁〕

순무는 달고 따스해
5장을 좋게 하며
하기작용 한다오
음식 잘 삭히면서
황달병 낫게 하네

蔓菁甘温利五臟
下氣消食治疸恙

○ 순무의 성질이 서늘한데 따뜻하다고 한 것은 잘못된 것 같다

〔본초〕.

순무씨〔蔓菁子〕

순무씨 성질 평해
눈을 밝게 할 뿐더러
황달병을 낫게 하오
오줌 잘 누게 해서
배 물 찬 데 효과 있지만
곽란에도 또한 쓰네

蔓菁子平明目藥
治癉利水腹脹霍

○ 거미에 물린 데는 가루내어 술에 타서 먹는다.
○ 순무씨기름으로 등불을 켜면 몹시 밝지만 눈을 상한다〔본초〕.

무〔萊菔〕

무는 맛이 단데
기를 잘 내리우고
음식 소화 시킨다네
가래 기침 멎게 하며
밀가루독 푼다더라

萊菔根甘下氣篤
消食痰嗽解麪毒

○ 일명 나복(蘿葍)이라고 한다.

○ 맛이 쓰고 성질이 따뜻하다. 혹은 차다고 한 데도 있다. 지황과 함께 먹지 말아야 한다. 같이 먹으면 머리칼이 희어진다.

○ 무독은 생강으로 푼다. 무는 노사독을 억제한다〔본초〕.

무씨〔萊菔子〕

무씨는 맛 매운데
천식 기침 낫게 하며
기를 잘 내리우네
배부른 중 삭히는 효
대비하기 어렵다오

萊菔子辛治喘嗽
下氣消脹功難對

생 강(生薑)

생강 성질 따뜻한데
나쁜 기운 몰아내고
신기 조화 시킨다오
입맛을 돋궈 주고
가래 또한 없애며
기침 잘 멎게 하네

生薑性溫能祛穢
暢神開胃吐痰咳

○ 생강의 덥게 하는 효과가 나타나게 하려면 생강의 껍질을 버리고 쓰며 서늘하게 하는 효과가 나타나게 하려면 껍질 채로 쓴다.

○ 조피나무열매〔秦椒〕를 사약(使藥)으로 쓴다. 끼무릇과 오독도기〔狼毒〕의 독을 푼다. 속썩은풀 및 황련과는 상오약이다〔본초〕.

건 강(乾薑)

건강은 맛 매운데
풍한 사기 몰아 내오
포하면 맛 쓰지만
찬 기운 잘 몰아내고
허열 또한 없애어서
속 편안케 한다네

乾薑味辛解風寒
炮苦逐冷虛熱安

○ 건강은 심, 비경의 기분약이다. 폐경에 작용하며 소화를 돕고 입맛을 돋구는 작용이 있다.
○ 많이 쓰면 기를 소모시킨다〔본초〕.
○ 불로 법제하면 약기운이 빠지지 않으므로 이한증(裏寒症)을 치료하는 데 좋다〔단심〕.

고 수〔胡荽〕

고수는 맛 매운데
두진 썩 잘 돋게 하고
머리아픔 멎게 하며
음식을 삭힌다네

胡荽味辛發痘極

上止頭疼內消食

○ 고수열매도 천연두를 앓을 때 구슬을 잘 돋게 한다〔본초〕.

미나리〔水芹〕

미나리는 달고 평해
정과 수를 보한다오
대소장을 좋게 하고
답답한 증 멎게 하네

水芹甘平益精髓
利大小腸煩可止

○ 미나리즙은 속의 열을 없애고 광물성 약독을 풀며 피오줌, 임병 (淋病), 황달 등을 낫게 한다〔본초〕.

유활채(柔滑菜) 10가지

냉 이〔薺菜〕

냉이는 달고 따스해
눈을 밝게 하면서
5장 비위 좋게 하며
태워 쓰면 이질 낫네

薺菜甘溫明目易

利臟和中燒治痢

○ 냉이는 겨울에도 죽지 않는다. 냉이를 두고 죽을 쑤어 먹으면 혈이 간으로 가게 한다〔본초〕.

냉이씨〔菥蓂子〕

냉이씨는 따뜻해서
정 보하고 열 내리우네
눈물 나고 예막 낀 데
흔히 쓰는 약이지만
눈 또한 밝게 하오

菥蓂子温能益精
去瞖解熱淚目明

○ 순비기나무열매〔蔓荊子〕, 족두리풀과 같이 쓰면 좋다. 건강과 상오약이다〔본초〕.

순 채〔蓴菜〕

순채 성질 서늘한데
몸을 잘 보하면서
소갈 황달 낫게 하고
모든 약독 풀어 주네

蓴菜性冷亦能補
渴疸藥毒並可愈

거여목〔苜蓿〕

거여목은 서늘한데
위의 사기 헤치면서
대소장을 좋게 하오
열독 잘 풀어 주며
황달 또한 낫게 하네

苜蓿性凉胃邪散
利大小腸熱毒疸

○ 거여목을 많이 먹으면 찬 기운이 힘줄에 들어간다.

쇠비름〔馬齒莧〕

쇠비름은 성질 찬데
부은 종처 삭인다오
이질 갈증 임병 등에
흔히 쓰는 약이지만
그 효력은 독 풀고
충 죽이는 데 있더라

馬齒莧寒消腫痢
渴淋毒蟲皆得利

부 루〔萵苣〕

부루는 쓰고 찬데
가슴 막힌 것 통해 주고

5장 기능 좋게 하네
지나치게 먹으며는
냉병이 난다더라

蕎苣苦冷胸膈醒
通利五臟過發冷

○ 부루씨는 젖이 잘 나게 하고 오줌을 누게 한다.

고사리〔蕨菜〕

고사리는 달고 찬데
수기와 열 내리우네
오랫동안 먹으며는
양기가 줄어들고
다리 또한 약해지네

蕨菜甘寒水熱却
久食消陽反脚弱

토 란〔芋子〕

토란은 맵고 평해
장위를 편케 하고
힘살 세게 한다네
어혈 또한 헤치는데
잎을 쓰면 설사 멎네

芋子辛平腸可䨇
充肌破血葉止瀉

○ 독이 약간 있다.
○ 온갖 약독을 푼다〔본초〕.

감 자〔甘藷〕

감자는 달고 평해
낟알 대신 먹는다오
보신 건비 작용 있어
허한 것을 보한다네

甘藷甘平能救荒
強腎健脾補虛良

○ 감자의 효능은 마〔山藥〕와 같다.
○ 섬사람들은 흔히 낟알〔五穀〕 대신 감자를 먹어 오래 산다〔본초〕.

아욱씨〔冬葵子〕

아욱씨는 성질 찬데
융폐증을 낫게 하며
해산 쉽게 하면서
젖 잘 나게 하더라

冬葵子寒治癃方
滑胎易産通乳房

○ 일명 노규(露葵)라고 한다.
○ 아욱잎은 비(脾)의 채(菜)인데 비위를 고르게 한다. 서리가 온 뒤

에는 먹지 말아야 한다. 먹으면 담이 동한다〔본초〕.

과 채(苽菜) 4가지

가 지〔茄子〕

가지는 달고 찬데
노채병을 낫게 하네
많이 먹으면 기 동하고
태를 상한다 하더라

茄子甘寒傅尸勞
多食動氣女傷胞

동 아〔冬瓜 ; 동과인〕

동아는 달고 찬데
열갈증을 멎게 하며
대소장 좋게 하고
광물 약독 풀어 주네

冬瓜甘寒熱渴釋
利大小腸壓丹石

○ 냉증이 있는 사람이 먹으면 몸이 여윈다〔본초〕.

호 박〔南瓜〕

호박은 달고 따뜻해
비위 잘 보하지만
양고기와 같이 쓰면
기가 막혀 통치 않네

南瓜甘温能補中
同食羊肉氣不通

○ 호박은 돼지고기와 같이 먹으면 좋다. 꿀과 같이 끓여 먹는 것도
좋다. 호박을 지나치게 먹으면 각기와 황달이 생긴다〔본초〕.

오 이〔胡瓜；황과〕

오이는 달고 찬데
많이 먹지 말라 했네
과식하면 학질처럼
오한과 열이 나네

胡瓜甘寒莫多食
能發寒熱瘧亦或

○ 오이를 많이 먹으면 기가 동하고 학질과 이질이 생긴다고 했다
〔본초〕.

지 이(芝栭) 2가지

송이버섯〔松耳〕

송이버섯 향기로와 위 든든케 하면서
음식맛을 돋군다오
설사를 멎게 하며 기 또한 보한다네

松耳味香能實胃
進食止瀉且益氣

석 이(石耳)

석이는 달고 평해 눈을 밝게 한다오
오래 쓰면 힘 돋구고
얼굴색을 좋게 하네

石耳甘平視不艱
久食益力且益顔

오 과(五果) 6가지

추 리〔李 ; 오얏〕

추리는 맛이 단데

뼈마디 노열 멎게 하며
기운 또한 보하지만
많이 쓰면 좋지 않네

李甘骨節勞熱痼
亦能益氣不可多

○ 물에 가라앉지 않는 추리에는 독이 있다.
○ 꿀과 같이 먹지 말아야 한다〔본초〕.

살구씨〔杏仁〕

살구씨는 쓰고 따뜻해
풍담 천식 낫게 하고
대장 기운 막힌 것과
뒤굳기를 풀어 주네

杏仁苦温風痰喘
大腸氣閉便可顿

○ 수태음경에 작용한다.
○ 꺼풀과 끝을 버리고 밀기울과 같이 닦아 쓴다.
○ 불에 법제하면 좋다. 속썩은풀, 단너삼, 칡뿌리와 상오약이다. 개를 죽인다. 두알박이는 사람을 죽인다〔본초〕.
○ 화(火)가 있거나 땀이 날 때에는 동변에 3일간 담갔다가 쓴다〔입문〕.
○ 열매에는 독이 조금 있으므로 많이 먹으면 힘줄을 상한다. 산모는 더욱 금한다〔본초〕.

매화열매〔烏梅〕

매화열매 시고 따뜻해
폐기 잘 수렴하네
갈증을 멎게 하고
진액을 나게 하며
설사 이질 낫게 하오

烏梅酸温收斂肺
止渴生津瀉痢退

○ 돼지고기를 금한다.
○ 매화나무잎은 주로 휴식리(休息痢)와 곽란에 쓴다〔본초〕.

복숭아씨〔桃仁〕

복숭아씨 달고 찬데
대장을 눅혀 주고
월경 또한 통케 하며
어혈 징가 헤친다오

桃仁甘寒潤大腸
通經破血癥瘀良

○ 수궐음경과 족궐음경에 작용한다.
○ 꺼풀과 끝, 두알박이를 버리고 밀기울과 같이 닦아서 쓴다.
○ 열매는 손해만 있고 이로운 것은 없다.
○ 꽃은 충을 죽이며 오줌을 잘 나가게 한다.
○ 잎은 꽃과 효력이 같다.
○ 복숭아나무진은 석림(石淋)을 낫게 하고 어혈을 헤치는 작용을

한다.

○ 도노(桃奴)는 서리가 온 다음에도 떨어지지 않고 그냥 달려 있는 복숭아인데 주로 어혈을 헤치는[破血] 작용을 한다[본초].

밤[栗子]

밤은 짜고 따뜻한데
기운 세게 돋군다오
장위와 신 보하며
배고프지 않게 하네

栗子鹹温益氣奇
厚腸補腎亦耐飢

○ 말려 먹으면 보하고 생 것을 먹으면 기가 동하며 삶거나 쪄서 먹으면 기를 몰키게 한다. 다만 잿불에 묻어 절반쯤 익게 구워서 먹는다. 어린이에게는 많이 먹이지 말아야 한다. 많이 먹이면 이빨이 잘 나오지 않는다. 생밤은 소화가 잘 안 되고 익힌 것을 많이 먹으면 기를 몰키게 하며 먹은 것이 막히면서 충이 생기게 한다.

○ 누기 있는 모래 속에 밤을 묻어 두면 여름에 가서도 그대로 있다 [본초].

대 추[大棗]

대추는 맛이 단데
온갖 약을 조화하고
원기 잘 돋군다오
비위를 보하지만
뱃속이 그득하면

먹지 말라 하였다네

大棗味甘和百藥
益氣養脾滿休嚼

○ 대추는 토(土)에 속하며 화(火)가 있어서 12경맥을 돕는다.
○ 오랫동안 먹으면 비를 상하고 습이 생겨나게 한다. 어린이들이
많이 먹는 것은 더욱 좋지 않다.
○ 생대추를 먹으면 몸이 여윈다.
○ 북쪽으로 향한 나무껍질을 벗겨 태워서 재를 내어 물에 달인 것
으로 눈을 씻으면 잘 보지 못하던 것이 낫는다〔본초〕.

산 과(山果) 17가지

배〔梨〕

배 맛은 달고 신데
술 깨우는 데 좋다오
갈증 번열 멎게 하며
기침 가래 삭게 하네

梨味甘酸善解酒
渴嗽煩熱痰亦驅

○ 배나무잎은 주로 곽란에 쓴다〔본초〕.

모 과〔木瓜〕

모과는 맛이 신데
다리 붓는 습비증과
곽란으로 쥐 일면서
무릎이 헤우는 데
흔히 쓰는 약이라네

木瓜味酸脚腫濕
霍亂轉筋膝拘急

○ 수태음경과 족태음경에 작용한다. 물의 정〔水之正〕을 가지고 있으
므로 간에 들어간다. ○ 철을 금기한다.
○ 모과나무의 가지와 잎은 주로 곽란으로 쥐가 이는 데 쓴다〔본초〕.

찔광이〔山査 ; 아가위〕

찔광이는 맛이 단데
건위작용 있어서
음식 소화 잘 시키네
산증과 배 불어난 증
헌 데 또한 낫게 하오

山査味甘磨肉食
療疝健胃膨瘡息

○ 일명 당구자(棠毬子)라고 한다. ○ 오래 묵은 것이 좋다.
○ 찔광이씨는 주로 음식을 소화시키고 적을 삭힌다〔본초〕.

능 금〔林檎〕

능금은 시고 따뜻해
곽란을 낫게 하고
가래도 삭인다오
갈증 이질 두통에도
쓰면 좋다 하더라

林檎酸温治霍亂
痰氣渴痢頭痛散

○ 일명 내금(來禽), 문림랑(文林郎)이라고도 한다. ○ 많이 먹으면 열이 나고 냉담(冷痰)이 동한다. ○ 능금나무뿌리는 회충과 촌백충을 죽인다〔본초〕.

감〔柿子〕

감은 성질 찬데
심과 폐 눅혀 주며
수렴작용 있어서
이질병을 낫게 하오
목마른 증 멎게 하고
가래 또한 삭인다네

柿子氣寒潤心肺
澁腸禁痢渴痰退

○ 감은 금(金)에 속하며 토(土)의 기운을 가지고 있다.
○ 오시(烏柿)는 쪄서 말린 것인데 성질이 따뜻하며 벌레를 죽이고 게우는 것을 멈추는 작용이 있다.

○ 백시(白柿)는 햇볕에 말린 것인데 성질이 서늘하다.

○ 시상(柿霜)은 상초의 열을 없애고 진액을 생기게 하며 갈증을 멎게 한다. 목구멍, 입, 혀에 난 헌 데를 낫게 한다.

○ 감꼭지는 딸꾹질을 멈춘다〔본초〕.

석 류(石榴)

석류는 시고 따뜻해
이질과 자궁출혈
대하증을 낫게 하고
3충을 죽이는 데
두루 쓴다 하지마는
많이 쓰면 폐 상하네

石榴酸溫痢崩帶
制殺三蟲過損肺

○ 석류나무의 껍질과 뿌리도 약효가 같다. ○ 철을 금기한다〔본초〕.

귤껍질〔陳皮〕

귤껍질은 달고 따뜻해
기 순조롭게 한다오
비를 고르게 하려면
흰 속 채로 쓰지마는
담을 삭히자면
흰 속 떼고 쓴다네

陳皮甘溫順氣功

和脾留白痰取紅

○ 일명 귤피(橘皮)라고 한다.

○ 수태음경과 족태음경에 작용한다.

○ 귤껍질에서 흰 속을 떼버린 것을 귤홍(橘紅)이라고 한다. ○ 오래 묵은 것이 좋다.

○ 흰삽주와 같이 쓰면 비위를 보하고 흰삽주와 같이 쓰지 않으면 비위를 사한다. 감초와 같이 쓰면 폐를 보하고 같이 쓰지 않으면 폐를 사한다〔본초〕.

○ 하초병에는 소금물에 축여 볶아서 쓰며 폐조(肺燥)증에는 동변에 축여 볶아서 쓴다〔입문〕.

○ 귤씨는 산기(疝氣)와 신(腎)의 냉증에 쓴다〔본초〕.

○ 제주도에서 귤, 청귤(靑橘), 유자(柚子), 감자(柑子) 등이 난다〔보감〕.

선귤껍질〔靑皮 ; 청귤피〕

선귤껍질 쓰고 찬데
기 몰킨 것 헤치면서
간과 비를 편케 하고
소화 잘 시킨다네

靑皮苦寒攻氣滯
平肝安脾下食劑

○ 간경의 기분과 수소양경에 작용한다.

○ 식초에 축여 볶아서 쓴다〔본초〕.

감 자(柑子 ; 밀감)

감자 성질 몹시 찬데
장위 열 없애면서
갈증을 멎게 하오
오줌 잘 누게 하며
술독 또한 풀어 주네

柑子大寒腸胃熱
止渴利溲解酒結

유 자(柚子)

유자는 맛이 단데
대귤이라 한다네
장위의 나쁜 기운
잘 몰아낼 뿐더러
술독 또한 푼다더라

柚子味甘即大橘
去胃惡氣壓酒密

앵 두〔櫻桃〕

앵두는 달고 더워
수곡리를 낫게 하고
중초 조화 시킨다네
비 또한 보하면서
얼굴 곱게 한다오

櫻桃甘熱水穀痢
調中益脾令顔媚

○ 앵두는 비를 맞으면 속에서 벌레가 생기는데 물에 한참 담가 두면 다 나온다. 많이 먹지 말아야 한다. 많이 먹으면 열이 나고 폐옹(肺癰)이 생긴다.

○ 앵두나무뿌리는 촌백충을 죽인다〔본초〕.

은행씨〔白果〕

은행씨는 달고 쓴데
숨찬증을 낫게 하고
기침 잘 멎게 하오
백탁증을 치료하며
술독 또한 푼다더라

白果甘苦喘嗽驅
能治白濁且壓酒

○ 은행씨를 많이 먹지 말아야 한다. 많이 먹으면 기가 몰킨다〔본초〕.

호두알〔胡桃肉〕

호두살은 맛이 단데
신을 잘 보하면서
머리칼을 검게 하네
그렇지만 지나치게
많이 먹지 말라 했네

胡桃肉甘能補腎
黑髮猶復過莫緊

개 암 〔榛子；진자〕

개암은 달고 평해
장위 잘 통해 주고
기운 또한 나게 하오
배고프지 않게 하고
걸음 잘 걷게 하며
음식맛을 돋군다네

榛甘平寬腸益氣
不飢健行且開胃

낙화생(落花生)

낙화생은 따스한데
기묘한 과실일세
폐를 잘 눅혀 주고
비기 조화시킨다네

落花生溫果中奇
性能潤肺香舒脾

○ 낙화생은 민광(閩廣)에서 주로 난다. 땅 속의 덩굴뿌리에 달린다
〔비요〕.

산딸기 〔覆盆子〕

산딸기는 맛이 단데

신정을 잘 보해 주어
아들 딸 낳게 하오
머리칼 검게 하며
눈 또한 밝게 하네

覆盆子甘益腎精
續嗣烏鬚目可明

○ 술에 축여 쪄서 쓴다.
○ 봉류(蓬虆; 멍석딸기)는 효능이 산딸기와 같다〔본초〕.

도토리〔橡實〕

도토리는 약간 따스해
설사 이질 멎게 하오
맛과 영양 좋아서
흉년 든 때 먹는다네

橡實微溫澁腸痢
氣味俱佳荒可備

○ 도토리를 물에 15일 동안 담가서 떫은 맛이 빠진 다음에 쪄서 먹는다〔본초〕.

이 과(夷果) 5가지

여 지(荔枝; 예지)

여지는 달고 평해
정신을 좋게 하고
갈증을 멈춘다네
얼굴색 곱게 하며
산증 치료 하는 데는
여지핵을 쓴다더라

荔枝甘平智神益
止渴好顔疝用核

○ 여지핵(荔枝核)은 간에 작용하여 산증(疝症)을 낫게 한다〔본초〕.

용안육〔龍眼〕

용안육은 맛이 단데
비기 잘 돌게 하네
건망증과 정충증에
효과 있는 약이면서
정신 또한 좋게 하네

龍眼味甘主歸脾
健忘怔忡益智宜

○ 일명 원안(圓眼)이라고도 한다.

감 람(橄欖)

감람은 쓰고 따뜻해

온갖 중독 풀어 주고
보가지독 술독 풀며
후비증을 낫게 하네

橄欖酸温治諸毒
河豚及酒喉痺屬

○ 감람의 속씨는 뼈가 목에 걸린 때에 주로 쓴다.

비 자〔榧實〕

비자는 맛이 단데
온갖 치질 낫게 하오
고독 3충 몰아내는 데
병 나으면 먹지 말라

榧實味甘療五痔
蟲毒三蟲差即止

○ 제주도에서 주로 난다.

잣〔海松子〕

잣 성질 따뜻해서
허한 것을 보해 주며
뼈마디의 풍비증과
어지럼증 낫게 하네

海松子温能補虛
骨節風痺頭眩除

과 과(瓜果) 7가지

참 외〔甜瓜〕

참외는 달고 차서
번갈증을 멎게 하고
오줌 잘 누게 하며
삼초를 통케 하네

甜瓜甘寒渴煩消
能利小便通三焦

○ 참외는 사향 및 술과 금기인데 이것들이 참외나 오이를 삭히는 것이 소금물보다 더 빠르다〔본초〕.

참외꼭지〔瓜蔕〕

참외꼭지 쓰고 찬데
담 잘 게우게 한다오
부종병과 황달 등에
두루 쓴다 하더라

瓜蔕苦寒善吐痰
浮腫黃疸幷可堪

○ 참외꼭지는 약성이 급해서 위를 상한다〔본초〕.

수 박〔西瓜〕

수박은 달고 차서
더위독과 번갈 풀고
혈리 또한 낫게 하며
오줌 썩 잘 누게 하네

西瓜甘寒治暑毒
煩渴血痢利溲足

○ 위가 찬 사람은 먹지 말아야 한다〔본초〕.

포 도(葡萄)

포도는 달고 평해
비증 임병 낫게 하며
기운 의지 세게 하고
구슬 잘 돋게 하오

葡萄甘平痺淋透
益氣强志乾發痘

○ 포도를 많이 먹으면 눈이 잘 보이지 않는다.
○ 포도나무뿌리는 구역과 딸꾹질을 멈추고 자현(子懸)증을 낫게 한
다〔본초〕.

머 루〔蘡薁〕

머루는 맛이 신데
갈증을 멈춘다오
술 빚어 마시며
기운 잘 보해 주고
넝쿨을 쓰며는
오줌 잘 누게 하네

蘡薁味酸止渴優
作酒益氣藤利溲

○ 머루는 산포도이다.
○ 머루나무뿌리는 주로 열림(熱淋)을 치료한다〔본초〕.

다 래〔獼猴桃〕

다래는 성질 찬데
갈증 번열 멎게 하네
석림과 반위에도
두루 쓴다 하더라

獼猴桃寒治渴煩
熱壅石淋及胃反

사 탕〔砂糖〕

사탕은 맛이 달아
폐와 중초 눅혀 주오
많이 먹으면 이빨 상하고
습열과 충 생긴다네

砂糖甘潤肺及中
多食損齒濕熱蟲

○ 사탕은 사탕수수 달인 즙을 졸여서 만드는데 많이 먹으면 충(虫)
증이 생겨서 감닉(疳䘌)증이 된다〔본초〕.

수 과(水果) 3가지

연뿌리〔藕〕

연뿌리는 달고 차서
열과 술독 없앤다오
답답한 증 멎게 하며
온갖 혈병 치료하네

藕味甘寒能淸熱
解酒消煩治諸血

○ 연뿌리마디〔藕節〕는 주로 여러가지 혈증을 치료한다.
○ 연꽃술은 맛이 떫고 성질이 따뜻하며 청심(淸心) 작용과 삽정(澁
精 ; 정액이 저절로 나오는 것을 막는 것) 작용이 있다. 혈붕(血崩)과 토혈
(吐血)을 치료하는 데 쓴다.
○ 연꽃턱〔蓮房〕은 어혈을 헤치는 작용이 있으며 태반이 나오지 않는
데 쓴다.
○ 연잎은 혈창(血脹)으로 배가 아픈 데 주로 쓴다〔본초〕.

연 밥〔蓮肉 ; 연꽃열매, 연실〕

연밥은 맛이 단데
비위 기능 좋게 하고
설사 또한 멎게 하오
삽정작용 있으면서
심기 잘 보한다네

蓮肉味甘健脾胃
止瀉澀精養心氣

○ 연꽃열매는 12경의 혈맥을 보한다.
○ 물에 가라앉는 것은 석련(石蓮)이라고 한다.
○ 의(薏)는 즉 연심〔蓮實〕인데 혈증에 쓴다〔본초〕.

가시연꽃씨〔芡實 ; 검실, 검인〕

가시연꽃씨 맛이 단데
정을 잘 보해 주네
습비로 허리 무릎
시큰시큰 아픈 데에
흔히 쓰는 약이라오

芡實味甘能益精
腰膝濕痺酸疼幷

○ 일명 계두실(鷄頭實)이라고 하는데 어린이가 많이 먹으면 잘 크지
않는다〔본초〕.

마맥도(麻麥稻) 9가지

참 깨〔胡麻仁〕

참깨는 맛이 단데
정창 옹종 낫게 하오
허손된 것 잘 보하고
힘 또한 세게 하네

胡麻仁甘疔腫瘡
熟補虛損筋力强

○ 일명 거승(巨勝)이라고 한다.
○ 참깨의 잎은 청량(靑蘘)이라 하는데 풍(風), 한(寒), 습(濕)의 사기
로 온 비증(痺症)을 낫게 한다〔본초〕.

참기름〔麻油 ; 향유〕

참기름은 성질 찬데
중독된 것 잘 풀고
온갖 병을 낫게 하니
따를 약이 없으리

麻油性冷善解毒
能除百病無不足

○ 참깨는 성질이 따뜻하고 기름은 성질이 차다〔본초〕.

삼 씨〔火麻 ; 대마인〕

삼씨는 맛이 단데
오줌 잘 누게 하고
뒤굳은 것 풀어 주며
젖 잘 나게 할 뿐더러
해산 쉽게 한다네

火麻味甘溲可泄
下乳催生潤腸結

○ 일명 대마(大麻)라고 한다.
○ 삼뿌리는 어혈과 석림(石淋)을 치료하는 데 주로 쓴다〔본초〕.

밀〔小麥〕

밀 성질 약간 찬데
번열 갈증 멎게 하고
오줌 잘 누게 하며
간혈을 보한다네

小麥微寒除煩熱
止渴利溲養肝血

○ 소음경과 태양경에 작용한다.
○ 밀의 성질은 서늘하지만 밀가루의 성질은 덥다.
○ 밀쭉정이〔浮小麥〕는 열을 내리고 땀을 멎게 한다.
○ 밀가루는 기를 보하고 옹종을 삭히며 어혈을 헤친다. 무를 금한다
〔본초〕.

보 리〔大麥〕

보리는 짜고 따스해
허한 것 보해 주고
기운을 돋군다오
비위를 조화시켜
설사 잘 멎게 하네

大麥鹹温能補虛
益氣調中泄可除

○ 일명 모맥(牟麥)이라고 한다.

메 밀〔蕎麥〕

메밀은 달고 찬데
5장을 좋게 하고
기 또한 보한다오
그렇지만 많이 쓰면
병 생기게 한다더라

蕎麥甘寒鍊五臟
益氣動病類相當

○ 메밀을 오래 먹으면 풍증을 일으킨다.
○ 메밀가루는 여러가지 헌 데를 생기게 한다. 메밀가루는 사탕물에 타서 먹으면 이질을 치료하고 눈도록 닦아서 끓인 물에 타서 먹으면 교장사(絞腸沙)를 치료한다.
○ 메밀독을 풀려면 무를 짓찧어 즙을 내어 마시는데 만일 무가 없으면 무씨를 갈아서 물에 타 먹는다〔본초〕.

찹 쌀〔糯米〕

찹쌀은 달고 찬데
오래 쓰면 더워나며
몸을 잘 보해 주고
곽란증을 멎게 하네

糯米甘寒久反熱
亦能補益霍並輟

○ 일명 도(稻)라고 한다.
○ 찹쌀은 비(脾)와 관계되는 낟알이다.
○ 많이 먹으면 여러 경락에 기가 몰켜서 팔다리를 잘 쓰지 못하며
풍증을 생기게 하고 기를 동하게 한다. 그러므로 많이 먹지 말아야 한
다.
○ 찹쌀 씻은 물은 갈증을 멈추고 독을 풀어 준다〔본초〕.

입 쌀〔粳米 ; 멥쌀〕

입쌀은 달고 평해
비위 조화시키면서
뼈 든든케 한다네
양기 잘 보해 주고
갈증 설사 멎게 하오

粳米甘平和胃主
壯骨益陽渴瀉愈

○ 수태음경, 수소음경에 작용한다.

○ 밥을 뜨겁게 해서 종독(腫毒)에 붙인다. ○ 쌀을 두 번 씻은 물〔淅二泔〕은 갈증을 멈추고 오줌을 잘 누게 한다〔본초〕.

들 깨〔荏子〕

들깨는 맵고 따스해
정수를 보한다오
눅히고 기 내리우며
갈증 기침 멎게 하네

荏子辛溫補精髓
潤肺下氣渴嗽止

직 속(稷粟) 8가지

피 쌀〔稷米〕

피쌀은 달고 차서
몸 보하는 작용 있소
단석독을 풀어 주나
많이 쓰면 냉 생기네

稷米甘冷能補益
過雖發冷壓丹石

○ 일명 자(粢)라고 하는데 비(脾)와 더 관계되는 낟알이다〔본초〕.

기장쌀〔黍米〕

기장쌀은 달고 따스해
몸을 잘 보해 주네
그렇지만 오래 쓰면
답답한 증 생긴다오

黍米甘温縱補益
久食令人且煩劇

○ 기장쌀은 폐(肺)와 관계되는 낟알이다〔본초〕.

강냉이〔玉蜀黍〕

강냉이는 성질 평해
음식맛을 돋군다오
임병 치료하는 데는
뿌리나 잎을 쓴다더라

玉蜀黍平能開胃
治淋偏宜根葉味

메좁쌀〔黄梁；황량미〕

메좁쌀은 달고 평해
번갈증을 멎게 하며
기운 또한 돋군다오
곽란으로 게우면서

설하는 것 멎게 하네

黃粱甘平除煩渴
益氣止霍吐瀉關

○ 메좁쌀은 생동찰〔靑粱〕이나 백량(白粱)미보다 좋다〔본초〕.

생동찰〔靑粱 ; 청량미〕

생동찰은 약간 찬데
설사 이질 멎게 하고
오줌 잘 누게 하네
갈증 위열 비증 등에
두루 쓴다 하더라

靑粱微寒止泄痢
利溲消渴熱胃痺

좁 쌀〔粟米〕

좁쌀은 짜고 찬데
기운을 돋군다오
오줌 잘 누게 하고
신 또한 보하면서
위열을 내리우네

粟米鹹寒能益氣
利溲養腎治熱胃

수수쌀〔秫薥〕

수수쌀은 달고 따스해
온중 삽장 효과 있다오
곽란 멎게 하는 것이
기장쌀과 같다더라

秫薥甘溫能溫中
澁腸止霍與黍同

○ 효능은 기장쌀[黍米]과 같다.

율무쌀[薏苡仁]

율무쌀은 맛이 단데
습비증을 낫게 하며
폐옹 폐위 손발 가든 데
흔히 쓰는 약이라오

薏苡味甘除濕痺
治肺癰痿抱攣類

○ 율무쌀은 토(土)에 속하며 양명경의 약이다.

○ 오줌을 잘 누게 하고 벌레를 죽이는 작용이 있다. 몸을 가볍게 하고 장기(瘴氣 ; 돌림성을 띠는 사기)를 막아낸다.

○ 율무뿌리는 3충을 몰아내고 황달을 낫게 하며 유산도 시킨다[본초].

숙 두(菽豆) 4가지

콩〔大豆〕

콩은 달고 평해서
중기 5장 보하면서
위 또한 덥게 하네
오랜 기간 먹으면
몸이 나서 무겁다오

大豆甘平中可鬻
補臟煖胃久身重

○ 생콩은 성질이 평하고 닦은 것은 덥다. 검정콩은 온갖 약독을 푼
다. ○ 신(腎)과 관계되는 낟알이다. ○ 어린이들에게 닦은 콩과 돼지
고기를 같이 먹이면 반드시 기가 몰켜서 10중 8~9명은 죽는다. 10살
넘은 애들은 일없다.
○ 노두(櫓豆 ; 작은 검정콩)는 숫검정콩인데 민간에서는 쥐눈이콩이라
한다. 이것은 풍비(風痺)와 산후냉증과 혈증을 치료하는데 눈도록 닦아
서 술에 두고 그 술을 마신다〔본초〕.

갯완두〔大豆黃卷 ; 콩나물〕

갯완두는 약효 좋아
가든 힘줄 풀어 주고
물이 찬 창만증과
무릎아픔 낫게 하네

大豆黃卷治筋攣
消水脹滿膝痛痊

붉은팥〔赤豆 ; 적소두〕

붉은팥은 시고 평해
종처 부은 것 삭게 하고
고름 빼는 효과 있네
갈증 또한 멎게 하며
오줌 잘 누게 하오

赤豆酸平腫滿收
排膿消渴并利溲

녹 두(菉豆)

녹두는 성질 찬데
온갖 중독 풀어 주네
번갈증과 여러 열증
모두 다 낫게 하오

菉豆氣寒解百毒
并治煩渴諸熱屬

○ 녹두가루는 온갖 약독을 풀어 주고 두창(痘瘡)이 진 문 데 뿌려 준다.
○ 녹두껍질은 열을 내리우고 눈에 생긴 예막을 없앤다〔본초〕.

양 조(釀造) 9가지

약전국〔淡豆豉 ; 두시〕

약전국은 성질 찬데
답답한 증 낫게 하며
상한과 머리아픔
산람장기에 두루 쓰네

淡豆豉寒懊憹恙
傷寒頭疼兼理瘴

두 부(豆腐)

두부는 달고 평해
비의 기능 좋게 하네
열과 어혈 없애지만
지나치게 먹으면
배가 불어 난다오

豆腐甘平脾和暢
清熱散血過則脹

○ 무우는 두부중독을 푼다. 술을 금한다.
○ 여름에 만드는 두부에는 땀이 들어갈 수 있으므로 더욱 주의해야
한다〔본초〕.
○ 간장은 두부독을 푼다〔속방〕.

묵은쌀〔陳倉米〕

묵은쌀 약에 쓰면
비위 조화시키면서
번갈증과 설사 이질
모두 다 낫게 하네

陳倉穀米調和脾
渴煩瀉痢皆可醫

약누룩〔神麯〕

약누룩은 맛이 단데
입맛을 돋궈 주고
소화 잘 시킨다오
몰킨 것 헤쳐 주며
담기 또한 내리우네

神麯味甘善開胃
消食破結下痰氣

○ 약누룩은 족양명경에 작용한다.

○ 누렇게 닦아 쓰면 비위를 도와 준다.

○ 한식면(寒食麪)은 적을 헤치고 기를 잘 돌게 한다.

○ 홍곡(紅麯)은 소화를 돕고 위의 습(濕)을 마르게 하며 적백리(赤白痢)를 치료한다.

○ 오래 묵은 것이 좋다〔본초〕.

보리길금〔麥芽〕

보리길금 달고 따스해
체한 음식 삭게 하고
피 잘 돌게 한다오
몰킨 것 헤쳐 주어
배 불은 증 낫게 하네

麥芽甘温消宿食
行血散滯腹脹息

○ 누렇게 닦아서 쓴다.

엿〔飴糖〕

엿맛은 달아서
폐와 비를 눅혀 주고
갈증 또한 멎게 하오
담 삭히는 효과 있지만
창만증이 생기며는
더 쓰지 말라더라

飴糖味甘潤肺脾
止渴消痰滿休施

○ 태음경에 작용한다.
○ 단 것을 많이 먹으면 신(腎)을 상하여 뼈가 아프고 이빨이 빠진다
〔본초〕.

간 장〔醬〕

간장은 성질 찬데
번열증을 멎게 하고
물고기독 채독이며
화상독을 모두 푸네

醬性冷利除煩熱
魚菜毒與火毒滅

○ 음식중독과 온갖 약독을 푼다. 그러므로 옛사람들은 간장이 없으
면 음식을 먹지 않았다.

식 초〔醋〕

식초는 종독과
적취 징가 삭게 하오
몸푼 뒤의 혈훈증과
쇠붙이에 상한 데도
효과 있다 하더라

醋消腫毒積瘕良
産後血暈並金瘡

○ 많이 먹으면 뼈와 힘줄을 상한다.
○ 왕전(王戩)은 식초를 먹지 않았기 때문에 90살을 넘게 살았다.
○ 물고기독, 고기독, 남새독을 푼다〔본초〕.

술〔酒 ; 소주, 청주〕

술은 혈맥 통케 하고
위로 가는 성질 있소
조금 마시면 기분 좋고
과음하면 명 줄이네

酒通血脈上行性
少飮壯神過損命

○ 소주(燒酒)는 성질이 몹시 덥고 독이 심해서 벌레를 죽이고 산람장기(山嵐瘴氣)를 막아낸다. 눈이 벌개지면서 부을 때 술로 씻어 준다.
○ 술지게미〔糟〕는 남새독을 푼다. 또한 타박당하여 어혈이 진 데 붙인다〔본초〕. ○ 약으로 쓸 때는 무회주(無灰酒)를 쓴다.

난 충(卵蟲) 10가지

꿀〔石蜜 ; 청밀〕

꿀은 달고 평하지만
반드시 끓여 쓰오
마른 것을 눅혀 주고
독 또한 풀어 주며
비위 보함이 빠르다네

石蜜甘平須煉熟
潤燥解毒補中速

○ 벌은 성질이 찬데 꿀은 따뜻하다. ○ 밀랍(蜜蠟)은 피고름 누는 이질과 태동하혈 하는 데 쓴다. 달걀만한 것을 3~5번 끓어 오르게 달여서 술 반 되에 넣어서 먹으면 바로 낫는다〔본초〕.

말벌집〔蜂房 ; 노봉방〕

말벌집은 짜고 쓴데
전간 경련 치료하고
장옹 나력 이 쏘는 데
두루 쓰는 약이라오

蜂房鹹苦治癎瘲
腸癰瘰癧牙疼劑

○ 건강, 단삼, 속썩은풀, 함박꽃뿌리 등과 상오약이다〔본초〕.

붉나무벌레집〔五倍子〕

오배자는 쓰고 신데
치감 치질 버짐과
고름 나는 헌 데에
흔히 쓰는 약이지만
풍열 또한 없앤다오

五倍苦酸療齒疳
痔癬瘡膿風熱覃

○ 일명 문합(文蛤)이라고 한다〔본초〕.

백약전(百藥煎)

백약전 맛이 신데
기침 가래 하혈이며
오래 끄는 이질과
갈증 등을 멎게 하네

百藥煎酸治嗽痰
下血久痢渴亦堪

흰가루병누에〔白殭蠶〕

백강잠은 맛이 짠데
풍간 습담 낫게 하고
후비 창독 홈집 등에
자주 쓰는 약이라오

殭蠶味鹹治風癎
濕痰喉痺瘡毒瘢

○ 두벌나비누에〔原蚕蛾〕는 정(精)을 보하고 양기를 세게 한다.
○ 누에똥〔蠶沙〕은 참기름에 2～3일밤 담가 두었다가 보드랍게 가루
내어 난현풍(爛弦風 ; 안검연염)에 바르고 하룻밤 자고 나면 낫는다.
○ 고치켠물〔繰絲湯〕은 소갈병 치료에 효과가 좋다〔본초〕.

잠자리〔蜻蛉〕

잠자리는 약간 찬데
양기 돕고 정 굳히며

하초 또한 덥게 하오
푸른 빛깔 잠자리가
약효 더욱 좋다네

蜻蛉微寒能壯陽
止精煖下靑者良

○ 날개와 발을 떼 버리고 닦아서 쓴다.
○ 저계(樗鷄)는 지금의 사계(莎鷄)를 말하는데 일명 홍랑자(紅娘子)
라고도 한다. 이것은 주로 음위(陰痿)증을 치료하는데 정을 보해 준다.
약간 닦아서 쓴다〔본초〕.

가 뢰〔班猫〕

가뢰는 독 있는데
어혈을 헤친다오
여러가지 헌 데와
나력을 낫게 하고
오줌 잘 누게 하네

班猫有毒主破血
諸瘡瘰癧水道沒

○ 가뢰는 성질이 차다.
○ 2~3월의 것은 완청(莞靑)이라고 하고 4~5월의 것은 왕불류행충
(王不留行蟲)이라 한다. 6~7개월의 것은 갈상정장(葛上亭長), 8~9월의
것은 가뢰〔班猫〕, 10월의 것은 지담(地膽)이라고 하는데 적응증은 모두
비슷하다.
○ 발과 날개를 떼어 버리고 찹쌀과 같이 닦아서 쓴다. 생 것을 먹
으면 게우고 설사한다〔본초〕.

전 갈(全蝎)

전갈은 맛 매운데
풍담을 몰아내고
구안와사 낫게 하며
경간 경련 멎게 하네

全蝎味辛却風痰
口眼喎斜癎搐戢

○ 전갈에는 독이 있다. ○ 간경 혈분에 작용한다.
○ 물에 씻어 배 안의 흙을 없앤다.
○ 전갈초〔稍 ; 꼬리 부분〕는 약기운이 더 세다〔본초〕.

거머리〔水蛭〕

거머리는 맛이 짠데
적과 어혈 헤친다오
월경을 통케 하고
태아이를 떨구며
타박상을 낫게 하네

水蛭味鹹破積瘀
通經墮産折傷除

○ 거머리는 석회, 소금과 상외약이다.

말거미〔蜘蛛〕

말거미는 성질 찬데
호산증에 좋다 하네
뱀한테 물린 것과
정창을 낫게 하오

蜘蛛氣寒宜狐疝
並治蛇蛟疔瘡患

○ 납거미〔壁錢〕는 독이 없다. 쇠붙이에 상하여 피가 멎지 않고 나올 때 즙을 내어 바른다.
○ 납거미집〔錢幕〕은 어린이의 게우기에 주로 쓴다〔본초〕.

화 충(化蟲) 4가지

매미허물〔蟬退〕

매미허물 달고 평해
풍증 경풍 멎게 하고
감질과 열증이며
눈의 예막 낫게 하오

蟬退甘平除風驚
並治疳熱瞖侵睛

○ 날개와 발을 떼어 버리고 끓는 물에 씻어서 쓴다〔본초〕.

두꺼비〔蟾蜍〕

두꺼비는 성질 서늘해
감질 벽증 창독 등에
두루 쓰는 약이지만
온역병도 낫게 하네

蟾蜍氣凉殺疳癖
瘡毒可祛解瘟疫

○ 독이 있다. ○ 술을 발라 구워서 뼈를 버리고 쓰거나 약성이 남게
태워서 쓴다.
○ 개구리〔蝦蟆〕는 악창과 나력에 쓴다.
○ 머구리〔青蛙〕는 단복창(單腹脹 ; 단복고창)에 쓴다.
○ 검은두꺼비는 허손(虛損)증을 보한다고 하였다〔본초〕.

왕지네〔蜈蚣〕

왕지네는 맛 매운데
뱀독 풀고 유산시키네
어혈도 헤치지만
정신병에 쓴다더라

蜈蚣味辛蛇虺毒
墮胎逐瘀鬼邪觸

○ 뻘건 왕지네는 생강즙을 발라 구워서 대가리와 발을 떼어 버리고
가루내어 쓴다.
○ 말거미, 계시, 뽕나무뿌리껍질, 소금과 상외약이다〔본초〕.

지렁이〔蚯蚓〕

지렁이는 성질 찬데
고열 나는 상한병과
온역을 낫게 하며
헛소리 발광에도
효과 있는 약이라네

蚯蚓氣寒治大熱
傷寒瘟疫狂譫絶

○ 파, 소금과 상외약이다. ○ 3충을 죽인다〔본초〕.

용(龍) 4가지

용 골

용골은 맛이 단데
정 굳히고 붕루 대하
잘 멎게 한다더라
장옹 풍열 전간에도
쓸 만한 약이라오

龍骨味甘精可堅
崩帶腸癰風熱癎

○ 수궐음경, 족궐음경, 소음경에 작용한다.

○ 불에 달구었다 쓰거나 술에 담갔다 쓴다.

○ 인삼, 우황과 같이 쓰면 더 좋으며 석고와는 상외약이다. 보약에 용골을 넣어 쓰면 더 좋은 효력이 난다.

○ 용치(龍齒)는 성질이 몹시 찬데 철을 금기한다. 마음을 진정시키고 전간발작을 멎게 한다〔본초〕.

자초화(紫稍花)

자초화는 따뜻한데
유정 몽설 소변불금
음낭 부위 가렴증에
쓰인다고 하더라

紫稍花温秘精盜
小便不禁囊濕痒

○ 자초화는 용(龍)의 정(精)이다. 또한 용의 침〔涎〕이라고 한 데도 있다.

천산갑(穿山甲)

천산갑은 독 있는데
치질 버짐 헌 데 유용
붓고 아픈 것 정신병에
두루 쓰는 약이라네

穿山甲毒痔癬瘡
吹奶腫痛鬼魅藏

○ 성질은 약간 차다.

○ 흙과 같이 닦아 쓰거나 조가비가루와 같이 닦아서 쓴다.

○ 꼬리 부분에 있는 비늘이 약효가 더 세다〔본초〕.

합 개(蛤蚧)

합개는 짜고 평해
기침 폐위에 쓸 뿐더러
임병을 낫게 하며
양기 또한 세게 하네

蛤蚧鹹平嗽肺痿
下淋通水助陽奇

○ 합개의 독은 눈에 있으므로 눈과 털을 버리고 술에 담갔다가 약한 불기운에 말려 쓰되 꼬리가 상하지 않게 해야 한다〔본초〕.

뱀〔蛇〕 2가지

뱀허물〔蛇退;사탈피〕

뱀허물은 악기 막고
예막을 잘 없앤다오
치질 충독 낫게 하며
경간 경련 멎게 하네

蛇退辟惡能除瞖

腸痔蟲毒癎畜瘦

○ 자석 및 술과 상외약이다〔본초〕.

백화사〔花蛇 ; 살모사〕

백화사의 성질은
따뜻하고 독 있는데
문둥병과 반신불수
구안와사 낫게 하며
옴 등에도 쓴다더라

花蛇温毒治大風
癱瘓喎斜癩疥通

○ 일명 건비사(褰鼻蛇)라고 한다.
○ 대가리와 꼬리는 버리고 몸뚱이만 쓰는데 술에 담갔다가 뼈를 발라 버리고 구워서 쓴다.
○ 오사(烏蛇)는 백화사와 약효가 비슷하다. 오사는 검은 바탕에 흰점이 있고 코가 위로 향해 있다. 그리고 독이 심하다. 오사는 풍증을 치료하는데 다른 뱀들보다 효과가 빨리 나타난다〔본초〕.
○ 〔증〕 뱀은 독이 있으므로 문둥병 치료에만 쓴다. 유문(柳文)의 포사자설(捕蛇者說)에도 같은 내용으로 쓰여 있는데 고방(古方)에는 뱀을 드물게 썼다. 근래에 와서 자음보혈(滋陰補血)한다고 하면서 음허(陰虛), 노손(勞損) 등의 증에 좋은 약이라고 하였다. 심지어 평상시에 먹는 식료품으로 간주되었는데 이것은 과연 무엇에 근거하였는지 모르겠다. 뱀으로 효력을 보는 것이 아니라 도리어 해를 더 입을 것이니 쓰는 사람은 매우 주의해야 한다.

물고기〔魚〕 13가지

잉 어〔鯉魚〕

잉어는 맛이 단데
몸 부은 것 내리우고
하기작용 있으면서
유산을 막는다네

鯉魚味甘消水腫
下氣安胎功最重

○ 등심뼈 양쪽의 힘줄과 검은 피를 버리고 먹는데 그것은 독이 있기
때문이다.
○ 잉어열은 눈이 벌개지고 부으면서 아픈 데 주로 쓴다〔본초〕.

연 어(鰱魚)

연어는 성질 평하고
맛이 또한 달다더라
구슬 같은 붉은 알이
맛이 더욱 좋다네

鰱魚性平味亦甘
如珠紅卵尤可餤

조 기〔石魚〕

조기는 달고 평해
위 보하며 배 불은 증
심한 이질 낫게 하고
소화 잘 시킨다오

石魚甘平且益胃
腹脹暴痢消食氣

○ 대가리뼈를 태워 가루낸 것을 임병치료에 쓴다〔본초〕.

붕 어〔鯽魚〕

붕어는 맛이 단데
허한 것을 보해 주며
위 도와서 잘 먹게 하고
설사 이질 낫게 하네

鯽魚味甘能補虛
理胃進食瀉痢除

○ 일명 부어(鮒魚)라고 한다.
○ 모든 물고기는 화(火)에 속하나 붕어만은 토(土)에 속한다. 많이 먹으면 화(火)가 동한다〔본초〕.

숭 어〔鯔魚〕

숭어는 달고 평해

비위 든든케 하여 주며
온갖 약에 금기 없어
더없이 귀하다오

鯔魚甘平健脾胃
不忌百藥是爲貴

○ 일명 수어(秀魚)라고도 한다.

방 어(魴魚)

방어는 맛이 단데
비위 조화 잘 시키며
겨자와 같이 쓰면
폐기를 보한다네

魴魚味甘調脾胃
和芥食之助肺氣

○ 이질을 앓는 사람은 먹지 말아야 한다.

농 어〔鱸魚〕

농어는 달고 평해
5장을 보하면서
힘줄과 뼈 든든케 하고
위 또한 좋게 하네

鱸魚甘平補五臟
益筋補骨胃和暢

○ 농어는 독이 적으므로 회를 쳐서 먹는 것이 좋다.

쏘가리〔鱖魚〕

쏘가리는 달고 평해
장풍을 낫게 하고
허로와 비 보하며
뱃속 기생충 몰아내네

鱖魚甘平治腸風
補勞益脾去腹蟲

○ 쏘가리는 즉 금린어(錦鱗魚)이다.

대 구(大口)

대구는 짜고 평해
기 보하는 효과 있지만
뻴과 기름 더 좋으며
맛있어서 식욕 돕네

大口鹹平能補氣
腸脂尤良和滋味

민 어〔鮰魚〕

민어는 맛이 좋고
부레로는 갖풀 하네
파상풍을 낫게 하며

요리해서 먹는다오

鮰魚味美鰾宜膠
治破傷風兼充庖

○ 일명 강표(江鰾), 어표(魚鰾)라고도 하는데 지금의 민어로 생각된
다〔보감〕.

표 교(鰾膠)
(물고기 부레로 만든 갖풀)

표교는 짜고 평해
산후풍을 낫게 하고
어혈 종기 삭히면서
노사독을 잘 푼다네

鰾膠鹹平産後風
散瘀消腫伏碯砂

청 어(青魚)

청어 성질 조금 찬데
음식맛을 돋구면서
소화 잘 시키지만
과식하면 설사하네

青魚微冷開胃良
且能消食過滑腸

○ 황해도, 경상도, 함경도에서 난다.

명 태〔北魚〕

명태는 짜고 따스해
허로 풍병 낫게 하나
많이 먹으면 회 동하네
그렇지만 명란은
비위 조화시킨다오

北魚鹹溫虛勞風
多食動蛔卵和中

○ 명천(明川)에서 나는데 즉 무태어(無泰魚)이다.

무린어(無鱗魚)　19가지

가물치〔蠡魚〕

가물치는 달고 찬데
부종 이질 낫게 하오
그렇지만 헌 데라면
쓰는 것을 삼가하라
후비에는 열을 쓰네

蠡魚甘寒腫痔類
瘡者當忌膽喉痺

○ 일명 예어(鱧魚)라고 하는데…잘 죽지 않는다. 뱀의 성질을 가졌다〔본초〕.

○〔증〕 가물치는 성질이 차고 오줌을 잘 누게 하는 약효를 가진 물고기이다. 반드시 보하지는 않으나 민간에서는 산후에 쓰고 있다. 만일 열이 있고 기운이 실하면 해가 없지만 기운이 허하고 냉증이 있으면 이로울 것이 없을 뿐 아니라 반드시 해를 입을 것이다. 이것은 다 본초를 공부하지 않고 잘못 전해오는 말만 듣기 때문이다. 그러므로 반드시 쓰는 것을 삼가해야 한다.

뱀장어〔鰻鱺魚〕

뱀장어는 맛이 단데
노채 치루 낫게 하고
두창에도 쓰지마는
붕루 치료 효과 있다네

鰻鱺魚甘勞瘵蟲
痔漏瘡疹崩有功

두렁허리〔鱔魚〕

두렁허리 맛이 단데
비위 잘 보해 주며
액취증을 낫게 하고
풍습 사기 헤쳐 주네

鱔魚味甘善補中
能祛狐臭散濕風

○ 두렁허리의 피를 입과 눈이 비뚤어진 데 바른다. 왼쪽으로 비뚤
어졌으면 오른쪽에 발라 주고 오른쪽으로 비뚤어졌으면 왼쪽에 발라
준다〔본초〕.

미꾸라지〔鰌魚〕

미꾸라지 달고 평해
기 보하고 술독 푸네
소갈병을 낫게 하며
위 또한 덥게 하오

鰌魚甘平能益氣
解酒消渴且煖胃

○ 일명 추어(鰍魚)라고도 한다〔본초〕.

자가사리〔黃䫶魚〕

자가사리 맛이 단데
술취한 것 깨워 주며
풍사 또한 몰아내오
몸 부은 것 내리우고
오줌 잘 누게 하네

黃䫶魚甘醒酒功
祛風消腫小便通

전 어(鱣魚)

전어는 기름지고
맛이 또한 좋지마는
풍기 잘 동케 하고
담열을 생케 하니
귀한 고기 못 된다오

鱣魚肥美動風氣
又生熱痰無足貴

메 기〔鮎魚〕

메기는 달고 따스해
수종병 낫게 하오
별다른 메기는
사람 상케 한다 하니
먹을 때는 주의하세

鮎魚甘温利水腫
無腮殺人宜愼重

○ 메기는 이어(鮧魚)를 말하는데 눈알과 수염이 벌건 것을 먹으면
사람이 죽는다. 또 소의 간, 들닭, 멧돼지 고기와 같이 먹지 말아야 한다
〔본초〕.

홍 어(鯕魚 ; 가오리)

홍어는 몸에 좋고
꼬리에는 독이 있소
달피고기 삶아 먹으면

그 독이 풀어지네

鮇魚盆人尾有毒
煮飲獺皮解其觸

보가지〔河豚〕

보가지는 달고 따스해
간과 알에 독이 있네
허증과 습각기며
치질 등에 쓴다오

河豚甘温肝卵毒
亦治虛濕脚痔屬

○ 감람(橄欖)과 참기름으로 보가지독을 푼다.
○ 보가지의 간과 알이 입에 들어가면 입과 혀가 물커지고 창자에
들어가면 창자가 상하는데 이것을 독풀이 하는 약이 없다〔본초〕.

가재미〔比目魚〕

가재미는 맛이 단데
입맛을 돋궈 주며
허증 잘 보해 주나
많이 먹으면 도리어
기 동한다 하더라

比目魚甘能開胃
補虛多食反動氣

상 어〔鮫魚〕

상어고기 성질 평해
5장을 잘 보해 주고
껍질은 토혈이며
물고기독 낫게 하네

鮫魚性平益五臟
皮主吐血魚毒防

오징어〔烏賊魚〕

오징어는 성질 평해
월경 잘 통케 하고
기와 정수 보하는데
붕루에는 뼈를 쓰네

烏賊魚平能通經
益氣益精骨主崩

오징어뼈〔海螵蛸〕

오징어뼈 맛이 짠데
예막 잘 벗긴다오
심통 수종 낫게 하고
월경 징가 다스리네

海螵蛸鹹消瞖功
心疼水腫經癥通

새 우〔鰕〕

새우는 달고 평해
온갖 치질 낫게 하네
많이 쓰면 풍 동하니
아이에겐 주지 말라

鰕則甘平五痔醫
多食動風莫與兒

○ 수염이 없거나 삶아서 빛이 희어지는 것은 먹지 말아야 한다〔본초〕.

해 마(海馬)

해마는 달고 따스해
해산 빨리 하게 하오
불에 태워 먹거나
쥐고 있게 한다네

海馬甘溫催產奇
或用燒服或手持

○ 양기(성욕)를 세게 한다.

문 어〔八稍魚〕

문어는 달고 평해
고기 체한 것 낫게 하며

문어알은 양기 보해
임신하게 하더라

八稍甘平治肉滯
卵是補陽成胎劑

○ 어지럼증을 치료하는 데 좋다〔본초〕.

낙 지〔小八稍魚〕

낙지는 달고 평해
맛있는 반찬인데
약으로도 쓰이니
기혈 고르게 한다네

小八稍魚甘平味
供之食品調血氣

뱅 어〔白魚〕

뱅어 성질 평한데
간비 기능 도와 주고
음식 소화 잘 시키네
물기를 빼게 하며
눈 또한 밝게 하오

白魚性平助肝脾
下食去水明目奇

○ 한강에서 나는 것이 더 좋다. 겨울철에는 얼음을 깨고 잡는다

〔제중〕.

도루메기〔銀條魚〕

도루메기 성질 평한데
위장을 든든케 해
생강 두고 국 끓이면
더없는 별맛일세

銀條魚平能健胃
和薑作羹信美味

○ 지금의 은구어(銀口魚)라고 생각된다〔제중〕.

구 별(龜鱉) 5가지

남생이등딱지〔龜甲〕

구갑은 맛이 단데
자음 효과 빠르다네
어혈 잘 몰아내고
상한 힘줄 이어 주며
합치 안 된 숫구멍을
아물게 한다더라

龜甲味甘滋陰迅
逐瘀續筋醫顖顥

○ 졸인 젖을 발라 굽거나 술을 발라 구워서 쓴다.

○ 구판(龜板)은 남생이의 배딱지인데 적응증은 등딱지와 같다.

○ 남생이는 음 가운데의 음〔陰中之陰〕에 속하는 동물인데 북방의 기운을 받아서 생겼기 때문에 음을 보하는 작용이 대단히 세다〔본초〕.

○ 구갑교(龜甲膠)는 남생이배딱지 10개를 물 30ℓ(50근)와 같이 구리가마에 넣고 하룻동안(1주야) 달인 다음 껍데기는 버리고 갖풀이 될 때까지 더 졸인다. 갖풀 달일 때 때는 나무로는 뽕나무가 제일 좋고 다음은 버드나무가 좋다. 이 약을 쓸 때는 구슬처럼 되게 닦아서 쓴다〔연시속방〕.

○ 대모(玳瑁)는 온갖 약독을 푼다〔본초〕.

자라고기〔鱉肉〕

자라고기 성질 차나
음 보하는 효력 있소
임신부의 징가병엔
반드시 금한다오

鱉肉性冷能補陰
孕婦癥瘕俱當禁

○ 자라고기를 달걀과 함께 먹지 말아야 한다. 같이 먹으면 죽는다. 또한 겨자와도 함께 먹지 않는다〔본초〕.

자라등딱지〔鱉甲〕

별갑은 시고 평해
기침 골증 멎게 하며
어혈 부종 내리우고

비만 붕루 낫게 하오

鼈甲酸平嗽骨蒸
散瘀消腫除痔崩

○ 일명 단어(團魚)라고 한다. ○ 궐음 혈분에 작용한다. 너부렁이를
떼어 버리고 식초를 발라 누렇게 구워서 쓴다〔본초〕.

게〔蟹〕

게살은 짜고 찬데
위병을 낫게 하오
열 또한 내리우고
소화 잘 시키지만
서리 오기 전이라면
독이 있다 하더라

蟹則鹹寒治胃足
除熱消食霜前毒

○ 힘줄이 상한데 짓찧어 붙인다.
○ 게의 집게발이 하나인 것, 눈이 하나인 것, 눈이 4개인 것, 발이
6개인 것들은 다 독이 있다.
○ 형개, 시〔柿〕와는 상반이다.
○ 게장은 옻을 변화시켜 물이 되게 한다.
○ 게를 태우면 쥐가 모여든다〔본초〕.

방 게〔螃蟹〕

방게는 맛이 짠데
어혈을 헤쳐 주며
기 또한 보한다오
힘줄을 좋게 하고
가슴의 열 없앤다네

螃蟹味鹹散血結
益氣養筋除胸熱

방 합(蚌蛤) 12가지

백합살〔白蛤肉〕

백합살은 평하지만
약독을 풀어 주며
옴과 헌 데 낫게 하오
그 맛 또한 좋으니
돼지고기 비길소냐

白蛤肉平藥毒除
能治疥瘡味勝猪

참조개〔蛤蜊肉〕

참조개는 성질 차서
갈증을 멎게 하고
술독 잘 풀어 주네

밥맛이 나게 하며
정신 또한 맑게 하오

蛤蜊肉冷能止渴
解酒開胃覺快豁

○ 식초와 상반이다〔본초〕.

굴조가비〔牡蠣〕

굴조가비 조금 찬데
삽정하고 담 삭히네
땀나는 것 붕루 대하
협통 등에 쓴다오

牡蠣微寒主澁精
痰汗崩帶脅痛平

○ 굴조가비는 족소음경에 작용하며 굳은 것을 만문하게 하는 약이
다.
○ 불에 단(煆)하여 쓴다. ○ 무늬가 왼쪽으로 돌아간 것이 좋다.
○ 굴〔肉〕을 석화(石花)라고 하는데 먹으면 살결이 부드러워지고 얼
굴색이 좋아진다〔본초〕.

해 분(海粉)

해분은 맛이 짠데
오랜 담증 낫게 하고
백대하를 멈추며

굳은 것을 연하게 하네

海粉味鹹治頑痰
婦人白帶軟堅堪

○ 해분은 자해합(紫海蛤)으로 만든다.

진 주(珍珠)

진주는 성질 찬데
경풍 간증 멎게 하고
귀 잘 듣게 할 뿐더러
예막 갈증 담증 등에
두루 쓴다 하더라

珍珠氣寒鎭驚癎
開聾磨瞖渴痰删

살조개〔瓦壟肉〕

살조개는 따뜻하여
배시린 증 낫게 하오
건위 소화 작용하며
허한 중초 보한다네

瓦壟肉溫腹冷除
健胃消息補中虛

○ 일명 강요주(江瑤柱)라고 한다.

전복살〔石決明肉〕

전복살은 맛이 짜고
성질은 서늘한데
눈을 썩 잘 밝게 하고
껍질로는 예막 삭히네

石決明肉鹹涼劑
最能明目殼消瞖

○ 전복을 일명 석결명(石決明)이라고 한다.
○ 전복껍데기는 밀가루 반죽에 싸서 잿불에 묻어 구워 익혀서 쓰거나 소금물에 삶아서 보드랍게 가루내어 쓴다〔본초〕.

가리맛〔蟶〕

가리맛은 달고 따스해
가슴 번민 멎게 하고
산후 허손 보하면서
원기 또한 돋군다오

蟶甘溫治心胸煩
産後虛損及補元

패 자(貝子)

패자는 맛이 짠데
살 몰킨 것 풀어 주네
오줌 잘 누게 해서

부은 것을 내리우고
눈의 예막 낫게 하오

貝子味鹹解肌結
利水消腫目瞖抉

○ 불에 단(煅)하여 쓴다.

담 채(淡菜)

담채는 달고 따스해
오랜 이질 낫게 하며
허한 것을 보한다오
소화 잘 시키는데
부인에게 더 좋다네

淡菜甘温痢日久
補虛消息大益婦

○ 일명 동해부인(東海夫人) 또는 홍합(紅蛤)이라고 한다.
○ 붕루, 대하, 징가와 산후에 어혈이 몰켜 배가 차면서 아픈 것을
낫게 한다〔본초〕.

해 삼(海蔘)

해삼은 짜고 평해
진액을 맑게 하고
비와 신을 보하는데
부인에게 더 좋다오

海蔘鹹平清潤津
能補脾腎宜婦人

○ 해삼의 성질은 미끄럽기 때문에 설사와 이질을 앓는 사람은 먹지 말아야 한다〔본초〕.

우렁이〔田螺〕

우렁이 성질 찬데
대소변을 통케 하여
부은 것 내리우네
열 또한 없애면서
술취한 것 깨운다오

田螺性冷通二便
消腫除熱醒酒饌

○ 옹저(癰疽)에 생긴 근(根)을 뽑는 데 효과가 좋다. 우렁이를 가루 내어 뿌려주거나 생 것을 짓찧어 붙인다〔속방〕.

수 금(水禽) 2가지

게사니고기〔白鵝肉〕

게사니고기 맛이 단데
5장6부 보한다네

하지만 창독 나게 해
고질병엔 안 쓴다오

白鵞肉甘補臟腑
且發瘡毒不宜痼

○ 소갈증을 멎게 한다〔본초〕.

오리고기〔鴨肉〕

오리고기 시고 찬데
허손증을 보하면서
수종 경간 열창증을
낫게 하는 효과 있다오

鴨肉酸寒補虛勞
水腫驚癎熱脹消

○ 대가리가 푸른 오리와 늙은 오리의 고기가 좋다. 어린 놈은 독이
있다.
○ 오리피는 독을 푸는 작용이 있다〔본초〕.

원 금(原禽) 7가지

수 닭〔雄鷄〕

수탉고기 맛이 단데

허한 몸을 보해 주고
봉루증 낫게 하오
그렇지만 풍과 화를
일군다는 말이 있소

雄鷄味甘補虛可
縱治血漏動風火

○ 닭은 손(巽)에 속하고 간화(肝火)를 돕는다〔단심〕.
○ 벌건닭은 심에, 흰닭은 폐에, 검은닭은 신에, 누런닭은 비에 작용
하는데 나중에는 모두 간에 들어간다〔입문〕.
○ 검정암탉은 고름을 빼고, 태아를 안정시키며 산후허증을 보한다.
○ 닭의 간은 성기능을 높인다.
○ 닭의 밸은 유뇨증(遺尿症)에 쓴다.
○ 닭의 날개쭉지도 양기를 돕는 작용이 있다.
○ 달걀의 흰자위는 하늘을 형상하고 노란자위는 땅을 형상한 것인데
정기(精氣)가 부족한 것을 보한다.
○ 달걀껍질의 흰속꺼풀은 봉황의(鳳凰衣)라고 하는데 오래된 기침을
낫게 한다. 개미취와 같이 쓰면 바로 낫는다〔본초〕.

계내금(鷄內金)

계내금 성질 찬데
유뇨 유정 멎게 하며
이질 붕루 낫게 하고
열 또한 없앤다네

鷄內金寒溺精泄
噤痢崩漏更除熱

○ 오래된 체기로 소화가 안 되는 데는 계내금 4g을 태워 가루내어 물로 먹는다〔속방〕.

꿩고기〔雉肉〕

꿩고기는 조금 차지만
몸 보함이 특별하고
설사 누창 낫게 하오
겨울철에 먹는 것이
더욱 좋다 하더라

雉肉微寒補益奇
止泄除瘻三冬宜

○ 1월부터 8월까지는 먹는 것이 좋지 않다. 먹으면 5가지 치질과 헌데와 옴이 생긴다〔본초〕.

메추리고기〔鶉肉〕

메추리는 달고 평해
열담을 잘 삭히고
5장과 기 보하네
어린이의 이질 감질
또한 낫게 하더라

鶉肉甘平消熱痰
補臟益氣兒痢疳

참새고기〔雀肉〕

참새고기 따뜻해서
양기 몹시 세게 하오
허리 무릎 덥게 하며
정을 잘 보한다네

雀肉性煖善壯陽
且煖腰膝益精良

○ 정월 이전, 10월 이후의 참새고기를 먹는 것이 좋다. 그것은 교접
하지 않아 음양의 정기가 그대로 있기 때문이다.
○ 참새똥은 일명 백정향(白丁香)이라고 하는데 곪은 것을 터지게 한
다. 젖에 풀어 눈에 넣으면 노육반정(努肉攀睛；익상취편)과 눈에 피진
것을 삭힌다〔본초〕.

참새알〔雀卵〕

참새알은 따뜻한데
음위증을 치료함에
그 효력 신기한 것
비길 데 없다네

雀卵氣溫扶陽痿
可致堅强奇莫奇

야명사(夜明砂)

야명사는 박쥐똥
죽은 태아 내리우며

어린이의 무고감과
나력 등에 쓴다더라

夜明砂能下死胎
小兒無辜瘰癧材

○ 야명사를 일명 복익(伏翼), 편복(蝙蝠), 천서(天鼠)라고도 한다.
○ 눈을 밝게 하며 5가지 임병에 쓴다〔본초〕.

오령지(五靈脂)

오령지는 맛이 단데
피똥 누는 이질병을
제꺽 낫게 한다네
닦아 쓰면 피 멈추고
생 것 대로 쓰며는
피 잘 돌게 한다오

五靈味甘血痢絶
炒則止血生行血

○ 오령지는 한호충(寒號蟲)의 똥인데 인삼과 상오약이다〔본초〕.

임 금(林禽) 3가지

까마귀고기〔鴉肉〕

까마귀 시고 평해
간질 풍증 낫게 하고
기침 골증 멎게 하오
충증과 토혈에도
또한 쓴다 하더라

鴉肉酸平治癎疾
風咳骨蒸蟲血溢

까치고기〔鵲肉〕

까치고기 달고 찬데
풍열 사기 몰아내고
소갈 담증 낫게 하오
임병에 쓸 때에는
태워 써야 한다오

鵲肉甘寒風熱消
渴痰可治淋用燒

비둘기고기〔鳩肉〕

비둘기 달고 평해
위 보하여 병 고치네
눈을 밝게 하면서
기운 또한 돋군다오

鳩肉甘平能補胃
調病明目且益氣

○ 비둘기고기는 음기와 양기를 돕는다.

집짐승〔畜〕 9가지

돼지고기〔猪肉〕

돼지고기 맛이 단데
살 오르고 몸이 나네
허한 것을 보하지만
지내 많이 먹으면
풍과 담 생긴다오

猪肉味甘肥暴覃
縱能補虛動風痰

○ 돼지고기는 매화열매, 도라지, 황련, 호황련과 상반이다.
○ 돼지기름은 주로 옹창에 살충의 목적으로 쓰며 또 태반이 잘 나
오지 않는 데도 쓴다.
○ 군살〔膃〕은 두 콩팥 사이에 있는 기름 같기도 하고 살 같기도 한
것인데 폐위(肺痿)와 기침에 주로 쓰며 젖을 잘 나게 하는 데도 쓴다.
○ 돼지밸과 오줌통은 유뇨증(遺尿症)을 낫게 한다.
○ 돼지열은 상한병 때 열이 나면서 갈증이 나는 데 쓰며 대소변을
잘 누게 한다. 또한 눈의 예막과 감충(疳蟲)을 없앤다.
○ 돼지발쪽은 젖을 잘 나게 하며 옹저를 낫게 하고 온갖 약독을 푼
다〔본초〕.

개고기〔犬肉〕

단고기는 따뜻한데
성욕을 세게 하니
양허하면 먹지 말라
구워 먹으면 갈증나네

犬肉性温雖壯陽
陽虛忌食炙渴亢

○ 마늘과 같이 먹으면 몸에 나쁘다. ○ 9월에는 먹지 말아야 한다. 먹으면 정신을 상한다.

○ 피를 빼고 먹지 말아야 한다. 빼고 먹으면 힘이 약해지고 몸에 이로운 것이 없다.

○ 단고기는 비위(脾胃)가 허한(虛寒)한 증에 쓴다.

○ 개의 발목은 젖을 잘 나게 한다.

○ 흰개의 젖은 청맹과니〔靑盲〕의 눈에 넣어 준다. 또한 술을 끊게 한다.

○ 개열은 눈을 밝게 하며 살충작용을 한다. 악창(惡瘡)에 쓴다.

○ 음경(陰莖)은 음위(陰痿)증과 대하증에 쓴다.

○ 구보(狗寶 ; 개의 열주머니 속에 생긴 담석)는 일명 구사(狗砂)라고도 하는데 폐경(肺經)의 풍독과 담화(痰火), 옹저, 악창 등의 치료에 쓴다. 두부 속에 넣어서 한나절 동안 끓여서 쓴다〔본초〕.

○ 달을 보고 미친 듯이 계속 짖는 개에게 구보가 있다〔단심〕.

양고기〔羊肉〕

양고기는 맛이 단데
허약한 몸 보해 주고

밥맛 돋궈 먹게 하네
신기 또한 도와서
음위증도 낫게 하오

羊肉味甘補虛羸
開胃益腎起陽痿

○ 양고기는 성질이 몹시 더우므로 화에 속한다.

○ 양의 피는 산후혈민〔血悶〕증에 쓰는데 뜨겁게 해서 먹는다.

○ 돼지나 양의 피를 오랫동안 먹으면 코 안에 털이 난다.

○ 양의 콩팥은 귀머거리와 허손증(虛損症)에 쓰는데 양기를 보한다.

○ 양의 간(肝)은 간을 보하고 눈을 밝게 한다〔본초〕.

소고기〔牛肉〕

소고기는 토에 속해
비위 잘 보해 주네
우유는 피 불구고
허약한 몸 보한다오

牛肉屬土補脾胃
乳養虛羸滋血殼

○ 소의 코는 젖을 잘 나게 한다.

○ 소의 콩팥은 신을 보하고 정혈을 불궈 준다.

○ 위와 뱉은 위를 보하고 갈증을 멎게 한다.

○ 열〔膽〕은 갈증을 멈추고 눈을 밝게 하며 살충작용을 한다.

○ 젖(우유)은 허한 것을 보하고 갈증을 멈춘다.

○ 피는 독을 풀고 혈리(血痢)를 낫게 한다.

○ 소가죽은 부은 것을 내리우고 오줌을 잘 누게 한다.

○ 각시(角䚡; 소뿔 속뼈)는 붕루, 대하, 혈리를 치료한다…〔본초〕.

갖 풀〔阿膠〕

갖풀은 달고 따스해
기침 폐옹 낫게 하고
토혈 코피 태루 등과
몸 여윈 데 흔히 쓰네

阿膠甘温欬膿宜
吐衄胎崩並虛贏

○ 갖풀은 조가비가루〔蛤粉〕와 함께 닦아서 구슬같이 만들어〔阿膠珠〕
쓴다.

우 황(牛黃)

우황은 맛이 쓴데
경간증을 낫게 하오
정신 또한 편히 하오
풍증 담증 치료하네

牛黃味苦治驚癎
安魂定魄風痰删

말고기〔馬肉〕

말고기는 맛 매운데

허리 등뼈 세게 하오
저절로 죽은 말과
늙은 말의 고기는
먹지 말고 버린다네

馬肉味辛强腰脊
自死老死棄勿惜

○ 말의 피와 간에는 독이 많다.
○ 경골(脛骨 ; 종골)은 성질이 차고 음(陰)을 보하며 화(火)를 사하는
데 속썩은풀과 황련을 대신하여 쓸 수 있다〔본초〕.

나귀고기〔驢肉〕

나귀고기 약간 찬데
답답한 속 편케 하네
나귀고기 먹으며는
고질과 풍 난다 하나
믿지 못할 말이라오

驢肉微寒安心煩
發痼動風不須言

소 유(酥油 ; 졸인 젖)

소유는 달고 찬데
사열을 몰아내오
허로로 온 기침 갈증
썩 잘 멎게 하면서

피 또한 불궈 주네

酥油甘寒除客熱
治虛嗽渴且潤血

○ 소유는 소와 양의 젖으로 만든다.

짐 승〔獸〕 11가지

범 뼈〔虎骨〕

범뼈는 맛 매운데
다리 무릎 병 고치고
힘줄 세게 한다오
아픔 멎게 하면서
풍증을 몰아내네

虎骨味辛治脚膝
壯筋定痛追風疾

○ 졸인 젖이나 식초 또는 술을 발라 구워서 쓴다.
○ 범의 기력은 모두 앞다리에 있다〔본초〕.

무소뿔〔犀角〕

무소뿔은 시고 찬데
병독을 풀어 주고

부은 것 삭힌다네
혈열을 없애며
뱀독 또한 누른다오

犀角酸寒化毒邪
消腫血熱並制蛇

○ 양명경에 작용한다.
○ 무소뿔은 승마를 사약으로 쓰며 오두와 상오약이고 소금을 금한다
〔본초〕.

곰 열〔熊膽〕

곰열은 맛이 쓴데
열증 황달 낮게 하고
악창 충증 치질 감질
경간증에 효과 있다오

熊膽味苦熱蒸疸
惡瘡蟲痔疳癎散

○ 곰열은 수소음경, 수궐음경, 족양명경에 작용한다.
○ 곰고기는 풍비(風痹)증에 쓰며 허한 것을 보한다.
○ 곰기름은 머리칼을 잘 자라게 한다〔본초〕.

영양각(羚羊角)

영양각은 성질 찬데
눈을 밝게 하면서

청간 해독 작용하고
경간증을 멎게 하오

羚羊角寒明目睛
清肝解毒且却驚

○ 영양은 밤에 뿔을 나무에 걸고 잔다〔본초〕.

녹 용(鹿茸)

녹용은 달고 따스해
주로 음을 보한다오
유정 몽설 피오줌과
붕루 대하 멎게 하네

鹿茸甘温滋陰主
泄精溺血崩帶愈

○ 일명 반룡(斑龍)이라고 한다.
○ 사슴고기는 맛이 달고 성질은 따뜻하다. 비위를 보하고 5장을 든
든하게 한다.
○ 피는 음위(陰痿)증과 붕루, 대하증에 쓰며 허손된 것을 크게 보하
고 정혈도 보한다.
○ 콩팥은 신을 보하고 양기를 세게 한다…〔본초〕.

사슴뿔갖풀〔鹿角膠〕

녹각교는 따뜻한데
코피 토혈 멎게 하며

안태작용 한다오
붕루 대하 타박상과
몸 여윈 데 주로 쓰네

鹿角膠温吐衄血
安胎崩帶虛羸趺

녹각상(鹿角霜)

녹각상은 성질 평해
온갖 허증 보해 주고
태아 안정 시킨다오
허리 아픔 붕루증을
멎게 하는 효과 있다네

鹿角霜平補諸虛
安胎腰痛崩漏除

사 향(麝香)

사향은 맛이 맵고
성질은 따뜻해서
심규 잘 통해 주네
온갖 사기 물리치며
놀라는 증 낫게 하고
독 푸는 작용 있네

麝香辛煖善通關
伐鬼安驚毒可删

○ 마늘을 금한다〔본초〕.

토끼고기〔兎肉〕

토끼고기 맛 매운데
약해진 몸 보해 주고
건비작용 있으면서
갈증을 멈추지만
임신부는 금기라네

兎肉味辛補益摯
健脾止渴孕婦忌

○ 봄과 여름에는 먹지 말아야 한다〔본초〕.

물개신〔腽肭臍 ; 해구신〕

물개신 성질 더운데
신양을 보해 주며
현벽증과 신경쇠약
허로로 약해진 몸
모두 낫게 한다네

腽肭臍熱補元陽
邪鬼痃癖並勞傷

○ 일명 해구신(海狗腎)이라고 한다. ○ 술에 하룻동안 담갔다가 약한
불에 고소한 냄새가 나게 구워서 쓴다.
○ 만일 진품이 없으면 누런개의 신 3개를 물개신 1개 대신으로 쓴

다…〔본초〕.

○ 물개신이 진품인가를 시험하려면 그것을 자는 개의 옆에 놓아 보면 안다. 개가 갑자기 놀라면서 달아나면 좋은 것이다〔본초〕.

○ 평해군(平海郡)에서 난다〔보감〕.

오소리고기〔獖肉〕

오소리고기 달고 평해
수종병과 오랜 이질
낫게도 잘 하지만
여윈 사람 몸 나고
든든하게 한다네

獖肉甘平水脹困
並治久痢且肥健

쥐〔鼠〕 2가지

쥐고기〔鼠肉〕

쥐고기는 맛이 달아
어린아이 복창증과
허로증을 낫게 하고
벌레 또한 죽이는데
굽거나 삶아 먹네

鼠肉味甘兒腹膨

治勞殺蟲炙或烹

○ 쥐등뼈를 가루내어 이빨이 부러진 데 문질러 준다〔본초〕.

고슴도치가죽〔刺猬皮〕

자위피 맛이 쓴데
온갖 치질 낫게 하고
음식 소화 돕는다오
음낭이 부은 거며
아랫다리 아픈 것
모두 효과 있다네

刺猬皮苦主五痔
開胃陰腫㿉痛止

물(水) 1가지

납설수(臘雪水)

납설수는 서늘해서
온역병을 낫게 하고
해독 살충하면서
눈 피진 것 삭게 하네

臘雪水冷治温疫
解毒殺蟲退目赤

○ 납설수는 납일에 온 눈을 녹인 물이다.

○ 우박〔雹〕은 장맛이 없을 때에 넣는다.

○ 여름철 얼음은 답답한 증을 멈추고 더위 먹은 것을 낫게 하며 술독을 푼다.

○ 반천하수(半天河水)는 구새먹은 나뭇구멍에 고인 물인데 헌 데와 백박(白駁 ; 백전풍) 치료에 쓴다. 이 물로 씻어 주면 낫는다.

○ 감란수(甘爛水 ; 물을 계속 쳐올려서 거품이 일게 한 것)는 만여 번 쳐올린 것은 성질이 따뜻한데 주로 양이 성하고 음이 허한 증에 쓴다.

○ 정화수(井華水 ; 새벽에 우물에서 처음 길어온 물)는 술 마신 뒤 열리(熱痢)가 생긴 것을 낫게 한다. 또한 아픈 눈을 씻는 데 쓴다.

○ 온천물〔溫泉 ; 더운 샘물〕은 맛이 맵고 성질은 더우며 독이 조금 있다. 여러가지 풍증으로 힘줄이 가드라들어 팔다리를 쓰지 못하는 것을 낫게 한다. 온천물에 들어가 목욕을 한다. 몹시 허약하면 함부로 목욕을 하는 것이 좋지 않다.

○ 지장수(地漿水 ; 진흙물)는 온갖 독을 풀고 곽란과 더위 먹은 것〔中暍〕을 낫게 한다.

○ 백비탕(百沸湯 ; 펄펄 끓인 물)은 양을 돕고 경락을 잘 돕게 한다.

○ 생숙탕(生熟湯 ; 끓인 물에 찬물을 탄 것)은 곽란으로 게우는 것을 멎게 한다.

○ 장수(漿水 ; 좁쌀 씻은 물)는 주로 갈증을 멎게 하고 체한 것을 낫게 한다.

○ 장류수(長流水)는 즉 천리수(千里水)인데 손발의 병을 치료하며 대소변을 통하게 한다〔본초〕.

흙〔土〕 2가지

복룡간(伏龍肝)

복룡간은 따뜻한데
답답한 것 멎게 하며
태아 또한 편케 하오
돌림병과 피 나는 기침
모두 다 낫게 하네

伏龍肝溫心煩寬
胎疫血咳俱可安

○ 복룡간은 가마 밑 부엌 바닥의 흙이다. ○ 황토(黃土 ; 누른 진흙)는 맛이 달고 성질이 평한데 주로 설사와 이질, 열독(熱毒)을 낫게 하고 여러가지 약독과 고기독, 벌어지지 않은 조피열매의 독, 버섯독을 푼다. ○ 동벽토(東壁土 ; 동쪽 벽의 흙)는 맛이 달고 성질이 따뜻한데 설사와 곽란증에 쓴다.… ○ 백초상(百草霜 ; 부엌 아궁의 오래된 검뎅이)은 성질이 따뜻하며 적(積)을 삭히고 토혈, 하혈, 붕루, 대하를 멎게 한다. 그리고 황달, 학질, 입과 혀가 허는 것을 치료한다〔본초〕.

송연먹〔京墨〕

송연먹은 맛이 맵고 성질은 따뜻한데
코피 토혈 붕루 장풍
온갖 출혈 멎게 하오

京墨辛溫專主血
吐衄腸風崩中撤

금 석(金石) 33가지

금 박(金箔)

금박은 맛이 단데
정신을 안정하고
혈맥 조화시키며
전광 경간 낫게 하네

金箔味甘安魂魄
癲狂驚癇調血脈

은 설(銀屑)

은설 맛은 맵지마는
헛소리와 잠꼬대를
잘 멎게 한다오
정신 안정 마음 진정
눈 밝히는 약이라네

銀屑味辛除譫囈
定志鎭心明目劑

흑 연(黑鉛)

혹연은 맛이 단데
반위 귀주 영류증에
두루 쓴다 하지마는
정신 안정시킨다오

黑鉛味甘止反胃
鬼疰瘻瘤定神氣

자연동(自然銅 ; 산골)

자연동은 성질 찬데
뼈와 힘줄 이어 주고
적과 어혈 삭히면서
상처 아픔 멈춘다네

自然銅凉續筋骨
積瘀折傷痛不發

○ 불에 달구어 식초에 담갔다 내기를 7번 반복한 다음 수비(水飛)하여 쓴다〔본초〕.

황 단(黃丹)

황단 성질 약간 찬데
적취 학질 낫게 하오
아픔을 멈추면서
새 살을 돋게 하고
담과 벌레 몰아내네

黃丹微寒消積瘕

止痛生肌痰蟲却

○ 독이 없다〔본초〕.
○ 독이 있다〔뇌공〕.

밀타승(密陀僧)

밀타승은 맛이 짠데
치질과 이질이며
백반증과 온갖 헌 데에
써 볼 만하다더라

密陀僧鹹止痔痢
白癜諸瘡並可試

○ 독이 조금 있다〔본초〕.
○ 겉에 붙일 때는 생 것을 쓰고 먹을 때에는 불에 달구어 쓴다〔입문〕.

철 장(鐵漿)
(무쇠를 담가 우린 물)

철장은 짜고 찬데
전간증을 낫게 하오
마음 진정시키고
눈을 밝게 할 뿐더러
온갖 독 덜어 주네

鐵漿鹹寒治癲癎
鎭心明目諸毒删

○ 고문전(古文錢)은 독이 있다. 주로 눈이 벌겋게 피진 데 쓰며 또 눈의 예막을 벗어지게 한다. 임병에 쓰면 오줌을 잘 누게 한다〔본초〕.

운 모(雲母 ; 돌비늘)

운모는 달고 평해
노권 내상 낫게 하고
사기 덜고 정 보하며
눈 밝게 한다오

雲母甘平治勞傷
除邪益精明目良

○ 금(金)에 속하며 폐(肺)에 작용한다.
○ 소금물에 끓여서 가루내어 쓴다.
○ 수은과 주사(朱砂)를 억제한다〔본초〕.

자석영(紫石英 ; 자수정)

자석영은 따뜻해서
심과 비를 편케 하고
한열 사기 몰아내며
불임증에 효과 있다네

紫石英溫心脾定
寒熱邪及女無孕

○ 수소음경, 족궐음경에 작용한다.

○ 불에 달구어 식초에 담그기를 7번 반복해서 쓴다〔본초〕.

주 사(朱砂)

주사는 맛이 단데
정신 안정 마음 진정
정신 좋게 하면서
귀사 또한 물리치네

朱砂味甘定魂魄
鎭心養神鬼邪辟

○ 일명 단사(丹砂), 진사(辰砂)라고도 한다.
○ 자석과 상오약이며 짠물과 상외약이다. 일체 피를 금한다〔본초〕.

수 은(水銀)

수은은 성질 찬데
살충작용 있어서
옴증에 효과 있소
해산 빨리 하게 하고
임신 못하게 한다오

水銀性寒治疥證
催生殺蟲絕胎孕

○ 일명 홍(汞)이라 한다.
○ 독이 세다. ○ 자석, 비상과 상외약이다. 일체 피를 금한다〔본초〕.

경 분(輕粉)

경분은 성질 조해
주로는 온갖 헌 데와
양매창에 외용하며
살충 구충 작용하네

輕粉性燥外科藥
楊梅諸瘡殺蟲托

○ 경분은 독이 있다. ○ 일명 홍분(汞粉) 또는 이분(膩粉)이라고 한다.
○ 자석과 상외약이다. 모든 피를 금한다〔본초〕.

영 사(靈砂)

영사는 따뜻해서
혈맥 잘 통해 주며
귀사를 몰아내고
정신을 편케 하네

靈砂性溫通血脈
殺鬼辟邪安魂魄

○ 일명 이기사(二氣砂)라고 한다.

석웅황〔雄黃〕

석웅황은 달고 매워
나쁜 독기 풀어 주며

후비증과 독뱀 문 데
코 안 군살 낫게 하네

雄黃甘辛邪毒息
更治蛇虺喉風腮

○ 석웅황에는 독이 있다. ○ 자황(雌黃)은 주로 헌 데에 쓴다.

석 고(石膏)

성질 몹시 차서
위화를 사해 주며
갈증 두통 멎게 하고
해기작용 또한 하네

石膏大寒瀉胃火
發渴頭痛解肌可

○ 수태음경, 수소양경, 족양명경에 작용한다.
○ 불에 단(煅)하여 쓴다〔본초〕.
○ 석고를 쓸 때에 조금씩 쓰면 효과를 보기 어렵다〔비요〕.

곱 돌〔滑石〕

곱돌 성질 몹시 찬데
오줌 잘 누게 하고
갈증 답답증 멎게 하며
습열병을 낫게 하네

滑石沈寒滑利竅

解渴除煩濕熱療

○ 족태양경, 족양명경에 작용한다.
○ 빛이 흰 것이 좋고 여러 색이 나타나는 것은 독이 있다〔본초〕.

적석지(赤石脂)

적석지는 따뜻한데
장과 위 든든케 해
궤양을 아물구고
새 살 잘 돋게 하며
설사 또한 멎게 하네

赤石脂溫固腸胃
潰瘍生肌止瀉利

○ 불에 단(煅)하여 쓴다.
○ 육계와는 상반약이고 팔꽃나무꽃봉오리〔芫花〕, 대황, 속썩은풀, 송진과는 상외약이다〔본초〕.

노감석(爐甘石)

노감석은 따뜻한데
피를 잘 멎게 하고
부은 종기 삭힌다오
눈을 밝게 하면서
예막 또한 없앤다네

爐甘石溫善止血

消腫明目弦瞖撒

○ 양명경에 작용한다.
○ 불에 달구어 동변에 담그기를 7번 반복한 다음 수비(水飛)하여 쓴다〔본초〕.

석종유(石鍾乳 ; 종유석)

석종유는 맛이 달고
성질 몹시 사납지만
정 굳히고 눈 밝게 하여
오래 살게 한다더라

石鍾乳甘氣慓悍
固精明目可延算

○ 어떤 책에는 독이 세다고 하였다.
○ 5가지 금속(금, 은, 동, 철, 연을 말한다)을 부드럽게 한다.
○ 모란뿌리껍질과는 상오약이고 자석영과는 상외약이다. 또한 인삼과 삽주를 금기한다. 만일 이것을 어기면 위험하다〔본초〕.

양기석(陽起石)

양기석은 맛이 단데
신기 부족 보해 주고
음위증 낫게 함에
그 효력 빠르다네

陽起石甘腎氣乏

陰痿不起效甚捷

○ 불에 달구어 식초에 담그기를 7번 반복해서 쓴다.
○ 택사 및 계피와 상오약이고 새삼씨와는 상외약이다〔본초〕.

자 석(磁石 ; 지남석)

자석은 맛이 짠데
쇠붙이에 상한 것과
허로 내상 낫게 하며
신 보하고 정 불구네

磁石味鹹療金瘡
補腎益精醫勞傷

○ 신(腎)에 작용한다. ○ 불에 달구어 식초에 담그기를 9번 반복해서
쓴다. ○ 모란뿌리껍질과 상오약이며 주사의 약효를 억제한다〔본초〕.

대자석(代赭石)

대자석은 성질 찬데
태아를 떨군다오
붕루 감리 경간 등에
두루 쓰는 약이지만
귀사 또한 물리치네

代赭石寒下胎崩
疳痢驚癎殺鬼能

○ 수소음경, 족궐음경 혈분에 작용한다.
○ 불에 달구어 식초에 담그기를 7번 반복하여 쓴다.
○ 부자와 상외약이다〔본초〕.

우여량(禹餘粮)

우여량은 성질 찬데
답답한 증 멎게 하네
어혈로 온 배아픔과
이질 등에 효과 있고
장 든든케 한다더라

禹餘粮寒除煩良
血閉腹疼痢固腸

○ 수양명경, 족양명경의 혈분에 작용한다.
○ 5가지 금속의 작용을 억제하고 속썩은풀, 황련, 대황의 작용도
제약한다〔본초〕.

비 상(砒霜)

비상은 독 있는데
풍담을 게우게 하고
학질 효천 낫게 하며
심한 고질 삭게 하오

砒霜有毒風痰吐
截瘧除哮消沈痼

○ 일명 인언(人言), 신석(信石)이라고도 한다. ○ 식초에 달여서 쓴다.
○ 녹두, 찬물과 상외약이다〔본초〕.

청몽석(靑礞石)

청몽석은 성질 찬데
단하면 누른빛 나오
담을 잘 삭히면서
체한 것도 내리우네

靑礞石寒煆金色
墜痰却又消宿食

○ 염초(焰硝)와 같이 내화성 도가니에 넣고 달구는데 황금빛 나는
것이 좋은 것이다〔본초〕.

화예석(花蕊石)

화예석은 성질 찬데
피 멈추는 작용 있어
상처의 피나기와
산후 출혈 멎게 하네

花蕊石寒止諸血
治金瘡出產後泄

○ 불에 단(煅)하여 가루내어 쓴다.

소 금〔食塩〕

소금은 맛이 짠데
오랜 담 게우게 하고
명치 아래 갑작 아픔
멎게도 하지마는
많이 쓰면 얼굴살
내린다고 하더라

食塩味鹹吐痰頑
心腹卒痛過損顔

○ 기침병과 수종병이 있으면 소금 먹는 것을 일체 금한다.

○ 눈을 밝게 하고 이빨을 든든하게 하려면 매일 아침 소금으로 이를 닦으며 소금물로 눈을 씻으면 밤에 작은 글자도 보게 된다.

○ 돌소금〔青塩 ; 청염〕은 즉 융염(戎塩)인데 명치 밑이 아픈 것을 멎게 하고 눈을 밝게 하며 온갖 혈증을 낫게 한다〔본초〕.

○ 염로(塩鹵 ; 간수)를 부인이 먹고 죽게 된 데는 산오리나 닭의 목을 잘라 나오는 더운 피를 입 안에 떨구어 넣는다. 만약 중독이 심하면 여러 마리를 쓴다〔경악〕.

응수석(凝水石)

응수석 성질 찬데
광물 약독 억누르네
이빨을 든든하게
눈 또한 밝게 하며
열나면서 목마른 것
멎게 한다 하더라

凝水石寒壓丹石

堅牙明目熱渴辟

○ 일명 한수석(寒水石)이라고 하는데 불에 단(煅)하여 쓴다.
○ 파두독을 푼다. 오이풀뿌리와는 상외약이다〔본초〕.

망 초(芒硝)

망초는 쓰고 차서
실열을 없앤다오
적취 조담 낫게 하며
막힌 대변 통케 하네

芒硝苦寒除實熱
積聚娶燥痰及便窒

○ 망초는 박초(朴硝)를 다시 끓여서 그릇에 부어 넣어 덩어리지게
한 것이다.
○ 박초는 처음에 한 번 끓여서 만든 것이다.
○ 풍화초(風化硝)는 박초를 끓는 물에 넣어 녹였다가 식힌 것인데
그 모양은 이빨 같으며 색은 희고 맑다.
○ 염초(焰硝)는 박초를 졸여서 식혀 굳힌 것인데 돌과 같다.
○ 삼릉(三稜), 유황과 상반약이다〔본초〕.

현명분(玄明粉)

현명분은 맛 매운데
묵은 곱을 내보내며
적과 담 삭히면서
온갖 열 몰아내오

玄明粉辛除宿垢
化積消痰除熱驅

○ 박초 600g, 무 600g을 같이 달이되 무가 익을 때까지 끓여 솜이나 종이에 걸러서 그릇에 담아 하룻밤 밖에 내놓아 두었다가 쓴다. 현명분은 겨울에 만드는 것이 좋다〔본초〕.

망 사(碙砂)

망사는 독 있는데
곪은 것을 터뜨리네
독 삭이고 새 살을 잘
자라게도 하면서
예막 또한 없앤다오

碙砂有毒破癰瘡
消毒生肌除瞖良

○ 일명 노사(碯砂), 북정사(北亭砂)라고 한다.
○ 금과 은을 무르게 하므로 땜약으로 쓴다〔본초〕.

붕 사(硼砂)

붕사 맛은 맵지마는
목 부은 것 낫게 하며
상초 열담 없애는데
먹자마자 효과 난다네

硼砂味辛喉腫解

膈上熱痰嚥卽瘥

○ 일명 봉사(蓬砂)라 한다.
○ 또한 분사(盆砂)라고도 한다〔본초〕.

유 황(硫黃)

유황 성질 더운데
옴과 헌 데 낫게 하고
한랭 사기 몰아내며
양기 또한 세게 하네

硫黃性熱除疥瘡
逐冷寒邪及壯陽

○ 불에 녹여서 참기름이나 동변에 7일 동안 담갔다가 수비하여 쓴
다.
○ 박초와 상반약이다〔본초〕.

백 반(白礬 ; 명반)

백반은 맛이 신데
온갖 독 풀어 주네
고치는 병 하도 많아
다 써 놓기 어렵다오

白礬味酸解諸毒
治證難以盡記錄

○ 고백반〔枯礬〕은 백반을 불에 단(煅)하여 가루를 낸 것이다.

○ 녹반(綠礬)은 불에 단(煅)하여 쓰는데 목구멍, 입, 잇몸이 헌 데, 악창, 황달을 낫게 한다.

○ 조반(皂礬)은 머리칼을 물들이는 데 쓴다〔본초〕.

석 유(石油)

석유는 맛이 맵고
독 있는 기름인데
아이 경풍 낫게 하고
벌레를 죽인다오
옴과 버짐 문둥병에
겉에다 발라 주네

石油辛毒兒驚風
塗疥癬癩及殺蟲

○ 석유는 여러가지 그릇에 스며들지만 오직 자기그릇이나 유리그릇에는 스며들지 못한다.

○ 석유연기는 몹시 진하다. 심존중(沈存中 ; 송나라 사람)이 서쪽 지방에 가서 공부할 때 석유불 검뎅이를 쓸어 모아 먹을 만들어 썼는데 그 빛의 검기가 옻 같았으며 송연(松烟)먹보다 좋았다고 한다.

○ 동(銅 ; 구리)을 녹이고 비상독을 억제한다.

○ 석유가 물에 들어가면 물고기, 자라 등이 다 죽는다〔본초〕.

○ 석유로 등불을 켜면 매우 밝지만 석웅황이나 유황 냄새가 나서 나쁘다. 골풀속살로 심지를 만들면 이런 냄새를 없앨 수 있다〔속방〕.

유행성 곽란〔輪症霍亂〕에 대하여
(辛巳年부터 수집한 경험방)

곽란이 나은 뒤에 몸조리하는 것과 양기가 허탈된 것은 각기 이 방법에 따라 치료할 것이다,

이 방법으로 치료하여 살린 사람이 매우 많기 때문에 이것을 인쇄하여 배포하는데 국내외의 의사들이 보고 증(症)에 따라 치료를 하면 만에 한 사람도 죽지 않을 것이다. 그러므로 모든 사람들이 귀중히 여길 것이다.

[병인] 3울(三鬱 ; 센 바람, 혹심한 추위, 큰 비)이 닥쳤을 때 흔히 사람들 속에서 게우기〔嘔吐〕, 곽란 및 이질병이 생긴다.

○ 운기관계로 이상기후 현상이 오면 곽란병이 돌며 몸이 무겁고 배가 아프며 힘줄과 뼈가 떨리는 병이 생긴다〔내경〕.

○ 곽란은 풍, 습, 알(暍 ; 더위 먹은 병) 등 3가지 사기가 합쳐서 생기는 병이다〔자화〕.

○ 속에 적(積)이 있는 데다가 겉으로 풍, 습, 열〔暑〕의 사기에 감촉되면 양기가 잘 올라가지 못하고 음기는 잘 내려가지 못하여 중초에 막혀서 곽란이 생긴다. 결코 귀사(鬼邪)에 의해서 병이 나는 것이 아니라 모두 음식에 의해서 생기는 것이다〔단심〕.

○ 찬 것을 먹었거나 위를 차게 하였거나 혹은 배나 마차를 타서 위기(胃氣)를 상하거나 동하게 하면 게우고 설사하는 증이 겸하여 생긴다. 이런 증에 대하여 바로 약을 쓰지 않고 늦추면 환자의 생명이 위험하게 된다[화타].

○ 건곽란(乾霍亂)은 명치 밑이 아프면서 게우거나 설사는 하지 않고 가슴이 답답하여 숨이 끊어질 듯이 괴로와하는데 이때는 반드시 먼저 게우게 하여 기를 바로잡아야 한다[단심].

[맥보는 법] 맥이 부(浮), 대(大)하면서 홍(洪)한 것은 치료할 수 있고 미약(微弱)하면서 지(遲)한 것은 살리기 어렵다[정전].

○ 맥이 부, 홍하면 치료할 수 있고 맥이 미, 지하면서 말을 못하고 기운이 없어 하면 낫기 어렵다[득효].

○ 몹시 게우고 몹시 설사하여 진액이 갑자기 줄어들면 종근(宗筋)을 잘 영양하지 못하기 때문에 경련이 일어나는데 경하면 양 다리에 경련이 일고 중하면 온몸에 경련이 일어난다[입문].

[초기증세] 게우기만 하거나 설사만 하거나 또는 게우고 설사를 하면서 겸하여 경련을 일으키는 증세가 있을 때는 모두 황련탕(黃連湯; 처방은 뒤에 있다)을 쓰되 증세에 따라 가감하여 쓰는 것이 좋다[하간].

○ 경련이 배로 들어가서 손발이 싸늘할 때는 소금을 배꼽에 채워놓고 쑥으로 뜸을 뜨되 장수에는 관계없이 계속 뜬다. 이렇게 하면 비록 숨이 멎었던 사람이라도 가슴에 따뜻한 기운만 있으면 바로 살아난다.

○ 마늘을 짓찧어 양쪽 발바닥 한가운데에 붙여 주면 비록 병이 위급한 것도 효과가 있다[입문].

○ 옷의 솜을 식초에 담가 끓여서 따뜻한 것을 아픈 곳에 싸주되 식으면 바꾸어 준다. 이렇게 하면 바로 낫는다[천금].

○ 번갈(煩渴)증이 있으면 산골짜기 바위짬에서 나오는 샘물을 배

가 부르도록 많이 마시게 한다. 이렇게 하는 것을 세장(洗腸)이라고 한다. 또는 입쌀을 물에 두고 갈아 즙을 내어 먹인다〔본초〕.

○ 정신이 혼미하여 사람을 가려보지 못할 때는 열 손가락 끝에 침을 찔러서 피를 뺀다〔정전〕.

○ 반위(反胃)증이 있어서 약이나 음식을 먹지 못하는 때는 새로 길어온 물과 끓인 물을 1잔씩 섞어 고루 타서 먹인다〔본초〕.

효력을 본 여러가지 처방
(혜암(惠庵)선생 집에서 전해 오는 경험방이다)

곽란을 예방하는 법—뽕나무잎과 약쑥잎을 각각 같은 양으로 하여 물에 달여서 알맞게 식혀 마음대로 먹는다.

황련탕(黃連湯)

황련 8, 인삼 6, 끼무릇 4.8, 건강 4, 계지 4, 감초 2, 생강 3쪽, 대추 2개.

음양이 고르지 않은 것을 낫게 한다.

○ 게우고 설사할 때에는 곽향, 귤껍질 각각 4g을 더 넣어 쓰고 겸해서 경련이 이는 증이 있으면 모과, 오수유 각각 4g을 더 넣어 쓴다.

○ 기가 허하면 인삼을 12~20g 넣어 쓴다.

○ 회충증이 있으면 사군자, 매화열매, 조피열매를 더 넣어 쓴다.

○ 더위에 상했을 때는 노야기, 까치콩 각각 4g을 더 넣어 쓴다.

○ 대체로 게우는 데는 약을 반드시 천천히 1~2숟가락씩 먹여야 한다. 이렇게 1~2첩을 다 먹이면 효과를 본다.

이중탕(理中湯)

인삼, 흰삽주, 건강(포한 것) 각각 8, 감초(구운 것) 4.

배가 아프면서 설사하는 데 쓴다.

○ 몹시 게우고 설사하면서 허랭하면 포부자 4g을 더 넣고 열이 심하면 석고 40g을 더 넣어 쓴다.

○ 건곽란(乾霍亂) 때 게우게 한 뒤에는 귤홍 4g을 더 넣어 쓴다.

위풍탕(胃風湯)

인삼, 흰삽주, 벌건솔뿌리혹, 당귀, 궁궁이, 백작약, 계피, 감초 각각 4, 좁쌀 1자밤.

장풍(腸風), 습설(濕泄)로 콩물 같은 것을 설하는 데 쓴다.

○ 물을 엎지르는 것처럼 심한 설사[洞泄]를 할 때는 승마와 방풍을 더 넣어 쓴다.

○ 오줌을 잘 누지 못할 때는 저령, 택사, 길짱구씨, 골풀속살 등을 더 넣어 쓴다.

백출산(白朮散)

칡뿌리 8, 인삼, 흰삽주, 흰솔뿌리혹, 목향, 곽향, 감초 각각 4.

게우고 설사하는 것이 오래되어 진액이 줄어들어 답답증이 나고 속이 그득하면서 물이 당기는 것을 낫게 한다.

○ 기가 허탈되었을 때는 인삼 12~20g을 넣어 쓴다.

○ 설사가 심할 때는 마, 까치콩, 육두구 등을 더 넣어 쓴다.

○ 구역이 나면 정향, 조피열매를 더 넣어 쓴다.

맥문동탕(麥門冬湯)

맥문동 8, 귤껍질, 끼무릇, 흰삽주, 흰솔뿌리혹 각각 4, 밀(소맥) 반홉, 인삼, 감초 각각 2, 생강 3쪽, 매화열매 1개.

곽란을 앓은 뒤에 번갈(煩渴)증이 있는 것을 낫게 한다.

삼호삼백탕(蔘胡三白湯)

시호, 흰삽주, 흰솔뿌리혹, 백작약, 당귀, 귤껍질, 맥문동, 치자, 감초 각각 3.2 인삼 2, 오미자 10알, 대추 2개, 골풀속살 2.

곽란을 앓은 뒤 번갈증이 나고 입이 마르며 맥이 빠르고 머리와 몸이 아픈 데 쓴다.

기제탕(旣濟湯)

맥문동 8, 인삼, 참대잎, 끼무릇, 부자(포한 것), 감초(구운 것)각각 4, 생강 5쪽, 입쌀 100알.

곽란을 앓은 뒤 허번(虛煩)증이 나면서 잠을 자지 못하는 데 쓴다.

평위산(平胃散)

삽주 8, 귤껍질 5.2, 후박 4, 감초 2.4, 생강 3쪽, 대추 2개.

비(脾)를 고르게 하고 위(胃)를 든든하게 한다.
○ 옆구리가 아프고 맥이 현(弦)하면 모과 20g을 더 넣어 쓴다.
○ 곽란이 나으려고 하는데 체기를 받아 답답하고 숨이 찬 때와 반 위증으로 약이나 음식을 먹지 못할 때는 찔광이, 빈랑, 끼무릇, 참대잎 등을 더 넣어 쓴다.

금기(禁忌)

○ 게우고 설사할 때는 절대로 음식을 먹여서는 안 된다. 비록 쌀 끓인 물을 한 모금이라도 먹으면 더 위중해진다. 반드시 게우고 설사 하는 것이 멎은 뒤 한나절쯤 지나서 몹시 배고파할 때 멀건 죽을 쑤어 조금씩 먹이면서 몸조리를 해야 한다〔정전〕.
○ 게우고 설사를 할 때는 절대로 음식을 먹지 말아야 한다. 먹으면 죽는다. 다만 얼음같이 찬 물을 마시는 것은 무방하지만 뜨거운 물이나

뜨거운 술, 소주 등은 마시지 말아야 한다〔산거〕.

부　록

용어해설

각기충심(脚氣衝心) 각기병 때 가슴이 두근거리고 숨이 차며 불안
해 하고 혹 메스꺼우면서 게우며 입맛이 없는 병증세를 말한다.
심해지면 정신이 어리둥절하고 말을 제대로 하지 못한다. 충심성
각기에 해당된다.

감닉증(疳䘌症) 감질 때 코안이 벌겋게 진무르면서 가렵고 아프다
가 점차 윗입술까지 내리 허는 병증이다. 감질을 앓으면서 경련이
일어 몸을 펴지도 굽히지도 못하는 증을 말하기도 한다.

감리(疳痢) 감질에 이질을 겸한 증을 말한다.

객오(客忤) 어린이가 갑자기 놀란 것이 원인이 되어 생기는 병증
이다. 얼굴이 창백해지고 거품침을 게우며 숨차하고 배가 아프며
또한 온몸에 경련이 이는 것이 전간(癲癇)과 비슷하다.

결흉(結胸) 상한병(傷寒病) 때 사기가 가슴 속에 몰켜서 명치 부위
가 그득하고 아프며 만지면 뜬뜬한 감이 있는 병증을 말한다. 결
흉은 주로 열사가 수음과 결합해서 생긴다.

경간(驚癇) 급경풍(急驚風) 발작을 말한다. 즉 어린이들에게서 자
주 보는 병증인데 경련이 일면서 의식을 잃는 것이 주되는 증세
이다. 또는 경풍과 간질을 간략해서 이르는 말이기도 하다.

고독(蠱毒) 기생충병으로 배에 물이 몹시 찬 병증을 말한다. 또는
기생충으로 생긴 중독증을 의미하기도 한다.

고주리(蠱疰痢) 이질이 오래도록 낫지 않고 거무스름한 피고름이
대변에 섞여 나오는 병증이다. 만성 아메바성 적리에 해당된다고
본다.

골절풍(骨節風) 뼈마디가 붓고 아파서 잘 쓰지 못하는 병증이다. 류머티스성 관절염, 다발성 관절염에 해당된다고 본다.

골풍(骨風) 무릎이 몹시 부어서 잘 쓰지 못하는 병증을 말한다. 슬관절 결핵, 슬관절염 등에 해당된다고 본다.

곽란(霍亂) 갑자기 배가 아프면서 심하게 게우고 설사하는 위급한 병증이다. 곽란은 변질된 음식이나 전염성 사기를 받아서 생기는데 증세에 따라 습곽란과 건곽란으로 구분한다. 콜레라, 세균성 식중독, 급성 위장염 등이 이에 해당된다고 본다.

교장사(絞腸沙) 곽란병의 하나인 건곽란을 말한다. 갑자기 배가 비트는 것처럼 아프고 게우려고 하면서도 게우지 못하고 설사할 것 같으면서도 설사하지 않으며 가슴이 답답하여 불안해 하는데 심하면 팔다리가 싸늘해지면서 땀이 난다.

교장증(交腸症) 직장 질루, 방광 질루를 말한다.

구기(九氣) 9가지 기의 장애를 말한다. 동의고전에서는 지나치게 성내면 기가 올라가고 지나치게 기뻐하면 기가 늦추어지며 지나치게 슬퍼하면 기가 줄어들고 지나치게 두려워하면 기가 내려가며 차면 기가 수렴되고 더우면 기가 새어 나가며 놀라면 기가 혼란되고 과로하면 기가 소모되며 지나치게 생각하면 기가 몰킨다고 하였다.

궐역(厥逆) 팔다리가 싸늘해지는 증 또는 가슴과 배가 몹시 아프면서 양쪽 다리가 갑자기 싸늘해지고 가슴이 답답하며 음식을 먹지 못하는 증을 말한다.

귀사(鬼邪) 옛날에 정신병과 잘 낫지 않는 병을 일으키는 사기를 미신과 결부시켜 귀사라고 했다.

금구리(噤口痢) 이질의 한 가지인데 곱이 섞인 대변을 설하면서 입맛이 없어 음식을 먹으려 하지 않거나 구역이 나서 전혀 먹지 못하는 병증을 말한다.

단(煅) 주로 광물성 약재를 높은 온도(200~700℃)의 화로에 넣거나 불 속에서 직접 벌겋게 달구어 화학적 변화를 일으키게 하는 법제방법이다. 단하면 유기물질들이 탄화되고 비교적 순수한 무기 성분을 얻을 수 있다. 또한 광물성 약재의 결정 격자들을 분해시 켜 쉽게 가루낼 수 있으므로 조제와 제제에 편리하다.

담벽(痰癖) 담으로 인하여 벽증이 생긴 것이다. 양쪽 옆구리 아래 에 뜬뜬한 덩이가 생겨 때로 아픈 증세가 나타난다.

대두온(大頭溫) 돌림성 사기를 받아서 생기는 병인데 오한이 나면 서 열이 있고 목구멍이 부어 아프며 얼굴과 볼이 벌겋게 되면서 부어 오르고 심하면 얼굴 전체가 부으며 귀가 잘 들리지 않는다. 유행성 이하선염, 안면단독 등에 해당된다고 본다.

대양(戴陽) 하초의 원기가 허하여 원양(眞陽)이 떠올라서 나타나는 증세를 말한다. 양볼이 벌겋게 되고 숨결이 발아지며 권태감이 심하여 말하기 싫어하며 어지럽고 가슴이 두근거리며 발이 차 다.

도포(倒飽) 먹은 것이 다 소화될 시간이 지났어도 배가 부른 증을 말한다.

두면풍(頭面風) 머리를 감은 다음에 바람을 맞아서 생긴 증(水風) 또는 양쪽 뺨에 땀띠 같은 것이 돋으면서 벌겋게 붓는 피부병(面 風)을 말한다. 혹은 어지럼증을 의미하기도 한다.

무회주(無灰酒) 석회를 넣지 않은 술이다. 옛날 사람들은 술이 시 어지지 않게 하기 위하여 술에 석회를 조금 넣었다. 이런 술을 먹으면 담이 몰킨다고 해서 약으로 쓰는 데는 반드시 무회주를 썼다.

반장통(盤腸痛) 어린아이가 배가 아파서 허리를 꼬부리고 우는 증 세를 말하는데 반장기통이라고도 한다.

반진(癍疹) 반과 진을 합해 이른 말이다. 반은 피부 표면에 생긴 얼룩점(반점)인데 도드라져 나오지 않으며 진은 피부 표면에 도 드라져 나온 발진이다.

백음(白淫) 남자의 오줌에 정액이 섞여 나오는 것과 여자의 대하증 (帶下症)을 말한다. 또는 활정(滑精)을 이르는 말이기도 하다.

복서(伏暑) 늦은 여름 서습(暑濕)의 사기가 몸 안에 침범하여 잠복해 있다가 가을이나 겨울에 가서 병이 생기는 것, 즉 복기온병의 하나이다.

비괴(痞塊) 배 안에 생긴 뜬뜬한 덩어리. 적괴라고도 한다.

비구(鼻軌) 콧물을 늘 흘리는 병증을 말한다. 과민성 비염에 해당된다고 본다.

비기(痞氣) 명치 아래가 더부룩하면서 그득한 증세이다. 혹은 비적(脾積)을 의미하기도 한다.

비연(鼻淵) 콧병의 하나이다. 코가 메고 늘 냄새나는 건콧물을 흘리며 심하면 콧마루가 얼얼하고 아프다. 겸해서 머리아픔과 어지럼증이 있다. 상악동염에 해당된다고 본다.

사약(使藥) 동약처방에서 보조약의 하나로서 주약의 독작용을 덜어 주고 약맛을 좋게 하며 여러가지 약들의 작용을 조화시켜 부작용이 나타나지 않게 하는 약을 말한다. 예컨대 마황탕에서 감초는 사약이다.

산람장기(山嵐瘴氣) 늪, 웅덩이, 도랑 등에서 습열(濕熱)이 훈증될 때 생기는 좋지 못한 기운으로서 사람에게 해를 주는 사기이다. 산람장기는 보통 전염성을 띤다. 또는 악성 학질을 이르는 말이기도 하다.

산증(疝症) 배 안에 있는 내용물이 간극을 통해서 삐어져 나오는 병증이다. 복벽, 서혜부, 음낭으로 장 내용물이 빠져 나와 돌출된다. 또한 생식기, 고환, 음낭부위에 궤양이 생겼거나 종대되면서 아픈 병증을 의미하기도 한다.

산후풍치(産後風痓) 산후 중풍과 치병을 약해서 이르는 말이다. 산후 파상풍이나 산후 강직성 경련을 의미한다.

산후혈민(産後血悶) 몸 푼 뒤에 정신이 혼미하고 가슴이 답답한 증세가 있는 것을 말한다.

산후울모(産後欝冒) 몸 푼 뒤에 갑자기 속이 답답하면서 어지럼증이 나다가 심해지면 잠시 동안 정신을 잃기도 하는 증세를 말한다.

상반약(相反藥)　동약 배합에서 2가지 약을 배합해 쓸 때 독성과 센
부작용이 나타나는 관계에 있는 약을 말한다.

상사(相使)　동약의 배합에서 효능이 다른 2가지 이상의 약재를 같
이 쓸 때 보조약이 주약의 약효를 돕는 관계임을 이르는 말이
다.

상오(相惡)　동약 배합에서 한 약물이 다른 약물의 성질과 효능을
감소시키는 것을 말한다.

상외(相畏)　동약 배합에서 한 약물이 다른 약물의 성질과 효능을
감소시키는 것을 말한다.

상한괴증(傷寒壞症)　상한병 때 치료를 잘못하여 증세가 특수하게
나타나는 병증이다.

상화(相火)　명문(命門)의 화를 말한다. 군화〔心火〕에 상대되는 개념
으로서 상화는 심화와 서로 배합되어 5장 6부를 온양하고 그의
기능을 도와준다. 상화에는 간(肝), 담(膽), 삼초(三焦)의 상화와
명문의 화가 있다.

서루(鼠瘻)　목 또는 귀 뒤, 겨드랑이, 자개미 등의 임파절에 멍울이
생긴 병, 즉 나력이라고도 한다. 임파절 결핵에 해당된다고 본다.

서체(暑滯)　더위로 생기는 식체(소화불량증)를 말한다.

손설(飧泄)　설사증의 하나로서 먹은 음식이 소화되지 않고 그대로
설하는 병증이다. 일명 손사 또는 수곡사라고도 한다.

수곡리(水穀痢)　이질의 하나이다. 배가 약간씩 아프면서 소화되지
않은 것을 설하며 때로 피곱을 누며 음식은 적게 먹고 팔다리가
노곤해진다.

수창(水脹)　창만증(脹滿症)의 하나이다. 먼저 배가 불어나고 배에
물이 차서 물소리가 나며 온몸이 붓고 숨이 차며 가슴이 두근거
리는 증세가 있는 병증이다. 혹은 온몸이 붓는 것을 말하기도 한
다. 심장성, 콩팥성, 간성 붓기, 영양불량으로 오는 붓기 등이 이에
해당된다고 본다.

습온(濕溫) 온병(溫病)의 하나로서 여름과 가을에 생기는 열성 질병이다. 열이 계속 나고 머리가 무거우면서 몸이 아프고 가슴이 답답하며 명치 밑이 그득하다.

역기(逆氣) 기가 치미는 것 또는 치밀어오르는 기운을 말한다.

열중(熱中) 늘 배고파하면서 오줌을 많이 누는 병증, 즉 소갈병(消渴病)의 중소(中消)에 해당된다. 그밖에 열로 인하여 정신을 잃고 넘어지는 증, 비위(脾胃)가 손상되어 허화(虛火)가 왕성한 병증 등을 이르는 말이기도 하다.

오색리(五色痢) 피고름이 섞인 여러가지 색깔이 나는 대변을 누는 이질을 말한다. 오색리는 허증(虛証)과 실증(實証)으로 나눈다.

위풍(胃風) 풍사가 위에 침습하여 생긴 병증이다. 증세는 목부위에서 땀이 많이 나고 바람을 싫어하며 소화가 안 되고 가슴이 막혀 있는 감이 있다. 또한 때로 헛배가 부르며 찬 것을 먹으면 설사하고 몸은 여위면서 배만 커지는 것 등이다.

유아(乳蛾) 목구멍과 구개편도가 벌겋게 부으면서 아픈 병증이다. 한쪽만 부은 것을 단유아라고 하고 양쪽이 다 부은 것을 쌍유아라고 한다. 편도염에 해당된다.

음식창(陰蝕瘡) 외생식기의 염증을 말한다. 즉 외생식기가 헐어서 진물이 나오고 패여서 아프기도 하며 가렵기도 하다. 음창(陰瘡)도 같은 뜻의 말이다.

인경(引經) 동약에서 어떤 약이 다른 약을 일정한 경맥(經脈)이나 장기(臟器)에 선택적으로 작용하도록 인도하는 것을 말한다. 또는 귀경(歸經)과 같은 뜻으로도 쓰인다.

자암(子瘖) 임신 기간에 목이 쉬거나 심하면 소리를 전혀 낼 수 없는 증세를 말한다.

자현(子懸) 임신 4~5달에 태동 불안이 있으면서 태기가 명치로 치밀어 배가 더부룩하고 몹시 아픈 증이다.

장풍(腸風) 대변보기 전에 피가 나오는 증이다. 치질 때 피가 나오는 것을 말하기도 한다.

중갈(中暍) 여름철에 더위를 먹어 생기는 병증이다. 어지러워서 넘어지고 메스꺼워하거나 게우며 가슴이 답답하여 안타까와하고 숨차하며 얼굴은 창백하다. 혹 까무라치며 팔다리에 경련이 일고 땀을 몹시 흘리는 때가 있다. 중서(中暑)라고도 한다.

적취(積聚) 뱃속에 생긴 덩어리를 통틀어 이르는 말이다. 적취는 정기가 쇠약할 때 외감(外感), 음식, 7정(七情), 타박(打撲) 등으로 기(氣), 혈(血), 담(痰)이 몰켜서 생기며 생긴 부위와 원인, 형태 및 증세에 따라 여러가지로 나누는데 크게는 적과 취로 구분한다.

조담(燥痰) 폐증의 하나로서 폐기(肺氣)가 메말라서 생기는 증이다. 증세는 가래가 적게 나오면서 목이 붙어 잘 떨어지지 않고 목구멍이 아프며 기침이 나면서 숨이 차다.

좌약(佐藥) 동약 처방에서 주약의 치료작용을 도와주거나 겸증을 치료하며 또는 독극약의 독한 성미를 억제하고 조절하는 약재를 말한다. 예컨대 육미환에서 흰솔뿌리혹은 좌약에 속한다.

중습(中濕) 습비(濕痺)를 말한다. 즉 비증(痺証)의 하나로서 몸과 팔다리가 아픈데 그 아픈 곳이 일정하며 날이 흐리거나 비가 오면 더 아프다. 또는 일반적으로 외감이나 내상 때 습사(濕邪)로 인해서 나타나는 증세를 이르는 말이기도 하다.

중악(中惡) 나쁜 기운에 감촉되어 생기는 증세인데 갑자기 손발이 싸늘하고 얼굴빛은 파래지며 말이 헛갈리고 정신은 흐리멍텅해진다. 또한 어지럽고 눈앞이 아찔하며 심하면 이를 악물면서 정신을 잃고 넘어진다.

중한(中寒) 유중풍(類中風)의 하나로서 평소에 양기가 부족한 데다가 갑자기 한사(寒邪)가 침범해서 생기는 병증이다. 어지럽고 혹 정신을 잃으면서 이를 악물며 말을 못하고 팔다리에 경련이 일거나 떨며 오한이 나서 몸을 꼬부리고 손발이 싸늘한 증세가 나타난다. 또는 중초(中焦)가 허하고 찬 것, 즉 속이 찬 것을 이르는 말이기도 하다.

진토(眞土) 비(脾)의 원기를 이르는 말이다.

진화(眞火) 신양(腎陽)을 말한다. 신양을 원양(元陽), 진양(眞陽), 진화(眞火), 명문지화(命門之火), 선천지화(先天之火)라고도 한다.

징가(癥瘕) 뱃속에 덩이가 생긴 병증을 말한다. 징가는 7정(七情) 이나 담(痰)과 혈(血), 음식에 의하여 생기는데 주로 하초(下焦)에 많이 생긴다. 징가를 징과 가로 구분한다.

체설(滯泄) 음식에 체한 뒤에 생기는 설사이다.

충화지기(衝和之氣) 고른 기운, 치우치지 않고 강하지도 약하지도 않은 기운을 말한다.

치경(瘈瘲) 경풍(瘈風)에 속하는 증인데 치(瘈)는 손발이 얼음같이 차고 경(瘲)은 경련이 일어 온몸이 뻣뻣해지는 증세이다. 치와 경을 같은 뜻으로 쓴다. 또는 이를 악물고 경련이 일어 몸을 뒤로 잦히는 증세〔角弓反張〕을 이르는 말이기도 한다.

칠기(七氣) 기뻐하는 것〔喜〕, 성을 내는 것〔怒〕, 근심하는 것〔憂〕, 생각하는 것〔思〕, 슬퍼하는 것〔悲〕, 겁내는 것〔恐〕, 놀라는 것〔驚〕 등 7가지 정서 변화를 말한다. 또는 한기, 열기, 에기(恚氣), 노기, 희기, 우기, 수기 등 7가지를 칠기라고 한 데도 있다.

태루(胎漏) 임신부의 음도로 피가 나오는 증세를 말한다. 태루와 태동 때 다 피가 나오는데 배가 아프면서 피가 나오는 것을 태동 이라 하고 배가 아프지 않으면서 피가 나오는 것을 태루라고 한 다.

폐조(肺燥) 폐가 조사(燥邪)에 상해서 생긴 병증이다. 폐조증을 온 조(溫燥)와 양조(涼燥)로 구분하는데 온조의 증세는 열이 나고 바 람과 찬 것을 약간 싫어하며 머리가 아프고 땀이 적게 나며 기침 하고 가래가 나오며 목 안과 코가 마르고 갈증이 있다. 양조의 증세는 열이 나고 오한이 나며 머리가 아프고 땀이 나지 않으며 코가 메고 목 안과 입술이 마르며 기침하면서 멀건 가래를 뱉는 다.

폐풍(肺風) 폐가 풍사(風邪)를 받아서 생긴 증이다. 증세는 땀이 많이 나면서 바람을 싫어하고 얼굴빛이 희며 때때로 기침을 하고 숨결이 밭은 것인데 낮에는 증세가 경하고 밤에는 더 심해진다. 또는 주사비(酒齄鼻)를 폐풍이라고 한 데도 있다.

폐풍창(肺風瘡) 술을 마시지 않는 사람이 코가 붉어진 것을 말한다. 주사비(酒齄鼻)를 달리 이르는 말이기도 하다.

포(炮) 동약 법제법의 하나인데 동약재를 물에 적신 종이나 밀가루반죽에 싸서 불에 묻어 겉이 눋도록 굽거나 가마에 넣어서 연기가 날 때까지 굽는 것을 말한다. 건강, 부자 등을 포하여 쓰면 센 독성이 줄어들고 약의 더운 성질이 더 세진다.

학슬풍(鶴膝風) 무릎 마디가 붓고 아프며 다리와 정갱이의 살이 여위어서 마치 학의 다리처럼 된 병증을 말한다. 류머티스성 슬관절염, 슬관절 결핵 등이 이에 해당된다고 본다.

해기(解肌) 땀을 내어 기표(肌表)에 있는 사기를 흩어지게 하는 치료방법이다. 해기법에는 신온(辛溫) 해기법과 신량(辛涼) 해기법이 있다.

현옹(懸癰) 전음(前陰)과 후음(後陰) 사이의 회음혈(會陰穴) 부위에 생긴 옹증을 말한다. 또는 입 천장에 생긴 옹종을 말하기도 한다.

혈가(血瘕) 한증(寒証)으로 월경이 중단되고 궂은 피가 엉켜서 임신한 것처럼 배가 점차 커지는 증을 말한다.

혈결(血結) 피가 몰켜서 잘 통하지 않는 것이다. 또는 혈증(血証)으로 인하여 대변이 굳어져 잘 나오지 않는 증세를 이르는 말이기도 하다.

혈붕(血崩) 월경하는 기간이 아닌 때 갑자기 음도로 많은 양의 피가 나오는 증을 말한다. 자궁부정출혈이 해당된다고 본다.

효후(哮吼) 효증(哮証)이라고도 하는데 발작적으로 숨이 차면서 목 안에서 가래 끓는 소리가 나는 병증이다. 병이 심하면 입을 벌리고 어깨를 들먹거리며 숨이 차서 반듯이 눕지 못하고 얼굴은 창백하면서 입술과 손발톱이 자남색으로 된다. 기관지천식증에 해당된다고 본다.

처방찾아보기

● 의방활투(醫方活套) 색인 ●

동약찾아보기

• 손익본초(損益本草) 색인 •

동의학총서 **42**

방약합편(方藥合編)

초판1쇄 발행 1993년 3월 30일
초판3쇄 발행 2014년 3월 10일

저　　자 | 황도연
역　　자 | 김동일(준박사)
교　　열 | 박위근(준박사), 김영호

펴낸이 | 박성진
펴낸곳 | 여강출판사
주　　소 | 서울시 금천구 가산동 550-1 롯데 IT 캐슬 2동 1105호
전　　화 | 02) 884-8459
팩　　스 | 02) 867-1484

ISBN 978-89-7448-245-9